综合积极情绪疗法及案例集

刘义林◎著

清华大学出版社
北 京

图书在版编目（CIP）数据

综合积极情绪疗法及案例集 / 刘义林著. —北京：清华大学出版社，2017（2024.4 重印）
ISBN 978-7-302-48543-8

Ⅰ.①综… Ⅱ.①刘… Ⅲ.①认知-行为疗法 Ⅳ.①R749.055

中国版本图书馆 CIP 数据核字（2017）第 237797 号

责任编辑：周 华
封面设计：李伯骥
责任校对：王荣静
责任印制：曹婉颖

出版发行：清华大学出版社
网 址：https://www.tup.com.cn, https://www.wqxuetang.com
地 址：北京清华大学学研大厦 A 座 邮 编：100084
社 总 机：010-83470000 邮 购：010-62786544
投稿与读者服务：010-62776969，c-service@tup. tsinghua. edu. cn
质量反馈：010-62772015，zhiliang@tup. tsinghua. edu. cn
印 装 者：三河市君旺印务有限公司
经 销：全国新华书店
开 本：185mm×260mm 印 张：22 字 数：516 千字
版 次：2017 年 12 月第 1 版 印 次：2024 年 4 月第 4 次印刷
定 价：58.00 元

产品编号：076619-01

在吴作人家

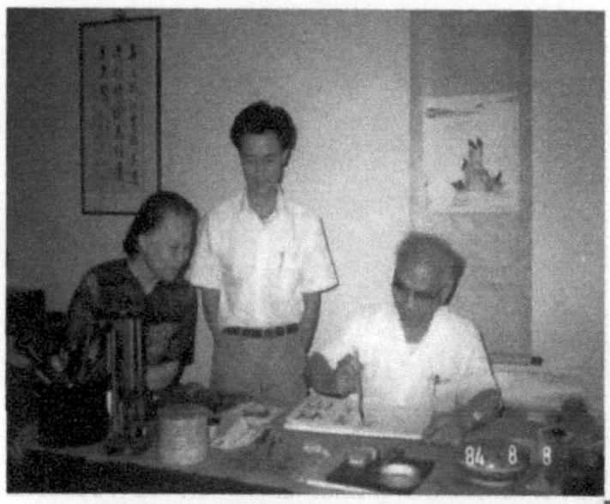

爱新觉罗·启功题词

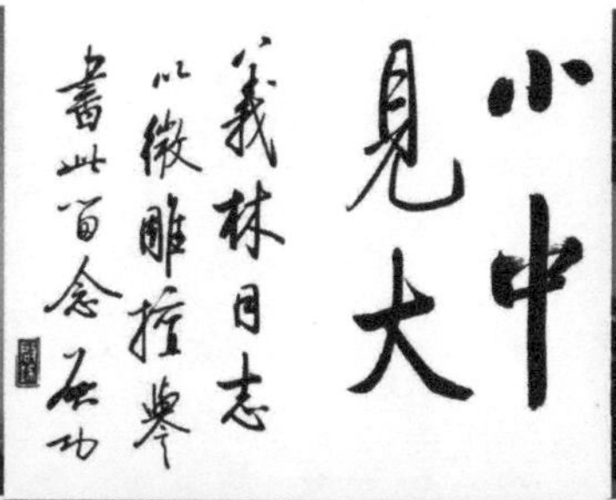

在李可染家

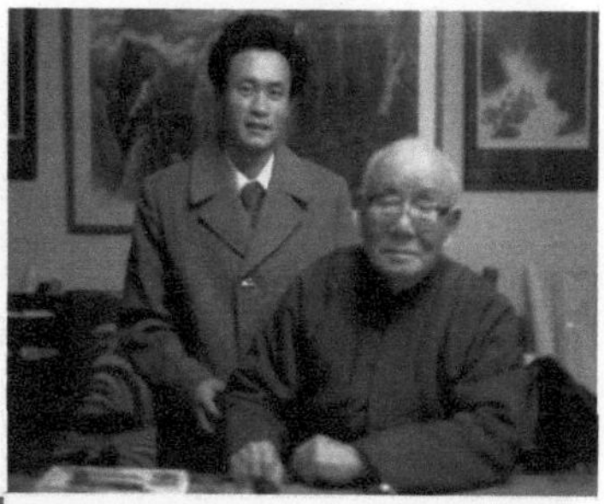

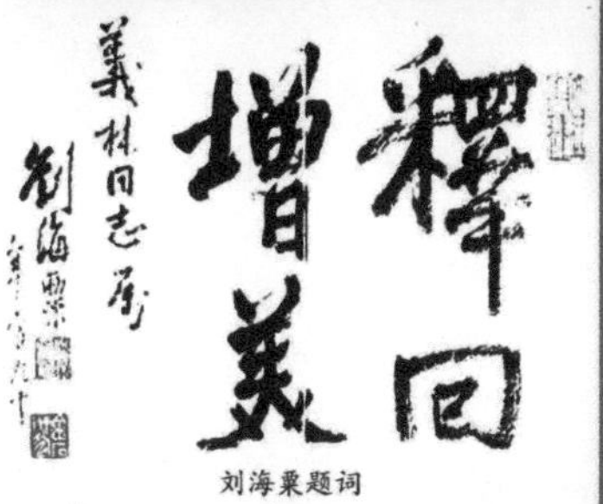

刘海粟题词

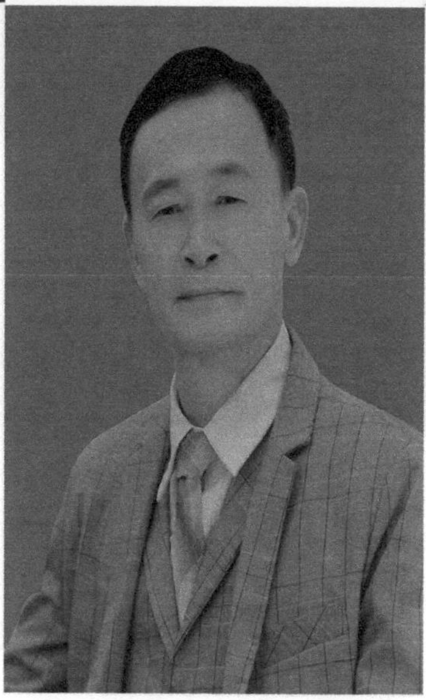

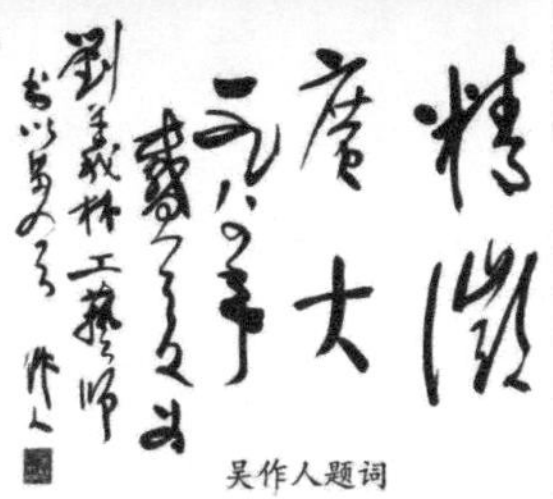

吴作人题词

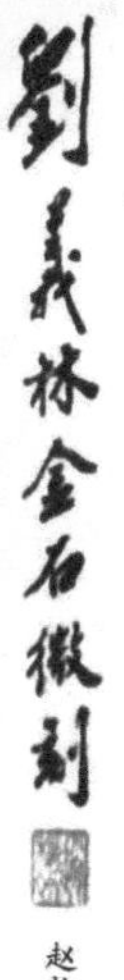

赵朴初题词

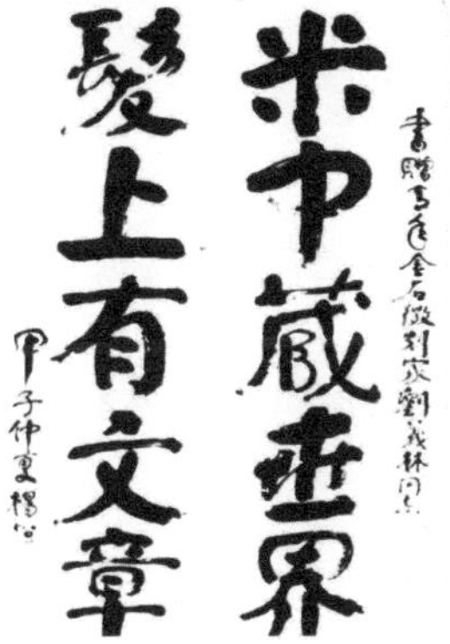

杨超题词

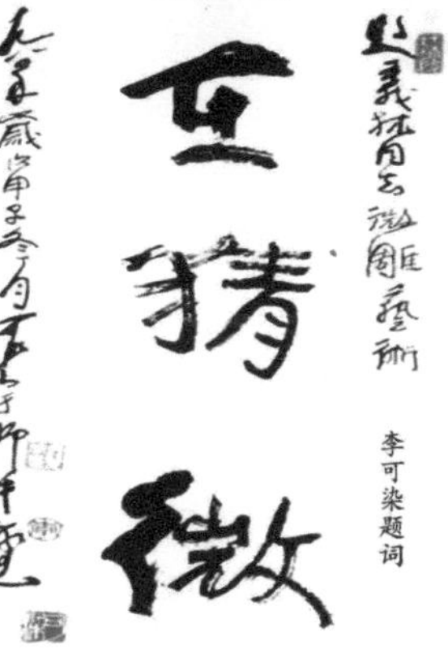

李可染题词

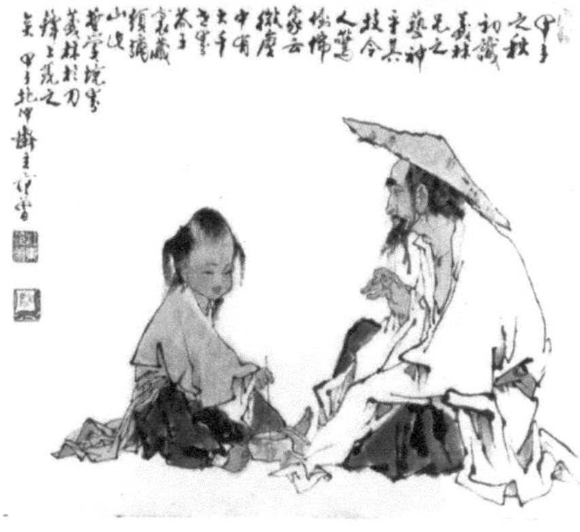

甲子之秋，初识义林兄之艺，神乎其技，令人惊倒，佛家云：微尘中有大千世界，芥子里藏须眉山。此哲学境界，义林于刀锋上现之矣。甲子抱冲斋主范曾。

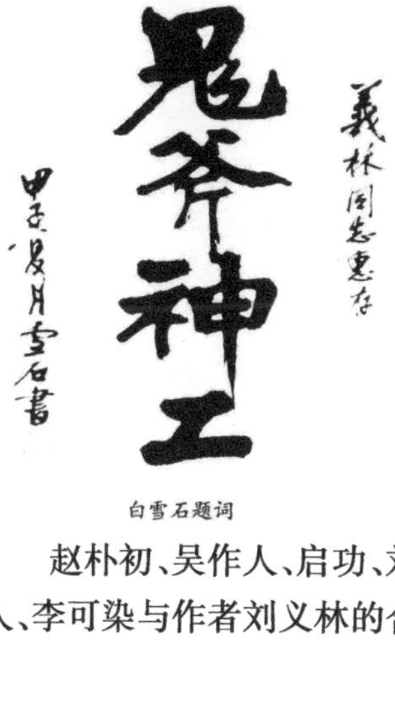

白雪石题词

范曾赠画题词

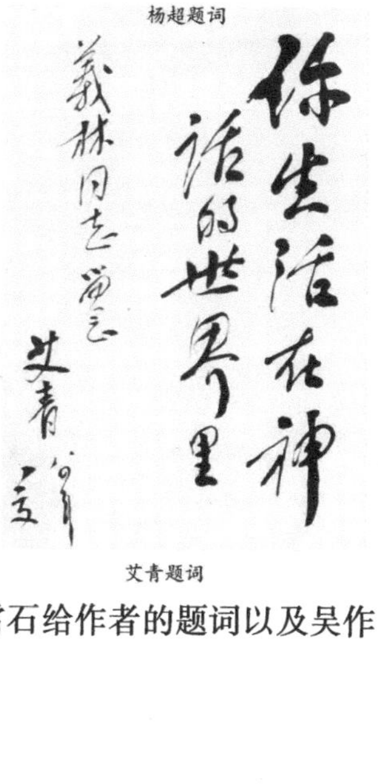

艾青题词

赵朴初、吴作人、启功、刘海粟、李可染、范曾、艾青、杨超、白雪石给作者的题词以及吴作人、李可染与作者刘义林的合影。

前 言

综合积极情绪疗法的诞生，首先得益于我国心理学界的三位著名老前辈张伯源教授、张吉连教授、王极盛教授的耐心指导，在《综合积极情绪疗法及案例集》出版之际，谨向三位导师和前辈致以衷心的感谢。没有你们的指导，我的博士论文无法获得通过；没有你们的鞭策，综合积极情绪疗法也无法成熟和获得大家的认可。

本书分为上篇和下篇，上篇五章分别介绍了综合积极情绪疗法的入门、操作、工具、要领、应用；下篇十二章精选了综合积极情绪疗法比较有代表性的十二个案例，其中包含每个案例在一个阶段十二次心理咨询中使用的心理测评量表、心理疏导方法和技术、心理咨询师为来访者布置的作业以及以来访者为第一人称所做的咨询记录。本书力求通俗易懂，可以让没有系统学习过心理学专业知识的人，简单明了地学会使用综合积极情绪疗法，并用来解决不同程度的心理问题、心理障碍、心理疾病。

本案例集的内容，全部都是作者在专职从事心理咨询和心理辅导工作十多年积累下来的案例，是从许多有代表性的个案中精选出来的，而且都是经过当事人同意后并使用化名，对当事人的隐私和个人信息进行过加工处理的，主要为抑郁症、焦虑症、恐惧症、强迫症的非药物疗法及系统心理咨询过程。

本书中的每一个案例，都有比较规范、系统、标准的方法和常用工具，并按照综合积极情绪疗法的三个阶段、四个步骤、十二种经典疗法组合使用，不仅是心理咨询师和社区心理援助师学习心理咨询实际操作的参考范本，也可以让没有实践经验的心理咨询师和社区心理援助师通过这些案例的学习，快速掌握心理咨询的常用方法和技巧。

综合积极情绪疗法应对各种来访者的三个阶段是：第一阶段，第一次至第四次咨询期间，了解来访者的基本信息、澄清问题、设法找到问题的成因、评估问题的程度、寻求建立咨询关系、明确咨询目标和方向；第二阶段，第五次至第八次咨询期间，简要介绍综合积极情绪疗法的 12 种经典疗法，推荐比较适合来访者的方法和技术，让来访者选择自己乐于学习的方法和技术，努力尝试通过这些具体的方法让来访者的问题和症状得到一定程度的缓解和改善；第三阶段，第九次至第十二次咨询期间，发挥来访者的优势，总结复习前两个阶段的内容，做好数据分析对比和评估，避免复发和反弹，根据需要协商是否结束咨询或继续咨询。

综合积极情绪疗法应对各种来访者的四个步骤是：第一步骤，了解情况，建立关系，澄清问题，诊断评估，协商收费标准，签订咨询协议书；第二步骤，进一步收集相关数据，多轴诊断，确定解决问题、减缓症状的突破口；第三步骤，适当布置家庭作业，加强互动，让来访者积极参与，提高信任度、配合度、作业完成度；第四步骤，发现亮点、发现希望，共同做好咨询记录和数据对比，分阶段总结和评估，巩固咨询效果。

综合积极情绪疗法使用的12种经典疗法是：(1) 精神分析疗法；(2) 认知疗法；(3) 行为疗法；(4) 合理情绪疗法；(5) 人际关系疗法；(6) 饮食疗法；(7) 阅读疗法；(8) 幽默疗法；(9) 运动疗法；(10) 音乐疗法；(11) 芳香疗法；(12) 催眠疗法。同时也涉及了一些心理咨询基本功技术和心理咨询进阶技术、拓展技术、参考技术，如：洞察分析技术、同感共情技术、觉察自省技术、人格描述技术、停顿沉默技术、面质澄清技术、投射分析技术、深度共情技术、沙盘心理技术、危机干预技术、叙事梳理技术、心理剧技术、绘画分析技术、意象对话技术、元认知技术等。

对于各种心理咨询技术和流派，作者主张去除门户派别之争，无论是什么流派，我们都虚怀若谷、接纳包容，不拿放大镜找缺点，不在鸡蛋里面挑骨头。只要这种技术具有一定的科学性、实用性、积极性，我们就吸取其中的积极成分为我所用，从而扬长避短、取长补短。借用金洪源教授的话，“一百年不争论，你干你的，我干我的。不管黑猫白猫，能抓住老鼠的才是好猫”。

依据《中国精神疾病分类和诊断标准》第三版(CCMD－3)关于神经症的诊断标准，神经症是一种心理障碍的总称，它包含抑郁症、焦虑症、恐惧症、强迫症、癔症、疑病症等症状，据可靠资料统计，其中仅抑郁症患者全国就超过9 000万人。对于神经症的治疗，全世界目前都没有药到病除的特效药，而且长期使用药物治疗会导致对药物的成瘾性和依赖性，以及各种比较突出的副作用，如嗜睡、发困、记忆力减退、发胖、性功能衰退等，这让许多精神科医生也不得不重视非药物疗法和心理调适。

本案例集的记录和点评，使用通俗易懂的词语，避免高深偏僻的学术用语，努力寻求让非专业人士也能完全看懂。通过本案例集的系统学习，可以达到照本宣科、拿来就用、见招拆招、快速高效的效果。

将综合积极情绪疗法用于心理咨询和心理辅导，可以让多年处于抑郁、焦虑、恐惧、强迫等痛苦感受折磨的来访者快速走出困境，而且这些案例中不少来访者都是去过多家医院、使用过不同程度的药物治疗却没有得到有效改善和康复的，他们经过综合积极情绪疗法的梳理和修通帮助，得到了显著的改善和好转。

综合积极情绪疗法重视关系的建立，认为“关系建立的失败就等于咨询的失败”。综合积极情绪疗法重视咨询记录，认为“没有记录的咨询是不负责任的咨询”。从本案例集的12个具有代表性的案例中，我们不难发现，每一个案例里面都有大量的数据和数据分析、对比、评估。效果的体现，不是心理咨询师或来访者某一方面的主观感受或模糊的描述，而是通过数字的呈现和变化来体现的。德国心理学家冯特于1879年在莱比锡大学创立了世界上第一个专门研究心理学的实验室，让心理学可以数字化，这被认为是心理学成为一门独立学科的标志，由此可见数据和测评在心理学中的重要地位。

综合积极情绪疗法通过十年多来 6 000 人次以上超过 10 000 小时的实践应用，作为缓解和减轻神经症问题的非药物疗法，受到了张伯源教授、张吉连教授、王极盛教授的好评，受到了众多来访者和心理咨询同行们的好评。综合积极情绪疗法不仅可以有效应对上述神经症，同时也对解决婚姻家庭问题、亲子沟通问题有积极的促进作用，可以作为各种心理问题、心理障碍、心理疾病的辅助疗法。

期待着这本书可以帮助到更多的心理咨询师和有各种心理问题、心理障碍、心理疾病的来访者，以及正在遭受抑郁症、焦虑症、恐惧症、强迫症折磨而药物治疗效果不佳或者无效，正在努力寻求非药物疗法的各种群体，并衷心祝愿你们通过学习使用综合积极情绪疗法而早日康复。

这是综合积极情绪疗法案例集的第一本，如果大家需要了解更多相关案例，请及时反馈意见，接下来我会继续向大家分享更多的精彩案例，同时也希望各位专家同人多批评指正。如有斧正和反馈建议，请发邮件至 995610610@qq. com，不胜感激。期待着！

作者：刘义林

2017 年 4 月 19 日于三亚

目　　录

上　篇　综合积极情绪疗法

下　篇　综合积极情绪疗法案例集

上　篇

综合积极情绪疗法

第一章　综合积极情绪疗法入门

学习目标

了解综合积极情绪疗法的入门知识。

一、积极心理学与综合积极情绪疗法

（一）积极心理学的产生

随着社会的进步与发展，人们早已将关注的焦点从病源取向转向如何获得健康。1997年，塞林曼提出“积极心理学”这一概念，而后在美国掀起一场积极心理学运动，积极心理学崭露头角并得以蓬勃发展，越来越多的心理学家开始运用既有的实验方法与测量手段，来研究人类的潜在力量和美德等积极方面的内容。

正如塞林曼所说：“当一个国家或民族被饥饿和战争所困扰的时候，社会科学和心理学的任务主要是抵御和治疗创伤；但在没有社会混乱的和平时期，致力于使人们生活得更美好则成为他们的主要使命。”

对于生活稳定的当代个体而言，人们想要追求更高的生活质量，而如何发挥其心理品质中的积极方面，例如个体的创造性、塑造个体良好的道德品质等也就成为了大众关注的焦点。心理学家们也致力于研究如何唤起个体的积极行为，培养积极情绪，控制环境等以提升人们的生活质量。

（二）积极心理学的现实意义

积极一词源于拉丁语 positum，其原意为“实际的”或“潜在的”。现在人们将其扩展，一般理解为“建设性的”或“正向的”，既包含了个体外显行为等方面的积极，也包含了个体内在动力方面的积极。

就目前积极心理学的研究结果而言，研究的焦点主要集中在积极情绪与积极体验、积极的个性特征与积极情绪对个体生理健康的影响以及天才的培养等方面。其中个体的积极情感体验和积极人格方面，这两个领域的研究是积极心理学的核心组成部分，因为这两个方面对于个体生活质量的提高有最直接的影响。

研究表明，人的积极情绪与人体的身心健康以及社会适应有着十分密切的关系，它不仅能降低传染性疾病的感染风险，还影响非传染性疾病的病情、病程以及死亡率。此外，积极情绪还能够让个体更好地应对压力事件，并促进个体的社会交往。

个体的积极人格中，能够抵御心理疾病的主要有：乐观、希望、信仰、勇气、人际技能、忠诚、坚忍等品质。这些品质的发展，不仅能够增强个体的美德，也能够发挥个体的心理潜能，展示出积极心理学的现实意义。

（三）积极心理学与综合积极情绪疗法

有研究者提出，在未来的发展中需要关注个体积极的生理健康，要求个体要关注自己生理指标的良好方面，了解自己的生理优势，并且同时有效利用这些优势来帮助自己获得更多生理健康。

加强积极教育也是至关重要的一个方向，在积极教育的过程中，个体能够展示自身的社会意义，从而成为有一定知识、能力和品德的社会人。当然目前对于积极心理学的研究多是借鉴西方，美国积极心理学家泰本萨哈强调说，虽然积极心理学起源于西方，但是其中的一些核心思想，却发源于中国的传统文化。

现如今我国各政府部门对于心理健康的重视程度越来越高，发展本土化积极心理学相关的心理咨询与干预技术显得十分重要。“综合积极情绪疗法”与积极情绪相关的本土化心理咨询和心理干预技术就是在这样的大背景下诞生的。

综合积极情绪疗法吸取各种经典的、有效的心理流派和心理疗法的各家之长，积极应对社会环境和工作、事业、生活中的各种突发事件和心理危机，用积极情绪置换消极情绪，并致力于帮助人们不断养成和增加积极情绪，赋予工作、事业、生活更多的正能量，这就是综合积极情绪疗法的目的。“综合本身就是一种创新。”（著名心理学家王极盛教授语）

二、综合积极情绪疗法的由来

（一）传统文化对综合积极情绪疗法的影响

积极心理学致力于提倡用积极的方式解读个体的心理现象，并在其过程中寻找到影响个体身心的各种因素，以达到激发个体潜在力量、美德和机能的目的，而在我国的传统文化中对于这一点早就已经给出了一定的答案。

儒家思想中有很多内容体现出“知足常乐”与“积极向上”的精神，即使处于逆境，也要积极乐观，热爱生活。孔子善于发现日常生活中的积极资源，例如，“学而时习之，不亦说乎？”“有朋自远方来，不亦乐乎？”“人不知而不愠，不亦君子乎？”“饭疏食饮水，曲肱而枕之，乐亦在其中矣”。《大学》里说“修身齐家治国平天下”，孔子也认为个体的身心修养理应是家庭和谐、社会和谐以及国家富强的基础，他强调通过自省、自律、诚信以及理性思维修身养性，达到内在和谐。

比如，“吾日三省吾身：为人谋而不忠乎？与朋友交而不信乎？传不习乎？”“君子泰而不骄，小人骄而不泰”。道家思想则主张“天人合一”“无为而治”。“无为”可以说是道家精辟的人生哲理，体现出健康积极的心态，让事情顺其自然。此外，道家还强调个体积极的人格品质，如“居善地，心善渊，与善仁，言善信，正善治，事善能，动善时”。

人应该要诚实、仁慈、勤奋、正直，这些积极品质也是对于积极心理学内容的体现。中国传统文化中还有多种与积极心理学相关的哲学思想，“综合积极情绪疗法”是结合中国传统文化和中医理论，参照综合国内外经典而形成的一种有效的极富操作性的心理咨询与干预的方法和技术。

富强、民主、文明、和谐、自由、平等、公正、法制、爱国、敬业、诚信、友善，这十二个社会主义核心价值观，也都具有十分明显的积极价值取向。

（二）综合积极情绪疗法的产生过程

“综合积极情绪疗法”最初叫作“刘氏积极情绪疗法”，后来在王极盛教授的建议和张伯源教授、张吉连教授的指导下，于 2013 年 8 月 2 日更名为“综合积极情绪疗法”。为了避免与精神卫生法冲突，避免使用“疗效”“疗法”之类的表述，在实践中也可以使用“综合积极情绪技术”来替代表述。

“综合积极情绪疗法”顾名思义就是一种综合性的，聚焦于积极情绪的方法和技术。传统心理学的主要流派，从精神分析、认知疗法到后来的系统家庭治疗、后现代疗法等，都各有所长。“综合积极情绪疗法”吸众家之所长，巧妙借鉴并加以创新。“不管黑猫白猫，能捉到老鼠的就是好猫”。在心理咨询中也是这样，不论是什么技术，只要对来访者有效，对来访者适用，那么就可以多加使用。

“综合积极情绪疗法”认为个体内在有趋向健康的潜力，而这股潜力需要通过一定的方式激发出来，个体从“不健康”到“健康”需要有一定的外部条件和内部条件，积极的情绪能够让个体身心舒畅。发现自身可利用的资源，有助于改变个体的思维方式；关注健康的生理指标对于健康积极的生活方式有一定的好处；良好的人际互动能够营造良好的生活环境，并且带来愉悦的心情；个体的认知偏差能够影响个体的行为方式，认知偏差的改变能够让个体从不同的角度思考问题，从而更加积极地看待生活。

在心理咨询的过程中，很重要的一点是让来访者看到心理咨询的效果，这对咨访关系的促进，以及对来访者信心的形成，都有极大的帮助。“综合积极情绪疗法”的重要基础是形成信任的、安全的咨访关系，在此基础之上，让心理咨询的过程可操作化、可记录、可以用数字来说话，让来访者看到效果，增加对心理咨询师的信任，同时也增加对心理咨询师的配合度。

（三）综合积极情绪疗法的独到之处

“综合积极情绪疗法”重视精神分析，重视常用工具的使用。心理咨询会谈、生活史调查表、症状自评量表（SCL－90）、卡特尔 16 种人格因素问卷（16PF）和明尼苏达多项人格问卷（MMPI）测评组合，是综合积极情绪疗法收集来访者信息的基本工作方法。

生活史调查表收集来访者童年及家庭背景信息，主要是帮助心理咨询师更多地了解来访者精神层面的问题。临床实践证明，各种心理问题的成因，都与社会环境、家庭背景、青少年时期的成长经历、个人性格特征等因素有关。任何一种心理问题的疏导和干预，都不可能仅仅靠使用单一的精神分析疗法来解决。

来访者的卡特尔 16 种人格因素问卷（16PF）和明尼苏达多项人格问卷（MMPI）的相关数据，可以帮助心理咨询师更好地了解来访者的人格特征和精神状态。精神分析疗法适合用于配合度高、愿意做自我分析、有一定文化程度、乐于把精神分析疗法作为一项家庭作业或者一门感兴趣的学科来学习的来访者，对于配合度低、不愿意做自我分析、文化程度低、不愿意做家庭作业或者对此不感兴趣的来访者，最好避免使用。

“综合积极情绪疗法”整合行为疗法的长处，在矫正行为的同时，促使来访者配合产生新的行为，培养出新的思维模式和行为模式，通过学习和训练，养成对学习有益的技能技巧，从而获得新的自信，产生更多的积极情绪，从而改善和调整认知，实现解决问题和早日康复的目的。

三、综合积极情绪疗法的入门知识

（一）综合积极情绪疗法的原理

“综合积极情绪疗法”认为，许多心理问题、心理障碍、心理疾病的成因，都与认知偏差有着很大程度上的关联，改善的过程为：认知→反省→调适的交替循环，改善的过程也是一个学习的过程，包括重构认知和调整认知偏差。

“综合积极情绪疗法”认为，使不合理情绪改变为积极情绪是至关重要的事情。不同的心理问题，会有不同的情绪特征。喜、怒、哀、乐、惊、恐、悲七情导致的情志病，都可以通过积极情绪来加以调适。

在情绪的合理与不合理之间，存在着文化的差异、信念的不同、认知的偏差。常见的不合理思维，如黑白观念、灾难化、贴标签、以偏概全、度人之心、精神过虑等，都是不合理认知的问题。

各种疗法的整合使用，最终目的是唤起来访者的积极情绪和正能量，通过认知→反省→调适的循环过程来达到心理问题、心理障碍、心理疾病的减轻、缓解、好转、消除、治愈。

（二）综合积极情绪疗法的核心技术

认知疗法、精神分析疗法、行为疗法这三种主流的心理疗法，是“综合积极情绪疗法”使用的核心技术，也是每一个心理咨询师都必须具备的基础知识。如果没有基础，其他疗法也就难以独当一面，就会孤掌难鸣或者变成空中楼阁。

人际关系疗法关注来访者的人际关系问题和社会交往问题，帮助来访者有效提高心理素质。“综合积极情绪疗法”重视心理咨询师与来访者建立良好的关系，关系建立的失败，等于心理咨询与心理干预的失败。大多数心理问题、心理障碍、心理疾病的根源，都是人际关系紊乱或出现严重问题的产物。养成健康的人格，是构建良好人际关系的重要保障。

幽默疗法则是在良性刺激下让来访者获得愉悦情绪。“综合积极情绪疗法”认为，幽默疗法可以唤起、激发积极情绪，压抑和缓解消极情绪。中国古代的笑疗，就是典型的幽默疗法。幽默疗法可以通过文化、艺术、生活等多种形式来改善来访者的不良情绪，从而达到调整心态、促进心理问题解决的效果。给来访者布置作业，如坚持 100 天发送幽默短信、与宠物进行幽默式对话、看喜剧片和相声小品等，这对神经症、抑郁症以及各种心理问题的调适都可以起到积极的作用。

阅读疗法则是使用特定的或生活中的阅读材料，帮助来访者舒缓负面情绪，从而达到身心的平衡。“综合积极情绪疗法”认为阅读疗法可以有效地改善来访者的自信、诚信、毅力。

阅读练习既有认知疗法的功效，也有行为疗法的功效。“够你用一辈子的话”这篇612字的阅读练习短文，目的是：(1) 提高口头表达能力、口才、演讲水平；(2) 增强自信心，找到良好的自我感觉；(3) 增强毅力和诚信，让自己对练习能够持之以恒。要点是：注意语气、语态、语感，要有感染力，要声情并茂，要争取读出味道来。

音乐疗法则是通过乐曲、节奏的声波影响人的脑电波、心率、呼吸节奏等，改善来访者的情绪，从而达到消除身心障碍的辅助目的。著名音乐治疗大师杜特钻研不同文化的传统音乐，发展出被全世界认同的独特音乐风格。他将放松冥想技巧，融合在音乐的艺术性里。“综合积极情绪疗法”特别推荐使用杜特大师的《阳光精灵》专辑，它可以让人很快宁静下来、愉悦起来。

运动疗法也能够促进心理健康，适当的运动量，可以让来访者产生积极的情绪和正能量，对神经症、抑郁症的心理干预能够起到很好的辅助作用。注意力不集中、自卑、走神、胡思乱想、胆小、失眠、社交恐惧、网瘾等心理问题，也可以使用运动疗法。

芳香疗法作为一种辅助的心理疗法，主要在于运用其愉悦效果。愉悦的心情就是一种积极的情绪，是一种正能量。运用交互抑制的原理，当消极情绪出现的时候，使用芦荟精油、柠檬精油、檀香精油调配的植物芳香精油，可以帮助来访者迅速产生愉悦的心情，改善中枢神经的反射和抑制作用，令人产生良好的情绪，达到安神舒畅、兴奋振作、舒适安逸、怡情轻快的感觉效果。

催眠疗法则使用催眠与自我暗示，整合来访者的思维、情感，来达到放松的目的。“综合积极情绪疗法”认为通过浅度催眠，可以和来访者进行放松的、潜意识状态下的对话，对了解来访者的困惑和症结所在可以起到一定的积极作用。受暗示度低、配合度低、对心理咨询师信任度低的来访者，建议使用其他疗法。在问题没有明确的诊断、评估尚未清楚之时，不要一上来就使用催眠疗法。对第一次尝试催眠的来访者，可以先做10分钟的体验催眠，在来访者感觉安全、轻松、有效、可以接受的情况下，再预约下一次催眠。使用催眠疗法，要做到尽量科学化、规范化、专业化，要避免玄学化、神秘化、万能化、单一化。

(三) 综合积极情绪疗法的宗旨和理念

“综合积极情绪疗法”的宗旨：缓解症状，减轻痛苦，解决问题。12种经典的、有效的、科学的心理疗法整合优化使用，没有门户偏见，不排斥不同意见，而是根据来访者的实际情况进行选择和使用，最终的目的是能够在一定程度上帮助来访者缓解症状，减轻来访者的痛苦，解决来访者的问题。

“综合积极情绪疗法”的理念：规范化、标准化、科学化、大众化。通过心理科普的方式，让有各种心理问题、心理障碍、心理疾病的群体，可以简快容易地掌握缓解症状和解决问题的方法和技术，可以让心理咨询师和社区心理援助师更加规范化、标准化、科学化地从事心理咨询和社区心理援助工作。把天价的心理学和心理培训课程变成萝卜白菜的价格，让心理学走进社区，走进千家万户。

“综合积极情绪疗法”的愿景：人际和谐、行为适当、认知合理、情绪稳定。使心理咨询不仅仅停留在心理咨询室里，而要走进社会，走进生活，走进社区，走到每一个需要心理疏导的人身边去。只有这样，心理学才能更好地服务于社会最基层，促进整个社会的和谐。

"综合积极情绪疗法"是一种本土化的、中外结合的、综合型的非药物疗法，其主要技术来源于精神分析疗法、认知疗法、行为疗法、合理情绪疗法、人际关系疗法、饮食疗法、幽默疗法、阅读疗法、音乐疗法、运动疗法、芳香疗法、催眠疗法这12种比较成熟的疗法。当今世界上流行的460多种心理疗法中，任何一种心理疗法都不是十全十美的，成长和完善中的"综合积极情绪疗法"，殷切期待着专家同人们的修改补充意见和批评指正。

第二章 综合积极情绪疗法的操作

学习目标

了解综合积极情绪疗法的操作。

一、心理咨询与心理治疗

2013年5月1日实施的《中华人民共和国精神卫生法》规定："心理咨询师应当提高业务素质，遵守执业规范，为社会公众提供专业化的心理咨询服务，心理咨询师不得从事心理治疗。"这是我国心理咨询师职业化以来，第一次从法律的角度要求心理咨询师，要为社会公众提供专业化的心理咨询服务。同时也从法律的角度上认定，心理咨询师从事心理治疗属于违法行为。所以，了解心理咨询和心理治疗的区别是心理咨询师的必修课。

咨询的本身，重在使用语言和沟通交流的手段达到询问和商议的目的。心理咨询，是以语言沟通为主，以正常人为主要对象，运用心理学的原理和方法，帮助来访者发现自身的问题和根源，从而挖掘来访者本身潜在的能力，改变其原有的认知偏差和行为模式，以提高其对生活的适应性和调节周围环境的能力。

咨询有询问、商议、建议、忠告和给人以帮助的意思，最早的应用是在20世纪初心理学家为人们选择职业提出有价值的建议，随后咨询广泛应用于各行各业。现代心理咨询包括对正常人的指导帮助和对心理疾病患者的心理疏导。其中涉及职业指导、教育辅导、心理健康咨询、婚姻家庭咨询等，主要方式是语言沟通。

治疗的本身，重在使用药物和手术等医疗手段达到治愈和康复的目的。心理治疗是以药物治疗为主，以重度心理障碍和心理疾病的患者为主要对象，必须在医疗机构由精神科医生或有处方权的心理医生做出诊断开具处方，同时并不排除配合使用各种非药物疗法和心理咨询与干预技术，主要方式是药物治疗。

21世纪以来，在西方国家，特别是在美国和欧洲国家，人们的家庭结构、观念和人际关系都发生了巨大的变化。传统的大家庭趋于减少，小家庭日益增多，由于家庭成员的心理素养较弱，一旦遭遇精神刺激或困难，能从家庭内部得到的支持和排解力量是极其有限的。人们越来越强调自己的隐私，这不仅意味着家庭对外界保留隐私，家庭内各成员间也要保留隐私。随着西方教育思想的影响，子女成长到一定年龄便要求独立自主，另立门户。这些思想有健康、积极的方面，但也影响了家庭成员相互间的感情交流和思想沟通。

近20年来，国内都市化的发展和社会生活节奏的加快，以及流动人口的增加，使人与人之间的交往越来越肤浅化，缺乏深入的交往和感情交流，传统意义上的人情味越来越淡。这些因素综合在一起,其结果是传统意义上的来自家属的社会支持网络大大减弱了,这时人们遇到心理困难便不得不求助于心理咨询师。

经济的发展和文化水平的提高,使心理咨询逐步被人们所接受和认可。目前的心理咨询热就是一个鲜明的例子。跨文化研究发现,在一些经济不发达、文化水平低的地区,人们对心理咨询没有认识,也并不接受,他们认为:生病就该吃药,就该靠输入实实在在的治疗性药物或进行手术来解决问题。他们认为如果谈话也能治病,简直就是天方夜谭。只有人们的文化水平和物质文明发展到一定程度时,才能逐渐理解心理因素和生物因素一样能作用于疾病的发生和预后。

当代各种心理治疗派别是在不同的理论基础之上发展起来的。这些心理治疗派别的创始人所处时代和社会不同,受到的哲学思想和教育的影响以及社会经历都不一样。他们对心理现象和人类行为的理解,对病理心理和病态行为的认识形成了各具特色的思想体系。他们在实践中摸索出一系列矫正病理心理和病态行为、促进心理健康的对策,建立了各具独特风格的心理治疗技术;进而对其成功的经验,进行理论概括,提出假说,形成其心理治疗的理论基础。心理治疗的理论,既集中反映了心理治疗创始人对正常心理和心理障碍的认识,也是心理治疗技术进一步发展的重要支柱。

弗洛伊德的精神分析技术就是他在医疗实践中摸索出来的。他不满意催眠治疗的效果,发现集中注意和自由联想对恢复病人遗忘了的记忆和消除症状更为方便有效。他对治疗中观察到的现象进行重新认识和解释,提出阻抗和压抑的概念,并进而发展为潜意识理论、性心理理论和精神结构理论。这些基本理论,加上神经症的病理心理假说,便构成了精神分析技术的理论基础。这些理论系统地反映了弗洛伊德对正常心理和病态心理的认识,说明了精神分析技术的治疗机制,后来又促进了精神分析技术的进一步发展,使其从20世纪20年代到50年代盛行于欧美各国。阿德勒、荣格、栾克、霍妮、弗洛姆、艾里克森、沙利文等人学习了弗洛伊德精神分析理论,分别对其中某些观点进行修订和补充,提出新的理论体系,建立了个体心理学、分析心理学、出生焦虑理论和各种社会文化学派别,并对精神分析技术作了相应的改进,从而发展为现代精神分析性心理治疗,或统称为心理动力学疗法。

罗杰斯以当事人为中心的非指导性心理治疗,强调人类具有了解其自身存在和建设性地改变自身行为的巨大潜力,具有自我实现的基本行为倾向,这是与生俱来的。在某种特定情况下,这种潜力可以充分发挥出来,以保证自身的存在和促进自身的发展。心理治疗的目标不是针对当事人所面临的各种问题,而是使当事人在与治疗者建立真诚的相互关系中,重新正确体验他的矛盾和冲突,以促进自身潜能的实现。这一理论的建立,有其人本主义心理学根源,强调人的尊严与价值,重视内在潜能的发挥和自我实现,但也受到现象学派哲学思潮的影响。根据现象学观念,罗杰斯认为在心理治疗过程中应努力了解当事人的现象世界,并改变他的现象世界。治疗者设身处地想当事人之所想,是了解当事人现象世界唯一的途径,而为当事人提供理想的人际关系则是改变他的现象世界最好的方式。现象世界的改变自然会导致其行为的改变。罗杰斯反对治疗者把外来的观点强加于当事人。他说:“我如不强加于人,他们会表现其本性。”这一“非指导性”原则体现了中国老子“我无为而民自化,我好静而民自正,我无事而民自富,我无欲而民自朴”的哲学观点。

行为疗法是在桑代克古典的学习理论、华生等的行为主义心理学、巴甫洛夫的经典条件反射学说、斯金纳的操作性条件反射理论和一系列现代学习理论的基础之上发展起来的。这些理论的依据来源于动物实验和对人类行为的观察。学习理论认为：人类的各种行为，包括适应性行为和非适应性行为，都是学习得来的。个体的病态行为是通过社会环境习得的非适应性行为，可以运用“解除学习”的方法加以消除。行为治疗的目的在于，通过学习和训练，矫正各种病态行为，使个体能良好地适应其社会环境。行为矫正技术，充分运用了条件反射强化和消退的原理以及学习效果律，以发挥其治疗作用。行为疗法的兴起是在理论和实践两方面对精神分析治疗的严重挑战。

另外，还有一类心理疗法是在强调理性思维和认知活动起决定作用的理论基础之上发展起来的。艾里斯认为，人类行为有理性行为和非理性行为之分。按理性思维行事，可使人的生活富有成效、快乐、成功，而心理障碍则与不恰当的期望和非理性思维有关。教病人以理性思维，便可使他克服障碍。在这一理论基础之上，艾里斯创建了理性心理治疗，或称理性情绪心理治疗。贝克的认知疗法，也是在相似理论基础之上发展起来的。贝克认为，病人的问题大都起源于对现实的某些歪曲的认识，这些歪曲的认识则基于错误的前提和假设。因此，治疗者的任务是帮助病人了解哪些认识是歪曲的，并学会用较现实的方式去应付现实。

精神分析疗法、行为疗法和认知疗法是心理治疗中三个主要的理论体系。除此之外，还有各种各样的心理疗法，建立在各自的理论基础之上。例如，帕尔斯的格式塔心理治疗，强调格式塔心理学的整体观。弗兰克的存在意识疗法，以存在主义哲学思想为指导。家庭疗法，把家庭看作是一个相互作用的系统，存在着环形反馈过程。家庭成员的心理障碍其原因往往不在个人，而与家庭结婚、家庭交流紊乱有关。

值得指出的是，近20年来，现代心理疗法出现一种趋势，即将不同性质的心理疗法，综合起来运用，并发展成为新的心理疗法，如认知行为疗法，就是把认知因素引进行为疗法中而形成的心理疗法。这一总的趋势，成为一个新的心理治疗流派，即折中主义心理疗法。一些心理治疗者认为，至今没有哪一种特殊的心理治疗理论使大家完全信服，但都能在医疗实践中发挥其治病的作用。于是一些临床专家不拘泥于单一的理论体系，把不同的治疗方法结合起来，集各种心理治疗流派之所长，取其精华，灵活运用；但未能形成一个统一的理论体系。这一思想影响可上溯到美国的心理学家詹姆士、吴伟士和精神病学家麦尔。

至于一般心理治疗，如支持性心理疗法等，并未形成完整的理论体系，也不以任何单一学说作为其理论基础。治疗者往往根据自己对病人心理障碍的理解，分别给予安慰、鼓励、劝导、解释、暗示或保证，以增强病人的安全感和应激能力，帮助他们顺利度过危机。

心理咨询和心理治疗两者无本质的区别，但在某些方面有一些不同之处。服务对象和任务不同：心理咨询的服务对象是正常人，涉及日常生活问题，来访者主要表现为对某些事物的疑惑和不适，程度较轻，心理咨询的任务主要是促进成长和发展，为其正常发展消除心理障碍，而心理治疗的服务对象是心理异常的病人，其表现为心理障碍和疾病，程度较重，心理治疗的目的是弥补病人已经受到的损害。解决问题的层次不同：心理咨询涉及就业、学习、工作、生活、交友等方面的问题，通过改变来访者的认知，使其能正确地面对现实，而心理治疗则涉及内在的人格问题，更多地与无意识打交道。

心理咨询和心理治疗是同一服务过程的不同阶段，可以同时交替使用。有时很难确切地区分，心理咨询过程中有时需要采用心理治疗的技术，特别是严重的心理不适应、焦虑不安，需要催眠、音乐疗法等进行配合。在心理治疗之后，又往往需要心理咨询。

如果说心理咨询与心理治疗之间有本质上的区别，那么就在于：心理咨询基本上是平等的咨询关系，以帮助来访者独立思考和决策为其首要目标；心理治疗则基本上是医患关系，以治愈病人的心理障碍或病态行为表现为其首要目标。所以，心理咨询强调咨询师对来访者的尊重和理解；而心理治疗则强调患者对心理医生的顺从与配合。

二、综合积极情绪疗法的四部曲

"综合积极情绪疗法"以中国本土文化背景的来访者为主要对象，努力寻求在一个至两个阶段，每个阶段12次的心理咨询与干预过程中，有效地缓解或消除轻中度的心理问题。"综合积极情绪疗法"干预各种心理问题的具体操作，可分为以下四步：

第一步：了解情况，建立关系，澄清问题，诊断评估，协商收费标准，签订咨询协议书。第一步的关键在于关系的建立，关系建立失败，就等于咨询失败。

罗杰斯(1942)曾说过："许多用心良苦的咨询之所以未能成功，是因为在这些咨询过程中，从未能建立起一种令人满意的咨询关系。"贝特伦在《问题青少年的咨询》一书中曾经提到良好的咨访关系对于咨询效果的贡献占30%。

作为一名专业的心理咨询师，最重要的不是你懂得多少心理学流派和技术、你有什么头衔或证书、你出过什么书或发表过什么文章，最重要的是你的人际关系协调能力、你对来访者的观察力和影响力、你自身的人格魅力和你丰富自信的人生阅历。

在关系建立初期，应注意初次会谈的技巧。保持良好的咨询态度，便于关系的建立，在初次会谈中要澄清来访者的问题。值得注意的是，心理咨询师需要避免同时担当多重角色，这有利于心理咨询师在咨询过程中保持价值中立。

在第一步中，可以通过开放式问句进行问题的澄清和评估诊断。例如："有什么问题需要我帮助你吗？""你今天来见我，想得到什么样的帮助呢？""你觉得自己存在什么问题或者有可能存在什么问题呢？"等。

在第一步中，重要的一点是要努力达成和来访者签订咨询协议书的目的。使用"综合积极情绪疗法"也需要向来访者告知："你说的问题我听明白了，我们需要建立起一种比较友好的、相互信任的、相对持续的关系""我需要明白我能为你做些什么，你需要明白你要如何配合我，我们要设立一个双方共同认可的咨询目标"。

本着助人自助的原则，首先需要排除来访者的躯体疾病和精神疾病，唤起或激活来访者的求助愿望，在明确可以通过非药物疗法和各种相关的心理干预技术为来访者提供服务的前提下，积极地、快速地与来访者建立起友好的关系。

当来访者同意确立关系后，要尽快签订心理咨询协议书和来访者承诺书，让来访者了解心理咨询与干预技术的方案和今后需要采用的方法，按心理咨询协议书约定的时间和次数进行心理咨询与干预。"我们需要共同努力来激活你的求助愿望，需要共同努力去发现和澄清问题，找到问题产生的根源，找到解决或消除问题的方法，你愿意配合我吗？""你的问题看起来不是一次两次就可以得到彻底解决的，我这里一般是每次一个小时的心理疏导，每周一次，12次为一个阶段""根据你的具体情况和我的经验判断，你的问题不是十分严重，如果你积极配合的话，一个阶段就可以得到比较好的效果，你可以同意不半途而废吗？”

初次协商好咨询的价格，对于稳定的咨询关系也有促进作用，专业的心理咨询师一般不提供长期免费服务，也不会提供上门服务。“我的收费标准是一个阶段 12 次共计 **** 元，你可以接受吗？”“如果你希望我们尽快开始咨询的话，我们签好协议书之后就可以开始咨询了。”

第二步：进一步收集相关数据，多轴诊断，确定解决问题、减缓症状的突破口。第二步的关键在于来访者自身潜意识能量的激活。

如何让来访者对自己的症状改善有信心，在咨询过程中认识来访者长处对咨询的贡献值占 40%；来访者对于咨询的期望贡献占 15%；咨询技术占 15%。这就需要心理咨询师利用“解决灾难化思维的三分法练习”作为杠杆，发现并找到解决问题的突破口，不断地减少和降低来访者的消极情绪，提高和增加来访者的积极情绪，也增加来访者对于咨询的信心。

在“综合积极情绪疗法”中，通过第一步进行关系的建立以后，需要对来访者进行评估和测试，通过专业的心理测评系统可以进行一组心理测评，一般使用症状自评量表（SCL-90）、卡特尔人格因素问卷（16PF）、明尼苏达多项人格问卷（MMPI）这三个量表进行测评。此外，还需在“综合积极情绪疗法”的常用工具中根据来访者的具体情况，选用收集来访者相关数据的工具，了解来访者的既往病史和家族精神病史，排除躯体症状。

生活史调查表能够帮助心理咨询师快速有效地了解来访者的基本情况和症状倾向，在“综合积极情绪疗法”中也是非常常用的工具之一。如果来访者有过心理咨询经历或相关病历，要详细了解其心理咨询或治疗经过。值得注意的是，如果发现来访者的问题超出心理咨询师的能力范围时，要以对来访者负责的态度及时转介，并向来访者说明情况。

在第二步中，还需要主动收集和建立数据，让来访者定期评估自己的稳定性、自信心、希望值、情绪值、配合度（来访者本人的）以及信任度（来访者对心理咨询师的），用 1～99 的数字记录下来，同时提示来访者，配合度和信任度越高，咨询效果越好；反之，配合度和信任度越低，咨询效果越差。

对于来访者的问题，可以让来访者自己列出清单，问题的严重程度用 1～10 来表示，其中 1～3 为轻度可以忽略；4～6 为中度需要关注；7～10 为重度需要重视。针对比较严重的问题，向来访者推荐适合其症状并且值得尝试的方法，确立一个比较合理的方向和目标，鼓励来访者达成和实现这个目标。同时也让来访者做出承诺，承诺也是帮助来访者树立信心的良好方式。“我愿意在一个月内让自信达到 9 分，一个月内让希望达到 9 分。”这既是来访者的承诺，也是来访者的期待（在下篇的案例中可以见到）。

第三步：适当布置家庭作业，加强互动，让来访者积极参与，提高信任度、配合度。第三步的关键在于优先调整认知偏差，避免灾难化思维。

认知偏差会影响来访者的外在行为，也会影响来访者的情绪。所以在这个过程中，让来访者认识到自己的认知偏差，学习如何与不合理信念辩论，也是很重要的部分。在这个过程中，还需要体现出“综合积极情绪疗法”的优势：用数据说话。通过数据对比和来访者的配合度、作业完成度的提高，让来访者看到自己的进步，看到希望，对心理咨询师更加有信心。正如之前所说，来访者对咨询的期望，对咨询效果的贡献值占 15%。所以通过数据记录让来访者看到进步，也可以激活来访者内在的动力，增加来访者的信心。数据的变化可以增加来访者对咨询师的信任。家庭作业在"综合积极情绪疗法"中也十分常用,并且对于来访者而言也十分有效,是心理咨询在心理咨询室以外的延伸和持续。

在使用"综合积极情绪疗法"的过程中,配合度和作业完成度,是咨询效果的基本保障,配合度和作业完成度越低,咨询效果越差。适当布置作业,可以让来访者积极参与,在参与中体验,在体验中成长。例如:让来访者记录饮水量,填写一周生活时间记录表,多做积极情绪与消极情绪自我评估,多做深呼吸放松练习,多做阅读练习,领悟《够你用一辈子的话》,让来访者多一些积极的自我暗示等。

临床常用的12种心理疗法可以尝试交替使用,哪一个管用就用哪一个,来访者喜欢哪一个就多用哪一个。努力让来访者认同猫论,不管黑猫白猫,抓住老鼠就是好猫。不管你用什么流派什么疗法,可以解决问题的,就是好方法。当然,这也需要视来访者的情况而定。无论使用什么疗法,都要把这种疗法里面的积极因素利用起来,让来访者的积极情绪逐渐产生,积极情绪与消极情绪的比例越合理,症状的缓解或消除就会越明显。

第四步:发现亮点、发现希望,共同做好咨询记录和数据对比,分阶段总结和评估,巩固咨询效果,避免复发反弹。第四步的关键是尽量用数字说话。

"综合积极情绪疗法"最大的特点和亮点就是数据化、可视化、可操作化。神经症的主诉感觉往往比较模糊,而让来访者学会使用数字来表述,就容易界定问题的程度,就容易引导来访者找到比较具体的目标。"我要在多少天的时间里,让这个问题的程度下降到多少。"而这些数据的记录,也能够让心理咨询师通过有效的咨询记录和数据对比,更有效地与来访者进行沟通。咨询记录和数据对比,也能够客观地体现出来访者的进步和症状的改善情况,让来访者增加信心并更加积极参与,这一点非常重要。因为如果没有来访者的努力,只凭借心理咨询师单方面的努力只会导致咨询失败。

在阶段性咨询的最后一步,很重要的一点就是需要进行咨询效果的巩固。良好的互动,有利于巩固咨询效果。例如让来访者配合记录谈话的重点和关键词,认真完成心理咨询师布置的作业,多写心情日记和自我分析,不断提高生活质量,改善不良的生活习惯和饮食起居规律,努力地做自我反省。通过改善人际关系作业表提高社会环境适应能力,做好阶段性总结和评估等,这些都是巩固咨询效果的重要方式。

需要注意的是,任何步骤中来访者提交的作业和填写的问卷资料,都需要及时建档归档,进行整理、对比、分析。要使来访者的主要问题、症状尽可能一目了然,症状或问题的改善效果也要尽量用数字对比来说明。心理咨询与干预的目标和方向要明确,数字来源要有依据,要清晰明了、准确可靠。

一个阶段下来,咨询记录和数据对比会告诉我们哪些令人感到高兴愉悦的信息呢?接下来我们应该怎么办?是结束咨询、保持关系、提供跟踪服务,还是有必要继续进行下一阶段的合作呢?这就需要通过各种数据来做合理判断。

"综合积极情绪疗法"的操作流程是固定的,是循序渐进一环紧扣一环的,有多个 If... then... 的程序化设定。心理咨询师和来访者通过对该疗法的学习,都可以比较容易地掌握这个程序,让来访者在认知→反省→调适的交替循环过程中得到快速康复。

第三章 综合积极情绪疗法的工具

学习目标

了解综合积极情绪疗法的工具。

目前我国普遍使用的常见测评量表是北京星海软件公司、北京京师心港软件公司开发的各类心理测评量表。中国心理卫生杂志社编写的《心理卫生评定量表手册》，也是心理咨询工作中可以参考和借鉴使用的测评工具。本书作者通过十多年的心理咨询实践，归纳出了一套实用的、规范的、科学的常用测评工具。

一、心理咨询记录表

没有记录的咨询，是不负责任的咨询。一个专业的心理咨询师，你所做的心理咨询内容如果没有记录的话，这位来访者下次再来找你的时候，你还能完整准确地记得他的问题吗？你还记得自己上次做过什么样的应对和梳理吗？你能有科学的、客观的依据来证明来访者的症状得到了什么样的改善吗？

不管从规范、严谨、科学、负责任、自我保护的哪一方面来讲，咨询记录都是重要的、必需的。如果来访者对咨询记录提出质疑，或担心自己的信息被泄露，心理咨询师需要事先讲明保密原则，可以让来访者使用化名，或者避免让来访者填写他认为敏感的或不便填写的其他信息。用好记性不如烂笔头的原理，向来访者解释咨询记录的必要性。

接待初次来访，心理咨询师需要帮助来访者澄清问题，需要排除躯体病变，了解既往病史和有无家族精神病史。心理咨询师要提示来访者用关键词陈述需要帮助的主要问题，要注意收集数据信息，尽量把抽象的语言描述改为数字描述。

初次心理咨询最重要的是关系的建立。关系建立失败，就意味着咨询失败。良好的人际关系是心理咨询效果的保障，是一个心理咨询师专业素质水平以及人格魅力的重要体现。初次以后的心理咨询记录，一般在第一栏注明日期，在栏外注明第几次咨询。

二、心理咨询协议书

心理咨询协议书的签订，体现了心理咨询师的专业素质，明确了来访者和心理咨询师的权利义务，明确了咨询时间、咨询次数、咨询费用、保密责任等重要事宜和约定事项，避免了没有签订咨询协议书可能会产生的误会与纠纷，是心理咨询师专业化、规范化的要求，也是法律意识和心理咨询师自我保护的体现。来访者也可以使用化名签订咨询协议，咨询协议书的签订是一种认同、一种约束、一种共同努力协同解决问题的象征。

如果心理咨询师或来访者认为该心理咨询协议需要修改或补充，可以在咨询协议书中替换或加入其他条款。心理咨询协议书的签订，是心理咨询规范化、标准化的一个重要工作程序，可以提高心理咨询效果，减少来访者中途脱落的现象。

三、来访者承诺书

让来访者在来访者承诺书上签名，这也是给来访者的一种强化和暗示，对于巩固咨询关系会有促进作用。其中的"我保证积极努力配合心理咨询和心理辅导，提供真实的相关情况和症状线索，绝不把来访期间接触到或见到的相关技术、工具、其他来访者的情况以及他人隐私等敏感事宜泄露给任何第三人。如果由于我的不努力配合或者我本人症状的恶化加重而无法达到心理咨询和心理辅导效果，我绝不对您迁怒、指责、诋毁、攻击或散布有损您声誉的言论"以及"我保证信守承诺，决不食言，决不半途而废"，这对保障咨询效果是有益的，对咨询师的权益保护也是显而易见的。

四、心理咨询会谈连接作业表

一般要求来访者在每次来访前，填写好心理咨询会谈连接作业表，这是来访者与咨询师互动的一个重要工具。如果来访者有很多问题，可以让来访者写在背面或另文表述。依据多次心理咨询会谈连接作业表的比较分析，可以看出来访者改善的轨迹和心理咨询效果的体现过程，以及心理咨询师使用的技术和心理咨询的方法、技巧、特点。来访者的配合度、作业完成度、来访者对心理咨询师的要求或不满也可以在这里体现出来。

五、生活史调查表

该表是参照《心理诊断和治疗手册》改编的，共有 15 组问题，这个调查表是为了对来访者的生活经历和背景获得全面的了解。该表提供的许多信息，可以在一定程度上表现出来访者的问题和症状因素，包括并不限于家族病史、遗传基因、家庭背景、个人主要成长经历、问题或症状的严重程度等信息。

心理咨询师要请来访者配合，尽可能完整和准确地回答这些问题，这将有利于制订一个适合于来访者特定需求的心理咨询方案。在来访者填写完之后尽快收回此表，此表和咨询档案同样需要高度保密。

六、一周生活时间记录表

一周生活时间记录表适用于学生，成人把学习栏改为工作栏也可以使用，今日一句话感想要求全部使用积极的、表扬的、赞美的、好的短句子，而避免使用消极的、批评的、攻击的、坏的简短词句。一般对比数据要求连续收集 4 周或以上，是观察和了解来访者的便捷工具。

七、简明精神问题量表

该量表来源于中国心理卫生杂志社《心理卫生评定量表手册》，原名叫"简明精神病量表"，是精神科应用最广泛的量表之一，具有良好的信度和效度。为了避免让来访者产生恐慌、畏惧、误会，所以作者将其淡化改名为“简明精神问题量表”。临界值为 35 分，小于 35 分为正常，大于 35 分为异常，总分为 20～140 分。其反映问题的严重性，总分越高问题越严重，心理咨询前后总分值的变化可以反映心理咨询效果的好坏，差值越大效果越明显。如果采用来访者真实客观的自评，可以达到改善认知偏差的效果。总分超过 70 分者可以每周评定一次。

八、贝克抑郁量表

贝克抑郁量表有 21 组陈述，四选一。要求来访者仔细阅读每一组陈述，然后根据来访者近一周(包括今天)的感觉，从每一组选一条最适合来访者情况的项目，将旁边的数字圈起来，所圈的数字是几就记几分。0～4 分为无抑郁；5～7 分为轻度；8～15 分为中度；16 分以上为重度。贝克抑郁量表和伯恩斯抑郁量表可以同时使用，可以简易快速地得出来访者的抑郁数据，判断出其抑郁的严重程度。在贝克抑郁量表和伯恩斯抑郁量表同时使用时，伯恩斯抑郁量表对轻度症状表现为不敏感，对重度症状的效度是比较一致的。对比观察使用，作者认为贝克抑郁量表较好。

九、伯恩斯抑郁量表

伯恩斯抑郁量表和贝克抑郁量表可以同时使用，伯恩斯抑郁量表有 15 组陈述，四选一。要求来访者仔细阅读每一组陈述，然后根据来访者近一周(包括今天)的感觉，从每一组选一条最适合来访者情况的项目，在相应的栏里打钩，打钩的数字是几分就记几分。0～4 分为轻度或没有抑郁；5～10 分为正常但不快乐；11～20 分为接近中等抑郁；21～30 分为中等抑郁；31～45 分为严重抑郁。

十、改善人际关系作业表

这个作业表用来改善来访者与同事、朋友、同学、老师、父母、伴侣、恋人、上司、下属等的人际关系，建议连续做 12 次，每周做一次。在每次做这个作业之前，都要认真阅读后面附页的“良好的沟通方式和有效沟通的技巧”。为了来访者能从这个作业的分析对比中受益，建议来访者在每次提交本作业之前将填写的内容复制或抄写保存下来。

十一、五步脱困法掌控自己的情绪作业

当我们说自己做不到某一件事时运用五步脱困法技巧，可以将问题分解为以下的五句：(1) 困境：我做不到什么。(2) 改写：到现在为止，我尚未能做到什么。(3) 因果：因为过去我不懂什么，所以到现在为止，尚未能做到什么。(4) 假设：当我学懂什么，我便能做到什么。(5) 未来：我要去学什么，我将会做到什么。这五个步骤，可以让我们放下包袱，坦然面对，勇往直前。这是认知结合行为的综合练习。

第三步因果中的因，必须是某些本人能控制或有所行动的事，很多时候需要我们运用教练技术中的发问技巧去挖掘和梳理。“我做不到”实际上是描述一件过去的事实，尽管在当时我们会说我没有这个能力，或者我不想去做，但是在未来的岁月里，我们内心其实是总想保留做得到，或者想去做的权利。

十二、够你用一辈子的话

这篇612字的阅读练习，目的是：(1) 提高口头表达能力、口才、演讲水平；(2) 增强自信心，找到良好的自我感觉；(3) 增强毅力和诚信，让自己对练习能够持之以恒。要点是：注意语气、语态、语感，要有感染力，要声情并茂，要争取读出味道来。评估值1～99分，60分为及格，90分为优秀，定期评估，不断提高，争取早日达到90分以上。该练习既属于阅读疗法，又属于认知疗法和行为疗法，通过对文字内容的领悟消化，达到表达能力的提高。可以使用录音，可以有人监督陪练，可以设定目标和期限来早日达到优秀的水平。

十三、如何澄清常见的认知偏差

这个作业可以在认知、反省、调适过程中多次使用，一共有12项思维过程中常见的错误，每一项都可以用1～10的数字来评估，1～3为轻度，可以忽略；4～6为中度，需要关注；7～10为重度，需要重视。如果来访者的自我评估值在7或7以上，心理咨询师可以引导来访者为自己设立近期目标，让来访者说出自己的愿望，希望在多长的时间里下降到几，从而鼓励和帮助来访者逐步实现这个目标。

十四、情绪强度记录表

让来访者把自己的情绪强度表达出来，指导来访者先做0%(情绪在基本上没有焦虑的愉悦状态下)、100%(情绪在十分焦虑的痛苦状态下)、50%(介于既不是很愉悦也不是很难过的中间状态)，然后再分别填写上面4格和下面4格的状态。该记录表可以暴露来访者的情绪特征，让心理咨询师更好地了解来访者的情绪调控能力。

十五、简单算数思维练习表

这个练习，要求来访者把自己的第一感觉答案写下来，然后开始计算。计算完毕后，正确答案肯定会与自己的第一感觉答案相差很大。通过这个练习，来访者自己会受到很多启发，会明白自己的第一感觉往往会出错误，自己在实践过程中是可以纠正自己的错误认知，从而得到正确答案的。这个练习也可以告诉来访者遇事不要急于下结论，有时候自己想当然的感觉往往是不对的，甚至是离谱的。这个练习的缺陷是不可以重复做，做过一次的人就没有必要再做了。

十六、情绪思维感受心理状态记录表

来访者通过填写这个记录表，可以让心理咨询师和自己了解、分析、对比自己的情绪状态和产生这个情绪状态的原因或事件。这个记录表可以为精神分析疗法、认知疗法、行为疗法提供数据，同时也是一个比较客观的观察记录。来访者在做好这个记录的同时，可以从时间、难受程度的数字、自己的一句话感想获得有益于症状改善的积极因素。

十七、积极情绪与消极情绪自我评估

通过积极情绪与消极情绪的评估对比，找到来访者情绪的平衡点，帮助来访者从具体的情绪状态找到突破口，充分利用来访者的积极情绪，使来访者的症状得到好的转变。让来访者用1～10的不同数字来表示在过去的一天24小时里，能体验到的以下两组情绪（积极情绪与消极情绪各10个问题）的最大值，然后分别相加得出每一组情绪的总分并加以对比。1～39分为低；40～69分为中；70～100分为高。各组情绪超过80分或低于20分都需要予以关注和调适。

十八、积极情绪与消极情绪评估月报表

这个工具可以和积极情绪与消极情绪自我评估配套使用，让来访者把每天的积极情绪与消极情绪自我评估值，填写到积极情绪与消极情绪评估月报表里面，积极情绪使用蓝色，消极情绪使用红色。当月报表完成的时候，来访者本月的情绪曲线图就一目了然了。该报表特别适用于慢性症状和情绪不稳定而自己不察觉或不承认的来访者。

十九、来访者满意度调查

来访者满意度调查修改前来源于《心理诊断和治疗手册》，主要有来访者寻求心理咨询师解决的问题、情感或者状况得到何种程度的解决、来访者是否充分地理解了问题所在并能在将来应对这些问题、心理咨询师是否对来访者有帮助、如果来访者将来需要帮助是否会预约这个心理咨询师、来访者是否将向需要帮助的其他人推荐这个心理咨询师、在帮助来访者解决问题的过程中心理咨询师表现出的兴趣是否令来访者满意、来访者上次来访到现在有多长时间、中止该心理咨询师的咨询是因为什么原因、当来访者向这位心理咨询师咨询后，来访者或者家庭的任何人是否在别处就此相同的问题进行过心理咨询、附加意见这10个问题，前9个问题是选择题，最后1个问题是自由描述题。

二十、个人优劣势评估表

天生我材必有用，你有优势。人非圣贤，孰能无过，你也会有劣势。人的性格没有好坏对错之分，各有自己的特点。每个人都具有自己的优势和劣势，然而却很少有人认真地观察和评估过自己的优势和劣势。通过优劣势评估，发现我们的五大优势和五大劣势，我们就知道如何扬长避短，让自己变得更加优秀。按照自己的直觉，客观真实地将1～10的数字填写在该表的□内，1～3分为低或轻；4～6分为中；7～10分为高或重。最高值为500分，最低值为50分。50～150分为低；151～300分为中；301～500分为高。

更多工具请参考刘义林博士分享的《刘义林博士心理咨询师工具箱》（2017年版），该工具箱共汇集108个文件，免费分享，爱心奉献。需要者请发邮件至995610610@qq.com索取，每年元旦发布更新版本。

第四章 综合积极情绪疗法的特点

学习目标

了解综合积极情绪疗法的特点。

一、综合积极情绪疗法的特点

(一)易学的、简单的、实用的心理干预技术

“综合本身就是一种创新”,用各种有效技术中的积极因素,把来访者的消极情绪置换成积极情绪。首先帮助来访者看清楚自己的问题,唤起或激活来访者的求助愿望,通过“综合积极情绪疗法”的宗旨理念和简要明了的操作程序介绍,找到适合来访者解决问题的途径和方法,与来访者快速建立友好、信任、稳定的咨询关系,是“综合积极情绪疗法”的特点之一。而“综合积极情绪疗法”最主要的特点则是标准化、规范化、数据化、可视化、可操作化,这些特点在咨询的步骤和过程中都有体现。

“综合积极情绪疗法”是一种易学的、简单的、实用的心理干预技术,在操作过程中没有门户派别的争议歧视,无论你是哪个派别或取向的心理咨询师,都可以按照“综合积极情绪疗法”的操作流程来达到设定的心理咨询与干预效果。经过2178人次的心理咨询与干预案例和十多年的临床实践检验证明,综合积极情绪疗法治愈率较高,效果较显著,没有任何副作用。

各种心理疗法和技术,只要有积极的成分,只要可以不同程度改善来访者的情绪,就可以加以整合借鉴和有取舍的使用。心理健康是社会文明的象征,是人在成长和发展过程中,认知合理、情绪稳定、行为适当、人际和谐、适应变化的一种完好状态。心理健康服务是运用心理学及医学的理论和方法,预防或减少各类心理行为问题,促进心理健康,提高生活质量,主要包括心理健康宣传教育、心理咨询、心理疾病治疗、心理危机干预等。心理健康是健康的重要组成部分,关系着广大人民群众的幸福安康与社会的和谐发展。

大力推广“综合积极情绪疗法”,加强心理健康服务、健全社会心理服务体系是改善公众心理健康水平、促进社会心态稳定和人际和谐、提升公众幸福感的关键措施,是培养良好道德风尚、促进经济社会协调发展、培育和践行社会主义核心价值观的基本要求,是实现国家长治久安的一项源头性、基础性工作。

(二)“综合积极情绪疗法”的规范化特点

因为“综合积极情绪疗法”的操作流程是固定的,是循序渐进一环紧扣一环的,有多个

If… then… 的程序化设定。因此在使用"综合积极情绪疗法"的整个过程中都要按照一定的规范和流程进行。

来访者初次来访时，与来访者建立关系，并且需要澄清来访者的主要问题，排除躯体病变，了解既往病史和有无家族精神病史，这是来访者接待时的规范。在收集来访者的相关信息时，要提示来访者用关键词陈述需要帮助的主要问题，要注意收集数据，尽量把抽象的语言描述改用数字描述。如来访者诉说抑郁很难受，这个很难受的感觉就会因人而异。如果我们要求来访者用1～10的数字来表述，1～3分为轻度，可以忽略；4～6分为中度，需要关注；7～10分为重度，需要重视。这样一来，来访者表述的抑郁程度就变抽象为具体了，就可以实现数据化、可视化了。

第一次收集相关数据的时候，一般让来访者用1～99分来对自己综合的稳定性、自信心、希望、情绪做评估，对心理咨询师的信任度、自己对咨询的配合度做评估，60分及格，90分优秀。同时表明信任度和配合度越高，咨询效果会越好。如果信任度和配合度都低于60分，咨询效果就会受到影响，甚至难以达到预期效果。为了客观地了解来访者的性格特征和问题所在，建议同时收集来访者的卡特尔16种人格因素问卷(16PF)和明尼苏达多项人格问卷(MMPI)的相关数据。在做咨询记录的时候，同样需要用可视化、数据化的方式进行记录。用数据形式进行记录，这是咨询记录的规范化要求。来访者的问题有无改善或好转，需要通过数字比较来说话。

"综合积极情绪疗法"其他的规范还体现在：在使用"综合积极情绪疗法"时，一般按照阶段进行，一个阶段12次咨询，每次一个小时，每周一次，不可以半途而废。从第一次开始就必须有完整的咨询记录和配套工具的使用，一般在第一次建立关系时心理咨询师与来访者要签订心理咨询协议书。第一次至第四次咨询之间填写生活史调查表、做症状自评量表(SCL-90)、卡特尔16种人格因素问卷(16PF)和明尼苏达多项人格问卷(MMPI)的测试并分析结果。来访者需要配合咨询师做重点方法或关键词记录，并且把改善的过程当作一个学习的过程，在认知→反省→调适的循环过程中不断提高自己的心理健康水平。

严格按照"综合积极情绪疗法"的操作流程，还需要注意每一步的关键。只有实行规范化，才可以做到标准化，才易于推广和普及。也只有这样，才能实现"缓解症状，减轻痛苦，解决问题"的宗旨，才能实现"规范化、标准化、科学化、大众化"的理念，才能实现"人际和谐、行为适当、认知合理、情绪稳定"的愿景。

二、综合积极情绪疗法的数据化体现

(一) 用数据化来避免模糊的表述

数据化是"综合积极情绪疗法"最大的特点也是亮点，通过数据的对照比较和分析，能够让来访者对咨询效果一目了然，能够让来访者看到一个阶段中整个状态的变化，增加对心理咨询的信心。咨询记录以及自我评估时都需要用数字，数字不仅规范简洁，还可以对照比较。此外，使用"综合积极情绪疗法"需要定期对来访者的状态进行评估，定期收集数据的评估内容主要有：稳定性、自信心、希望值、情绪值、信任度、配合度、作业完成度、改善度、贝克抑郁量表、简明精神问题量表、积极情绪与消极情绪自我评估等。

了解来访者以下12个维度的数据，可以让我们一目了然的发现问题（用1～10表述，1～3分为轻度；4～6分为中度；7～10分为重度）。

项目	稳定	忧虑	紧张	焦虑	敏感	恐惧	抑郁	强迫	自信	希望	信任	配合
第一次测评	1	9	7	8.9	8	8.5	7.1	7.3	3	9	9	9.8
3个月后测评	7	3	3	1	2	2	1	3	8.5	9.5	9	9.5

这一组数据表明，来访者的稳定性很差，忧虑、紧张、焦虑、敏感、恐惧、抑郁、强迫都在7～9之间属于重度，自信比较差，但求助愿望和配合度良好。经过一个阶段“综合积极情绪疗法”的心理辅导后，来访者的稳定性变为良好，忧虑、紧张、焦虑、敏感、恐惧、抑郁、强迫都下降到1～3之间属于轻度几乎可以忽略。这组数据表明使用“综合积极情绪疗法”进行心理辅导达到了良好的效果。

用数据说话，数据能够很快显示咨询效果，简洁明了，一目了然。

（二）“综合积极情绪疗法”的可视化体现

“综合积极情绪疗法”的可视化则体现在，通过数据的记录，能够显示出来访者自己的问题所在、程度如何，这样就可以比较容易地找到“对症下药”的方法，以便帮助来访者更好地调整认知偏差。

同样是上面这组数据，第一次测评让来访者看到了自己的问题存在于哪些方面，是属于什么程度的问题，而经过一个阶段“综合积极情绪疗法”的心理辅导后，我们看到数据产生了明显的变化，这些变化让我们明白来访者的症状有了明显的好转或改善。

心理学的科学性，就是让心理问题数据化、可视化。语言的描述也许会是模糊的、抽象的；而数字的界定表示的是一个值，是具体的、可视化的数据，可以让我们的表述更加清晰准确。

三、综合积极情绪疗法的可操作化步骤

“综合积极情绪疗法”的可操作化，一目了然，体现在以下四个操作步骤：

第一步：了解情况，建立关系，澄清问题，诊断评估，协商收费标准，签订咨询协议书。第二步：进一步收集相关数据，多轴诊断，确定解决问题、减缓症状的突破口。第三步：适当布置家庭作业，加强互动，让来访者积极参与，提高信任度、配合度。第四步：发现亮点、发现希望，共同做好咨询记录和数据对比，分阶段总结和评估，巩固咨询效果，避免复发反弹。

“综合积极情绪疗法”还有一个特点，就是吸取众家之长，无论是传统的还是流行的，无论是本土的还是进口的，只要是有效的、无害的，就加以积极地利用和尝试。还是那句话：不管黑猫白猫，抓住老鼠就是好猫。

“综合积极情绪疗法”从2015年初开始，以公益讲座的形式连续举办了三期，从第一期的257人到第二期的832人，再到第三期的1 358人，受到了许多心理咨询师、心理学爱好者、心理问题求助者的好评。为了帮助更多有需要的不同群体，作者专门将“综合积极情绪疗法”的主要部分制作成了PPT课件，免费分享给大家，期盼着大家共同推广宣传“综合积极情绪疗法”，让这个新的心理疗法更好地服务于社会，为促进社会和谐稳定做出贡献。

第五章　综合积极情绪疗法的应用

学习目标

了解综合积极情绪疗法的应用。

一、神经症患者现有状态

（一）社会上有各种严重心理问题需要我们面对

随着社会的不断发展，人们的生活节奏逐渐加快，竞争也日趋激烈，个体对于自身的心理健康日益重视，主动进行心理咨询的个体在逐渐增加，前往医院心理门诊的患者也逐渐增多。在心理门诊当中，神经症所占的比例最大，神经症也越来越受到人们的关注。《中国精神障碍分类与诊断标准》第三版(CCMD-3)将神经症定义为："神经症是一组轻度心理障碍，是主要表现为抑郁、焦虑、恐惧、强迫、疑病症状或神经衰弱症状的精神障碍，没有精神病性症状。"

患有神经症的来访者，并无器质性病变，但来访者本人却对存在的症状感到痛苦和无能为力。因此在对神经症来访者进行心理咨询时，往往时间长，远期效果差，心理门诊的用药也较复杂。多个研究发现，由于心理障碍患者的年龄都偏大，一般发病患者的症状表现较为复杂，并且常伴有各种基础性疾病，常以药物治疗为主要方法和手段。

神经症的病因与人格特征、家庭环境、生活事件、人际关系、教养方式等因素有关，除此之外，其患病率和严重性还与其他因素，诸如年龄、性别、婚姻状况、学历以及经济状况有关，一般女性多于男性。无业、失业人群、学生与家庭妇女人群，是神经症的高发人群。这类患者初期多在医院综合科就诊，直接到心理门诊就诊的比较少。

（二）社区心理健康的尴尬局面

神经症在社区人群中数量逐渐增加，这是既定事实。以北京为例，2013 年刘肇瑞等人对北京市常见精神障碍的流行病学进行调查，调查扩展到了农村地区，调查显示北京市 9 人中约有 1 人曾患有心境障碍、焦虑障碍或物质使用障碍中的一种。厦门在 12 071 名 18 岁以上的城乡居民的调查中发现，心境障碍、焦虑障碍和物质使用障碍等已经成为厦门市精神疾病中的常见疾病。

4 774 名济南居民的抽样调查显示，焦虑障碍和心境障碍现患率分别占了 7.39%和 7.29%。神经内科门诊的心理障碍患者的临床诊治情况也不容乐观。2005 年在北京地区 325 家综合医院心理卫生服务状况的调查中发现，仅有 171 家(53%)提供 1 种或多种心理卫生服务；其中虽然有 420 名医务人员从事此项工作，但他们多数学历偏低，接受相关培训较少，并且，在所调查的综合医院中，仅有 61 家设有心理门诊，其心理卫生初诊患者占全地区各类医院(包括精神专科医院)初诊患者的 50%；其中 90%就诊于 18 家三级综合医院。

在 2013 年对北京市综合医院心理卫生服务现状进行调查时发现，在所调查的 111 家综合医院中，有 43 家医院(8.7%)至少提供 1 种心理卫生服务，其中有 36 家医院(32.4%)提供门诊心理卫生服务，在门诊患者中最常见的两种心理问题是神经症(30.1%)和情感障碍(29.9%)，仅有 20 家医院(18%)、综合医院有精神科会诊服务，而在 369 名从事心理卫生工作的人员中，63.9%的人员为初级或不具备专业水平；还有 69.9%的人员并没有本科学历；41.9%的人员从事心理卫生服务工作的年限不足 5 年，还有 11.6%的人员未接受过专业培训，接受过专业培训却不足一年的占 44.2%。而在对上海市 100 多家医学心理咨询门诊机构随机抽取 40 家进行调查发现，上海市咨询机构人员资质参差不齐，心理咨询的普及性、规范性、可接受性、从业人员素质有待进一步提高。

二、神经症患者的心理干预

(一) 心理问题没有引起足够的重视

神经症患者数量日趋增加，但是对神经症患者的治疗却不容乐观。由于在临床上，心理障碍患者大多数年龄稍大，并大部分存在慢性并发症以及反复就诊经历，有的还伴有基础性疾病，因此，在临床诊断时更加需要注意辨别，在进行治疗时也以药物治疗为主。但多数研究表明，对神经症患者进行药物治疗的同时配合心理干预，这对于缓解症状有效。心理干预能够减轻患者压力，认清自己当前的状态，这对于症状的治疗很有帮助。有研究表明，对神经症的患者有针对性地给予心理护理干预，可以显著改善患者的不良心理，缩短住院时间，促使患者尽快康复。

在心理门诊咨询治疗中，对 90 例神经症患者以心理疏导为主并配合药物治疗，收到了较好的疗效，药物治疗与心理干预的配合不仅具有较好疗效，还能够提高患者的生活质量。在对于神经症患者的干预探索中，研究者们不断尝试，在神经症治疗中运用放松训练时，发现放松训练可以使患者心情得以平静，通过将日常无意识的一些心理活动和生理性活动转换到意识控制之下，进而达到对神经症的调节治疗目的，放松训练配合药物治疗能够使患者的神经症得到有效的治疗和控制。

(二) 药物治疗成本高、副作用大

近几年，由于人们对于自身心理健康的重视程度越来越高，心理门诊的人数逐渐增加，在对宁夏民政厅民康医院 2003 年和 2008 年在心理门诊就诊人群资料进行比较分析时，发现 2008 年的就诊人数是 2003 年的 3 倍；这两年的就诊人群均以高文化程度的企事业单位员工为主，学生有明显的上升趋势；就诊主诉主要为精神病性症状、情绪低落、焦虑紧张；2003 年诊断排在前 3 位的是精神分裂症、神经症、抑郁症，2008 年为神经症、精神分裂症、抑郁症；治疗上 2003 年单用药物治疗者超过了三分之二，2008 年药物合并心理治疗者超过了三分之二。可以说，随着心理卫生知识的普及，精神专科医院的心理门诊已渐渐被大众接纳。

综合性医院对于神经症患者的心理诊断和治疗与其他机构又有所不同：在对复旦大学附

属中山医院医学心理咨询门诊2004年的数据统计分析发现:2004年1879例初诊患者心理咨询门诊来访者的问题,绝大多数属于医学问题(90.5%),其中以神经症和情感障碍为主,分别为781例(41.56%)和666例(35.44%)。综合医院医学心理咨询门诊的主要对象是神经症和情感障碍,在治疗方面,药物治疗与心理治疗的综合使用更有助于患者病情的缓解。

综合医院不同于专业的心理卫生机构,心理咨询涉及问题广泛,以轻度精神障碍和一般心理问题为主,在2002—2005年,综合性医院心理门诊就诊的咨询者主要集中在学习问题、工作问题、健康、家庭关系、恋爱问题、夫妻关系、人际关系、性问题、躯体不适、情绪问题等,且在性别、年龄中分布有所不同。

(三) 各种心理问题群体人数呈快速上升趋势

由于社会大众对于心理门诊的接纳程度逐渐增高,人们对于自己的心理保健意识也逐渐增强,主动寻求心理咨询的个体也逐渐增多。通过比较1984年1月—1987年12月和1998年1月—2001年12月的2647例心理咨询者,结果发现不属于心理疾病,为解决各种心理问题咨询者较10年前明显上升(55.8%,$P<0.05$),其中学生人数显著增加(20.7%,$P<0.05$)。咨询问题中各类神经症是首要问题。情绪、婚姻、人际交往问题呈快速上升趋势($P<0.05$)。

对1 800例综合医院心理门诊的患者进行年龄、职业、病种及疗效分析,结果发现神经症是心理咨询的主要咨询对象,就诊者大多数是有变态心理问题的病人,以医学心理咨询的模式处理可获得较好效果。再次显示出在综合医院开展心理咨询是可行并且是发展的趋势。综合医院应开设并加强心理咨询门诊,提高对心理疾病的诊断与治疗水平,以适应社会竞争加剧带来的日益增多的心理健康需求。

可以说神经症的心理咨询与干预在综合医院心理门诊咨询中被普遍广泛地采用,与单纯的药物治疗相比,配合使用心理咨询与干预的疗效是显而易见的。鉴于神经症药物治疗的低治愈率和副作用,而将"综合积极情绪疗法"作为神经症的心理咨询与干预的首选方法,其效果会优于单纯的药物治疗和其他单一的非药物疗法及心理疗法。

三、"综合积极情绪疗法"的效果

(一) 综合积极情绪疗法对轻中度神经症优于药物疗法

通过以上文献的研究对比,可以知道神经症是一组轻性大脑功能失调的疾病总称,神经症的主要表现为:精神活动能力降低、情绪波动与烦恼、体感性不适增加、体查无器质性基础、自知力良好、无精神病性症状,病前有一定素质与人格基础,起病与工作学习负担过重或与精神应激因素有关。

神经症的发病原因与遗传基因和社会环境因素密切相关,与后天习得的生活习惯和性格特征有不可分割的关系。鉴于神经症药物治疗的低治愈率和副作用,使用"综合积极情绪疗法"干预轻中度的神经症,效果优于单纯的药物治疗和其他非药物疗法。

(二) 综合积极情绪疗法有这样的宗旨

"综合积极情绪疗法"的特点是规范化、数据化、可视化、可操作化。12种经典的、有效的、科学的心理疗法整合优化使用，没有门户偏见，不排斥不同意见，没有你的我的之分，有的只是一个宗旨：帮助来访者缓解症状、减轻痛苦、解决问题。

临床实践证明，对于轻度神经症来访者，使用“综合积极情绪疗法”1个阶段12次，每次1个小时，每周1次，在3个月左右的时间里，来访者的神经症症状有了显著的改善和好转。对于中度神经症来访者，使用“综合积极情绪疗法”2个阶段24次，每次1个小时，每周1次，在6个月左右的时间里，来访者的神经症症状有了显著的改善和好转；其中来访者对心理咨询师的信任度、来访者的配合度、来访者的作业完成度这三个维度的得分越高，预后效果越好；反之则较差。急性症状第一个阶段每周2～3次效果较好。咨询关系稳定持续者效果较好，半途而废、迟到早退、隔三岔五无故取消咨询者效果较差。由于与正常人相比，神经症患者的生活质量较差，因此“综合积极情绪疗法”在提升来访者生活质量方面也下了些功夫。

没有人是十全十美的，也没有人是一无是处的，我们要发现来访者的亮点，找到来访者过往优秀的、值得骄傲的、难以忘怀的里程碑事件，以寻求来访者的利益最大化为出发点，引导来访者选择自己最容易接受的方法和技术来面对自己存在的问题。先把问题澄清、量化、细化，然后提出合理的时间节点，设立目标，让来访者自己下决心：我要努力配合，我要争取在多少天之内达到什么样的效果。

（三）综合积极情绪疗法的研究数据

“综合积极情绪疗法”干预神经症的效果良好与否，主要取决于社区心理咨询人员与来访者建立的关系良好与否。唤醒或激活来访者的求助愿望很重要，很多时候来访者表现的改善意愿十分强烈，实际配合过程中不是一回事。同时，家庭社会环境因素对来访者神经症的改善有着很大的影响，如果有条件，家人的积极努力配合，是“综合积极情绪疗法”的良好配方。改善的过程就是效果体现的过程，一定要在咨询记录里体现出来。所以，没有记录的咨询，是不负责任的咨询。

在2011年3月至2013年3月刘义林博士接待的2 178名来访者的心理咨询与干预案例中，神经症的人数为1 634人，占75%。使用“综合积极情绪疗法”后有改善者（改善指数前后对比提高30%）、有好转者（改善指数前后对比提高50%）、有显著好转者（改善指数前后对比提高70%）的比例是较高的。总有效人数为1 271人，总有效率为77.8%。其中，有改善者233人占18.3%；有好转者273人占21.5%；有显著好转者765人占60.2%。

可以看出，神经症在心理咨询与干预的临床反应中所占的比例是相当高的、相当普遍的、相当有代表性的。临床实践证明，使用“综合积极情绪疗法”干预神经症是有效的。“综合积极情绪疗法”无副作用，针对并不限于神经症的心理咨询与干预，在临床应用中疗效显著，值得推广应用。

值得注意的是，对于重度的神经症患者或反复发作者，应首选药物和住院治疗，“综合积极情绪疗法”尚不能单独应对重度神经症患者。目前国内外一共有460余种心理疗法和技术，没有任何一种疗法和技术是十全十美的，“综合积极情绪疗法”作为一种新的疗法和技术，一定尚有许多不够成熟和完善的地方，作者在此殷切地期待着大家的批评指正。

下　篇

综合积极情绪疗法案例集

第六章　告别抑郁烦恼　恢复正常生活

第一部分：建立咨询关系，陈述澄清问题，测量评估分析，确定咨询目标

我叫张晓芳(化名)，女，今年 26 岁，已婚，儿子 3 岁。我最近失眠 4 个月，心情烦闷，无缘无故心情失落。一个月前某医院医生给我开了三种药：黛力新(氟哌噻吨美利曲辛片)抗抑郁焦虑，每日 1 次，每次半片；赛乐特(盐酸帕罗西汀片)抗抑郁焦虑，每日 1 次，每次半片；氯硝西泮片安眠镇静，每日晚上 1 次，每次 0.25 片，吃过一次，马上想睡就没有再吃了。

我两个半月前因严重失眠在某医院住院 7 天，诊断为睡眠障碍。一周前在某医院诊断为神经衰弱，开了抗抑郁药，服用了一周，效果不明显，我近几个月瘦了 5 公斤。我同意接受 1 个阶段的心理辅导，今天签了心理咨询协议书。贝克抑郁量表(BDI)22 分重度，简明精神问题量表(BPRS)66＞35，焦虑、心境抑郁偏重，紧张极重。

我是通过百度查询后电话预约前来这里咨询的，我的丈夫陪同我前来。我今天的作业是回去填写生活史调查表。下面是我和刘老师签订的心理咨询协议书。

心理咨询协议书

甲方(咨询师)：三亚刘博士心理咨询有限公司　刘义林

乙方(来访者)：张晓芳(化名)　性别：女　年龄：26 周岁　联系电话：***********

按照《中华人民共和国心理咨询师职业标准》以及服务行业的通用法规规定，甲方与乙方本着平等、自愿、友好协商的原则，就甲方为乙方提供心理咨询达成如下协议：

一、关于保密原则：

甲方严格遵守心理咨询行业的保密原则，未经乙方允许，不得泄露乙方的个人资料或咨询内容。如确因学术交流或其他因素需要报告该案例，则需隐去来访者的个人信息。经过甲方观察，认为乙方有可能出现行为失控，并危及自身或其他人人身安全的时候，甲方有权利通知乙方亲属或终止咨询。

二、关于咨询费用约定：

经双方协商，乙方同意接受 1 个阶段的心理疏导，1 个阶段的咨询次数为 12 次，每次 1 小时。咨询费用合计为 12 次× *** 元＝ **** 元(大写：** 圆整)。咨询开始以后，乙方承诺不得半途而废，中途不得单方终止咨询，若因乙方原因终止，则甲方不退还已付咨询费用。

三、关于咨询时间的约定：

咨询时间从 2016 年 ** 月 ** 日到 2016 年 ** 月 ** 日，每周 1 次。每次的时间为：星期六上午 09:00 至 10:00。甲乙双方均须遵守时间，准时在约定时间进行咨询。甲乙双方因故更改咨询时间需提前 1～2 天通知对方。乙方承诺无故不到或临时违约，按照半价支付费用，并应及时预约下次咨询，乙方连续三次违约甲方可以单方面终止咨询，乙方不得提出退

费等其他要求。

四、关于咨询终止：

达成咨询目标后，咨询自然终止。乙方不满意咨询师的咨询方法或其他不可抗原因，可以提出终止咨询。因为乙方不配合甲方的正常咨询或者不认真完成作业，甲方可以终止咨询。甲方认为无法继续帮助来访者时，征得来访者同意，可转介其他咨询机构或医院，并退还剩余费用。

五、关于咨询过程约定：

乙方在咨询时，有义务提供真实的个人资料，以保证良好的咨询效果。乙方须保证在接受心理咨询期间不发生任何故意伤害自己或故意危害他人人身安全的行为。乙方如患有自伤、自杀或伤害他人等危险的心理障碍或心理疾病，甲方不对乙方可能产生的上述后果承担任何责任。有些不属于心理咨询范围的神经症或者精神分裂患者，为配合其他精神科的药物治疗，在其本人有能力可以接受心理咨询的情况下，如果家属或者本人希望进行心理咨询的，甲方也愿意为其咨询，并可以进行心理咨询。医嘱需要家属全程陪同的，家属必须认真陪同，防止出现意外事故。在每次咨询结束后，甲方根据需要，与来访者协商后为来访者布置家庭作业，来访者需要认真完成。

六、关于咨询后约定：

乙方同意甲方在咨询结束后可以继续跟踪回访，以促进咨询效果的巩固。

七、附则：

本协议一式两份，双方各执一份，双方签字后生效。来访者若是未满 18 岁的未成年人，同时需要监护人或者成年亲属的签字。如有未尽事宜，双方友好协商后补充。

甲方签字：刘义林　　　　乙方（来访者）签字：张晓芳（化名）

2016 年 ** 月 ** 日

我和刘老师一起对我的现状进行了讨论和评估，确认了我提出来的问题，明确了咨询目标、方案、流程。我学会了使用数字来表述问题，来收集相关数据。我了解到我需要在第 1～4 次咨询中澄清问题；在第 5～8 次咨询学习调适方法；在第 9～12 次咨询中评估总结复习。下次做卡特尔 16 种人格因素问卷（16PF）和明尼苏达多项人格问卷（MMPI）测评。我提交了生活史调查表，今天的主要会谈内容是讲述自己的问题。目前我服用两种抗抑郁、抗焦虑药，我服药后感觉整天头晕晕的，很疲劳。

生活史调查表

这张调查表的目的是对你的生活经历和背景获得全面的了解。请你尽可能完整和准确地回答这些问题，这将有利于制订一个适合于你的特定需求的咨询方案。当你填完之后，或者在预约时间，请交回此表。此表和咨询档案同样会高度保密。

请完整填写以下内容：

姓名：张晓芳（化名）　性别：女　　　　日期：2016 年 ** 月 ** 日

地址：省略

电话号码：（座机）********　（手机）***********

出生年月日：****年**月**日　年龄：26岁　职业：商人

你现在同谁一起生活？（列举是哪些人）丈夫、儿子、丈夫的姐姐、姐夫、侄女

你居住在哪里？家庭住宅☐　旅馆☐　宿舍☐　公寓☑　其他☐

重要关系状况（勾出一个）

单身☐　订婚☐　已婚☑　分居☐　离婚☐　再婚☐　托付关系☐　寡居☐

如果已婚，丈夫的（或者妻子的）姓名、年龄、职业是什么？

姓名：***　年龄：35岁　职业：商人

1. 宗教或精神信仰在你生活中所扮演的角色：
   A. 童年时：________
   B. 成年后：________
2. 临床情况
   A. 用你自己的话陈述你主要问题的性质，以及问题存在多长时间了：
   失眠4个月，情绪不定时低落，心跳快，容易焦虑，烦躁。
   B. 简要陈述你的主要问题的发展经过（从发作到现在）：
   最开始是失眠，时间久了，休息不好导致情绪很差。
   C. 以下列等级检查你病情的严重情况：
   轻度不适☐　中度严重☑　非常严重☐　极其严重☐　全部丧失能力☐
   D. 就你目前的病情，你以前在哪里治疗过或咨询过？
   在某医院住院治疗7天，其间靠吃安眠药安睡，在某医院咨询过。
   E. 你在采用药物治疗吗？如果是，那么是什么、用了多少、结果如何？
   是。抗抑郁的药，用了一星期。效果一般，无明显好转。
3. 个人资料
   A. 出生地：某省某市
   B. 怀孕期间母亲的情况（据你所知）
   良好，当时在上班，竞争压力较大，每天担心店里的业绩，有时和竞争者吵架。
   C. 标出符合你的童年期情况的下列任何情形：
   夜惊☑　吸拇指☐　恐惧☐　尿床☐　咬指甲☐　快乐的童年☐
   梦游☐　口吃☐　不快乐的童年☐　任何其他情况：怕黑、怕鬼。
   D. 童年期健康吗？
   列举所患过的疾病：无重大疾病，一切良好。
   E. 青春期健康吗？健康
   列举所患过的疾病：妇科炎症。
   F. 你的身高：***厘米　你的体重：**公斤
   G. 做过外科手术吗？（请列举并且给出手术时的年龄）无
   H. 是否发生过什么意外事故：无
   I. 列举5项你最担心的事情：
   （1）害怕接到家人的电话，担心家里出什么事情，担心父母的健康。
   （2）担心失眠。

(3) 担心自己的身体扛不住长期的失眠，担心得抑郁症有自杀之念。

(4) 担心老公过度劳累，长期熬夜对身体不好。

(5) 担心自己以后老了会无比孤独、会精神分裂。

J. 在下列任何符合你的情况下打钩：

头痛☑ 头晕☑ 晕厥发作☐ 心悸☑ 腹部不适☑ 焦虑☑ 疲劳☑

肠功能紊乱☐ 食欲低下☑ 愤怒☐ 服镇静药☐ 失眠☑ 噩梦☐

感到惊恐☑ 酒精中毒☐ 沮丧☑ 自杀意念☐ 震颤☐ 不能放松☑

性问题☑ 过敏性反应☐ 不喜欢周末和假期☐ 雄心勃勃☐ 自卑感☐

羞于见人☐ 不能交朋友☐ 不能做决定☐ 不能坚持一项工作☐

记忆问题☐ 家庭条件差☐ 财务问题☐ 孤独☑ 难以愉快☑

过度出汗☐ 经常使用阿司匹林或止痛药☐ 注意力难以集中☑

请在这里列举其他的问题或者困难：失眠，惶恐。

K. 在下列任何适用于你的词后☐内打钩：

无价值☐、无用☐、一个无名小卒☐、生活空虚☑

不适当☐、愚蠢☐、不能胜任☐、天真☐、不能正确完成任何事情☐

内疚☐、邪恶☐、有道德问题☐、恐怖想法☑、敌对☐、充满仇恨☐

焦虑☑、激动不安☐、胆怯☐、谦逊☐、惊恐☑、好斗☐

丑陋☐、残废☐、不引人注目☐、令人厌恶☐

沮丧☑、孤单☐、不被喜欢☐、被误解☐、厌烦☑、不安宁☑

困惑☐、不自信☑、矛盾☐、充满悔意☐

有意义☐、同情☐、聪明☐、有吸引力☐、自信☐、考虑周到☐

请列举任何其他的词：无

L. 目前的兴趣、爱好和活动：对任何事情很难提起兴趣。

M. 你业余时间大多做什么？发呆、幻想。

N. 你的学业最后达到什么程度？大专

O. 学习能力：优势和弱势 记忆力好。考虑问题不周全。

P. 你曾被欺负或者被过分地取笑过吗？大学时候曾被舍友集体排挤。

Q. 你喜欢交朋友吗？不是很喜欢 保持交往吗？一般

4. 职业资料

A. 你现在做何种工作？开餐厅。

B. 列举以前的工作：卖计算机，外企从事货币兑换。

C. 你对目前的工作满意吗？(如果不是，在什么方面不满意？)

一般，感觉比较空虚。

D. 你的收入是多少？月8 000元 你的生活花费是多少？月3 500元

E. 抱负/目标

过去：从事外企白领工作。

现在：自己经营餐厅。

未来：自己经营生意。

5. 性信息

A. 你父母对性的态度(例如,家里是否有性教育或者有关的讨论?)

从未谈过此话题。

B. 你最初的性知识是何时以及如何获得的?

从电视里面看到的,小时候听老人提过。

C. 你什么时候第一次意识到自己的性冲动? 初恋时。

D. 你曾体验过因为性或手淫而带来的焦虑或者负罪感吗? 如果有,请解释。没有。

E. 请列举关于你第一次或者随后性体验的有关细节。

第一次都带着冲动和好奇、羞涩,随后觉得是正常的夫妻生活。

F. 你对目前的性生活满意吗?(如果不,请解释。) 不感兴趣。

G. 提供任何重要的异性恋(和/或者同性恋)反映的相关信息。无

H. 你以某种方式控制性欲吗? 没有

6. 月经史

第一次来月经的年龄是多大? 16 岁

你有这方面的知识,还是对其到来感到震惊? 不震惊,正常生理反应。

有规律吗? 有　持续时间: 7 天

你感到疼痛吗? 有　上次的日期: ** 月 ** 日至 ** 月 ** 日

你的月经周期影响你的心情吗? 因为会疼痛,所以心情不好。

7. 婚姻史

订婚之前你认识你的配偶多久? 2 年

你结婚多长时间了? 3 年

丈夫或妻子的年龄: 35 岁　丈夫或妻子的职业: 商人

A. 描述你的丈夫或者妻子的人格特点(用你自己的话)

随和、包容心大、但是不健谈。

B. 在哪些方面相互适应? 对生活、家庭的责任。

C. 在哪些方面相互不适应? 工作中的一些观点。

D. 你和你的姻亲们怎样相处?(包括配偶的兄弟姐妹)

一般的关系,无过多的过问和联系。

你有多少个孩子? 1 个

请列举他们的性别和年龄: 男,3 岁。

E. 你的孩子中有谁存在特别问题吗? 没有,一切很正常。

F. 有无流产或堕胎的历史?　有☐　无☑

G. 如果之前有过婚姻,请对其做出评论并提供简要细节。初婚。

8. 家庭资料

父亲姓名: ***　年龄: 52 岁　职业: 商人　电话: ***********

母亲姓名: ***　年龄: 52 岁　职业: 商人　电话: ***********

A. 父亲: 健在还是已故? 已故☐,健在☑。如果已故,在他去世时你的年龄是________岁。

死亡原因：________________________________。

如果健在，父亲现在的年龄是52岁，职业：商人　健康状况：良好。

B. 母亲：健在还是已故？已故□，健在☑。如果已故，在她去世时你的年龄是________岁。

死亡原因：________________________________

如果健在，母亲现在的年龄是52岁，职业：商人　健康状况：良好。

C. 兄弟姐妹：兄弟姐妹的人数和年龄　哥哥：31岁，姐姐：29岁。

D. 与兄弟姐妹的关系：

过去：良好。

现在：良好。

E. 描述你父亲的人格以及他对你的态度(过去和现在)：

比较沉闷，心事重，过于担心子女，比较焦虑，态度良好。

F. 描述你母亲的人格以及她对你的态度(过去和现在)：

比较啰唆，比较容不得别人说自己的不是，自我主义比较重。

G. 作为一个孩子，你的父亲曾用什么方式惩罚过你？

语言上的责备，小时候罚站过。

H. 你对家庭气氛有何种印象(指你的原生家庭，包括父母之间以及父母和孩子之间的包容性)。

家庭常常会因为爸爸的情绪变动，或者家人中谁发生不如意的事导致气氛变得压抑。

I. 你信任你的父母吗？信任。

J. 你的父母理解你吗？理解(但我是个常常报喜不报忧的人)。

K. 从根本上说，你感觉到父母对你的爱和尊重吗？能感受到。

如果你有继父母，父母再婚时你有多大？________岁。

L. 描述你的宗教信仰情况：个人比较信仰佛教。

M. 如果你不是被你的父母抚养，谁抚养的你，在哪几年之间抚养过你？父母抚养。

N. 曾有人(父母、亲戚、朋友)干涉过你的婚姻、职业等方面吗？无。

O. 谁是你生活中最重要的人？家人都是最重要的。

P. 你的家庭成员中有没有人曾酒精中毒、癫痫或者被认为有“精神障碍”？

奶奶现在83岁，患有老年痴呆症。

Q. 其他家庭成员是否曾患过有关疾病？无

R. 愿意叙述以前没有提及的可怕或者痛苦的经历吗？

爷爷去世的时候打击很大，得胃癌去世的，所以对癌症有恐惧感，害怕家人的离去。

S. 你希望通过咨询达到什么目的，你对咨询期盼了多久？

恢复正常生活，不再失眠。期盼了2个月。

T. 列举任何使你感到平静或者放松的情景。

幻想宁静的夜空或者电视剧里的某个情节，但现在似乎都很难平静。

U. 你曾失去控制吗？(例如，发脾气、哭泣或者攻击)如果是这样的话，请描述。

有时特别压抑的时候会控制不住地哭泣，莫名地流泪。

V. 请增加此调查表没有涉及的，但又对心理咨询师了解和帮助你有用的信息。

失眠会加重我的负面情绪，正常休息后压抑的情绪会得到缓解。我对未来依旧充满信心，就是现在有点身心俱疲，度日如年。

9. 自我描述(请完成如下内容)

A. 我是一个情绪化、敏感、容易受刺激、好强、自尊心强的人。

B. 我的一生是坎坎坷坷、全靠自己打拼。

C. 在我还是一个孩子的时候，常常听奶奶讲灵异事件，导致现在非常胆小。

D. 我感到骄傲的事情之一是有个幸福的家，家人都健康。

E. 我难以承认自己得了抑郁症。

F. 我不能原谅的事情之一是欺骗、背叛。

G. 我感到内疚的事情之一是自己是远嫁，不能常伴父母左右。

H. 如果我不必担心我的形象________。

I. 人们伤害我的方式之一是语言暴力。

J. 母亲总是为家庭尽心尽责，把最好的都给了儿女。

K. 我需要从母亲那里得到但又没有得到的是精神上的安抚。

L. 父亲总是替儿女操心，为儿女出钱出力。

M. 我需要从父亲那里得到但又没有得到的是无。

N. 如果我不害怕成为我自己，我可能会________。

O. 我感到生气的事情之一是为什么这么久了我还是一直在失眠。

P. 我需要但又从未从一个女人(男人)那里得到的是精神、心灵的陪伴。

Q. 长大的坏处是想得多了，不开心了，要面临许多别离。

R. 我本可以帮助自己但又没有采取的方法之一是采取积极的心态去面对。

10. A. 哪些是你目前想改变的行为？失眠、抑郁、焦虑。

B. 你希望改变哪些感受(例如，增加或者减少)

不要那么伤感，那么容易受到刺激，放开心。

C. 哪些感受对你来说特别地：

(1) 令人愉快？吃饱、睡好。

(2) 令人不愉快？睡不好、浑身不舒服。

D. 描述一幅非常令人愉快的幻想场面。家人都健健康康地一起去旅行。

E. 描述一幅非常令人不愉快的幻想场面。家人的去世。

F. 你认为你最不理性的想法或者观点是什么？自我暗示很严重。

G. 描述何种人际关系能给你带来：

(1) 快乐不拘束的朋友一起去吃喝玩乐。

(2) 悲痛每天在恶劣的竞争环境下生活。

H. 简而言之，你对心理咨询有什么看法？

积极的，一种可以摆脱心灵困境的有效途径。

11. 在调查表的空白处及边缘处，写出你对下列人员的简短描述：

A 你自己一直是个敏感的、好强的、比较强的人，也是一个比较悲观的人。看事物总是先看到不好的一面，对未来总是充满远虑，很多事情藏不住，爱表现在脸上。

B 你的配偶(如果已婚)是一个善良、有责任和包容心很大的人，但是在家人精神上的沟通和陪伴是比较少的。

C 你最好的朋友我们有着共同的语言、共同的理想、共同的抱负。人生观、价值观极其相似。开心的时候一起开心，难过的时候相互共勉。

D. 不喜欢你的人他们都是和我一样有着好强求胜心理的人，我的存在给他们的利益造成了很大的冲击，所以他们不喜欢我。

12. 自我评估你擅长的和不擅长的方面：

我擅长：(1) 销售　(2) 英语　(3) 写作　(4) 思考　(5) 辩论

不擅长：(1) 数学　(2) 交际　(3) 运动　(4) 表演　(5) 打扮

13. 我的主要优缺点：

我的三大优点：(1) 善良　(2) 细心　(3) 勇敢

我的三大缺点：(1) 多愁善感　(2) 强势　(3) 敏感

14. I、My、Me 自我描述：

I，别人眼里的我：自傲、强势的人、有时还有一点不讲理、沉浸在自己的世界里。

My，内心里的我：自我比较封闭、不爱交际(特别是和自己待着比较拘束的人在一起)比较好强，见不得原来比自己差的人变得比自己好。

Me，理想中的我：希望自己变得开心一点，心胸开阔一点，多包容一点。

15. 填写本调查表开始时间 ** 月 ** 日 11 时，完成时间 ** 月 ** 日 18 时。

我需要学会使用 1～10 的数字来表述问题。1～3 分是轻度，可以忽略；4～6 分是中度，需要关注；7～10 分是重度，需要重视。今年 8 月 20 日左右最难受，8.6 分。当下的难受度是 4 分。使用 1～99 的数字评估时 60 分是及格，90 分是优秀。信任度 80 分，配合度 80 分，作业完成度 85 分。我有可能达到 90 分优秀，我希望自己能在一个月内达到。

我一直以来不爱喝水，每天的饮水量大约 100 毫升。不想喝水的原因是尿频，大约每天 15～20 次。我的饮水量需要逐步提高到 2 000 毫升，从今天开始做饮水量记录和大小便、体温记录，多吃蔬菜水果，可以吃一些多种维生素。我喜欢吃辣的，比较挑食，不合口味的宁愿不吃。我要注意饮食，美食清淡可口。我要长胖一些，回去查一查我的合理体重是多少，然后养一养补一补。重新坐一回月子，让自己吃好睡好。每天听 30 分钟心理疏导音乐，送音乐光盘(手机分享)。尽量每天吃几根香蕉。

刘老师表扬我了，说我平时太不喜欢和不太愿意的事，我也答应配合来做，这就是改善愿望的强烈表现。改善愿望度 95 分；自信心 80 分；夫妻关系良好度 85 分；人际关系 65 分；婆媳关系 60 分；自卑 80 分；善良 85 分；聪慧 80 分；保守 80 分；好妈妈 70 分；成就感 75 分；毅力 68 分；拖拉 90 分；对睡眠质量的忧虑 90 分。

我提交了咨询会谈连接作业表，我昨晚 12 点睡觉，半夜 3 点醒了，一直迷迷糊糊，半睡半醒到 6 点半起床。昨晚的情况算比较好的，过往半年大多是半夜 3～4 点才入睡，5 点半起床，午休时间下午 1～3 点 80%是睡不着的。我想争取下周学习自我催眠，今天回去先上网查一查浅度催眠的相关知识。今天的作业是回去写一个问题清单，下次提交。今天的交谈是愉快的。还在刘老师这里喝了一整瓶350毫升的矿泉水，以前很少这样。

我提交了问题清单。(1) 严重失眠9.5分。(2) 情绪抑郁8分。(3) 焦虑不停8分。(4) 睡前强迫焦虑8分。(5) 讨厌别人模仿自己的心理8分。(6) 每天胡思乱想，漫无目的，感觉到特别孤独7分。贝克抑郁量表(BDI)14分中度，下降了8分，这几天的抑郁指数改善很明显。目前我有些急躁，有些急于求成。

我要认真填写一周生活时间记录表，记录数据，比较分析，从中找到进步的依据和方法、突破口。今天做了一组心理测评，卡特尔16种人格因素问卷(16PF)、明尼苏达多项人格问卷(MMPI)，刘老师为我分析了测试结果。对照我提交的生活史调查表对一些问题做了澄清说明，主要的测试结果是乐群9分；稳定2分；幻想9分；世故7分；忧虑7分；实验2分；自律3分；紧张9分；焦虑8.9分；冲动3.1分。癔症77分；抑郁症71分；疑病症78分；焦虑强迫症79分。

下面是我的卡特尔16种人格因素问卷(16PF)的测试结果。

《卡特尔16种人格量表（16PF）》结果剖析图

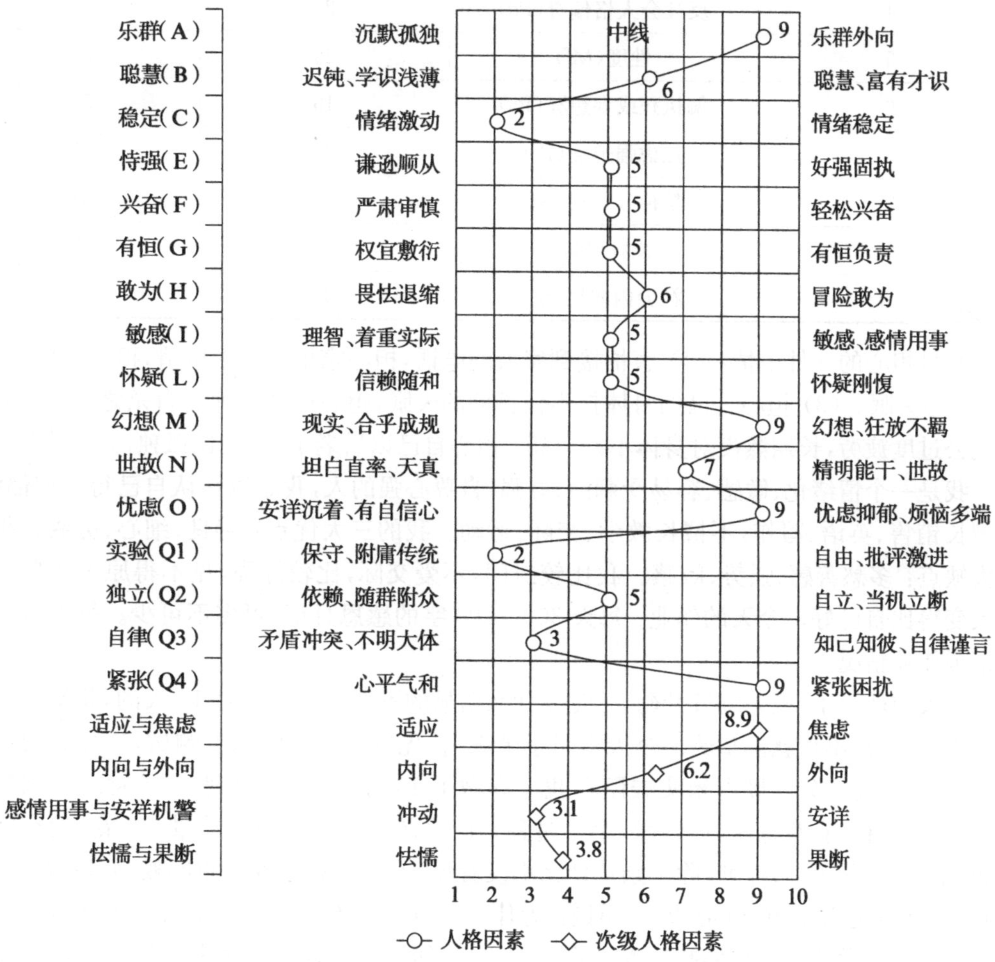

下面是我的明尼苏达多项人格问卷(MMPI)测试结果。

效度量表			
编号	因子名称	原始分	T分
1	无法回答(Q)	0	0
2	谎言(L)	4	43
3	伪装(F)	9	43
4	防御(K)	11	45
临床量表			
编号	因子名称	原始分	T分
1	疑病症(Hs)	23	78
2	抑郁症(D)	37	71
3	癔症(Hy)	37	77
4	反社会人格偏奇(Pd)	26	63
5	性度(Mf)	29	53
6	偏执狂或妄想狂(Pa)	15	55
7	焦虑强迫症(Pt)	37	79
8	精神分裂症(Sc)	36	63
9	躁狂(Ma)	21	53
10	社会内向性(Si)	37	53

我最担心的5件事情：(1) 害怕接到家人的电话，担心家里出什么事情，担心父母健康。(2) 担心失眠。(3) 担心自己的身体扛不住长期的失眠，担心得抑郁症有自杀之念。(4) 担心老公过度疲劳，长期熬夜对身体不好。(5) 担心自己以后老了，会无比孤独，会精神分裂。

我是一个情绪化、敏感、容易受刺激、好强、自尊心强的人，我难以承认自己得了抑郁症。我擅长销售、英语、写作，不擅长教学、交际、运动。我的三大优点：善良、细心、勇敢。我的三大缺点：多愁善感、强势、敏感。我比较封闭，不爱交际，比较好强，见不得原来比自己差的人变得比自己好。今天的作业：每天300～500字的感恩日记，可多不可少。每天微信沟通汇报作业情况。

三天前药没了，没去继续开药，感觉没什么明显的不舒服。药量是15天的，我想自己观察几天，如果顶不住就去拿药。今天学习了催眠，首先做一个受暗示度测试，三分钟的柠檬联想，受暗示度5分。接下来丈夫陪伴我一起做了10分钟的催眠体验。感觉思绪比较复杂，不是很放松，有些急躁，很烦躁，整个过程是配合的。自由联想的情景是：花，没有喜欢的花，牵牛花，紫色的；池塘，除了杂草什么都没看见；凉亭，妈妈，没有想问候，妈妈说：好点了吗？我说：还没有好；在海边，大声说：为什么一直都睡不着呢？希望有一天能睡一个好觉。我丈夫感觉他在催眠体验过程中容易放松，也能跟着引导语去思考，没有睡着，也没有纠结什么。

我的思考题：如何去发现自己呢？今天的作业：I、My、Me 自我描述，每一项 300 字描述，下次来访前提交。刘老师表扬我了，说我的作业完成得很好，我的改善愿望很强烈。我能回家祭祖，很累很疲劳，但是我能挺过来，没有倒下。这说明我的社会功能还很健全，还能支持我，我要对我自己有信心。

回去练习自我催眠，每次 10～30 分钟。看看练习多少次可以达到 50%的放松，目前是 90%放松。回去复习一下今天的学习内容，丈夫的支持陪伴很重要，多一些积极的自我暗示，注意补充营养。贝克抑郁量表(BDI)12 分中度，比第一次的 22 分下降了 10 分。

以下是我的第一次至第四次咨询会谈连接作业表。

第一次咨询会谈连接作业表

1. 上次会谈我们讨论了哪些重要的问题？你从中体会到了什么？(1～3 句话)

日常生活中饮食的营养搭配及生活中饮水量的重要性。体会：合理的饮食也可以一定程度上改善身心的健康。

2. 上次会谈有什么使你烦恼吗？你有什么事情不愿意讲吗？

并不烦恼。失眠抑郁的情绪使我每天都身心疲惫，希望尽快摆脱困境，过上正常的生活。

3. 你这一周怎么样？与其他周相比，你这一周的心境如何？(1～3 句话)

比往周好一点点吧，并没有太大的改善，有一点进步都是希望。

4. 这周有没有什么重要的事情发生并需要讨论？(1～3 句话)

没有，和往常一样平淡过日子。

5. 你想要将什么问题列入日程？(1～3 句话)

坚持每天晨练 30 分钟到 1 小时，坚持每天饮水量达到 1 000 毫升，坚持每天吃两根香蕉。

6. 你做了或没做什么家庭作业？你体会到了什么？

按刘老师的吩咐家庭作业每一项均有完成。虽然暂时没有太大的明显改善，但我相信配合心理疏导和树立自己的良好心态，我肯定会好起来的。

第二次咨询会谈连接作业表

1. 上次会谈我们讨论了哪些重要的问题？你从中体会到了什么？(1～3 句话)

对比了生活史的调查，做了心理测评分析结果。同时抑郁测评的分数有所下降，从重度下降到了中度。

2. 上次会谈有什么使你烦恼吗？你有什么事情不愿意讲吗？

没有烦恼。感觉自己比较没有耐心，希望快点好，每一天都好累。

3. 你这一周怎么样？与其他周相比，你这一周的心境如何？(1～3 句话)

这一周都是在老家祭祖，也没有什么特别开心的事情，身心俱疲使心境变得急躁，容易对老公发火，情绪偶尔变得特别失落。

4. 这周有没有什么重要的事情发生并需要讨论？(1～3 句话)

没什么特别的事件，一直在老家祭祖。比较疲累，休息跟不上进度，作息变得有点混乱。

5. 你想要将什么问题列入日程？(1～3 句话)

现在几乎每天都会把不好的情绪发泄在老公身上,我希望以后每天能控制自己的情绪爆发。

6. 你做了或没做什么家庭作业?你体会到了什么?

除了记下每天开心的事的日记没有做,其他都完成了,因为我觉得每天没有一件事是开心的。睡不好,整个人都不好。

第三次咨询会谈连接作业表

1. 上次会谈我们讨论了哪些重要的问题?你从中体会到了什么?(1~3句话)

做了催眠体验,感觉催眠对我似乎不起很大作用,思绪比较乱难以集中进入联想,并不能使自己有多大放松,觉得有点烦。

2. 上次会谈有什么使你烦恼吗?你有什么事情不愿意讲吗?

不烦恼。泪点很低,很容易掉眼泪。

3. 你这一周怎么样?与其他周相比,你这一周的心境如何?(1~3句话)

这一周还好,没有出现特别抑郁的情绪。不经常感到心慌和害怕,就是有时情绪比较急躁,发泄出来就好了。

4. 这周有没有什么重要的事情发生并需要讨论?(1~3句话)

无,和往常一样工作、生活。

5. 你想要将什么问题列入日程?(1~3句话)

把急躁爆发的次数最小化。

6. 你做了或没做什么家庭作业?你体会到了什么?

除记录每天开心事件没做,其余均完成了。暂无很深的体会。

第四次咨询会谈连接作业表

1. 上次会谈我们讨论了哪些重要的问题?你从中体会到了什么?(1~3句话)

做了深呼吸来调整放松心态,达到入眠前较好的状态。体会:放松的心境有助睡眠。

2. 上次会谈有什么使你烦恼吗?你有什么事情不愿意讲吗?

没有。

3. 你这一周怎么样?与其他周相比,你这一周的心境如何?(1~3句话)

这周的心境比较好,没有出现暴怒和特别抑郁的情绪。但是睡眠并没有多大的改善,本周烦心事较多,可能受影响较大。

4. 这周有没有什么重要的事情发生并需要讨论?(1~3句话)

生意上有家分店即将开业,事情较多,较烦,一天天精神比较紧张。

5. 你想要将什么问题列入日程?(1~3句话)

还没想到,和往常一样吧。

6. 你做了或没做什么家庭作业?你体会到了什么?

都做了(但本周因身体例假的原因,停止晨练一周)。良好的作息可以保证良好的精神状态。

刘义林博士点评:

来访者通过百度查询后电话预约来访,对心理咨询师的情况事先有所了解。来访者自述持续四个月失眠、烦闷、心情失落,在两处医院就医,服用抗抑郁、抗焦虑药物无明显效果,因此前来寻求心理疏导。求助愿望明确，来访当天就签订了心理咨询协议书，自评信任度80分；配合度80分；作业完成度85分。来访者与心理咨询师顺利地建立咨访关系，这是咨询效果得到保障的重要因素。

帮助来访者澄清问题，有赖于心理咨询师的倾听和询问技巧。来访者对于自己的问题认知良好，表述详细清晰，在两家医院被诊断为睡眠障碍和神经衰弱，服用的是抗抑郁、抗焦虑和安眠镇静药物。来访者感觉药物的副作用太大，也没有明显的效果，从而寻求心理疏导。一般情况下来访者对症状的病程、病因、病历的主诉，是澄清问题的最好方法。心理咨询师要避免先入为主、贴标签、快速草率下结论。

即便有了答案，也要等等，不排除也许还有其他原因。来访者的主诉阐明后，贝克抑郁量表(BDI)和简明精神问题量表(BPRS)可以在几分钟内得出抑郁数据和偏重的精神问题数据，这是一组应对神经症问题有效且便捷的测评工具。通过生活史调查表、卡特尔16种人格因素问卷(16PF)和明尼苏达多项人格问卷(MMPI)的测评数据，一份比较客观的心理档案就建立好了。有效的心理测评，可以缩短会谈时间，提高心理咨询的质量和可信度。

有的来访者不知所措，有的急于求成，有的甚至不可理喻。问题清单、愿望清单、问题的关键词描述，可以帮助来访者和心理咨询师共同确立咨询目标，达成共识，建立良好的咨询同盟关系。咨询流程、方法技术、注意事项的沟通交流，可以让来访者领会心理咨询师的意图和工作方法，从而加以有效的配合。明确12次咨询的各阶段重点，各阶段需要进行的主要谈话内容和方法技术的学习预习，让来访者在充分知情的状态下进行，避免神秘化。

第二部分：找到问题成因，选择方法技术，布置适当作业，认知反省调适

我想把急躁爆发的次数最少化。贝克抑郁量表(BDI)10分中度。我提交了I、My、Me自我描述作业。这一周情绪比较稳定，停药7～8天了。我打算先看情况，好的话就不去拿药。我感觉抑郁症状没有加重，抑郁指数下降了12分，今天的气色和笑容都是有进步的。刘老师建议我不要太疲劳，不要做太多的事，要注意休息和体力消耗，注意饮食调理，反映到生活时间记录表里。

我的体重 ** kg，身高 *** cm，偏瘦，我要做一个增加体重的计划。我的朋友圈太小，我想复制丈夫的朋友圈，丈夫表示同意支持。我们夫妻婚前婚后双方都没有出轨行为，彼此是信任的。思考如何实现增重、交友计划，下次来访时向刘老师提交成果或进展情况。

我要寻找每一天生活中的开心事件，记录下来。从今天开始，把急躁爆发的时间、地点、原因、程度记录下来，用1～10的数字来表示程度，观察记录一周，然后应对解决。以往我的症状爆发一般是早上和很累的时候。

下面是我的I、My、Me自我描述作业。

别人眼中的自己：一直是一个非常独立好强，但是内心又非常脆弱的人。老公经常形容我是个刀子嘴豆腐心的人，吵架从来是嘴里不饶人，但是内心其实又不是这么恶毒的人。别人眼里的自己可能还有一点虚荣。父母眼中的自己一直独立、懂事、孝顺，但又是一个常常为了工作不顾自己身体的人；“高傲”是我见过形容我的最多的形容词。老师眼中的自己是个聪明、勤奋、好学的孩子，对待亲人也许自己的嘴巴并不是很甜，不善于在陌生人面前有过多的情感流露。总结几个形容词来形容别人对自己的评价“高傲、独立、好强、善良”。

内心世界的自己：每个事物均有两面性，我也不例外。对待不一样的人群，我都会把自己伪装成不一样的角色，来应付这些人群。我是一个内心极其脆弱的女子，往往会因为一些不值一提的琐事而思虑万千，总是内心强迫别人要对自己好，对自己的家人好，内心的自我暗示也是极其严重，往往这种无用的暗示让自己本已疲惫的身心变得更加疲惫，我喜欢远虑，对未来不确定的事情做一些无必要的担忧，内心世界的自己是一个非常注重自己外在形象的人，好看的衣服会让我整个人变得更加自信，不愿意自己在外面比别人更加没有面子。

理想中的自己：希望能够变胖一点，那样自己就更加漂亮。不要那么敏感地猜疑别人，别总碰到问题就自暴自弃。非常没有耐心，希望自己的心胸变得宽广一点，对家人和外在的事物多点包容，希望自己的交际圈变广一点，不要把自己藏在自己的世界里。希望多点时间陪伴儿子，对他进行良好的教育引导，做个善良乐观的人，希望未来的日子不要经常在烦闷的日子里自己给自己找烦恼。寻求快乐的东西，不做悲观主义者，做个乐观的人。

今天学习了练习深呼吸，目的是放松。要点是：长吸气，慢吸气，憋气 2 秒；长吐气，慢吐气，憋气 2 秒。反复 10～60 次，每天练习 3～5 次。可以多练，可以在情绪不稳定的时候多练。把生活节奏放慢一点，近期不要太急于做好或完成什么事情。

信任度 80 分；配合度 80 分；作业完成度 80 分；自我感觉的好转度 70 分。我对自己有信心，我对刘老师有信心。今天的作业：回去整理一下衣柜，把深色的服装暂时收起来，尽量穿浅色的、淡雅清新的服装。适当地添补购买满意的服装，让自己变得更美丽。

这周心情有较好的恢复，没那么抑郁了，工作正常了。饮水量在 800～1 100 毫升。现场填写了咨询会谈连接作业表，提交了一周生活时间记录表，已经连续提交两周了。做了深呼吸来调整放松心态，达到入睡前较好的状态。体会到放松的心境，有助于睡眠。

贝克抑郁量表(BDI)5 分轻度，简明精神问题量表(BPRS)42＞35。数据表明，抑郁状态有明显的下降和好转，我本人也认同这个好转。上周小孩生病，分店开业，事情繁杂忙碌，但抑郁并没有加重，反而减轻了，这说明适当的忙碌和充实是有益的，但是要避免压力过大，要把节奏放慢一点。

本周睡眠增加了一些，心情好了一点，饮水量增加了一点，工作忙了一点，心态变好了一点，这一点一点的其实很重要。知识改变命运，心态决定命运。今天学习阅读练习，目的有三个：(1) 提高口头表达能力、口才、演讲水平；(2) 增强自信心，找到良好的自我感觉；(3) 增强毅力和诚信，让自己对练习能够持之以恒。要点：注意语气、语态、语感、语速，要有感染力，要声情并茂，要争取读出味道来，要坚持 100 天。

我第一次阅读练习用时 2 分 5 秒，9 处读错，自评 50 分，我愿意用一周时间达到 60 分，然后再用 4 周的时间达到 90 分，需要努力。达到这个目标，我只会受益，不会受损，我没有理由不坚持。刘老师建议我在生活中学会示弱的技巧，不必时时刻刻在丈夫或者员工面前显得过于强势。

下面是我的阅读练习内容。

阅读练习：够你用一辈子的话

做一个人生的观光客吧，说到底只要与人为善，以德服人，离是非远点，靠家人近点，便有了心安，有了惬意。乐观的心态来自宽容，来自大度，来自善解人意，来自与世无争。

遇事不要急于下结论,即使有了答案也要等等,也许有更好的解决方式,站在不同的角度就有不同的答案,要学会换位思维,特别是在遇到麻烦时。

世上没有无缘无故的爱,也没有无缘无故的恨,不要参与评论任何人,做到心中有数就可以了。谁也没有理论依据来界定好人与坏人,其实就是利益关系的问题。

要学会大事化小,小事化了,把复杂的事情尽量简单处理,千万不要把简单的事情给复杂化。做事情一定要事先设置道德底线,凡事万万不可做绝,其实,给别人让出退路就等于给自己扩大空间。

对待爱你的人一定要尊重,爱你是有原因的,不要问为什么,接受的同时要用加倍的关爱回报,爱是你用钱买不来的财富。记住:轻视人家付出的情感就等于蔑视自己,用心爱人是一种美德。

那些背后夸奖你的人,当你知道后,要珍藏心里,因为这里面很少有水分。对于那种当众夸奖你的人,你可以一笑而过,就当什么也没有发生。

所谓的缘分无非只有善恶两种,珍惜善的,也不要绝对排斥恶的。相信擦肩而过也是缘吧,世界上那么多人,你能遇到谁也不容易,所以遇到恶缘,也试着宽容,给对方一次机会,不要一上来就全盘否定。

不要让事业上的不顺影响家人,更不要让家庭的纠纷影响事业。那样做很不划算,家人和事业都受影响,甚至是损失。善于处理好各种关系,你的人生就成功了一大半。

这篇612字的阅读练习,目的是:(1) 提高口头表达能力、口才、演讲水平;(2) 增强自信心,找到良好的自我感觉;(3) 增强毅力和诚信,让自己对练习能够持之以恒。要点是:注意语气、语态、语感,要有感染力,要声情并茂,要争取读出味道来。评估值1~99分,60分为及格;90分为优秀。定期评估,不断提高,争取早日达到90分以上。

我填写提交了咨询会谈连接作业表,上次做了阅读练习后,体会到阅读可以反映一个人的性格。这周事情较多,总体睡眠质量有所提高。我的急躁、担心、缺乏耐心是可以改变的。思考一下:怎么去改变?多长时间、什么方法?上次和这次来访,我的问题和症状都有所好转和减轻。前面的咨询,没有不愉快,是有效的。信任度83分;配合度83分;作业完成度85分。

最近一段时间,我都在努力尝试控制自己的情绪,有一点点效果。饮水量达到了1 100毫升,有进步,刘老师表扬我了。贝克抑郁量表(BDI)5分轻度,下降了17分,我对抑郁指数下降的幅度感到满意,刘老师说这都是我自己的功劳。我坚持晨练,多吃蔬菜水果和五谷杂粮,多喝水,多做户外运动,饮食规律,睡前练习深呼吸放松,情绪调控,认真做阅读练习。我的第二次阅读练习,用时2分25秒,65分。我可以把阅读练习的录音放给家人听,请家人帮我挑毛病。

深呼吸动作要慢,要更放松,要多次练习、领悟。刘老师示范比较专业、轻松。领悟入静、多一些积极的自我暗示。我感觉催眠对我没有什么效果,以后可以不使用了。刘老师建议我听一听元气回复音乐,刘老师发送了7首Mp3到我的手机。我比较容易动怒发火,一旦和人意见不合,就容易对对方特别反感。睡眠质量我还想再提高,恢复正常。

接下来人际关系、睡眠质量改善是我的主攻方向。思考:如何改善我的人际关系?参考资料学习心理咨询师的沟通表达技术,学习后写一个感想。回顾一下今天的学习内容。

今天的交谈是愉快的，预约了下周的来访时间。

我填写了咨询会谈连接作业表，提交了一周生活时间记录表，我想要探讨如何成为一个更好的妈妈。刘老师表扬我了，说我今天的气色、表情、神态、着装都有明显的改变，我也觉得是变好了。三个月前最难过的时候，难受度8分，现在还剩下4分，下降了4分。我回顾了一下前面的学习内容，两周前药没了，就停了。这两周的好转和进步是明显的，是好事。我学会用自我暗示法来控制情绪了。

今天的作业：写一个咨询的过程和感悟，通过数据对比、测评、方法、改善来体现出效果，下次来访时提交。我也许不缺营养，可能缺维生素，消化吸收不太好。刘老师建议我少思少想少虑，多笑多动多感恩；不当怨妇，不要总是把归因归在别人身上；放别人一马，放自己一马；退一步海阔天空，你好我好大家好；不要进一步你死我活，你杀我一个我杀你全家。我也觉得遇事还是退一步好。

刘老师建议我看一看《增广贤文》，多做深呼吸练习，我再次演示了深呼吸练习，刘老师觉得我是有进步的。我的第三次阅读练习用时3分40秒，没有读错，有关注听众，70分。我要学会使用身体语言，放慢生活节奏，多关注生活质量。我还要注意陪伴孩子，学习教育学、心理学。信任度90分，配合度90分，作业完成度90分，都是优秀，这很好！今天的交谈是愉快的，预约了下周的来访时间。

以下是我的第五次至第八次咨询会谈连接作业表。

第五次咨询会谈连接作业表

1. 上次会谈我们讨论了哪些重要的问题？你从中体会到了什么？（1～3句话）

做了阅读训练，阅读反映一个人的性格。

2. 上次会谈有什么使你烦恼吗？你有什么事情不愿意讲吗？

没有。

3. 你这一周怎么样？与其他周相比，你这一周的心境如何？（1～3句话）

这一周事情较多，但是总体睡眠质量有所提高。

4. 这周有没有什么重要的事情发生并需要讨论？（1～3句话）

这一周还是在忙着新店开业的准备，因为生意是合伙的，有些事情觉得特别的讨厌和烦恼。

5. 你想要将什么问题列入日程？（1～3句话）

暂时没有。

6. 你做了或没做什么家庭作业？你体会到了什么？

都做了。体会到了自我控制情绪的重要性。

第六次咨询会谈连接作业表

1. 上次会谈我们讨论了哪些重要的问题？你从中体会到了什么？（1～3句话）

复习了一下之前谈话的几个要点。还复习了一下深呼吸的练习。

2. 上次会谈有什么使你烦恼吗？你有什么事情不愿意讲吗？

没有。

3. 你这一周怎么样？与其他周相比，你这一周的心境如何？（1～3句话）

比较多疑和反感他人。

4. 这周有没有什么重要的事情发生并需要讨论？（1～3句话）

还是筹备新店的开业。

5. 你想要将什么问题列入日程？（1～3句话）

深呼吸。

6. 你做了或没做什么家庭作业？你体会到了什么？

都做了。良好的生活习惯也可以改变心境。

第七次咨询会谈连接作业表

1. 上次会谈我们讨论了哪些重要的问题？你从中体会到了什么？（1～3句话）

大概回顾了一下前面学习的内容。体会到了咨询期间的进步。

2. 上次会谈有什么使你烦恼吗？你有什么事情不愿意讲吗？

没有烦恼。容易把情绪写在脸上，不喜欢一个人在脸上就会表现得很反感。

3. 你这一周怎么样？与其他周相比，你这一周的心境如何？（1～3句话）

感觉睡眠时好时坏。这一周的睡眠质量又有所下降。

4. 这周有没有什么重要的事情发生并需要讨论？（1～3句话）

29号新店开业，生意是合伙的，容易让负面新闻影响自己。很多事情比较杂，心情容易受影响。

5. 你想要将什么问题列入日程？（1～3句话）

买了一些保健品，如，善存维生素片和褪黑素帮助提高免疫力和改善睡眠，想坚持服用一段时间。

6. 你做了或没做什么家庭作业？你体会到了什么？

都做了。和往常一样的体会。

第八次咨询会谈连接作业表

1. 上次会谈我们讨论了哪些重要的问题？你从中体会到了什么？（1～3句话）

对以前提及的问题进行复习和回顾。了解了一路咨询的进步。

2. 上次会谈有什么使你烦恼吗？你有什么事情不愿意讲吗？

没有。容易受负面新闻的影响。

3. 你这一周怎么样？与其他周相比，你这一周的心境如何？（1～3句话）

这周除了一直以来的疲劳感还存在，容易感觉累。睡眠改进了一点点。

4. 这周有没有什么重要的事情发生并需要讨论？（1～3句话）

这周没有大事发生，和往常一样。

5. 你想要将什么问题列入日程？（1～3句话）

想要列入日程的东西比较多，但由于工作和家庭的原因比较难坚持。

6. 你做了或没做什么家庭作业？你体会到了什么？

家庭作业都做了。

刘义林博士点评：

心理咨询师从生活史调查表、卡特尔16种人格因素问卷(16PF)、明尼苏达多项人格问卷(MMPI)的测评数据中,可以找出许多因素来和来访者共同探讨其问题的成因,如果能够快速准确地找到来访者问题的成因,就可以避免兜圈子和浪费时间去做不必要的测评和交谈。《刘义林博士2017心理咨询工具箱》可以在为来访者和心理咨询师共同快捷有效地找到问题的成因方面提供有力的支持。

让来访者在460余种心理疗法和技术里去寻找自己喜欢的或者适合自己的部分,一来是大海捞针;二来会无所适从。综合积极情绪疗法推荐的12种经典疗法,避免了有争议,避免了纯理论,也避免了高难度。来访者易于选择和学习的是认知疗法、行为疗法、饮食疗法、放松疗法、阅读疗法、音乐疗法;来访者感觉没有效果或者不太适合的是催眠疗法、运动疗法、芳香疗法。坚持“猫论”,无论什么方法,只要可以让来访者产生积极的情绪,就值得一试。

心理咨询师给来访者布置适当的作业,来访者是否能够认真地完成,是来访者是否愿意好好配合心理咨询师调整改善自己问题的一个试金石。来访者的饮水量从每天100毫升提高到每天1 100毫升,深呼吸放松练习、阅读练习、五步脱困法练习、一周生活时间记录表、咨询会谈连接作业表等作业,来访者都能够较好地完成,按时准时来访,从不间断。没有任何作业的心理咨询和疏导,容易让来访者感到枯燥,缺乏实际效果,也容易产生脱落现象。

来访者通过心理咨询师的帮助和疏导,对自己抑郁、焦虑、担忧、妄想、紧张、冲动、易怒、保守、多疑、强迫的性格特征有了正确的认识和了解,看到了平时看不见的自己。来访者通过对自己对孩子、丈夫和家庭的爱,找到了调整认知偏差和纠正错误思维模式的动力,在避免灾难化思维、避免完美主义倾向、避免急于求成的调整适应过程中,逐渐增加了积极情绪,降低了抑郁指数,改善了对生活的态度。来访者的I、My、Me自我描述,有助于来访者的自我认知提升;来访者的作业完成度,有利于调适效果的达成。

第三部分:发现优势亮点,养成积极情绪,确定有无进步,归纳评估总结

我提交了咨询会谈连接作业表,这一周睡眠质量又有所下降。贝克抑郁量表(BDI)5分轻度,简明精神问题量表(BPRS)38>35,接近正常。我容易把自己的情绪写在脸上,不喜欢一个人就会马上在脸上表现出对这个人的反感。我无法让所有人都喜欢我,我也不可能让所有人都喜欢,喜欢自己,做最好的自己。好妻子,好母亲,好儿媳妇,这个可以有。天下事有难易乎?为之则易,不为之则难。和气生财,把不良情绪用微笑来替换。感谢别人让自己有机会为他们提供服务,让自己有机会赚钱、生活、享受、体现价值。对他们怀着一颗感恩之心。

刘老师表扬我了,说我作业很认真,来访很准时,这说明我是一个有时间观念、诚信的人。我愿意多听一点帮助睡眠的音乐,想让刘老师再发两组试一试。同时注意卧室通风不缺氧。今天的作业:照镜子练习微笑,练习说宽容、理解、原谅对方的话;列个不喜欢人的名单;练习书法,日常五心。归纳一下今天的学习内容,今天的交谈是愉快的,预约了下周的来访时间。

现场填写了咨询会谈连接作业表。刘老师表扬我了,说我准时来访,守时守信,很棒!贝克抑郁量表(BDI)3分无抑郁,简明精神问题量表(BPRS)28<35正常,下降了10分。最近睡眠有改善,停药一个月了,症状没有加重,反而不断好转。今天的两个数据表明,我的抑

郁状况和精神状况都有所好转，效果是比较明显的，我是满意的。

虽然看起来没有必要再吃药了，但是刘老师提醒我注意，不要以为万事大吉了，抑郁是有可能反弹复发的。现在的局面是我强大，抑郁弱小，我要让它继续弱小，不出来捣乱。我需要不停止学习，不忘记它，学会应对它。这样才能与抑郁共存，才能不常常复发。

我多梦、易醒，一般12点睡。有时两个小时就醒了，没有规律。醒后可以再入睡，但会困难一点。一般早上7点起床，午休可以睡半小时，但大部分时间午休睡不着。刘老师建议我试一试使用负离子器帮助睡眠，还有电热式香炉、芳香精油。多听催眠音乐，我平时比较喜欢听欢快的轻音乐。

我需要注意饮食，我的饮水量还不够，目前每天约1 000毫升，要逐步达到每天2 000毫升。在刘老师这里实习的心理咨询师杨秀芳(化名)老师观摩了4次我的咨询过程，也感觉我的气色好多了。我比较容易受负面新闻的影响，刘老师建议我常做五步脱困法练习。工作别太劳累，把生活节奏改慢一点。

刘老师表扬我了，说我准时来访。我提交了一周生活时间记录表，本周有3天心情较好，3天心情一般，1天正常。与第1次提交的该表相比，第一次的7天全是很一般。关于敏感性格难改变，很的程度是9分，如果努力、支持、配合、学习，第一步降低3分是可行的。第二步由6分再降3分，只是时间问题，也是可能的。当9分变成3分的时候，就基本上可以忽略了。

天下事有难易乎？为之则易，不为之则难。我是一个母亲，如果我用生孩子的勇气去对待敏感，这样看来的话，我是完全可以对付敏感的，改变敏感一定没有生孩子痛苦。我有一个女人所具有的能量，只要我愿意去做，没有做不到的道理，我相信我自己。

刘老师又表扬我了，说我笑得很开心，是发自内心的，第一次来访时一点也没有，这样的笑容是可爱、灿烂的。如果常常有这样的笑容，我就不会抑郁了。我需要克服内心的完美主义倾向，感觉吃力的时候，反省一下沟通是否顺畅，脚步是否迈得太快。眼下我需要注意的是避免抑郁复发，放慢工作生活的节奏，淡定、寡欲、勤奋、活在当下。

我丈夫也觉得我的情况好转了，同意下次和我一起来访。我近来睡眠好一些了，工作上的负面情绪影响还是比较多，我希望进一步调整和提升睡眠质量。我第一次练习马步冲拳时做了48下，目标是600下。刘老师建议我把卧室的色彩、家具摆放调整打扫一下，这样有助于睡眠。同时还需要多做深呼吸练习，领悟放松。

下面是我学习的五步脱困法和作业。

五步脱困法掌控自己的情绪

当我们说自己做不到某一件事，运用五步脱困法技巧，可以将问题分解为以下的五句：

1. 困境：我做不到什么；
2. 改写：到现在为止，我尚未能做到什么；
3. 因果：因为过去我不懂什么，所以到现在为止，尚未能做到什么；
4. 假设：当我学懂什么，我便能做到什么；
5. 未来：我要去学什么，我将会做到什么。

注：第三步因果中的因，必须是某些本人能控制或有所行动的事，很多时候，是需要我们运用教练技术中的发问技巧去挖掘和梳理的。我做不到实际上是描述一件过去的事实：

尽管在当时我们会说我没有这个能力，或者我不想去做，但是在未来的岁月里，我们内心其实是总想保留做得到，或者想去做的权利。发生了的事无法改变，然而往事对我们未来的影响却可以改变，因此我做不到不应该成为一个包袱，阻碍我们向前走。

上面的五个步骤，可以让我们放下包袱，坦然面对，勇往直前。

试分析上面的五句话(假如把例子的主题设为游泳)：

1. 困境：我不懂游泳。不懂是负性词语。事情的真实情况是到现在为止，我不能游泳，但因为没有时间概念，说出来就像是一句永恒的真理一般，在我们的大脑里，也正是做出这样的效果，使得我们无法突破，让自己自我设限。

2. 改写：到现在为止，我尚未学会游泳。把事情划清楚时间指针：那只是过去的事，未来我不知道会如何，也许未来将大有可为。另外，把不懂转为尚未学习，就是对潜意识指出这事情是可以学得懂的，但仍是负性词语。

3. 因果：因为过去我不够重视，所以未能找到一个好老师，未能安排出时间，所以到现在为止，我尚未学会游泳。把事情的原因找出来了：内心的重视就会找老师和安排时间。这两点都是自己可以控制和自己可以有所行动的事。注意这一句已包含了两句，而两句都是负性词语。

4. 假设：当我找到一个好老师和安排出时间，我便可以学会游泳。仍是两句，但已经把两个负性词语改为正性词语。另外，把连接词因为改为当字则已经暗示一定做得到。

5. 未来：我要去找学会游泳的朋友，请他们介绍老师给我，并且改变工作安排，使自己每个星期六下午都可以去上课，我将学会游泳。

找出自己可以控制的资源去制造出机会。至此，我们就已经完全脱离困境了。

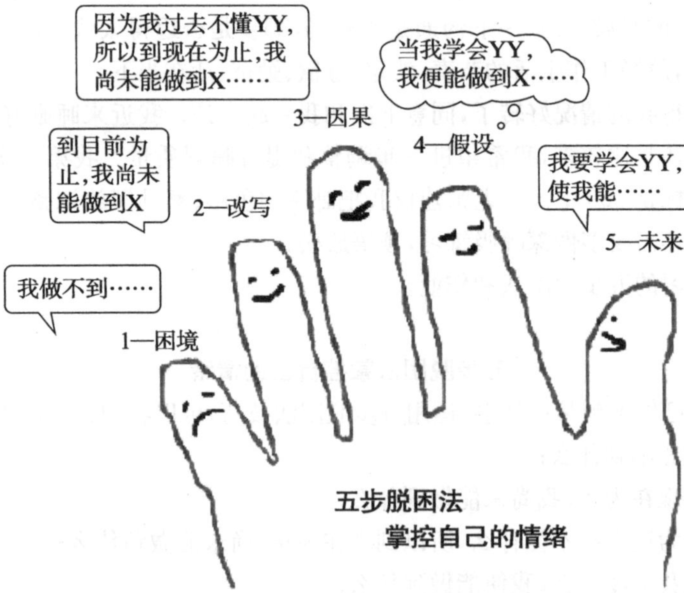

我的五步脱困法作业表：

1. 困境：我不懂交际。

2. 改写：到目前为止，我尚未学会如何交际。

3. 因果：因为过去我不够重视交际的重要性，不了解交际可以带来更广泛的朋友圈，所以到现在为止，我尚未学会很好的交际。

4. 假设：当我明白交际的益处并勇敢跨出交友的步伐，我便可以很好地学会交际。

5. 未来：我要去找洽谈的朋友，向他们学习交际的本领，并合理调节自己的业余时间，正确规划自己的业余交际时间，我将会做到很好的交际。

今天丈夫和我一同来访，我填写了咨询会谈连接作业表。贝克抑郁量表(BDI)3 分无抑郁，简明精神问题量表(BPRS)27<35 正常。通过 BDI、BPRS 的对比分析，可看出我的抑郁状态有明显好转。停药的两个月，无症状反弹迹象，我感觉不需要服药了。丈夫感觉我的睡眠时间比以前多一些了，不像原来那么容易发火了。

丈夫是个工作狂，平时很少有时间陪伴我，对我也没什么更多的支持。刘老师建议我丈夫尽量不和我吵架，配合我提高心理承受能力，保持现在的改善状态。我有些忌讳死人、鬼怪，有些胆小怕迷信，容易受负面情绪影响。刘老师建议我注意营养，别太劳累，生活节奏放慢一点；建议我们夫妻之间每周定时沟通，每周至少安排一次 60 分钟的两人世界。

今后我需要观察 1～2 个月，每月回访一次。继续注意保持饮水量，适当运动，每天出汗一次，练习幽默和微笑。信任度 95 分；配合度 95 分；作业完成度 70 分。我对刘老师的服务比较满意，回家后我要多学习尝试改善睡眠，常看咨询记录，避免复发反弹。

对比我当初的问题清单：(1) 严重失眠由 9.5 分下降到 7 分；(2) 情绪抑郁由 8 分下降到 3 分；(3) 焦虑由 8 分下降到 3 分；(4) 睡前强迫焦虑由 8 分下降到 5 分；(5) 讨厌别人模仿自己的心理由 8 分下降到 7 分；(6) 每天胡思乱想，漫无目的地感觉到特别孤独由 8 分下降到 5 分。我感觉有较大的改善，良好的习惯非常重要。

心理咨询的感悟和过程

首先来讲一下它的过程吧。首次踏入心理咨询室，内心已经麻木了，没有任何感觉。脑海里浮现的就是一个累字和疲倦不堪的神情。第一步做的当然是抑郁测评，分值是惊人的 22 分(重度抑郁)。想想自己最难受的时候应该是在 8 月中旬左右，如果用数字来表达，那会儿的难受值应该在 8.6 分左右。初进心理咨询室，和刘老师的初次见面，首次信任值是 80 分，也就是说我对刘老师是有信心的，对自己的好转也是充满了希望的。

在接下来的每次访谈中，抑郁测评的值逐渐降到了 14 分(中度)，在 10 月初期停用了抗抑郁和焦虑的药物，并没有发现有反弹的现象。唯一没多大改善的是睡眠障碍，中间从刘老师那里学了催眠法和深呼吸法，但是催眠对我来说并没有多大的效果。倒是深呼吸的训练可以适当地帮助我放松。

我坚持了一个月的良好生活作息的调整，比如，增加饮水量，多吃蔬菜水果，坚持晨练等，使身体恢复了一定的朝气，使得在接下来的几次抑郁测评中分值降低至 5 分(轻度)，接近无抑郁的边缘，这是一个良好的现象。

再来说说对心理咨询的感悟。人有抑郁是正常的，如同情绪感冒似的，人们要正视它，不要躲避它，积极地调整。让生活适当的充实，多接触美好的大自然，同时结合心理咨询师的积极疏导，调整自己的生活作息，这对我们走出抑郁症的阴霾是有很大帮助的。同时别忘记加强自身的身体锻炼，提高自身免疫力，才能够更好地防止抑郁的入侵。

我同意刘义林老师在不公布我本人的隐私和私人信息下，将我的案例用于教学，去帮助更多有需要的人。

张晓芳(化名)

2016 年 ** 月 ** 日

以下是我的第九次至第十二次咨询会谈连接作业表。

第九次咨询会谈连接作业表

1. 上次会谈我们讨论了哪些重要的问题？你从中体会到了什么？(1～3 句话)

复习了之前所学的内容。学习了一些改善睡眠的方法。体会了一路过来抑郁的改善和好转。

2. 上次会谈有什么使你烦恼吗？你有什么事情不愿意讲吗？

没有。我是个敏感的人，对人的一言一行都比较敏感，这样的性格很难(很难用 1～10 分的程度来打分为 9 分)改变。

3. 你这一周怎么样？与其他周相比，你这一周的心境如何？(1～3 句话)

这一周睡眠好一点。心境还是时好时坏，受工作的负面情绪影响比较多。

4. 这周有没有什么重要的事情发生并需要讨论？(1～3 句话)

想问一问合伙的生意是不是特别难做？第一次合伙做生意，感觉到比较吃力。

5. 你想要将什么问题列入日程？(1～3 句话)

坚持进补一些微量元素。

6. 你做了或没做什么家庭作业？你体会到了什么？

都做了。

第十次咨询会谈连接作业表

1. 上次会谈我们讨论了哪些重要的问题？你从中体会到了什么？(1～3 句话)

我无法让所有人都喜欢我，我也无法喜欢所有人。努力做最好的自己，做一个好妻子、好母亲、好儿媳妇，这个可以有。把不良的情绪用微笑来替换。

2. 上次会谈有什么使你烦恼吗？你有什么事情不愿意讲吗？

没有。

3. 你这一周怎么样？与其他周相比，你这一周的心境如何？(1～3 句话)

这一周睡眠质量有所下降，我容易把自己的情绪写在自己的脸上。

4. 这周有没有什么重要的事情发生并需要讨论？(1～3 句话)

抄写日常五心、照镜子对话练习、微笑练习。不喜欢的人的名单。

5. 你想要将什么问题列入日程？(1～3 句话)

如何包容和原谅自己不喜欢的人？如何做到合理地控制自己的情绪？

6. 你做了或没做什么家庭作业？你体会到了什么？

做了。抑郁程度大大减轻了。

第十一次咨询会谈连接作业表

1. 上次会谈我们讨论了哪些重要的问题？你从中体会到了什么？(1～3 句话)

最近睡眠质量有所改善，简明精神问题量表由最初的66分下降到了28分，下降幅度38分，警戒值是35分，现在小于35分，正常了。

2. 上次会谈有什么使你烦恼吗？你有什么事情不愿意讲吗？

没有。

3. 你这一周怎么样？与其他周相比，你这一周的心境如何？（1～3句话）

停药一个月，症状没有加重，反而不断好转。我很满意。

4. 这周有没有什么重要的事情发生并需要讨论？（1～3句话）

多梦、易醒、比较容易受负面情绪影响。

5. 你想要将什么问题列入日程？（1～3句话）

想更多了解一些帮助睡眠的方法，更好地提高睡眠质量。

6. 你做了或没做什么家庭作业？你体会到了什么？

做了。把生活节奏放慢一些，问题就会减少一些。别人都能感觉到我的气色好多了。

第十二次咨询会谈连接作业表

1. 上次会谈我们讨论了哪些重要的问题？你从中体会到了什么？（1～3句话）

改变敏感没有生孩子痛苦，我有一个女人所具有的能量，只要我愿意去做，没有做不到的道理，我相信我自己。

2. 上次会谈有什么使你烦恼吗？你有什么事情不愿意讲吗？

没有。

3. 你这一周怎么样？与其他周相比，你这一周的心境如何？（1～3句话）

开始做马步冲拳了，近来睡眠质量好一些了。我不抑郁了。

4. 这周有没有什么重要的事情发生并需要讨论？（1～3句话）

我不像原来那么容易发脾气了，注意避免症状复发反弹，放慢生活、工作节奏。

5. 你想要将什么问题列入日程？（1～3句话）

我的心理承受能力增强了，深呼吸放松对我很有帮助，安排夫妻二人世界的时间。

6. 你做了或没做什么家庭作业？你体会到了什么？

大部分作业都做了。信任度95分，配合度95分，作业完成度70分。失眠由9.5分下降到7分；抑郁由8分下降到3分；焦虑由8分下降到3分；睡前强迫由8分下降到5分，我的进步挺大的。

刘义林博士点评：

发现来访者的优势和亮点，是心理咨询师引导来访者做出选择和完成作业的重要手段。来访者勤奋、善良、细心、勇敢、家庭责任感强、自尊心强、喜欢报喜不报忧、比较传统保守、学习能力强、擅长写作、比较容易受环境因素影响。来访者发现自己的原生家庭氛围，常常会因为爸爸的情绪变动或者家里人发生不如意的事情而变得压抑。来访者比较自我封闭，不善于交际，比较好强，见不得原来比自己差的人变得比自己好。心理咨询师需要充分利用来访者的这些优势和亮点，来帮助来访者实现认知→反省→调适的目标。

来访者认为自己是一个善良、有责任心、有包容心的人，希望自己变得开心一点、心胸开阔一点、多包容一些。来访者认为心理咨询是一种积极的、可以摆脱心灵困境的有效途径。

来访者希望改变失眠、抑郁、焦虑，希望自己不要那么伤感、那么容易受到刺激。来访者基本上每天坚持晨练一小时，有较好的毅力。在心理咨询过程的初期阶段，来访者认真完成心理咨询师布置的每一项作业，“虽然暂时没有太大的明显改善，但我相信配合心理疏导和树立自己的良好心态，我肯定会好起来的”。这种积极情绪的养成和积极的自我暗示，是对心理咨询师的信任和积极配合的表露。

来访者的问题有没有得到解决或部分解决，症状有没有得到缓解或减轻，要以咨询记录为准，要以测评数据的对照比较和分析来证明。在咨询即将进入结尾阶段的时候，让来访者写一个比较客观真实的总结，是非常必要的。来访者可以通过归纳、评估、总结，确认咨询的内容、消化学习的方法，这些有效的方法和技术，可以为避免来访者的问题或症状复发和反弹起到良好的预防作用。来访者说咨询有效，显然比心理咨询师说有效好很多。

归纳评估总结，一般是在第一阶段澄清问题、确定咨询目标；第二阶段找到问题成因、选择方法技术，在来访者和心理咨询师双方都看到了明显的改善或好转之后进行的。如果在归纳评估总结之前没有看到明显的改善或好转迹象，心理咨询师要及时反省或寻求督导，要么继续着手下一个阶段的咨询准备，要么与来访者协商转介或终止咨询。归纳评估总结可以同时对比咨询记录和数据的变化曲线，也可再次做一些必要的心理测评。该案例中，贝克抑郁量表（BDI）和简明精神问题量表（BPRS）的数据对照与变化，一定程度上帮助来访者树立了信心，客观真实地反映了咨询效果。

第七章　梳理迷茫困惑　果敢选择未来

第一部分：建立咨询关系，陈述澄清问题，测量评估分析，确定咨询目标

我叫刘小强(化名)，男，今年17岁，高中在读。我从6岁开始学习钢琴，一直以钢琴作为专业和今后人生的主旋律。在即将进入大学的时候，我对此有了困惑。因为我感觉自己对钢琴已经没有兴趣、信心及动力学习下去。而我的家人一直都希望我能从事和钢琴有关的职业，我的内心现在很矛盾，不知道该不该换一个专业和选择自己想要走的道路。

我想就大学里的专业问题寻求帮助，目前我有这几个困惑需要解决：(1) 选择困惑，钢琴是否继续学习。(2) 父子观念的差异问题。(3) 赴美留学能否适应。我现在的迷茫是10分，我的目标下降到4分；沟通问题6分，我的目标下降到3分；担忧7分，我的目标下降到5分。

我的五大优势：纪律10分，信仰10分，取悦9分，希望9分，适应8分；我的五大劣势：逃避8分，拖拉7分，自私7分，懒惰7分，矛盾7分。我做了一个情商测试，得分是110分，情商(EQ)90～120分为一般。贝克抑郁量表(BDI)3分无抑郁，简明精神问题量表(BPRS)42＞35，接近正常，罪恶观念重度，兴奋偏重。

我的个人优劣势评估表

指导语：天生我材必有用。人非圣贤，孰能无过。人的性格没有好坏对错之分，各有自己的特点。每个人都具有自己的优势和劣势，然而却很少有人认真地观察和评估过自己的优势和劣势。通过以下优劣势评估，我们就可以知道如何扬长避短，让自己变得更加优秀。请按照自己的直觉，客观真实地将1～10的数字填写在内，1～3为低或轻；4～6为中；7～10为高或重。最高值为500分，最低值为50分。50～150分为低；151～300分为中；301～500分为高。

你的优势：(你所具有的能力或你所擅长的内容)

个性特征：审慎5、文静8、善良8、稳重5、坚定2、
勇敢5、淡定8、收敛7、睿智5、自信5。　小计：58分

理念信仰：专注7、希望9、奉献6、责任5、理念6、
纪律10、完美5、争取8、规划7、追求8。　小计：71分

动机态度：成就1、信仰10、统率2、关联5、适应8、
分析7、统筹5、回顾5、体谅8、前瞻7。　小计：58分

行为状态：沟通3、竞争6、行动7、伯乐1、交往7、
排难6、学习8、搜集6、战略2、取悦9。　小计：55分

思维感觉：积极10、感动8、思维6、从容5、淡定8、

诚信 7、公平 7、和谐 5、包容 7、个别 4。 小计：67 分

五大优势：纪律 10、信仰 10、取悦 9、希望 9、适应 8。

优势最高值：309 分

你的劣势：(你所具有的弱点或你所感觉的内容)

个性特征：自私 7、懦弱 5、小气 7、易怒 3、胆怯 3、
多疑 5、被动 6、懒惰 7、孤独 1、保守 9。 小计：53 分

理念信仰：空虚 1、失落 5、卑鄙 1、欺骗 6、枯燥 6、
糊涂 5、担忧 6、冷漠 6、刻薄 4、丑陋 3。 小计：43 分

动机态度：敌对 6、矛盾 7、悲哀 6、内疚 8、仇恨 7、
阴暗 5、羞愧 6、沮丧 5、笨拙 7、难堪 5。 小计：62 分

行为状态：拖拉 7、焦虑 5、抑郁 1、烦躁 7、尴尬 6、
狭隘 7、困难 5、无奈 6、浮夸 5、逃避 8。 小计：57 分

思维感觉：幼稚 6、呆板 5、自闭 6、消极 6、可耻 3、
失败 5、恐惧 6、误会 5、痛苦 7、冤屈 1。 小计：50 分

五大劣势：逃避 8、拖拉 7、自私 7、懒惰 7、矛盾 7。

劣势最高值：265 分

如果需要关于你的优劣势的解释和建议，请联系本表设计人刘义林博士。

我的情商(EQ)测试

第 1 部分：请从下面的问题中，选择一个和自己最切合的答案，尽可能少选中性答案。

1. 我有能力克服各种困难：

☐A. 是的 ☑B. 不一定 ☐C. 不是的

2. 如果我能到一个新的环境，我要把生活安排得：

☑A. 和从前相仿 ☐B. 不一定 ☐C. 和从前不一样

3. 一生中，我觉得自己能达到我所预想的目标：

☐A. 是的 ☑B. 不一定 ☐C. 不是的

4. 不知为什么，有些人总是回避或冷淡我：

☑A. 不是的 ☐B. 不一定 ☐C. 是的

5. 在大街上，我常常避开我不愿打招呼的人：

☐A. 从未如此 ☑B. 偶尔如此 ☐C. 有时如此

6. 当我集中精力工作时，假使有人在旁边高谈阔论：

☑A. 我仍能专心工作

☐B. 介于 A、C 之间

☐C. 我不能专心且感到愤怒

7. 我不论到什么地方，都能清楚地辨别方向：

☐A. 是的 ☐B. 不一定 ☑C. 不是的

8. 我热爱所学的专业和所从事的工作：

☐A. 是的 ☐B. 不一定 ☑C. 不是的

9. 气候的变化不会影响我的情绪：

☑A. 是的 □B. 介于 A、C 之间 □C. 不是的

第 2 部分：请如实选答下列问题。

10. 我从不因流言蜚语而生气：

☑A. 是的 □B. 介于 A、C 之间 □C. 不是的

11. 我善于控制自己的面部表情：

□A. 是的 ☑B. 不太确定 □C. 不是的

12. 在就寝时，我常常：

□A. 极易入睡 ☑B. 介于 A、C 之间 □C. 不易入睡

13. 有人侵扰我时，我：

□A. 不露声色 ☑B. 介于 A、C 之间 □C. 大声抗议，以泄己愤

14. 在和人争辩或工作出现失误后，我常常感到震颤，精疲力竭，而不能继续安心工作：

☑A. 不是的 □B. 介于 A、C 之间 □C. 是的

15. 我常常被一些无谓的小事困扰：

☑A. 不是的 □B. 介于 A、C 之间 □C. 是的

16. 我宁愿住在僻静的郊区，也不愿住在嘈杂的市区：

☑A. 不是的 □B. 不太确定 □C. 是的

第 3 部分：在下面问题中，每一题请选择一个和自己最切合的答案，同样少选中性答案。

17. 我被朋友、同事起过绰号、挖苦过：

☑A. 从来没有 □B. 偶尔有过 □C. 这是常有的

18. 有一种食物使我吃后呕吐：

□A. 没有 □B. 记不清 ☑C. 有

19. 除去看见的世界外，我的心中没有另外的世界：

□A. 没有 □B. 记不清 ☑C. 有

20. 我会想到若干年后有什么使自己极为不安的事：

☑A. 从来没有想过 □B. 偶尔想到过 □C. 经常想到

21. 我常常觉得自己的家庭对自己不好，但是我又确切地知道他们的确对我好：

□A. 否 □B. 说不清楚 ☑C. 是

22. 每天我一回家就立刻把门关上：

□A. 否 □B. 不清楚 ☑C. 是

23. 我坐在小房间里把门关上，但我仍觉得心里不安：

☑A. 否 □B. 偶尔是 □C. 是

24. 当一件事需要我做决定时，我常觉得很难：

□A. 否 ☑B. 偶尔是 □C. 是

25. 我常常用抛硬币、翻纸、抽签之类的游戏来预测凶吉：

☑A. 否 □B. 偶尔是 □C. 是

第 4 部分：下面各题，请按实际情况如实回答，仅须回答是或否即可。

26. 为了工作我早出晚归，早晨起床我常常感到疲惫不堪： □是 ☑否

27. 在某种心境下，我会因为困惑陷入空想，将工作搁置下来： ☑是 □否

28. 我的神经脆弱，稍有刺激就会使我战栗： □是 ☑否

29. 睡梦中，我常常被噩梦惊醒： □是 ☑否

第 5 部分：本组测试共 4 题，每题有 5 种答案，请选择与自己最切合的答案，在你选择的答案前打“√”。答案标准如下：1＝从不；2＝几乎不；3＝一半时间；4＝大多数时间；5＝总是。

30. 工作中我愿意挑战艰巨的任务。 □1 ☑2 □3 □4 □5

31. 我常发现别人好的意愿。 □1 □2 ☑3 □4 □5

32. 能听取不同的意见，包括对自己的批评。 □1 □2 □3 □4 ☑5

33. 我时常勉励自己，对未来充满希望。 □1 □2 □3 ☑4 □5

计分方法：请按照以下计分标准，先算出各部分得分，最后将几部分得分相加，得到的分值即为最终得分。

第 1 部分，每回答一个 A 得 6 分；回答一个 B 得 3 分；回答一个 C 得 0 分。 计33分

第 2 部分，每回答一个 A 得 5 分；回答一个 B 得 2 分；回答一个 C 得 0 分。 计26分

第 3 部分，每回答一个 A 得 5 分；回答一个 B 得 2 分；回答一个 C 得 0 分。 计22分

第 4 部分，每回答一个是得 0 分，回答一个否得 5 分。 计15分

第 5 部分，从左至右分数分别为 1 分、2 分、3 分、4 分、5 分。 计14分

总计110分

分数解释：90 分以下 EQ 较低，常常不能控制自己，极易被自己的情绪所影响。很多时候，容易被激怒、动火、发脾气，这是非常危险的信号——你的事业可能会毁于你的急躁，对此，最好的解决办法是能够给不好的东西一个好的解释，保持头脑冷静，使自己心情开朗。记住富兰克林的话：“任何人生气都是有理由的，但很少有令人信服的理由。”

得分在 90～129 分，说明你的 EQ 一般，对于一件事，你不同时候的表现可能不一，这与你的意识有关，你比前者更具有 EQ 意识，但这种意识不是常常都有，因此需要你多加注意、时时提醒。得分在 130～149 分，说明你的 EQ 较高，你是一个快乐的人，不易恐惧担忧，对于工作你热情投入、敢于负责，你为人更是正义正直、同情关怀，这是你的优点，应该努力保持。得分 150 分以上，EQ 高手，你的情绪智慧是你事业有成的一个重要前提条件。

我做了卡特尔 16 种人格因素问卷(16PF)，下面是测试结果。

《卡特尔16种人格量表（16PF）》结果剖析图

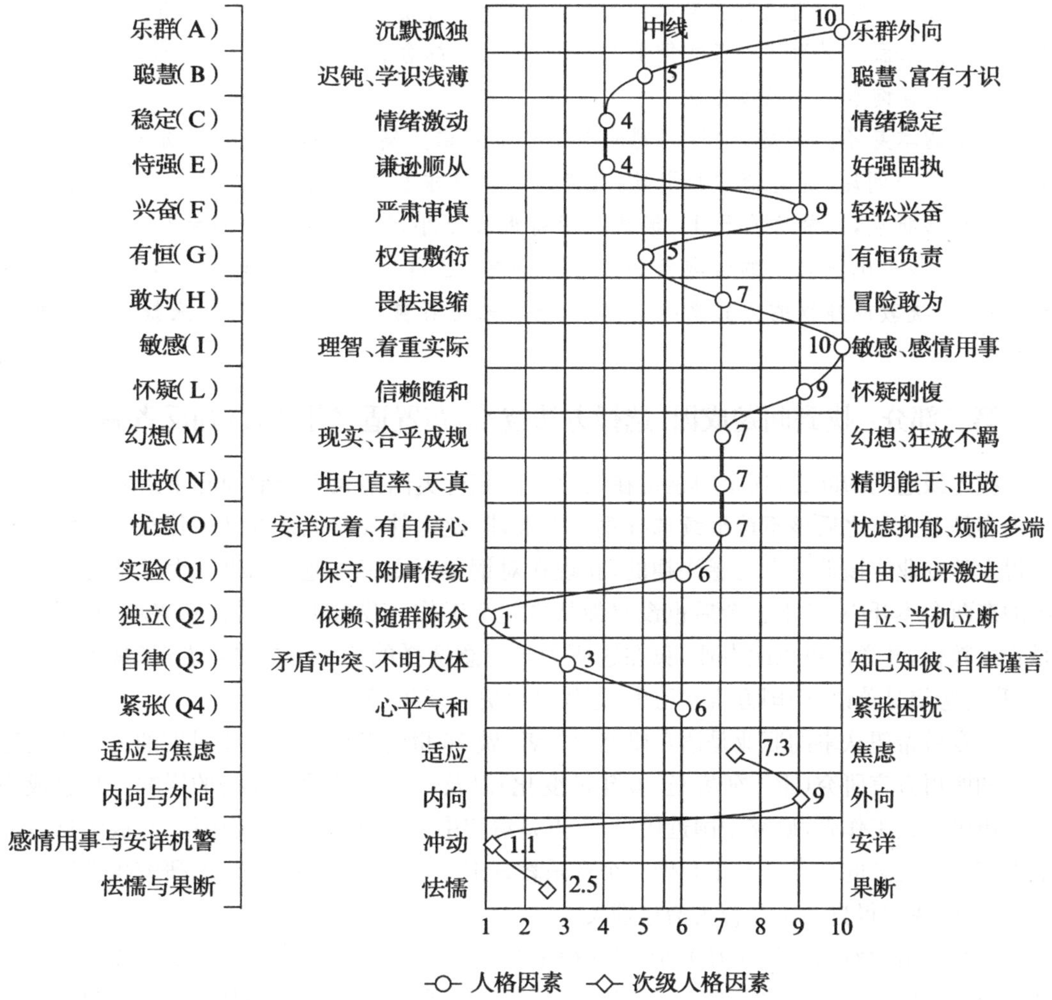

刘义林博士点评：

这是一个焦点短程心理疏导的代表案例，来访者集中三天时间，每天接受4小时心理疏导，通过12小时的心理疏导达到梳理迷茫困惑、果敢选择未来的咨询目标。由于有良好的口碑作为铺垫，来访者对于心理咨询师事先有较为充分的了解和信任，来访者带着明确的问题专程前来求助，这对于咨询关系的建立来说是非常便捷有利的。来访者对心理咨询师的信任度、来访者的配合度和作业完成度，对于预后的期待值是否良好有很大关系。

来访者带来的三个主要问题是：对于上大学是否继续学习钢琴专业的选择困惑；父子观念的差异带来的亲子沟通困惑；面临即将赴美留学，能否适应国外生活和学习带来的焦虑困惑。来访者认为自己的价值观和人生观受到了挑战，长期以来背负着“为实现父母的期待而学习钢琴专业”的认知模式压力，倦怠、叛逆，自我意识突出表现为焦虑、迷茫、困惑。这是青春期励志成长阶段比较容易出现的常见问题，心理咨询师要澄清这些问题并加以合理的疏导。

个人优劣评估表、情商(EQ)测试、卡特尔16种人格因素问卷(16PF)组合测评,对于没有明显问题的来访者来说,可以起到抛砖引玉的效果,便于找到谈话的切入点,具有较强的针对性。心理咨询师通过对测量评估的分析和探讨,帮助来访者把问题具体化和量化,让问题自己浮出水面。灵活使用各种便捷的测评工具,是综合积极情绪疗法的特点之一,也是快速提升心理咨询水平的辅助方法。

问题的本身不是问题,对待问题的态度才是问题。确定了咨询目标和方向,围绕来访者提出的三个问题,通过梳理和引导,让来访者去寻求自己的利益最大化。来访者面对人生的重要转折点,想放弃自己11年来花费将近2万小时刻苦学习的钢琴专业,去选择研究16世纪莎士比亚时期的古典英语和四川方言,这种美好的愿景与现实生活需求的脱节,不能以说教或建议的方式来给出答案,需要来访者自己的觉察和分析来找到突破瓶颈的途径。

第二部分:找到问题成因,选择方法技术,布置适当作业,认知反省调适

我先谈迷茫的问题,这个问题是在两个月前获得美国某大学录取通知书后开始的。主要内容是上大学之后该不该继续选择钢琴专业,除此之外我还能选择其他什么专业呢?我觉得大学专业应该选择自己感兴趣的,我现在对钢琴不太感兴趣。如果在大学学习不感兴趣的东西会不开心,学下去今后也没兴趣从事这个工作。我对历史、语言感兴趣,眼下报的是音乐教育,开学前可以改专业,我在这所大学愿意选择的三个专业是:语言(具体内容未定,我的愿望是英语、中国方言)、历史(近代世界史)、音乐(教育)。

我今后希望从事的职业是语言研究工作者,做16世纪英国莎士比亚时期的古英语还原研究和四川方言研究(重点研究近40年的变化)以及清军入关后对汉语的影响。我想成为一个历史研究工作者,研究中国近代史,重点是清朝中晚期,也想研究美国历史,成为这方面的专家。我父亲的意见是希望我做一个音乐教育工作者,当一名钢琴教师,研究生期间学习音乐治疗(我觉得自己不适合去治疗别人)。

在美国留学费用每年5万美元,我获得了2万美元的奖学金,剩余3万美元需要父亲为我支付。四年大学期间共需要12万美元的学费和生活费,父亲告诉我他有能力支付。我对父亲的工作内容不太清楚,我感觉到父亲挣钱也不容易,我的学费是他一笔不小的负担。我内心的困惑和生活问题、情感问题,很少与父亲深入交谈,基本上从来没有和父亲谈过性方面的问题,我的性知识主要来自于学校和自我学习。

我学习了马斯洛的需求层次理论,做了一个人生金字塔作业。还做了一个简单算数练习,这个作业我的第一答案是54毫米,实际计算是180亿公里,差距悬殊。常见错误思维我一共有5项:(1) 非此即彼3分;(2) 贴标签6分;(3) 最大最小化7分;(4) 应该必须陈述5分;(5) 管状视力4分。

下面是我提交的人生金字塔作业。

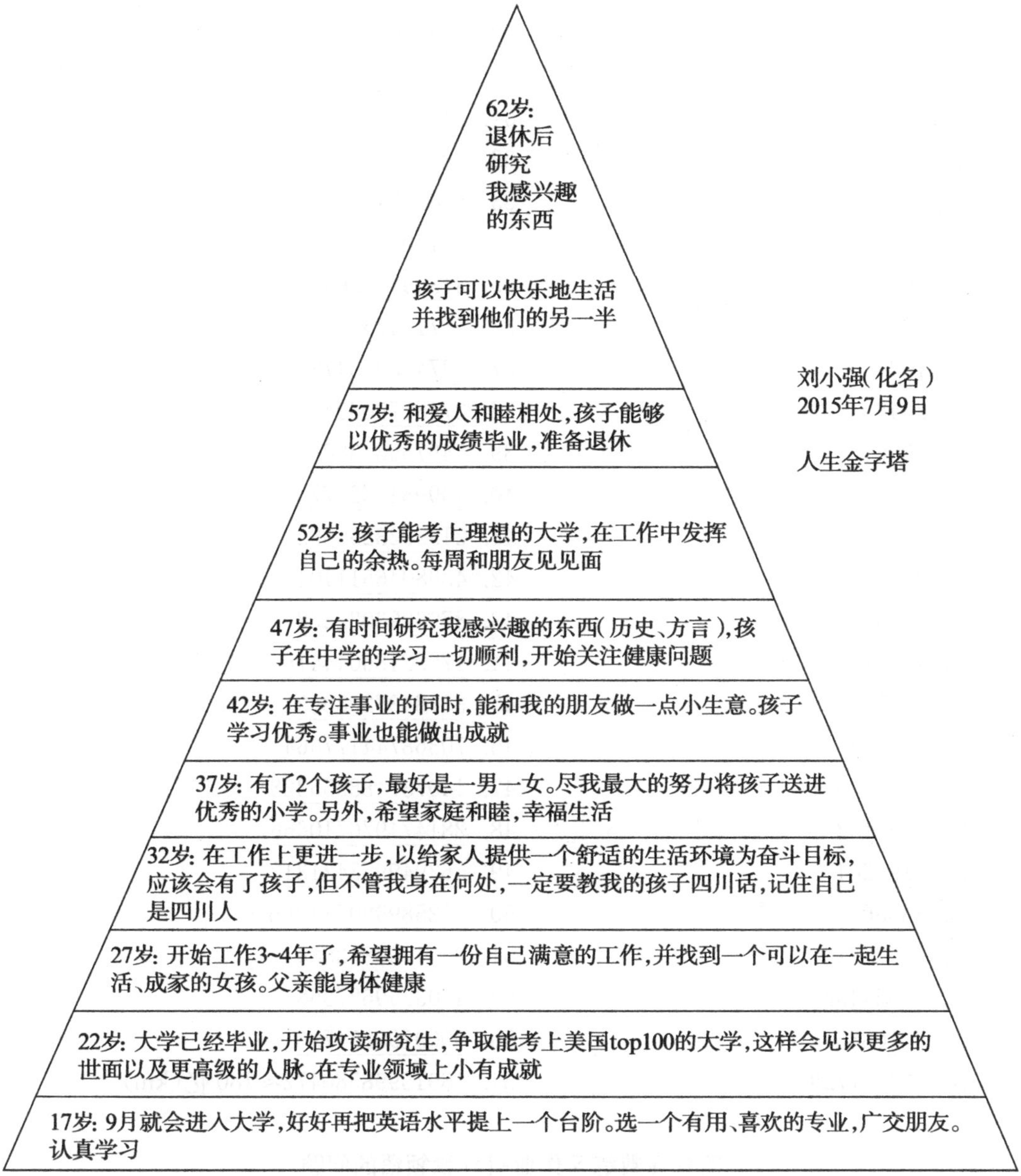
62岁:
退休后
研究
我感兴趣
的东西
孩子可以快乐地生活
并找到他们的另一半
57岁: 和爱人和睦相处,孩子能够以优秀的成绩毕业,准备退休
52岁: 孩子能考上理想的大学,在工作中发挥自己的余热。每周和朋友见见面
47岁: 有时间研究我感兴趣的东西(历史、方言),孩子在中学的学习一切顺利,开始关注健康问题
42岁: 在专注事业的同时,能和我的朋友做一点小生意。孩子学习优秀。事业也能做出成就
37岁: 有了2个孩子,最好是一男一女。尽我最大的努力将孩子送进优秀的小学。另外,希望家庭和睦,幸福生活
32岁: 在工作上更进一步,以给家人提供一个舒适的生活环境为奋斗目标,应该会有了孩子,但不管我身在何处,一定要教我的孩子四川话,记住自己是四川人
27岁: 开始工作3~4年了,希望拥有一份自己满意的工作,并找到一个可以在一起生活、成家的女孩。父亲能身体健康
22岁: 大学已经毕业,开始攻读研究生,争取能考上美国top100的大学,这样会见识更多的世面以及更高级的人脉。在专业领域上小有成就
17岁: 9月就会进入大学,好好再把英语水平提上一个台阶。选一个有用、喜欢的专业,广交朋友。认真学习

刘小强(化名)
2015年7月9日

人生金字塔

下面是我的简单算数思维作业。

简单算数思维练习作业表

这是一个简单的算数练习,计算过程需要几分钟时间,做完之后我们可以从中领悟到不少东西,希望你积极快速地来做这个练习。假设有一张足够大的报纸,报纸的厚度是 1 毫米,我们把它折叠 54 次,它的厚度是多少呢? 首先,请你把第一感觉的答案写在这里 54 mm。然后,我们来逐次计算吧。

1. 2(mm)
2. 4
3. 8
4. 16
5. 32
6. 64
7. 128
8. 256
9. 512
10. 1024
11. 2048
12. 4096
13. 8192
14. 16384
15. 32768
16. 65536
17. 131072
18. 262144
19. 524288
20. 1048576
21. 2097152
22. 4194304
23. 8388608
24. 16777216
25. 33554432
26. 67108864
27. 134217728
28. 268435456
29. 536870912
30. 1073741824
31. 2147483648
32. 4294967296
33. 8589934592
34. 17179869184
35. 34359738368
36. 68719476736
37. 137438953472
38. 274877906944
39. 549755813888
40. 1099511627776
41. 2199023255552
42. 4398046511104
43. 8796093022208
44. 17592186044416
45. 35184372088832
46. 70368744177664
47. 140737488355328
48. 281474976710656
49. 562949953421312
50. 1125899906842(m)
51. 2251799813684
52. 4503599627368
53. 9009199254736
54. 18015998580472≈180 亿(km)

简单算数练习作业引导我领悟的问题

1. 我的第一感觉，我想当然地判断，我最初的答案，与计算结果的差距巨大。

2. 在计算过程中，我会有一些什么样的情绪？

从一开始的震惊到后面有些不耐烦。

3. 我是不是过早地下结论了，今后我在下结论的时候是否可以更加慎重一些呢？

是的，以后下结论一定要通过更加严密的思考和计算。

4. 这个作业让我认识到了自己的判断错误，我该如何正确对待自己的判断错误呢？

找出自己为什么会出现这种错误，并在以后类似的场合三思而后行。

5. 计算过程中我有放弃或中途停止这个练习的想法吗？

没有。

6. 这个练习让我主要领悟到了哪些问题呢?

数学是我的一个弱项。

7. 我还领悟到:任何事情都不能轻易地给出答案,要通过缜密的研究、计算。

8. 我还领悟到:任何我选择开始做的事情,无论有多大的困难,都要努力地坚持下去。

9. 我还领悟到:小小的一张纸经过如此折叠都会产生如此夸张的厚度,不要小看任何看似微小的东西。

10. 我还领悟到:现代科技的发展成果,让普通人都能够计算如此复杂的问题。

11. 我还领悟到:失误是无所不在的,也是正常的。重要的是我们如何看待失误以及如何调整。

12. 我还领悟到:在人生中,克服懒惰情绪是痛苦的,但是我们必须去克服。

自我评估现在的实力,我能演奏难度比较高的钢琴曲子,4 年前达到了专业级水平。这一项实力是我目前投入时间、精力、财力最多的一项实力,我一共学习了 11 年。我会游泳,目前是业余爱好水平。我的为人处世不错,朋友比较多,基本上没有人讨厌我,在朋友面前风趣幽默。我对球类运动比较喜爱,善良、温和、不轻易发脾气。

我妈妈 6 年前因病去世,我十分想念妈妈,在妈妈去世后的第一年里,我的情绪比较失控,基本上每月都有一次这种状态,最近几年一般平均一年有一次这样的状态。妈妈让我明白了什么能做什么不能做,明白了对待他人要尊重,要以幽默风趣的态度去面对朋友。刘老师让我对妈妈说一句让妈妈感到欣慰的话,我说:"妈妈,我考上美国的大学了,今年 9 月入学,我完成了你对我的期望。"

刘老师让我描述了我父亲的三大优点:(1) 负责任;(2) 重感情;(3) 一直鼓励、支持我。我父亲的三大缺点:(1) 脾气大,易生气;(2) 烟酒量有点大;(3) 私生活作风有问题。

接下来我填写了生活史调查表,进一步澄清了我的问题,希望通过分析问题,设法解决迷茫、沟通、担忧的问题,寻求自己的利益最大化。

下面是我提交的生活史调查表。

生活史调查表

这张调查表的目的是对你的生活经历和背景获得全面的了解。请你尽可能完整和准确地回答这些问题,这将有利于制订一个适合于你的特定需求的咨询方案。当你填完之后,或者在预约时间,请交回此表。此表和咨询档案同样会高度保密。

请完整填写以下内容:

姓名:刘小强(化名) 性别:男 日期:2015 年**月**日

地址:省略

电话号码:(座机)********* (手机)************

出生年月日:****年**月**日 年龄:17 岁 职业:学生

你现在同谁一起生活?(列举是哪些人)________

你居住在哪里?家庭住宅☑ 旅馆□ 宿舍□ 公寓□ 其他□

重要关系状况(勾出一个)

单身☑ 订婚□ 已婚□ 分居□ 离婚□ 再婚□ 托付关系□ 寡居□

如果已婚，丈夫的(或者妻子的)姓名、年龄、职业是什么？

姓名：________　年龄：________岁　职业：________

1. 宗教或精神信仰在你生活中所扮演的角色：

A. 童年时：________

B. 成年后：________

2. 临床情况

A. 用你自己的话陈述你的主要问题的性质，以及问题存在多长时间了：

对自己大学专业的困惑。

B. 简要陈述你的主要问题的发展经过(从发作到现在)：

拿到录取通知书后一直无法确定专业。

C. 以下列等级检查你病情的严重情况：

轻度不适☐　中度严重☐　非常严重☐　极其严重☐　全部丧失能力☐

D. 就你目前的病情，你以前在哪里治疗过或咨询过？无

E. 你在采用药物治疗吗？如果是，那么是什么、用了多少、结果如何？无

3. 个人资料

A. 出生地：某市

B. 怀孕期间母亲的情况(据你所知)

C. 标出符合你的童年期情况的下列任何情形：

夜惊☐　吸拇指☐　恐惧☐　尿床☑　咬指甲☐　快乐的童年☑

梦游☐　口吃☐　不快乐的童年☐　任何其他情况：________

D. 童年期健康吗？列举所患过的疾病：无

E. 青春期健康吗？列举所患过的疾病：健康

F. 你的身高：***厘米　你的体重：**公斤

G. 做过外科手术吗？(请列举并且给出手术时的年龄)　无

H. 是否发生过什么意外事故：在8年前被开水烫伤

I. 列举5项你最担心的事情：

(1) 大学学什么专业。

(2) 能否适应美国生活。

(3) 到美国后与现在朋友的关系。

(4) 毕业之后的工作。

(5) 家人的身体。

J. 在下列任何符合你的情况下打钩：

头痛☐　头晕☐　晕厥发作☐　心悸☐　腹部不适☐　焦虑☑　疲劳☐

肠功能紊乱☐　食欲低下☐　愤怒☐　服镇静药☐　失眠☐　噩梦☐

感到惊恐☐　酒精中毒☐　沮丧☐　自杀意念☐　震颤☐　不能放松☑

性问题☐　过敏性反应☐　不喜欢周末和假期☐　雄心勃勃☐　自卑感☐

羞于见人☐　不能交朋友☐　不能做决定☑　不能坚持一项工作☐

记忆问题☐　家庭条件差☐　财务问题☐　孤独☐　难以愉快☐

过度出汗□　经常使用阿司匹林或止痛药□　注意力难以集中□

请在这里列举其他的问题或者困难：

K. 在下列任何适用于你的词后□内打钩：

无价值□、无用□、一个无名小卒□、生活空虚□

不适当□、愚蠢□、不能胜任□、天真□、不能正确完成任何事情□

内疚□、邪恶□、有道德问题□、恐怖想法□、敌对□、充满仇恨□

焦虑□、激动不安□、胆怯□、谦逊□、惊恐□、好斗□

丑陋□、残废□、不引人注目□、令人厌恶□

沮丧□、孤单□、不被喜欢□、被误解□、厌烦□、不安宁□

困惑□、不自信□、矛盾□、充满悔意□

有意义☑、同情☑、聪明□、有吸引力□、自信□、考虑周到□

请列举任何其他的词：

L. 目前的兴趣、爱好和活动：音乐、体育及朋友聚会。

M. 你业余时间大多做什么？练习钢琴、上网、看书、运动。

N. 你的学业最后达到什么程度？还在上学。

O. 学习能力：优势和弱势

优：有纪律性，懂得安排时间。　弱：偶尔偷懒，不太专心。

P. 你曾被欺负或者被过分地取笑过吗？没有。

Q. 你喜欢交朋友吗？喜欢。　保持交往吗？是。

4. 职业资料

A. 你现在做何种工作？________________

B. 列举以前的工作：________________

C. 你对目前的工作满意吗？(如果不是，在什么方面不满意？)

D. 你的收入是多少？月________元　你的生活花费是多少？月________元

E. 抱负/目标

过去：钢琴教师、钢琴演奏家。

现在：古典文学、方言研究学者。

未来：迷茫困惑，暂时不知所措。

5. 性信息

A. 你父母对性的态度(例如，家里是否有性教育或者有关的讨论？)几乎没有。

B. 你最初的性知识是何时以及如何获得的？在小学课堂上。

C. 你什么时候第一次意识到自己的性冲动？初中。

D. 你曾体验过因为性或手淫而带来的焦虑或者负罪感吗？如果有，请解释。无。

E. 请列举关于你第一次或者随后的性体验的有关细节。

F. 你对目前的性生活满意吗？(如果不，请解释。)

G. 提供任何重要的异性恋(和/或者同性恋)反映的相关信息。

H. 你以某种方式控制性欲吗？无。

6. 月经史

第一次来月经的年龄是多大？________岁

你有这方面的知识，还是对其到来感到震惊？________________________

有规律吗？________　持续时间：________天

你感到疼痛吗？________　上次的日期：______月______日至______月______日

你的月经周期影响你的心情吗？________________

7. 婚姻史

订婚之前你认识你的配偶多久？________________

你结婚多长时间了？________

丈夫或妻子的年龄：________岁　丈夫或妻子的职业：________________

A. 描述你的丈夫或者妻子的人格特点（用你自己的话）

B. 在哪些方面相互适应？

C. 在哪些方面相互不适应？

D. 你和你的姻亲们怎样相处？（包括配偶的兄弟姐妹）

你有多少个孩子？________________

请列举他们的性别和年龄：________________________________

E. 你的孩子中有谁存在特别问题吗？

F. 有无流产或堕胎的历史？有□　无□

G. 如果之前有过婚姻，请对其做出评论并提供简要细节。

8. 家庭资料

父亲姓名：***　年龄：53岁　职业：________　电话：____________

母亲姓名：________　年龄：________岁　职业：________　电话：____________

A. 父亲：健在还是已故？已故□，健在☑。如果已故，在他去世时你的年龄是________岁。

死亡原因：____

如果健在，父亲现在的年龄是53岁，职业：________　健康状况：良好。

B. 母亲：健在还是已故？已故☑，健在□。如果已故，在她去世时你的年龄是11岁。

死亡原因：癌症。

如果健在，母亲现在的年龄是______岁，职业：________　健康状况：________

C. 兄弟姐妹：兄弟姐妹的人数和年龄　无

D. 与兄弟姐妹的关系：

过去：____

现在：____

E. 描述你父亲的人格以及他对你的态度（过去和现在）：

过去：严厉，居高临下。　现在：尊重平等。　人格：暴躁、重感情。

F. 描述你母亲的人格以及她对你的态度（过去和现在）：

过去：温和、爱护。　人格：善良风趣。

G. 作为一个孩子，你的父亲曾用什么方式惩罚过你？说教、打屁股、罚站。

H. 你对家庭气氛有何种印象（指你的原生家庭，包括父母之间以及父母和孩子之间的包容性)。温暖、快乐。

I. 你信任你的父母吗？信任。

J. 你的父母理解你吗？理解。

K. 从根本上说,你感觉到父母对你的爱和尊重吗？感觉得到。

如果你有继父母,父母再婚时你有多大？______岁。

L. 描述你的宗教信仰情况：无宗教信仰。

M. 如果你不是被你的父母抚养,谁抚养的你,在哪几年之间抚养过你？

N. 曾有人(父母、亲戚、朋友)干涉过你的婚姻、职业等方面吗？

O. 谁是你生活中最重要的人？父亲。

P. 你的家庭成员中有没有人曾酒精中毒、癫痫或者被认为有"精神障碍"？无。

Q. 其他家庭成员是否曾患过有关疾病？无。

R. 愿意叙述以前没有提及的可怕或者痛苦的经历吗？愿意

S. 你希望通过咨询达到什么目的,你对咨询期盼了多久？能解决我的困惑。

T. 列举任何使你感到平静或者放松的情景。听音乐,一个人躺在床上,和朋友玩。

U. 你曾失去控制吗？(例如,发脾气、哭泣或者攻击)如果是这样的话,请描述。

有,在想到痛苦的经历时会哭泣。

V. 请增加此调查表没有涉及的,但又对心理咨询师了解和帮助你有用的信息。

我自以为没有心理疾病且是一个比较开朗的人。

9. 自我描述(请完成如下内容)

A. 我是一个乐观、快乐但有些保守的人。

B. 我的一生是刚刚开始的。

C. 在我还是一个孩子的时候,我过得无忧无虑。

D. 我感到骄傲的事情之一是考上了美国大学。

E. 我难以承认我母亲去世。

F. 我不能原谅的事情之一是目前没有。

G. 我感到内疚的事情之一是没有尽全力学习钢琴。

H. 如果我不必担心我的形象我会吃遍所有美食。

I. 人们伤害我的方式之一是嘲笑。

J. 母亲总是保护、爱护。

K. 我需要从母亲那里得到但又没有得到的是______________。

L. 父亲总是对我要求很高,希望我健康快乐。

M. 我需要从父亲那里得到但又没有得到的是______________。

N. 如果我不害怕成为我自己,我可能会______________。

O. 我感到生气的事情之一是有时我没有尽全力学习。

P. 我需要但又从未从一个女人(男人)那里得到的是______________。

Q. 长大的坏处是有了生存压力和更多的烦恼。

R. 我本可以帮助自己但又没有采取的方法之一是无。

10. A. 哪些是你目前想改变的行为？我能坦诚地承认我母亲离世。

B. 你希望改变哪些感受(例如,增加或者减少)减少我生气的次数。

C. 哪些感受对你来说特别地:

(1) 令人愉快? 和朋友一起,被表扬。

(2) 令人不愉快? 被他人嘲笑或辱骂。

D. 描述一幅非常令人愉快的幻想场面。生活在一个无忧无虑的天堂。

E. 描述一幅非常令人不愉快的幻想场面。我的亲人、朋友离世。

F. 你认为你最不理性的想法或者观点是什么? 一个人到外面去旅游,不和任何人说。

G. 描述何种人际关系能给你带来:

(1) 快乐稳定、深入、持久的朋友、家人关系。

(2) 悲痛有人讨厌我,和不想见面的人见面。

H. 简而言之,你对心理咨询有什么看法? 以前从没接触过。

11. 在调查表的空白处及边缘处,写出你对下列人员的简短描述:

你自己是一个健康向上的人,有很多的朋友,深交的也有几个。现在过得很幸福。对大学充满了期待。

A. 你的配偶(如果已婚)

B. 你最好的朋友是一个很风趣,很好相处的人。对朋友也很好。

C. 不喜欢你的人　无。

12. 自我评估你擅长的和不擅长的方面:

我擅长:(1) 音乐　(2) 体育　(3) 和他人交流　(4) 玩游戏　(5) 思考

不擅长:(1) 数学　(2) 和他人交心　(3) 技术方面的工作(修电器)　(4) 找路　(5) ________

13. 我的主要优缺点:

我的三大优点:(1) 善良　(2) 开朗　(3) 风趣

我的三大缺点:(1) 犹豫　(2) 胆小　(3) 懒惰

14. I、My、Me 自我描述:

I,别人眼里的我:开朗向上,好相处,有时会有些幼稚。

My,内心里的我:尽全力做一个开朗的人,时而内向,时而外向。也有消极的一面,也有犹豫和胆小的缺点。

Me,理想中的我:克服一切的缺点,做一个开朗又完美的人。

15. 填写本调查表开始时间 ** 月 ** 日 14 时,完成时间 ** 月 ** 日 15 时。

刘义林博士点评:

通过生活史调查表、卡特尔 16 种人格因素问卷(16PF)以及其他常用的便捷心理测评工具,心理咨询师得以快速全面地了解来访者的问题及其主要成因。来访者因为少年时期母亲病故留下的心理创伤没有得到妥善的梳理和应对,对母亲的依恋和依赖无法完成,很大程度上自己所学的钢琴专业有着实现父母的期待、为父母而学的压抑感觉。同时,无法接纳父亲对已故母亲感情上的“背叛”,缺乏父子之间的情感交流,难以理解包容父亲再恋再婚的需求。加上即将独自远离家乡出国留学，焦虑、迷茫、困惑的心态是需要予以及时疏导的。

通过简单算数思维练习作业和生活史调查表的分析、个人优劣势评估分析和个人现状及市场需求分析，采用来访者自己认为可行的上、中、下三策对比选择，达到调整来访者认知偏差的目的。按照来访者的内心愿望，尽全力做一个开朗的人，努力克服消极情绪和犹豫胆小的缺点。通过认知→反省→调适的循环过程，实现改善自己逃避、拖拉、自私、懒惰、矛盾的缺点。激活来访者的认知→反省→调适的愿望，是心理疏导的主要手段之一。

对待来访者今后的迷茫和困惑，人生金字塔作业是比较好的方法，既可以对现状加以客观地评估，又可以对今后的人生轨迹做出相对长远和理想的规划，对于来访者来说既是在反省自身和脱离困境，又是在树立志向和自我成长。来访者的迷茫、焦虑、困惑情绪，通过人生金字塔作业和综合积极情绪疗法的其他相关作业，润物细无声般地引导来访者走出了困境，并产生了积极的情绪体验，避免了心理咨询师的说教和价值观的推销嫌疑。

来访者最担心的五项事情：大学后学习什么专业、能否适应美国的留学生活、到美国后与现在的朋友能否保持关系、大学毕业之后的工作问题、家人的身体健康，这些问题都是未来时态，都不是当下的问题。来访者自己其实很优秀，比起很多同龄人更加刻苦努力、更加勤奋自律、更加善解人意，最终的认知→反省→调适过程，基本上都是来访者自己来完成的。对今后的专业选择和所有其他相关的决定，都是依据来访者自己的意愿做出的。

第三部分：发现优势亮点，养成积极情绪，确定有无进步，归纳评估总结

我能考上美国的大学，到美国学习，是好事情。我现在没有收入，所有经济来源和学费生活费都由父亲支付，父亲愿意并有能力为我支付，我对父亲的感恩心情是 10 分。在我和父亲的沟通上，各自存在 50%的过错。我的 50%过错，我愿意尽快地改善其中 40%，我愿意用剩下的 50 天去实现我的愿望。

今天主要分析了我选择三个专业的可行性和市场及相关资源，得到的结果是音乐专业的市场和资源对我更有利。今天晚上我再认真地思考一下，争取明天有一个比较确切的选择。总而言之，寻求我的利益最大化，我能感受到刘老师的真诚、友好、专业。

我困惑的三个问题：(1) 我在某学校一直都不算优秀学生(中等)，这也是我困惑的主要原因，我害怕如果在钢琴领域方面一直高不成低不就该怎么办？(2) 我上的是某大学音乐系，它无法和专业的音乐学院相比，我会不会在里面越来越差？(3) 在音乐学习中，老师是非常关键的，在综合大学中，我认为我的老师很可能不够优秀，如果是这样，那还有意义继续走这条路吗？

我做了积极情绪与消极情绪评估，我选择的积极情绪形容词 90/120，消极情绪形容词 3/120。积极情绪评估 93/100，消极情绪评估 61/100。我有必要减轻或消除自己的灾难化思维和认知偏差。我的灾难化思维 8 分，认知偏差 7 分。

下面是我的积极情绪与消极情绪自我评估表。

积极情绪与消极情绪自我评估

【指导语】请用 1～10 的不同数字来表示在过去的一天 24 小时里，你能体验到的以下二组情绪的最大值，然后分别相加得出每一组情绪的总分并加以对比。1～39 分为低；40～69

分为中；70～100 分为高。各组情绪超过 80 分或低于 20 分都需要予以关注和调适。

第一组：积极情绪	自我评估
1. 你所感觉到的逗趣、好玩或可笑的最大程度有多少？	10
2. 你所感觉到的敬佩、惊奇或感叹的最大程度有多少？	10
3. 你所感觉到的感激、赞赏或感恩的最大程度有多少？	10
4. 你所感觉到的希望、乐观或鼓舞的最大程度有多少？	10
5. 你所感觉到的激励、振奋或高兴的最大程度有多少？	10
6. 你所感觉到的兴趣、吸引或好奇的最大程度有多少？	9
7. 你所感觉到的快乐、高兴或幸福的最大程度有多少？	10
8. 你所感觉到的爱、亲密感或信任的最大程度有多少？	10
9. 你所感觉到的自豪、自信或自尊的最大程度有多少？	9
10. 你所感觉到的宁静、满足或平和的最大程度有多少？	9
	分数93分

第二组：消极情绪	
1. 你所感觉到的压力、紧张或郁闷的最大程度有多少？	10
2. 你所感觉到的恐惧、害怕或担心的最大程度有多少？	6
3. 你所感觉到的仇恨、不满或怀疑的最大程度有多少？	4
4. 你所感觉到的内疚、忏悔或自责的最大程度有多少？	6
5. 你所感觉到的尴尬、难受或羞愧的最大程度有多少？	8
6. 你所感觉到的反感、讨厌或厌恶的最大程度有多少？	5
7. 你所感觉到的轻蔑、藐视或鄙夷的最大程度有多少？	4
8. 你所感觉到的羞愧、屈辱或丢脸的最大程度有多少？	7
9. 你所感觉到的生气、愤怒或懊恼的最大程度有多少？	7
10. 你所感觉到的悲伤、消沉或不幸的最大程度有多少？	4
	分数61分

表示积极情绪的形容词和表示消极情绪的形容词

以下表示积极情绪的形容词 120 个，其中我喜欢的或有一点符合我的共有90个。

开开心心的☑，高高兴兴的☑，舒舒服服的☑，轻轻松松的☑，快快乐乐的☑，大大方方的☑，客客气气的☑，悠然自得的□，值得感谢的□，无比激动的□，兴高采烈的☑，朝气蓬勃的☑，无忧无虑的□，雷厉风行的□，天真烂漫的☑，知识渊博的□，问心无愧的☑，无怨无悔的☑，价廉物美的□，值得骄傲的☑；

有礼貌的☑，有修养的☑，有风度的☑，有学问的□，有正义的☑，有意义的☑，有毅力的□，有价值的☑，有出息的□，有诚意的☑，有才华的☑，有爱心的☑，有希望的☑，有魅力的☑，有自信的☑，有奉献的☑，受欢迎的☑，感动人的□，乐呵呵的☑，负责任的☑；

尊敬的□，崇拜的☑，仰慕的☑，幸福的☑，兴奋的☑，平和的□，愉快的☑，感动的☑，和谐的☑，安逸的☑，美好的☑，清新的☑，芳香的□，甜蜜的□，柔软的□，温柔的☑，温馨的☑，欢乐的☑，热情的☑，顺利的☑，善良的☑，勇敢的□，诚实的☑，热情的☑，守信的☑，开朗的☑，稳重的□，勤俭的☑，健谈的☑，灵敏的☑，敏锐的☑，文静的☑，随和的☑，谦虚的☑，和蔼的□，豪爽的☑，爽快的☑，坦率的☑，可口的□，美味的□，朴实的☑，高雅的□，贤惠的□，端庄的☑，幽默的☑，高尚的☑，优秀的□，顽强的☑，专注的☑，高效的☑，幸运的☑，平静的☑，友好的☑，好学的☑，快捷的☑，勤奋的□，认真的☑，坚持的☑，坚定的☑，微笑的☑，英俊的☑，俊俏的□，美丽的□，漂亮的□，感恩的☑，年轻的☑，可爱的☑，激动的☑，感慨的☑，成功的□，无私的□，伟大的□，独立的☑，现实的☑，客观的☑，聪明的☑，睿智的□，宽容的☑，执着的☑，积极的☑。

以下表示消极情绪的形容词 120 个，其中我喜欢的或有一点符合我的共有3个。

愁眉苦脸的□，低头丧气的□，毫无意义的□，情绪低落的□，没有生气的□，无动于衷的□，怨天尤人的□，慢慢吞吞的□，拖拖拉拉的☑，有气无力的□，多灾多难的□，半死不活的□，愧疚万分的□，谎话连篇的□，自私自利的□，孤陋寡闻的□，毫无诚意的□，罪该万死的□，后悔莫及的□，死不悔改的□；

不开心的□，不自信的□，不成熟的☑，不真诚的□，不友好的□，没教养的□，没文化的□，没礼貌的□，没毅力的□，没意义的□，没前途的□，没希望的□，受鄙视的□，好空虚的□，好厌恶的□，好无奈的□，好孤独的□，好愤怒的□，好害羞的□，好恐惧的□；

尴尬的□，难过的□，烦躁的□，焦虑的□，不安的□，小气的□，郁闷的□，拘束的□，自卑的□，幼稚的□，生气的□，暴躁的□，失败的□，羞愧的□，丑陋的□，笨拙的□，粗鲁的□，懒惰的□，藐视的□，痛苦的□，恶劣的□，无耻的□，无礼的□，下贱的□，肮脏的□，卑鄙的□，可耻的□，下流的□，沮丧的□，邪恶的□，仇恨的□，矛盾的□，敌对的□，内疚的□，胆怯的□，残废的□，误会的□，愚蠢的□，凌乱的□，拙劣的□，造孽的□，冤屈的□，阴暗的□，丢人的□，挫折的□，赔本的□，劣质的□，粗糙的□，鲁莽的□，死板的□，刻薄的□，消极的□，杂乱的□，难懂的□，亏欠的□，病态的□，冷漠的□，嘲讽的□，忧伤的□，糟糕的□，猥琐的□，狭隘的□，难闻的□，阴险的□，恶毒的□，晦气的□，悲哀的□，衰竭的□，枯燥的□，肤浅的□，困难的□，难看的□，奢侈的□，腐败的□，庸俗的□，悲观的□，破碎的□，难堪的□，糊涂的□，保守的☑。

刘老师和我一起粗略地计算了一下，我从 6 岁多开始练琴至今，平均每天练琴 5 小时，11 年共计 20 075 小时，功夫下得是很深的，是值得肯定的。我打算大学期间每天至少学习 6 小时，运动 1 小时，阅读 2 小时，课外练习 2 小时，兴趣爱好 1 小时，娱乐、新闻、交友 2 小时，吃喝拉撒睡 10 小时，看书 2 小时，每周这样安排我觉得比较科学合理。我愿意回头按照这个思路整理一下，形成一个作息时间表，让我的时间安排具体化、可操作化。学业、职业、事业，都可以丰收，一切皆有可能，竭力争取，坚持就是胜利。

我经过思考，排出了我的上中下三策，下策：进入大学后直接选择语言文学历史专业学习；中策：先选择音乐教育学习，然后改选其他感兴趣的专业；上策：按照父亲的建议，本科学音乐教育，研究生学音乐治疗，力争学习音乐治疗成为心理学博士。如果能获得博士学位，在美国工作定居，寻求事业和专业上的发展和成就，我觉得也是首选，符合我的利益最大化，比回老家工作更有前途。

我愿意这次回去看望妈妈遗骨的时候，在心灵深处和妈妈在天之灵沟通对话一次，就以上决策内容争取受到妈妈的祝福庇佑和启迪。接下来梳理一下我的缺点劣势问题，我比较喜欢逃避，喜欢等待和拖拉，遇到困难缺乏勇气立即去处理或面对，这样会导致问题越拖越大，越积越多。我做事情有一些碍手碍脚、胆怯退缩的感觉，容易变得消极。我找到的应对方法是：(1) 发扬海尔精神，今日事今日毕；(2) 不唱明日歌。“明日复明日，明日何其多。我生待明日，万事成蹉跎。”

关于懒惰，比如有时说学习，我却没有去学习，而是去上网或看电视或玩耍。其实这是我性格当中自律性差的表现，只有不断提高增强自律，才能使我变得更优秀。为了避免懒惰和拖拉，我今后采用简单的每日行动清单。我给自己画了一个底线，只要是合理的行动，只能提前完成，完不成别睡觉，完不成必须加班完成，不合理的计划就做合理的调整。

关于我的自私和小气，大约从 9 岁时我就有自我察觉，我不太愿意分享好的东西给别人，比较抠门儿，不够大方。比如请客，能不掏钱我就尽量不掏。我不太乐意奉献，怕吃亏。刘老师告诉我：吃亏是福，吃得亏，打得堆。今后我要注意换位思考，多为他人着想，己所不欲，勿施于人，避免超强的自我中心意识。

刘老师建议我出国走之前，请两次客感谢同学朋友，请同学写赠言，留详细的地址和联系方式，学会关心他人，学会真诚地赞美他人。避免思想和行为上的矛盾，不要明知不可为而为之。比如说学习时贪玩，就反复默诵：天道酬勤、勤能补拙、功夫不负有心人。

下面是我的个人自信评价问卷。

个人自信评价问卷

一般认为自信是一个人对自己能力或技能的感受，是对自己有效应对各种环境的能力的主观评价。以下列出了许多反映了普遍感情、态度和行为的陈述，请仔细阅读每一个陈述，考虑一下它是否适用你。尽量诚实、准确地回答，但没有必要每一条都刻意花太多时间。除非特别标明时间界限，否则请考虑一下这两个月内这些条目对你是否适用。请表明你同意每一个陈述情况的态度。总分范围 54～216 分，分值越高表示自信度越高。带 * 的题目为反向计分。计分方法为 A、B、C、D 分别为 4、3、2、1 分，反向则为 1、2、3、4 分。

A. 非常同意□　　B. 基本同意□　　C. 基本不同意□　　D. 极不同意□

1. 我是一个会交际的人。B

*2. 近几天来有好几次我对自己非常失望。C

*3. 使我烦恼的是我的模样不能更好看点。D

4. 维持一个令人满意的爱情关系对我来说没有困难。A

5. 此刻我比几周来更为快乐。B

6. 我对自己的身体外貌感到满意。B

*7. 有时我不去参加球类及非正式的体育活动，因为我认为自己对此不擅长。A

*8. 当众讲话会使我不舒服。C

*9. 我愿意认识更多人，可我又不愿意外出同他们见面。D

10. 体育运动是我的擅长之一。A

11. 学业表现是显示我的能力、让别人认识我的成绩的一个方面。A

12. 我比一般人长得好看。B

*13. 在公共场合演节目和讲话，我想都不敢想。B
14. 想到大多数体育活动时，我便充满热情和渴望，而不是疑惧和焦虑。A
*15. 即使身处那些我过去曾应付得很好的场合，我仍然常常对自己没把握。C
16. 我常怀疑自己是否有这份天资，能成功地实现我的职业和专业目标。C
17. 我比与我年龄、性别相同的大多数人更擅长体育。A
*18. 我缺少使我成功的一些重要能力。C
19. 当我当众讲话时，我常常有把握做到清楚、有效地表达自己的看法。B
20. 我真庆幸自己长得漂亮。D
*21. 我已经意识到，与同我竞争的大多数人相比，我并不是个好学生。D
*22. 最近几天，我对自己不满意的地方比以往更多。D
*23. 对体育运动不擅长是我的一个很大的缺点。D
24. 对我来说，结识一个新朋友是我所盼望的愉快感受。A
*25. 许多时候，我感到自己不像身边许多人那样有本事。C
26. 在晚会或其他社交聚会上，我几乎从未感到过不舒服。B
27. 比起大多数人来，我更少怀疑自己的能力。C
*28. 我在建立爱情关系上，比大多数人困难更多。D
*29. 今天我比平常对自己的能力更无把握。D
*30. 令我烦恼的是，我在智力上比不上其他人。C
31. 当事情变得糟糕时，我通常相信自己能妥善地处理它们。B
*32. 我比大多数人更为担心自己在公共场合讲话的能力。C
33. 我比我认识的多数人更自信。C
*34. 当我考虑继续约会时，我感到紧张或没把握。B
*35. 大多数人可能会认为我的外表没有吸引力。C
36. 当我学一门新课时，我通常可以肯定自己在结束时成绩处于班上前四分之一内。C
37. 我像大多数人一样有能力当众讲话。B
*38. 当我参加社交聚会时，常感到很笨拙或不自在。C
39. 通常我的爱情生活似乎比大多数人好。B
*40. 有时我因为不想当众发言回避上课或做其他事情。C
41. 当我必须通过重要的考试或其他专业任务时，我知道自己能行。A
42. 我似乎比大多数人更擅长结识新朋友。C
43. 我今天比平时更为自信。C
*44. 我时时避开那些有可能会与之产生爱情关系的人，因为我在他们身边会感到太紧张。D
*45. 我希望我能改变自己的容貌。D
46. 我比大多数人更少担心在公共场合讲话。C
47. 现在我感到比平时更乐观和积极。C
48. 对我来说，吸引并得到男朋友或女朋友从来不成问题。B
*49. 假如我更自信一点，我的生活就会好一些。B

50. 我追求那些智力上富有挑战性的活动，因为我知道我能比大多数人做得更好。D

51. 我能毫无困难地得到许多约会。C

*52. 我在人群中不能像大多数人那样感到舒服。D

*53. 今天我比平时对自己更无把握。D

*54. 要是我长得更好看一点，我会在约会上更成功。D

共计得分 163 分

通过分析和思考，我来重新评估一下现在当下的问题。逃避过去 8 分，现在 5 分；拖拉过去 7 分，现在 2 分；自私过去 7 分，现在 1 分；懒惰过去 7 分，现在 4 分；矛盾过去 7 分，现在 3 分。通过在刘老师这里集中专业的学习交流，我的进步是明显的，收获是巨大的。接下来建立网盘，分享英语和心理学资源，认真写一个总结，把这些天的学习内容概括出来，心得、感想、收获写出来，争取今天晚上就完成提交。

我提交的作业总结获得了 90 分的好成绩。我测试了一下打字速度，眼下是每分钟 66 字，我还需要快速提高。我学习了解决灾难化思维的三分法，必要时和自己做心灵对话。正确使用空椅子对话技术、照镜子对话技术、正强化暗示技术，多一些积极的自我暗示，使其达到良好的效果。

今天我希望讨论一下父子关系问题，现状评估信任度 6 分，尊重 8 分，沟通 4 分，观念 6 分，生活作风 7 分。父亲为我付出的一切都值得信任，不信任的成分主要来源于父亲对我的谎言（主要是在处理某阿姨的关系问题上），不对我说真话，对我不真诚，让我产生了疑惑和不信任。如果父亲就感情问题坦诚地直接和我交谈，我是可以理解和支持的。不信任度至少可以消除 20%～30%。

通过刘老师的桥梁作用和沟通、分析、讲解，现在我对父亲的行为和情感处理方式有所理解和认同。现在我对父亲的信任度可以提高到 8 分。刘老师表扬了我，说我的进步是比较明显的。现在我觉得父亲的生活作风问题可以降为 4 分，属于男人的正常值范围。

大学期间，在不影响学业的前提下，我可以尝试恋爱和性爱。但是我希望自己晚婚，我的愿望是 28 岁左右结婚。人生金字塔作业让我今后的人生不再迷茫了，方向清晰了。兴趣爱好可以有，可以广泛，专业和职业一定要拿手，要端得起饭碗，能养活自己，一定要扬长避短。我现在最擅长的是我积累了超过 2 万小时努力学习修炼出来的钢琴技能，未来要尽量发挥这个长处。

刘老师建议我尽快做一个 1～3 个曲目的个人演奏专辑，放在自己的空间里，刻录成光盘，随同名片送人作为交际工具。每学年换一次名片，经常使用名片。我个人觉得有些内心的想法没有必要给父亲说，我的人生我做主。可以适当使用善意的谎言，减少父亲不必要的担心，多一点积极的自我暗示。对待自己，永不言弃！学会包装、宣传自己。

今天主要讨论去美国后的适应问题，然后复印并交换学习记录。我做了受暗示度测试，三分钟的柠檬体验，自评受暗示度 65 分。接下来我做了 10 分钟的催眠体验，安全的、放松的、清醒的，回忆了可以记住的过程：(1) 一棵向日葵，向我友好招手。(2) 一朵红色的玫瑰花，你为何独自在此，我一直孤身一人。(3) 一片水池、草地、青蛙、蝴蝶、许愿池，第一愿望赴美学业顺利；第二愿望家人朋友健康平安。(4) 凉亭、好友，为何在此？在此干什么？

刘老师为我讲解了催眠体验的各个情景，我觉得符合我的心情和思路，用这个方法来做自我催眠，我觉得不难，我学会了。今后遇到困惑的时候，我可以尝试用这个方法来做自我催眠，做自我沟通，催眠体验是愉快的。

关于赴美后的适应问题，语言沟通问题，我担心因为沟通困难，交友不易，教授讲课专业词汇不懂会导致学习跟不上，种族歧视问题。刘老师建议我学会使用手账，好记性不如烂笔头，勤学多记，这个方法基本上可以消除自己担心的适应问题。很多问题是可以避免的，车到山前必有路，尽量尝试淡化、低调、冷处理，尽量把复杂的问题简单化处理。

我和刘老师复印交换了我们各自做的心理辅导记录，我答应在我赴美之前整理好这三天的学习记录，发送给刘老师。我记录了10页，刘老师记录了4页，还有一些测试和作业。三天时间，每天学习4个小时，总共学习了12个小时，收获很大，合作愉快。

下面是我的心理疏导总结。

我的心理疏导总结

本次见刘老师，我主要带着三个问题来：(1) 大学专业的选择问题，到底该不该继续学习钢琴。(2) 我与父亲之间的交流问题。(3) 去美国后能否适应环境。通过三天12个小时的学习与交流，这3个问题已基本得到了满意的答案。

专业问题是此行的主要目的，自然成为学习和谈话最多的话题。我的三个专业选择分别是语言、历史和音乐教育。刘老师和我就这三个专业的市场、前景以及就业做了相当多的讨论和分析。我最后得出的结论为音乐教育是最好的路，不只是因为前景，更是因为我的父母十多年对我含辛茹苦地奉献以及我对其一如既往的坚持。如果放弃了则是对父母，更是对自己的不负责任。我更是懂得了专业并不只是跟着自己的意愿走，就业前景以及对父母和自己的负责是更重要的因素。毕竟，我现在还不算真正的独立。

第二个就是我与父亲的交流问题，这也是让很多家庭乱得不可开交的重要原因之一。通过这三天的学习，我认为我和父亲各有50%的过错，我将用50天的时间改善其中的40%，并说服父亲做出同样的改善。我要多使用刘老师教给我的沟通方法，改善父子之间的交流问题，这能解决更多的家庭问题。

第三个就是我去美国后能否适应，这个问题相对比较简单，通过和刘老师的交流，我感悟到一个人到了任何一个陌生的环境，害怕和担心都是非常正常的，不必为此太过烦恼。要勇于展现自己的人格魅力，做一个开朗的人，这样就可以很快融入当地社会及学校。

除了这三个问题，这次心理疏导也给我带来了许多意想不到的心得和收获。通过三天时间不断地测试，我发现了许多自己从来没有注意过的问题。第一个就是认知偏差，意思就是自己的判断与事物、事件的差距，这是很多人都存在的一种问题，这表明以后做决定时一定要三思而后行，凡事不能太绝对。

第二个就是灾难化思维，指把一切事件往最坏的方面、最坏的结果去想，我在对钢琴的态度上就存在这种问题。我明白了这是不正确、不科学的一种心态，我应该怀着一种乐观、积极的态度去面对未知事物，争取远离灾难化思维。

更重要的是，刘老师和我一起发现了五个我最大的缺点。它们分别是“逃避、懒惰、拖拉、自私、矛盾”。我们就这五个缺点分别进行了讨论，最终都得到了我很满意的应对方案。

对于解决逃避、懒惰、拖拉的方案，是发扬今日事今日毕这种精神，以及记录每日行动清单。我认为这是不可多得的好办法，而每日清单恰好适用于我即将开始的大学生涯，这会为我提供更多意想不到的效果。

对于自私，通过耐心地讲解，我明白了这会对我与朋友的友谊产生负面的影响，必须加以改正。同时我也明白了吃亏是福、多为他人着想等道理，我今后一定会努力摆脱自私这种危害极大的负面情绪。

在矛盾方面，我懂得了天道酬勤、勤能补拙等道理。我要强迫自己学习、吸收知识。功夫不负有心人，知识改变命运。

最后，也是让我收获最大的一点是人生金字塔作业。就是说以五年为一格，以金字塔的形状，把今后每个五年计划都写上去。目的是让我对未来不再迷茫，而我也相对出色地完成了这个作业，对我的人生也有了一个清晰明了的规划。

总而言之，这次与刘老师见面的收获超出了我的预期，不仅解决了三个让我困惑的问题，更让我全面地认识、了解了我自己。特别是刘老师在身体状况不好的情况下依然如此悉心地开导我，让我只剩下不胜感激之情。

这次我的学习、收获以及感想是丰富的、深刻的，我认为我是不虚此行的。

刘义林博士点评：

通过三天的学习和心理疏导，来访者在选择困惑上做出了以下三策，上策：按照父亲的建议，本科学音乐教育，研究生学音乐治疗，力争学习音乐治疗成为心理学博士；中策：先选择音乐教育学习，然后改选其他感兴趣的专业；下策：进入大学后直接选择语言文学历史专业学习。不仅解决了让来访者困惑的问题，更让来访者全面地认识、了解了自己。逃避过去8分，现在5分；拖拉过去7分，现在2分；自私过去7分，现在1分；懒惰过去7分，现在4分；矛盾过去7分，现在3分。这充分说明来访者的进步是明显的，收获是巨大的。

通过这三天的学习，来访者认为自己和父亲各有50%的过错，来访者将用50天的时间改善其中的40%，并说服父亲做出同样的改善。来访者愿意多使用心理咨询师传授的沟通方法，去努力改善父子之间的沟通交流问题。来访者喜欢把一切事件都往最坏的方面、最坏的结果去想，在对学习钢琴的态度上就存在这种问题。来访者明白了这与自己的灾难化思维有关，是不正确、不科学的一种心态，自己应该怀着一种乐观的、积极的态度去面对未知事物，争取远离灾难化思维。

通过这三天的学习，来访者发现了自己五个最大的缺点，它们分别是“逃避、懒惰、拖拉、自私、矛盾”。来访者和心理咨询师就这五个缺点分别进行了讨论，最终都得到了来访者很满意的应对方案。对于解决逃避、懒惰、拖拉的方案，是发扬今日事今日毕这种精神以及每日行动清单。来访者认为这是不可多得的好办法，而每日清单恰好适用于来访者即将开始的大学生涯，这会为来访者提供更多意想不到的效果。

来访者认为收获最大的一点是人生金字塔作业。以五年为一格，以金字塔的形状，把今后每个五年计划都写上去，目的是让来访者对未来不再迷茫。来访者出色地完成了这个作业，对自己的人生有了一个清晰明了的规划。这次来访者的学习、收获以及感想是丰富的、深刻的，来访者认为是不虚此行的。来访者的归纳评估总结，给焦点短程心理疏导画上了满意的句号。最后，心理咨询师想要说的话，都通过来访者说了出来。一个好的心理咨询师，说了很多有启发作用、有疏导牵引作用、有建设性意义的话，到后来却好像什么也没有说似的，这就是功力和水平的体现。

第八章　赶走长期抑郁　重归快乐人生

第一部分：建立咨询关系，陈述澄清问题，测量评估分析，确定咨询目标

我叫李敏芳（化名），女，今年45岁，现在因为抑郁在家调养。我有两个孩子，儿子22岁，今年上大二；女儿12岁，上小学五年级，我丈夫在打工。曾经在某医院神经内科看过，医生诊断为抑郁焦虑症。我的抑郁症状持续4年多了，一直在吃镇定和抗抑郁的药。情绪持续低落自卑，两年前几次短期住院，之后就不能正常工作，有时候干上1～2个月就不能干了，精神状态很差，主要是胡思乱想、不知所措。

我和丈夫之间的关系良好，性生活协调，两个孩子也听话，学习成长正常。我的躯体无其他病变，无家族精神病史，无歇斯底里状态，不摔东西不骂人，也没受过惊吓或刺激。我喜欢看书，小说、生活故事类。我不交朋友，偶尔与丈夫出去散散步。

第一次到刘老师这里接受心理辅导，贝克抑郁量表（BDI）问卷做到第9题时，我开始哭泣，哭的原因我也不知道，就是想哭。我担心家里的房产被人占走，刘老师和我一起分析后明白这是我自寻烦恼。从现在开始，我要尽量把复杂的问题简单化。下次来访前填好会谈连接作业表。和刘老师交流的感觉是愉快的，刘老师对我是友好的、真诚的。

我学会了用1～10来表示问题的严重程度，1～3为轻度，可以忽略；4～6为中度，需要关注；7～10为重度，需要重视。我觉得自己现在的抑郁6分；精力不集中3分；内心活动复杂7分；紧张8分；多虑4分；多疑2分；缺乏安全感5分；恐惧5分；敏感10分。

这周和上周比，心情好了一些。在刘老师的引导下，我体会到我要尽量把复杂的问题简单化。我烦躁的时候，都用这句话来提醒自己。我的房间很乱，刘老师建议我花一点时间整理一下，我用了几个小时把家里的旧东西整理后扔掉了，感觉轻松了一些。这说明我如果有积极的自我暗示，就容易好起来。

我很长时间没有工作了，我想尽快恢复好的精神状况，能早日适应工作。我尝试了芳香疗法，刘老师为我配制的芳香精油是用70%的芦荟精油做基础油，然后添加15%的柠檬精油和15%的檀香精油。每次使用3～5滴，深呼吸吸入，早晚用，有一点难过时用。

今天我的气色比上次好多了，我稍稍地鼓励自己，右手紧握拳头，用力大声说：我快乐！我阳光！连续三次这样的练习。每天至少三次，连续一个月，我保证做到。刘老师建议我最近早、午、晚各冲一次凉，勤换衣服，换色彩清淡好看的衣服，不要总是穿深色的衣服。学习化淡妆，这可是我以前都没有做过的事情，我从来没化过妆，不过我可以学习。

刘老师建议我学会打扮，改善自己的形象，建议我丈夫要支持和鼓励我。爱美是人的天性，学会享受生活。心情好，精神状态好，我的抑郁就容易好起来。人生的事，十有八九不如意，三分天注定，七分靠打拼，爱拼才会赢。

今天刘老师表扬我了，说我配合得很好，有进步。我提交了咨询会谈连接作业表，简单归

纳回顾了今天的学习内容。我丈夫也愿意监督我，陪我一起做刘老师布置的作业。刘老师建议我尝试写一下学习心得和体会，每天写一篇就可以。今天的交谈是愉快的，是有收获的。

我今天见面给刘老师的印象是有精神，有活力，心情比较阳光。回顾第一次来见刘老师的时候，我表现出垂头丧气甚至泣不成声的状态，和现在形成了鲜明的对比。我对目前的改善状况是满意的。

刘老师表扬了我，说我配合得很好。我会坚持写心情日记，不断寻求改善和进步。我准备用五周的时间在刘老师和家人的帮助下，清除心中的不良情绪，到 9 月份女儿开学时去找工作。关于头晕，刘老师建议我去找医生诊断一下，查一查，排除躯体病变。本月初体检无异常，医生说没事，可能是焦虑引起的头晕。这几天不焦虑了，头也不晕了。

冲凉后使用芳香精油，感觉效果比较好，我很乐意去做。多练习深呼吸、放松、入静。学习了潜意识，知道了我自己存在巨大能量，需要我去发现，去激活。我领悟到，我要认真去做，坚持就是胜利。从 7 月 24 日开始，我每天都写一小段心情日记，内容也基本上是积极的。总体来说，这一周心情有很好的改善。

与来见刘老师之前相比，我已经有了比较大的信心，我的这个信心是刘老师给我的。我要先巩固效果，把目标明确之后细化，把一块大蛋糕切小了再吃就容易了。我的问题产生源于敏感，重点是要设法消除或减轻敏感。过去最严重时是 10 分，现在的状态是 6 分，目标状态(9 月份做工时)是 3 分，差距是 3 分，已经改善了的是 4 分。我应该可以做到，我一定要努力争取做到！用勇气和决心，再加上我的强烈愿望和毅力。

我尝试化淡妆了，感受良好，以前从来没有化过妆，化妆可以让我更有自信。今天涂了淡淡的口红，所以气色显得比较好。刘老师让我尝试学习使用照镜子对话技术和空椅子对话技术，并做记录和对照分析。悦纳自我，超越自我，战胜自我。概括一下今天的学习内容。建议心情日记至少坚持写 3 个月。我感到家人的配合认同鼓励很重要，我要和家人互相传递正能量。

我今天的衣着打扮让人感觉有精神，喜气阳光，气色也很好。作业完成得比较好，心情比较平稳。我体会到自己有很大进步。我现在不感到紧张，现在的紧张度只有 2 分，7 月 15 日的紧张度是 8 分，下降了 6 分。由重度下降为轻度，这个数字变化说明，我的心理调整是有效的。

贝克抑郁量表(BDI)1 分无抑郁，简明精神问题量表(BPRS)33<35 下降了 32 分。今天是第 4 次来访，不到一个月，我的情况各方面都有了明显的好转。刘老师为我的进步感到高兴，我自己也感觉很好。7 月 15 日以前，情况糟透了，现在一点都不糟了。现在的我，有希望，有信心了。这全靠我自己的努力配合与学习。

说起来都有点奇怪，我来刘老师这里上课，每次 1 小时，加起来也就 4 小时，却有了意想不到的效果，这让我更加相信心理学是科学的。刘老师对我使用的方法是有效的，我没有抵触或不接受、不懂得。接下来还是那句话，坚持就是胜利。

我们约定的是 12 次心理咨询，还剩下 8 次。眼下的数据和我的感觉表现，已经证明我好得差不多了，我完全相信 12 次心理咨询以后，我一定可以走出困境。今天学习运动疗法，我喜欢！运动项目是跑步，公园器械运动，每天都去公园散步，每天争取出一次汗。练习马步冲拳，站桩扎马步，练体能、练耐力、练毅力。方法：每秒一下，上半身垂直，不前后倾，膝盖与大腿呈 45 度，双脚呈 11 字。先看看刘老师的示范，试一试第一次能做多少下。第一次练习我一共做了40下。不到一分钟，腿很累有酸痛感，不过小憩一会儿就没事了。

马步冲拳每天早、午、晚至少练3次，做好记录。第一目标3分钟180下。可以每次突破10下，逐渐累增，根据我的体能情况，练的次数越多，越容易进步。最终目标是10分钟600下。如果实现了，出去工作就可以没问题了。我想出去工作，想开心愉快地工作和生活，所以我要坚持训练，实现目标。我相信我一定能做到。体能好了就能抵抗疲劳烦恼，这个道理我是明白的。概括一下今天的学习内容，今天的学习是愉快的。回去后要复习一下今天的学习内容。

下面是我提交的生活史调查表。

生活史调查表

这张调查表的目的是对你的生活经历和背景获得全面的了解。请你尽可能完整和准确地回答这些问题，这将有利于制订一个适合于你的特定需求的咨询方案。当你填完之后，或者在预约时间，请交回此表。此表和咨询档案同样会高度保密。

请完整填写以下内容：

姓名：李敏芳(化名) 性别：女 日期：2014年**月**日

地址：省略

电话号码：(座机)************ (手机)************

出生年月日：****年**月**日 年龄：45岁 职业：家庭主妇

你现在同谁一起生活？(列举是哪些人)丈夫、女儿

你居住在哪里？家庭住宅☑ 旅馆☐ 宿舍☐ 公寓☐ 其他☐

重要关系状况(勾出一个)

单身☐ 订婚☐ 已婚☑ 分居☐ 离婚☐ 再婚☐ 托付关系☐ 寡居☐

如果已婚，丈夫的(或者妻子的)姓名、年龄、职业是什么？

姓名：________ 年龄：______岁 职业：________

1. 宗教或精神信仰在你生活中所扮演的角色：

   A. 童年时：__________

   B. 成年后：无宗教信仰

2. 临床情况

   A. 用你自己的话陈述你主要问题的性质，以及问题存在多长时间了：

   B. 简要陈述你的主要问题的发展经过(从发作到现在)：

   C. 以下列等级检查你病情的严重情况：

   轻度不适☐ 中度严重☑ 非常严重☐ 极其严重☐ 全部丧失能力☐

   D. 就你目前的病情，你以前在哪里治疗过或咨询过？

   某省医院、某市医院。

   E. 你在采用药物治疗吗？如果是，那么是什么、用了多少、结果如何？

   四年来断断续续服用抗抑郁药。

3. 个人资料

   A. 出生地：________________

B. 怀孕期间母亲的情况(据你所知)

C. 标出符合你的童年期情况的下列任何情形：

夜惊□ 吸拇指□ 恐惧□ 尿床□ 咬指甲□ 快乐的童年□

梦游□ 口吃□ 不快乐的童年□ 任何其他情况：__________

D. 童年期健康吗?

列举所患过的疾病：__________

E. 青春期健康吗? 列举所患过的疾病：

F. 你的身高：***厘米 你的体重：**公斤

G. 做过外科手术吗?(请列举并且给出手术时的年龄)无

H. 是否发生过什么意外事故：

I. 列举5项你最担心的事情：

(1) 担心家里的房产被他人占去。

(2) 担心有人跟踪我。

(3) 担心有人会害我。

(4) 担心女儿不听话。

(5) 担心我的抑郁症好不起来。

J. 在下列任何符合你的情况下打钩：

头痛□ 头晕☑ 晕厥发作□ 心悸□ 腹部不适□ 焦虑☑ 疲劳☑

肠功能紊乱□ 食欲低下□ 愤怒□ 服镇静药☑ 失眠☑ 噩梦☑

感到惊恐☑ 酒精中毒□ 沮丧☑ 自杀意念□ 震颤□ 不能放松□

性问题□ 过敏性反应□ 不喜欢周末和假期□ 雄心勃勃□ 自卑感☑

羞于见人□ 不能交朋友□ 不能做决定□ 不能坚持一项工作□

记忆问题□ 家庭条件差□ 财务问题□ 孤独☑ 难以愉快☑

过度出汗□ 经常使用阿司匹林或止痛药□ 注意力难以集中□

请在这里列举其他的问题或者困难：__________

K. 在下列任何适用于你的词后的□内打钩：

无价值☑、无用□、一个无名小卒□、生活空虚□

不适当☑、愚蠢□、不能胜任□、天真□、不能正确完成任何事情□

内疚☑、邪恶□、有道德问题□、恐怖想法□、敌对□、充满仇恨□

焦虑☑、激动不安□、胆怯□、谦逊□、惊恐□、好斗□

丑陋□、残废□、不引人注目□、令人厌恶□

沮丧□、孤单☑、不被喜欢□、被误解☑、厌烦☑、不安宁□

困惑□、不自信□、矛盾□、充满悔意□

有意义□、同情□、聪明□、有吸引力□、自信□、考虑周到□

请列举任何其他的词：__________

L. 目前的兴趣、爱好和活动：__________

M. 你业余时间大多做什么? __________

N. 你的学业最后达到什么程度? 初中毕业。

O. 学习能力：优势和弱势

P. 你曾被欺负或者被过分地取笑过吗？________

Q. 你喜欢交朋友吗？________ 保持交往吗？________

4. 职业资料

A. 你现在做何种工作？没有工作。

B. 列举以前的工作：后勤。

C. 你对目前的工作满意吗？（如果不是，在什么方面不满意？）

D. 你的收入是多少？月________元 你的生活花费是多少？月________元

E. 抱负/目标

过去：____

现在：____

未来：____

5. 性信息

A. 你父母对性的态度（例如，家里是否有性教育或者有关的讨论？）没有。

B. 你最初的性知识是何时以及如何获得的？

C. 你什么时候第一次意识到自己的性冲动？

D. 你曾体验过因为性或手淫而带来的焦虑或者负罪感吗？如果有，请解释。

E. 请列举关于你第一次或者随后的性体验的有关细节。

F. 你对目前的性生活满意吗？（如果不，请解释。）

G. 提供任何重要的异性恋（和/或者同性恋）反映的相关信息。

H. 你以某种方式控制性欲吗？

6. 月经史

第一次来月经的年龄是多大？______岁

你有这方面的知识，还是对其到来感到震惊？________

有规律吗？________ 持续时间：________天

你感到疼痛吗？________ 上次的日期：______月______日至______月______日

你的月经周期影响你的心情吗？________

7. 婚姻史

订婚之前你认识你的配偶多久？________

你结婚多长时间了？________

丈夫或妻子的年龄：______岁 丈夫或妻子的职业：________

A. 描述你的丈夫或者妻子的人格特点（用你自己的话）

B. 在哪些方面相互适应？

C. 在哪些方面相互不适应？

D. 你和你的姻亲们怎样相处？（包括配偶的兄弟姐妹）

你有多少个孩子？两个。

请列举他们的性别和年龄：儿子22岁；女儿12岁。

E. 你的孩子中有谁存在特别问题吗？

F. 有无流产或堕胎的历史？　有□　无□

G. 如果之前有过婚姻，请对其做出评论并提供简要细节。

8. 家庭资料

父亲姓名：________　年龄：________　职业：________　电话：____________

母亲姓名：________　年龄：________　职业：________　电话：____________

A. 父亲：健在还是已故？已故□，健在□。如果已故，在他去世时你的年龄是______岁。

死亡原因：____

如果健在，父亲现在的年龄是______岁，职业：________　健康状况：________

B. 母亲：健在还是已故？已故□，健在□。如果已故，在她去世时你的年龄是______岁。

死亡原因：____

如果健在，母亲现在的年龄是______岁，职业：________　健康状况：________

C. 兄弟姐妹：兄弟姐妹的人数和年龄________

D. 与兄弟姐妹的关系：

过去：____

现在：____

E. 描述你父亲的人格以及他对你的态度(过去和现在)：________

F. 描述你母亲的人格以及她对你的态度(过去和现在)：________

G. 作为一个孩子，你的父亲曾用什么方式惩罚过你？________

H. 你对家庭气氛有何种印象(指你的原生家庭，包括父母之间以及父母和孩子之间的包容性)。

I. 你信任你的父母吗？是。

J. 你的父母理解你吗？是。

K. 从根本上说，你感觉到父母对你的爱和尊重吗？是。

如果你有继父母，父母再婚时你有多大？________岁。

L. 描述你的宗教信仰情况：无

M. 如果你不是被你的父母抚养，谁抚养的你，在哪几年之间抚养过你？

N. 曾有人(父母、亲戚、朋友)干涉过你的婚姻、职业等方面吗？

O. 谁是你生活中最重要的人？我丈夫和儿女。

P. 你的家庭成员中有没有人曾酒精中毒、癫痫或者被认为有“精神障碍”。没有。

Q. 其他家庭成员是否曾患过有关疾病？无。

R. 愿意叙述以前没有提及的可怕或者痛苦的经历吗？

S. 你希望通过咨询达到什么目的，你对咨询期盼了多久？

T. 列举任何使你感到平静或者放松的情景。

U. 你曾失去控制吗？(例如，发脾气、哭泣或者攻击)如果是这样的话，请描述。

V. 请增加此调查表没有涉及的，但又对心理咨询师了解和帮助你有用的信息。

9. 自我描述(请完成如下内容)

A. 我是一个内心活动复杂的人。
B. 我的一生是多灾多难的。
C. 在我还是一个孩子的时候，我的家庭条件很差。
D. 我感到骄傲的事情之一是我的儿女都很听话。
E. 我难以承认我们一家的生活比不上其他人。
F. 我不能原谅的事情之一是有一些亲戚瞧不起我们。
G. 我感到内疚的事情之一是我的状况给老公带来了负担。
H. 如果我不必担心我的形象很容易找到工作。
I. 人们伤害我的方式之一是风言风语在背后说我。
J. 母亲总是________。
K. 我需要从母亲那里得到但又没有得到的是________。
L. 父亲总是________。
M. 我需要从父亲那里得到但又没有得到的是________。
N. 如果我不害怕成为我自己，我可能会________________________。
O. 我感到生气的事情之一是无。
P. 我需要但又从未从一个女人(男人)那里得到的是________________。
Q. 长大的坏处是________________。
R. 我本可以帮助自己但又没有采取的方法之一是早一些接受心理辅导。

10. A. 哪些是你目前想改变的行为？抑郁和不能工作。
B. 你希望改变哪些感受(例如，增加或者减少)。减少不愉快的胡思乱想。
C. 哪些感受对你来说特别地：
(1) 令人愉快？________________________________
(2) 令人不愉快？________________________________
D. 描述一幅非常令人愉快的幻想场面。
E. 描述一幅非常令人不愉快的幻想场面。
F. 你认为你最不理性的想法或者观点是什么？
G. 描述何种人际关系能给你带来：
(1) 快乐________________
(2) 悲痛________________
H. 简而言之，你对心理咨询有什么看法？________________

11. 在调查表的空白处及边缘处，写出你对下列人员的简短描述：
A. 你自己
B. 你的配偶(如果已婚)
C. 你最好的朋友
D. 不喜欢你的人________________________

12. 自我评估你擅长的和不擅长的方面：
我擅长：(1) 卫生 (2) 做饭 (3) 后勤 (4) 节约 (5) 团结
不擅长：(1) 沟通 (2) 表达 (3) 交际 (4) 打扮 (5) 娱乐

13. 我的主要优缺点：

我的三大优点：(1) 老实　(2) 诚恳　(3) 敬业

我的三大缺点：(1) 胆小　(2) 猜疑　(3) 犹豫

14. I、My、Me 自我描述：

I，别人眼里的我：老实忠厚，任劳任怨。

My，内心里的我：命苦多灾，遇事不顺。

Me，理想中的我：能歌善舞，能说会道。

15. 填写本调查表开始时间 ** 月 ** 日 19 时，完成时间 ** 月 ** 日 22 时。

下面是我和刘老师签订的心理咨询协议书。

心理咨询协议书

甲方(咨询师)：三亚刘博士心理咨询有限公司　刘义林

乙方(来访者)：李敏芳(化名)　性别：女　年龄：45 周岁　联系电话：***********

按照《中华人民共和国心理咨询师职业标准》以及服务行业的通用法规规定，甲方与乙方本着平等、自愿、友好协商的原则，就甲方为乙方提供心理咨询达成如下协议：

一、关于保密原则：

甲方严格遵守心理咨询行业的保密原则，未经乙方允许，不得泄露乙方的个人资料或咨询内容。如确因学术交流或其他因素需要报告该案例，则需隐去来访者的个人信息。经过甲方观察，认为乙方有可能出现行为失控，并危及自身或其他人的人身安全的时候，甲方有权利通知乙方亲属或终止咨询。

二、关于咨询费用约定：

经双方协商，乙方同意接受 1 个阶段的心理疏导，1 个阶段的咨询次数为 12 次，每次 1 小时。咨询费用合计为 12 次× *** 元＝ **** 元(大写：** 圆整)。咨询开始以后，乙方承诺不得半途而废，中途不得单方终止咨询，若因乙方原因终止，则甲方不退还已付咨询费用。

三、关于咨询时间的约定：

咨询时间从 2014 年 ** 月 ** 日到 2015 年 ** 月 ** 日，每周 1 次。时间为：星期五上午 10:00 至 11:00。甲乙双方均须遵守时间，准时在约定时间进行咨询。甲乙双方因故更改咨询时间需提前 1～2 天通知对方。乙方承诺无故不到或临时违约，按照半价支付费用，并应及时预约下次咨询，乙方连续三次违约甲方可以单方面终止咨询，乙方不得提出退费等其他要求。

四、关于咨询终止：

达成咨询目标后，咨询自然终止。乙方不满意咨询师的咨询方法或其他不可抗原因，可以提出终止咨询。因为乙方不配合甲方的正常咨询或者不认真完成作业，甲方可以终止咨询。甲方认为无法继续帮助来访者时，征得来访者同意，可转介其他咨询机构或医院，并退还剩余费用。

五、关于咨询过程约定：

乙方在咨询时，有义务提供真实的个人资料，以保证良好的咨询效果。乙方须保证在接受心理咨询期间不发生任何故意伤害自己或故意危害他人人身安全的行为。乙方如患有自伤、自杀或伤害他人危险的心理障碍或心理疾病，甲方不对乙方可能产生的上述后果承担任何责任。有些不属于心理咨询范围的神经症或者精神分裂患者，为配合其他精神科的药物治疗，在其本人有能力可以接受心理咨询的情况下，如果家属或者本人希望进行心理咨询的，甲方也愿意为其咨询的，可以进行心理咨询。医嘱需要家属全程陪同的，家属必须认真陪同，防止出现意外事故。在每次咨询结束后，甲方根据需要，与来访者协商后为来访者布置家庭作业，来访者需要认真完成。

六、关于咨询后约定：

乙方同意甲方在咨询结束后可以继续跟踪回访，以促进咨询效果的巩固。

七、附则：

本协议一式两份，双方各执一份，双方签字后生效。来访者若是没满18岁的未成年人，同时需要监护人或者成年亲属的签字。如有未尽事宜，双方友好协商后补充。

甲方签字：刘义林　　　　乙方（来访者）签字：李敏芳（化名）

2014年**月**日

这是我的卡特尔16种人格因素问卷(16PF)的测评数据。

《卡特尔16种人格量表（16PF）》结果剖析图

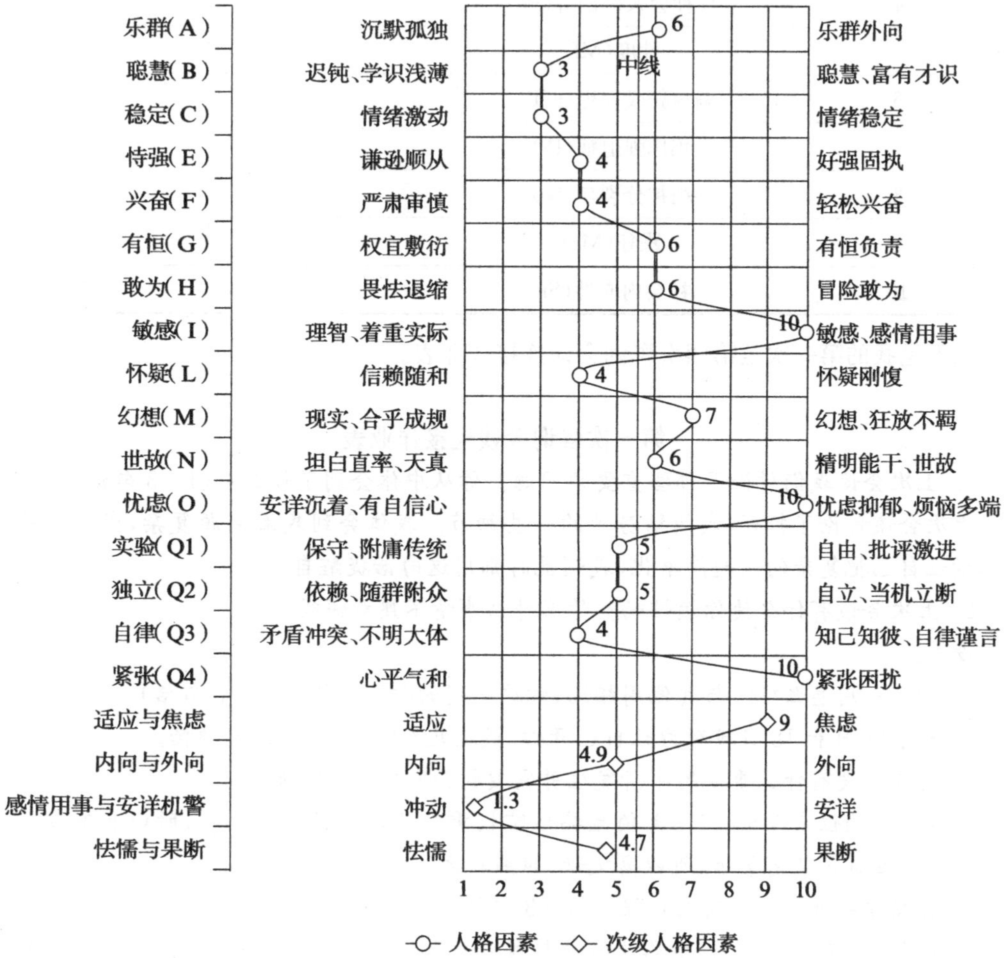

这是我的明尼苏达多项人格问卷(MMPI)的测评数据。

效度量表			
编号	因子名称	原始分	T分
1	无法回答(Q)	1	1
2	谎言(L)	7	55
3	伪装(F)	21	60
4	防御(K)	14	52
临床量表			
编号	因子名称	原始分	T分
1	疑病症(Hs)	6	45
2	抑郁症(D)	25	47
3	癔症(Hy)	24	53
4	反社会人格偏奇(Pd)	23	61
5	性度(Mf)	24	41
6	偏执狂或妄想狂(Pa)	25	81
7	焦虑强迫症(Pt)	26	65
8	精神分裂症(Sc)	31	60
9	躁狂(Ma)	29	72
10	社会内向性(Si)	35	51

以下是我的第一次至第四次咨询会谈连接作业表。

第一次咨询会谈连接作业表

1. 上次会谈我们讨论了哪些重要的问题？你从中体会到了什么？(1～3句话)

上次会谈讨论了抑郁,我纠结房子的一些细节。我体会到我看问题复杂,变成无头绪。我尽量让自己把复杂的问题简单化,我烦乱时都用这句话提醒自己。

2. 上次会谈有什么使你烦恼吗？你有什么事情不愿意讲吗？

没有。

3. 你这一周怎么样？与其他周相比,你这一周的心境如何？(1～3句话)

这一周17日和18日我努力让自己开心,最近几天回老家,心情不顺畅。

4. 这周有没有什么重要的事情发生并需要讨论？(1～3句话)

这周我家两位亲人生病了,大伯生病住院较重。伯母两月前也生病,所以我有些伤心、难过。我的籍贯是某省某市,所以离父母、姐弟较远。

5. 你想要将什么问题列入日程？(1～3句话)

很长时间没有工作了,我想尽快恢复精神状况,能顺利适应工作。以前从事过保姆、茶叶工人、公司厨工,工作都能获得认可、好评。

6. 你做了或没做什么家庭作业？你体会到了什么？

我用了几个小时整理家里旧衣、旧物，该扔的就扔了，体会到心情比较轻松。

第二次咨询会谈连接作业表

1. 上次会谈我们讨论了哪些重要的问题？你从中体会到了什么？（1～3 句话）

上次会谈我们讨论了目前改善状况比较满意，计划 9 月份找工作，学会了“潜意识”。BDI 测试 2 分，抑郁指数下降。减轻敏感，从中体会我自己存在的巨大能量，需要发现、激活这些能量。“坚持就是胜利”。

2. 上次会谈有什么使你烦恼吗？你有什么事情不愿意讲吗？

没有。

3. 你这一周怎么样？与其他周相比，你这一周的心境如何？（1～3 句话）

我这一周前面几天心情比较好、平静，与前几周相比能较好调整自己心情。

4. 这周有没有什么重要的事情发生并需要讨论？（1～3 句话）

听老师的安排。

5. 你想要将什么问题列入日程？（1～3 句话）

我想要调整好状态。一个月后可以工作。

6. 你做了或没做什么家庭作业？你体会到了什么？

做了冲凉、深呼吸（芳香疗法）、化淡妆、写日记、照镜子对话。做了 5 天体会到我有很大进步。比较平稳，尽量让自己快乐，也带给身边人快乐。

第三次咨询会谈连接作业表

1. 上次会谈我们讨论了哪些重要的问题？你从中体会到了什么？（1～3 句话）

上次会谈我们讨论我精神好，各方面指数都降到正常状态。我相信心理学是科学的。坚持做马步冲拳运动，目标是 10 分钟 600 下。我从中体会到刘老师针对我的实际情况所用的几种方法是非常有效果的。

2. 上次会谈有什么使你烦恼吗？你有什么事情不愿意讲吗？

上次会谈没什么事让我觉得烦恼。

3. 你这一周怎么样？与其他周相比，你这一周的心境如何？（1～3 句话）

我这一周过得很满意。自己与其他周相比心境舒畅。每一天，在每一方面我都越来越好。自信会使一切不可能都成为可能，使可能最终成为现实。我相信我自己能走出困境。

4. 这周有没有什么重要的事情发生并需要讨论？（1～3 句话）

这周星期天会去看一个老朋友，会谈到工作的事情。

5. 你想要将什么问题列入日程？（1～3 句话）

我想要继续做运动，让身体健康、心理健康，为提高我们家的生活质量做准备。

6. 你做了或没做什么家庭作业？你体会到了什么？

我做了深呼吸、每天冲澡三次、换衣三次、与镜子对话一次、化妆。大声对自己说：“我快乐，我阳光！”每天做三四次马步冲拳运动。每天去公园慢跑一圈，我体会到我变充实了，时间被有效利用，精神变好了。

第四次咨询会谈连接作业表

1. 上次会谈我们讨论了哪些重要的问题？你从中体会到了什么？（1～3 句话）

我戴了项链，观念转变进步了。作业认真，继续坚持，不后退。学习阅读“够你用一辈子的话”，再复习前面全部内容。我体会到要多给自己积极暗示，坚持，不要急于求成，欲速则不达，要顺其自然。

2. 上次会谈有什么使你烦恼吗？你有什么事情不愿意讲吗？

上次会谈没什么让我烦恼。我对人际关系会感到紧张，对人际关系感觉到累。所以找工作我愿意找单独或尽量少牵扯人际关系的。

3. 你这一周怎么样？与其他周相比，你这一周的心境如何？（1～3句话）

这一周感觉幸福、快乐。19日中午过后有6个多小时难受。这一周与其他周相比，我比较爱讲话了，家庭氛围活跃了、带劲了。爱人也在做马步冲拳，女儿也在行动，心情有一些改变。

4. 这周有没有什么重要的事情发生并需要讨论？（1～3句话）

这周会安排两天时间回老家看望大伯、伯母。有堂哥、堂嫂、姐夫、大姐、侄子，还有堂嫂父母。我心里会紧张这些人际关系。

5. 你想要将什么问题列入日程？（1～3句话）

回顾前面接受心理疏导我消化吸收的情况。决定到10月份再找工作。希望再请教刘老师多学习一些方法、知识。我对人际关系比较敏感，担心自己说错话、做错事。

6. 你做了或没做什么家庭作业？你体会到了什么？

我做了芳香深呼吸，说：“我快乐，我阳光”，每天冲凉三次、马步冲拳、写日记，阅读刘老师给的“够你用一辈子的话”。镜子对话两天没做（我没有领悟到该怎么说）。体会到我爱出门，爱讲话了，并喜欢化淡妆了。

刘义林博士点评：

第一次咨询会谈的内容，关系到咨访关系是否能够顺利建立起来，关系到后续的收费协商和咨询协议书的签订能否顺利进行。第一次咨询会谈的技巧和要点，不仅以澄清问题、建立关系为主要目的，更主要的是要让来访者从心理咨询师这里看到希望，并产生积极配合的愿望，表现出心理咨询师的专业水平和负责任的友好态度。特别是像本案例的来访者，经过了多次就医，长达4年服用抗抑郁药物，社会功能严重受损，激活其求助愿望是非常重要的。

来访者抛出的关键词，比如抑郁、精力不集中、内心活动复杂、紧张、多虑、多疑、缺乏安全感、恐惧、敏感，都是来访者的真实感受，当来访者学会使用数字来表述问题的程度然后再进行排序时，问题就基本上得到了澄清：敏感10分、紧张8分、内心活动复杂7分、抑郁6分、恐惧5分、缺乏安全感5分、多虑4分、精力不集中3分、多疑2分。询问来访者就医的经历和服用药物的名称剂量，也有利于心理咨询师做出更为清晰正确的判断。

贝克抑郁量表（BDI）和简明精神问题量表（BPRS）是一组应对抑郁倾向快捷简便的测评工具，卡特尔16种人格因素问卷（16PF）和明尼苏达多项人格问卷（MMPI）是一组应对各种心理问题、心理障碍、心理疾病的参考数据，通过必要的心理测量评估，可以缩短会谈时间，让会谈更加容易有针对性，从而快捷准确地找到咨询会谈的突破口。心理测评软件、常用心理测评量表和会谈工具是心理咨询师的必备设施。

来访者的需求是要减轻或者消除抑郁状态，解决长期困扰自己的敏感和恐惧问题，恢复正常的社会功能,能够在正常的工作当中保持良好的人际关系。根据来访者的需求来设立心理咨询的目标和方向,选择适合来访者的作业,鼓励来访者认真努力配合完成作业,通过咨询记录和数据的收集分析对比,让数据的变化来说明状态的改善情况。没有明确目标的咨询,是接近于忽悠的咨询。让来访者看到了目标,就等于让来访者看到了希望。

第二部分:找到问题成因,选择方法技术,布置适当作业,认知反省调适

我今天戴了珍珠项链,显得很精神,这条项链很漂亮,我一直不舍得戴,是两年前朋友帮我买的,售价 3 000 多元,卖我 300 多元。我观念保守,今天早上我想让自己精神一点去见刘老师,就找出来戴了。刘老师建议今后只要不是上班干活,平时休闲外出应酬交往都可以戴。这是我的一个进步,是观念的转变。

这周过得很满意,比以往心境舒畅。每一天,在每一方面我都越来越好。自信会使一切不可能成为可能,使可能最终成为现实,我相信我自己能走出困境。刘老师表扬我了,说我的咨询会谈连接作业表做得很认真。昨天马步冲拳最多做了 240 下,从上周的 40 下到昨天的 240 下,表明我的体能有明显的增加。我要坚持下去,不达目标誓不罢休。我要坚持,我不要后退。

今天学习阅读练习,612 字的一篇短文《够你用一辈子的话》。目的有三:(1) 提高口头表达能力、口才、演讲水平;(2) 找到良好的自我感觉,增强自信;(3) 增强毅力,保持诚信。要点:注意语气、语速、语感、语态,要声音洪亮、声情并茂,要读出味道来。

评估方法 1～99 分,60 分及格,90 分优秀,达到优秀后坚持一个月就算作业完成。第一次阅读练习用时 3 分 5 秒,3 处漏错,自评 30 分。我想先抄写 3～5 遍,争取慢慢背下来,认真领悟。离及格的差距是 30 分,我希望自己用 2 周时间达到目标。离优秀差 60 分,第 1 答案是 4 周,保守一点相信 8 周达到优秀。我绝不半途而废。多给自己一些积极的自我暗示。

每天都写了心情日记,大多是愉悦的体会。照镜子对话练习和马步冲拳都做了记录。有记录,有数据,有对比,有依据,有进步,有改善,有信心,有效果。再复习前面的全部学习内容,温故知新,消化吸收,变成自己的能量。不要急于求成,欲速则不达。放松、入静、乐观、大度、顺其自然。

昨天打预约电话给刘老师的时候,刘老师听出我的声音明亮,语气阳光快乐。今天我穿了一件连衣裙,显得很精神,邻居看见就问:“去上班了吗?”这件连衣裙是我 8 年前买的,很少穿。今天的阅读练习,用时 2 分 40 秒,三处漏错,自评 40 分,背下三分之一了。马步冲拳今早做了 300 下,现在做了 376 下。和两周前的 40 下相比,进步是很大的。这样坚持下去,目标一定能实现。

我对人际关系感到紧张,感到累,所以找工作我愿意找单独或尽量少牵扯人际关系的工作。其实我知道这样对改善症状并不一定好,刘老师建议我尝试多接触人,消除敏感和烦恼,学会接纳,学会谅解,学会包容,让自己大度宽容豁达。这周我要回某地看大伯、伯母,我心里会紧张。还没有发生的事情,我已经把不安的设想和暗示贴上标签了。

刘老师建议我用五步脱困法去改变这种模式,用积极的态度和情绪去改写一下。具体方法是:(1) 现状:以前我见到亲戚会紧张;(2) 原因:因为我无法为他们的是非说个明白;(3) 假设、学习:当我学会如何对应是非的话,我就可能会不再紧张;(4) 改写:我学会了应

对是非的话，我就变得不紧张了；5. 行动：我马上学习如何应对是非的话。

我需要学习语言表达的艺术，说好话，说好听的话，真诚地赞美别人。我担心状况还不够好，9月工作有困难，想等10月再去工作，刘老师建议可以一边工作，一边调整。我同意，觉得这样效果会更好。总之一句话：多一些积极的自我暗示。我要学会安排情景，主动改变情景，使情景有利于自己。

这周的心情日记内容比以往丰富了，家庭氛围也活跃多了，老公和女儿也被我带动了，是好事。老公也感受到我有了明显的好转，刘老师鼓励我放心去找工作。我要记住三多一少：多看、多听、多做、少说。我要认真完成作业，坚持就是胜利。

这周我的情绪有些起伏不定，前天阅读到对待爱你的人一定要尊重时，就哭起来了，一天连续哭了五次。我已经3个月没来月经了，去年初就断断续续的不正常，检查过没妇科疾病。我今年45岁，应该是更年期反应。刘老师建议我认真观察记录，不必恐慌，善待自己，悦纳自我。我感觉到需要和女儿改善关系多沟通，女儿面临青春期，需要多疏导，讲一些性知识。少想一点，多做一点，让生活充实愉快一些。

昨天马步冲拳做到520下，进步很大，接下来是控制进度和标准化，在提高质量的前提下求数量。今天的阅读练习用时2分55秒，可以评60分。加油练习，目标是90分。思考如何避免情绪波动。不怕吃亏，不怕吃苦，吃亏是福；吃得苦中苦，方为人上人；种瓜得瓜，种豆得豆；播种仇恨，收获仇恨；播种善良，收获善良。承受苦难和折磨，添加勇气和智慧。多学习一些知识，更好地与女儿共同成长。

与女儿交流沟通要注意诚信原则、换位思考原则、非命令式原则。要有良好的生活方式和规律的作息时间，学习沟通的方法和技巧。刘老师说我可以放心去找工作，没有必要担心什么，顺其自然吧。我需要系统地复习一下以往的学习内容，准备写个总结。不必纠结过去，活在当下，未来是美好的。

从今天开始，每天给刘老师发送一条幽默短信，我不懂发短信，女儿懂，我跟女儿学，我让女儿尽快教给我。我要提高幽默度，多看卓别林的喜剧，都找来看，有空就看。注意保持微笑，多笑，开心地笑。笑能治病，幽默有力量，多一些微笑。今天的交谈是愉快的，今天学习分析了女儿的问题。

我基本上学会发短信了，多发出幽默短信，多练习幽默和微笑，与人交往的时候表达出善意。懂你的人不必解释，不懂你的人解释也没用。一切不满意和误会，时间长了都会淡忘，不必太在意。心胸宽阔一点，做人潇洒一点，做事认真一点，心安理得，不做亏心事，心情自然好。

今天下午我要去一家幼儿园面试做后勤，这是一个好工作，幼儿园的孩子能让自己更有爱心。我要争取获得这个工作岗位，争取做好。刘老师表扬我了，说我的作业完成得很好，进步很大。昨天写了总结，刘老师给了我85分。现在紧张3分，敏感3分，抑郁2分，没有痛苦的感觉了。阅读练习录音，3分16秒，70分。多一些积极的自我暗示。今天的交流是很愉快的。

以下是我的第五次至第八次咨询会谈连接作业表。

第五次咨询会谈连接作业表

1. 上次会谈我们讨论了哪些重要的问题？你从中体会到了什么？（1～3句话）

上次会谈谈到我声音明亮阳光。马步冲拳376下，离目标近了。尝试多接触人，脱敏方法：(1) 现状；(2) 原因；(3) 假设；(4) 改写；(5) 行动。学习语言表达艺术，真诚地赞美，学习安排情景。刘老师鼓励我放心找工作。

2. 上次会谈有什么使你烦恼吗？你有什么事情不愿意讲吗？

上次会谈非常愉快，这几天总在想前几次会谈，想起刘老师的声音笑容。我尽力学习。

3. 你这一周怎么样？与其他周相比，你这一周的心境如何？(1～3句话)

这一周心情有起伏不定，21日看望大伯哭一次。20日、22日开心，23日因家事哭一次。25日读对待爱你的人要尊重，一天哭5次。26号平稳，晚上开心。

4. 这周有没有什么重要的事情发生并需要讨论？(1～3句话)

这周女儿将开学，我同女儿交流较少，需改善与她的关系。

5. 你想要将什么问题列入日程？(1～3句话)

这周用上午2个小时找工作。对工作地点、环境、时间、氛围都会参考后再做决定，不操之过急，随缘。用热忱态度。冷静思考对待。

6. 你做了或没做什么家庭作业？你体会到了什么？

做了每天深呼吸三次，早、午、晚冲凉，化妆，照镜子对话，练习马步冲拳，读刘老师给的"够你用一辈子的话"，写日记。我体会刘老师用仁爱、温和、兄弟般的共情有时比药物更重要，人类的温暖可以治病，我经常需要积极的自我暗示。

第六次咨询会谈连接作业表

1. 上次会谈我们讨论了哪些重要的问题？你从中体会到了什么？(1～3句话)

上次会谈讨论到我应该是更年期反应，与女儿改善关系，需要疏导。阅读练习离目标差30分，加油练习。学习沟通技巧，多笑，笑能治病。我从中体会到多笑，生活中一些事，如果能用幽默很放松的心态，当成喜剧看，我不压抑了。

2. 上次会谈有什么使你烦恼吗？你有什么事情不愿意讲吗？

上次会谈没有什么让我烦恼，非常愉快。每次都有收获，我没有什么不愿意讲的。我想讲的是："刘老师，您好棒！是您帮我获得心灵自由，享受美好生活！"

3. 你这一周怎么样？与其他周相比，你这一周的心境如何？(1～3句话)

我这一周非常开心，与其他周相比，心境放松豁达了，乐观了，对身边人非常友善。改善了我想改善的人际关系，从小事上做起。

4. 这周有没有什么重要的事情发生并需要讨论？(1～3句话)

这周需要到一位雇主家去干活帮忙，他家儿子从6个月我带到8岁，有较深的感情，现在上高三，家庭有些情感问题，我将保持中立立场，可能会讲点什么？需指点？尽量让他家庭氛围融洽一点。

5. 你想要将什么问题列入日程？(1～3句话)

到某幼儿园面试后勤工作。地点离家近，有双休日，其他面谈。

6. 你做了或没做什么家庭作业？你体会到了什么？

做了早、晚冲凉，芳香深呼吸，马步冲拳，照镜子对话，写日记。生活中多看、多听、多做，少说。改善人际关系。读"够你用一辈子的话"。学发信息，看一点点卓别林的片子。

第七次咨询会谈连接作业表

1. 上次会谈我们讨论了哪些重要的问题？你从中体会到了什么？（1～3句话）

上次会谈我们谈论了多学习幽默。多学习微笑，心胸宽广。去幼儿园面试后勤工作，争取做好。总结刘老师评85分，加强阅读，读出激情、味道。减少消极，多积极自我暗示。

2. 上次会谈有什么使你烦恼吗？你有什么事情不愿意讲吗？

上次会谈很愉快。

3. 你这一周怎么样？与其他周相比，你这一周的心境如何？（1～3句话）

我这一周去幼儿园工作两天，工作时不能静下心来，思维混乱，与其他周相比，这一周心境有些反复无常。

4. 这周有没有什么重要的事情发生并需要讨论？（1～3句话）

这周去幼儿园工作两天，工作环境很好，我不能很快适应，头脑发蒙。不能胜任生活老师工作。去原来做工的家庭做工，以前在他家做工有七八年，比较了解，但路程远。

5. 你想要将什么问题列入日程？（1～3句话）

听老师安排。

6. 你做了或没做什么家庭作业？你体会到了什么？

冲凉两次，马步冲拳每天做一次或两次，读"够你用一辈子的话"，没有发幽默短信，没有看幽默片。我体会到没有利用好时间做家庭作业，这几天心里不稳定，有两天比较难受，其他时间比较好。

第八次咨询会谈连接作业表

1. 上次会谈我们讨论了哪些重要的问题？你从中体会到了什么？（1～3句话）

上次会谈讨论：想一些不好的事情，严重程度8分，数据表明症状反弹。经过30分钟疏导，心情平和。复习1～10次内容，建议看医生配合。

2. 上次会谈有什么使你烦恼吗？你有什么事情不愿意讲吗？

上次会谈没有什么使我烦恼，当时思维混乱，不知讲什么。

3. 你这一周怎么样？与其他周相比，你这一周的心境如何？（1～3句话）

最近10天一天比一天好一些。这一周心境平静一些。前几周比这一周快乐一些。家庭的好氛围是我的收获，最近称体重比原来减轻了5公斤(喜悦)。

4. 这周有没有什么重要的事情发生并需要讨论？（1～3句话）

这周因头晕、身体不适，住院几天，现在状况好了出院。医嘱：乐观些！乐观！

5. 你想要将什么问题列入日程？（1～3句话）

我希望把心情放开，放下思想包袱，内心强大，好好工作。最近我与女儿的亲子关系没有多大改善，我丈夫与女儿相处融洽。

6. 你做了或没做什么家庭作业？你体会到了什么？

我做了每天冲凉两次，深呼吸，写日记，马步冲拳，4次照镜子对话，复习前面内容，阅读"够你用一辈子的话"。我体会到了我没认真完成作业，操之过急，适得其反。做事应制定目标，自己存在巨大能量还没激活，现在体能比以前好了，每周我去看一次大海。时机成熟时自主创业，机遇来了就毫不犹豫地抓住。

刘义林博士点评：

找到问题的成因，是解决问题的有效途径。当问题的成因复杂或隐藏很深的时候，不要急于求成，不要急于揭伤疤，避免给来访者造成二次伤害和增加恐惧、抑郁、焦虑症状。比如，来访者在阅读途中，突然情绪失控哭泣不止，此时适当地让来访者宣泄一段时间，把情绪不受控制地发泄出来，是比较妥当的陪伴方式。事后询问哭泣原因，当来访者说自己也不知道原因的时候，也不去刨根问底，顺其自然，耐心地等待和支持陪伴。

通过选择适当的方法和技术，让问题自然而然地浮出水面来，或者用 36 计，或者用引蛇出洞，让来访者自己找到一个良好的办法，来给自己一点成就感或者喜悦。勤冲凉、勤换衣服，化妆打扮、使用芳香精油，写心情日记、做马步冲拳、深呼吸练习、阅读练习、幽默练习、脱敏练习，解决灾难化思维的三分法和五步脱困法练习，这些方法和技术的搭配使用，就好比一套组合拳，看似无形却有形，帮助来访者在潜移默化的过程中得到了预期的好转。

来访者虽然只有初中文化，但是来访者对心理咨询师的尊重和信任是一种力量，强烈的改善愿望，拮据的家庭环境因素，丈夫和女儿的鼓励支持陪伴，使得来访者有比较好的配合度来完成心理咨询师布置的各项作业。马步冲拳由最初只能做 40 下，到后来能做 520 下，体能和毅力都得到了明显的提升。心理咨询如果仅仅停留在心理咨询室里，仅仅靠咨询会谈的有限时间，是无法从根本上解决来访者的诸多问题的，适当布置作业非常重要。

来访者学会使用 1～10 的数字来对问题的程度进行评估，同时把改善的程度和目标设置进行分析对比，鼓励来访者把自己的认知→反省→调适结合起来，对心理辅导的方法技术及进展效果给予一目了然的评估和确认。当来访者充分地认识到自己的问题所在，对问题的成因和症结有所反省以后，痛定思痛、逆流而上、一鼓作气、义无反顾地去应对问题，就会积极主动地说出心理咨询师想要说出的话，拿出心理咨询师期待的心情和态度来解决问题了。

第三部分：发现优势亮点，养成积极情绪，确定有无进步，归纳评估总结

我去幼儿园工作了两天，工作时不能静下来，思维混乱，心境有些反复无常，不停地否定自己。给自己锻炼的机会，我现在做不到……（现状），是因为还没有……（原因），如果我……（假设），那么我就能够……（推理），我必须……（行动）。遇到任何困境，都可以套用这五步。练习绕口令：你说你行你就行，你不行也行；你说你不行你就不行，你行也不行。坚定自己的信念，相信：我行！我能行！我一定能行！

学习解决灾难化思维的三分法，任何问题不管是肯定还是否定，有一个最坏的结果，相反也有一个最好的结果。然后找出中间点，就是不好不坏的结果。以中间点为起点，往最好的方向努力，那么结果就是再坏也坏不到哪里去。我的人生我做主；天下事有难易乎？为之则易，不为之则难；人生不如意之事，十有八九；乐趣带来希望；失败是成功的妈妈。不要怕失败，没有必要把失败看得那么严重，接受挫折，让自己成长，强大。

这几天我有一些心神不宁，总是不停地担心，总是想一些不好的事情，严重程度 7～8 分。现在我担心丈夫也抑郁了，丈夫自觉抑郁度 1～2 分。我的主要表现是灾难化思维、敏感、脆弱、情绪化、易哭。贝克抑郁量表(BDI)17 分重度，简明精神问题量表(BPRS)73＞35 分，数据表明，症状有一些反弹，原因是工作两天后产生了焦虑。同时功课也没有好好做了，

作业练习也停下来了。

今天也没交咨询会谈连接作业表，配合度降低。刚进刘老师家里时，表现和初次来访时接近。经过30分钟的疏导交谈，现在的心情是平和的。初次来访的头一天去看过原来的医生，开了药，有抑郁，但没吃。复习第一次咨询至第十次咨询的内容，看看是否能够消化吸收。刘老师建议我去看看医生复诊一下，说明近况。如果需要吃药，那就配合。等调整好了，有信心了再去找工作。昨天学了一会儿开电动车，掌握不了平衡。可以先学自行车。

我连续住院11天，除了头晕没有其他病，给的药是治神经衰弱的，前天出院后这两天状态比较好，这次住院时间长主要是因为医疗保险的报销问题。贝克抑郁量表(BDI)3分无抑郁，简明精神问题量表(BPRS)30<35分。现在反省上次反弹的原因是没有坚持认真做作业，去幼儿园工作两天感到困惑和不知如何处理产生焦虑。我一直想自主创业，开个小店，这个想法可以尽快去准备行动。好好商议计划一下，变被动为主动，变消极为积极，回到三年前那样的乐观状态。多听欢快的音乐，写心情日志，多记好的、有意义的、积极的、感动的事情。要多做积极的自我暗示。路是自己走出来的，常常用这句话提醒自己。

我的学习总结

近三个月时间，拜访刘老师12次，接受心理辅导。我先学会了用1～10表示问题严重程度，7月16日我的紧张8分，敏感10分，抑郁是中度。当时我内心痛苦，大脑一片空白，不能顺畅交流。刘老师辅导我学习：第一，尝试芳香疗法和深呼吸疗法；第二，每天冲澡3次，穿浅色衣服；第三，悄悄鼓励自己“我快乐，我阳光”；第四，学习“潜意识”；第五，运动疗法，练站桩、马步冲拳；第六，阅读“够你用一辈子的话”；第七，人际关系处理，尝试接触人，脱敏，学会接纳，学会谅解，学会包容，让自己大度、宽容、豁达，学习语言表达艺术，真诚赞美，多看多听多做，少说；第八，照镜子对话，学化妆；第九，善待自己，悦纳自己；第十，笑能治病，幽默的力量，学发短信。

最为重要的是刘老师每次的鼓励，善意的提醒，巧妙的批评，有效的方法。西方谚语：“批评是防止跌倒的拐杖。”真诚的态度，家里爱人的支持和孩子的认同，周围人的帮助，同时我也尽量按刘老师所教的去做。现在感觉开心、快乐！珍惜身边人和物，享受阳光、空气、水，这都是大自然给予人类的礼物。惜缘，感恩！相信善意，未来会是美好的！

李敏芳(化名)
2014年**月**日

分值最高的8个问题回顾：(1) 抑郁当初是6～9分，现在是2分；(2) 精力不集中，当初是3分，现在是1分；(3) 内心活动复杂，当初是7分，现在是3分；(4) 紧张，当初是8分，现在是2分；(5) 多虑，当初是4分，现在是3分；(6) 多疑，当初是2分，现在是1分；(7) 缺乏安全感，当初是5分，现在是1分；(8) 恐惧，当初是5分，现在是2分；整体上有明显的好转。敏感当初是10分，现在是2分。7分、8分、10分都变成了3分、2分、2分。3分和3分以下都是轻度，可以忽略。不必担心。行动，再行动。活在当下，说干什么就去干什么。对得起自己就行了，不要太在乎别人说什么。我的人生我做主，生活是美好的，是等自己去开创的，坚持就是胜利。

我租了一些幽默的书来看，心情好了很多，积极情绪比以前多了。今天想讨论自主创业和改善女儿关系的问题，丈夫说可以找个轻松点的工作先干着。女儿今年上五年级12岁，她跟爸爸很多话，跟我很少话；以前很开朗，去年变得内向。我讲什么她都不听，和我对着来。刘老师建议我们开一次家庭会，评估一下家庭存在的问题，需要如何改善。三个人都做记录，都发表意见，建议可长不可短，90分钟左右。民主地、平等地、友好地交流沟通。做什么不是问题，怎么去做，什么时候开始做，才是行动力的问题。

阅读练习用时3分20秒，80分，声音洪亮多了。发音还需纠正，多关注听众眼神沟通。遇到困难、挫折不要怕，跌倒了就爬起来。有空时看几本名人传记。前天有个人看见我就说我变化可大了！比原来漂亮了，气色、气质都好多了。

我要保持现状，稳步前进，坚持就是胜利。我和邻居的关系也有改善，相处没有那么紧张了。我的笑容多了，善于发现身边人的优点了。我要多发现自己的优点，学习一下人的需求层次，了解自己更高一级的需求，让欲望战胜胆小。活到老学到老，不排斥学习，知识可以改变命运，多与女儿一起学习新知识。我的生活是有意义的。

咨询结束后的回访：

我与丈夫同来感谢刘老师，我工作一个半月，昨天领了工资，心里非常喜悦和感激，精神面貌好，笑容、声音自信多了。我专程前来向刘老师表达谢意。我对现在的工作很满意，我的状态良好，心情愉快。我丈夫也发现我变化很大，变好了。我在思想上比以前有进步，比以前放得开一些了，我变漂亮了，形象素质提高了，家庭氛围也好了很多。现在的工资加上红包比以前的工资多多了，我太满意了。所以我们一家三口春节前专门来看望和感谢刘老师，我丈夫和女儿对我的改变感到很满意，邻居对我的印象也比以前好。女儿感觉我的变化有两点：(1) 不像以前那样啰唆唠叨了；(2) 不再什么事儿都管她了。大家都认为我比以前打扮漂亮多了，脸色气色好多了，眼泪少了，笑容多了。我第一次来刘老师这里的时候，像个黄脸婆，哭得很伤心，没有工作，在家待业大约半年。到刘老师这里来做了心理辅导之后，我出去找到了满意的工作，工资也比以前高了，和家人的沟通交流也愉快多了。

刘老师："最近可好？"我最近挺好！我每天都有进步一点，从改善家庭关系开始，每天都会想念老师，老师您对我的帮助是快乐一个人，幸福一大家！您给我的最贵的礼物——真诚的友情，在我生活的银河中，犹如一颗明亮的星星。感谢您一直给予鼓励，让我变得自信勇敢。我爱你，也努力改变爱身边人！让亲人看到我的心态变得积极，认真对待生活每一天。我观察女儿，发现女儿漂亮，写字好，作业认真，自我管理较好，自己洗衣服，成绩前五名，每学期得奖，护旗手，参加唱歌、演讲、作文比赛。女儿优秀，我用欣赏的眼光看待，以后鼓励她，女儿很优秀！

老师您教导我的话我会记在心里，我现在能体会到母亲决定一个家庭这句话是多么深入人心，心理学真是太神奇了！我的灵魂是您净化的，我的天空是您支撑的，刘老师我也一定要给您一片蓝天。祝您幸福健康！望您在工作同时一定要珍惜自己的身体，您身体健康是国家的财富，能帮助到需要帮助的人！我观察我对自己积极的自我暗示，发现老公优秀，他待人真诚，宽容大度，性格沉稳，工作吃苦耐劳，全身心爱护家人。他4岁失去父亲，13岁失去母亲，12年前失去姐姐，他非常珍惜亲人亲情。我很幸运，我拥有爱。当我父亲、母亲、姐姐、弟弟他们听到我的笑声，老师我在心里无数次谢谢您！您关注的目光，给予了我无尽的信心和勇气！您是我永远的老师！我要努力工作，保持好心情。老师您也天天好心情哦！刘老师您是最优秀的咨询师！

今天回来的路上我老公可开心了！说刘老师帮助了我们一家人，他今天说话很暖心！今天女儿回来，主动帮忙提菜，与卖水果阿姨打招呼道谢，叫两次妈妈，让我很满意，谢谢你对我们一家人的帮助，好佩服老师语言的力量。我这两天学会骑自行车，还去爬山，心情像小鸟一样欢快！原来快乐就这么简单！对您说声感恩！我女儿说："刘老师好聪明，人又好，爸爸也应该去刘老师那里上课，心态才会阳光。"春节时大伯家出现变故，我能从悲伤中走出来，都因为您的心理辅导我没有再抑郁复发。我同意刘老师把我的成功案例用于教学，帮助更多的人。

贝克抑郁量表(BDI)测试结果比较

次数	第一次	第二次	第三次	第四次	第五次	第六次	第七次	第八次	第九次	第十次
日期	7月15日	7月22日	7月29日	8月6日	8月13日	8月20日	8月27日	9月4日	9月11日	9月18日
分数/分	17	11	2	1	8	7	5	3	3	2

以下是我的第九次至第十二次咨询会谈连接作业表。

第九次咨询会谈连接作业表

1. 上次会谈我们讨论了哪些重要的问题？你从中体会到了什么？(1～3句话)

上次会谈我们讨论反省上次反弹原因，自主创业，商议，变消极为积极。多积极自我暗示，多听欢快的音乐。当初的9个问题，现在都在3分以下，可以忽略。我体会到积极乐观面对事和人，控制好情绪，状态会比较好！

2. 上次会谈有什么使你烦恼吗？你有什么事情不愿意讲吗？

上次会谈没有什么让我烦恼，心情愉快！

3. 你这一周怎么样？与其他周相比，你这一周的心境如何？(1～3句话)

我这段时间比较平静，比较开心。与其他周相比，这一周我努力改变自己，清除心中障碍。

4. 这周有没有什么重要的事情发生并需要讨论？(1～3句话)

听老师安排。

5. 你想要将什么问题列入日程？(1～3句话)

我想要积极面对找工作。把自主创业问题列入日程，现在和女儿改善关系。

6. 你做了或没做什么家庭作业？你体会到了什么？

我做了马步冲拳，写日记。读"够你用一辈子的话"，借了5本关于幽默的书，每天看一点。我自己不会发信息。我体会到，我在努力，在刘老师和家人的帮助下我在进步！快乐会传递给身边的每个人好心情！

第十次咨询会谈连接作业表

1. 上次会谈我们讨论了哪些重要的问题？你从中体会到了什么？(1～3句话)

心神不宁，总是担心，想一些不好的事情。

2. 上次会谈有什么使你烦恼吗？你有什么事情不愿意讲吗？

没有。

3. 你这一周怎么样？与其他周相比，你这一周的心境如何？（1～3 句话）

症状有反弹。

4. 这周有没有什么重要的事情发生并需要讨论？（1～3 句话）

听老师安排。

5. 你想要将什么问题列入日程？（1～3 句话）

提高配合度，认真完成作业。

6. 你做了或没做什么家庭作业？你体会到了什么？

经过半个小时的心理辅导，我的情绪开始稳定下来，还需要继续调整。

第十一次咨询会谈连接作业表

1. 上次会谈我们讨论了哪些重要的问题？你从中体会到了什么？（1～3 句话）

由于医保报销的因素连续住院 11 天，出院以后状况比较好。

2. 上次会谈有什么使你烦恼吗？你有什么事情不愿意讲吗？

没有。上次反弹的原因，是我没有好好做作业。

3. 你这一周怎么样？与其他周相比，你这一周的心境如何？（1～3 句话）

只要不断培养积极情绪，心情就会一天一天好起来。

4. 这周有没有什么重要的事情发生并需要讨论？（1～3 句话）

听老师安排。

5. 你想要将什么问题列入日程？（1～3 句话）

心动不如行动，我的 8 个问题的评估对比，不在乎别人说什么。

6. 你做了或没做什么家庭作业？你体会到了什么？

整体上有明显的好转，不必担心了，坚持就是胜利。

第十二次咨询会谈连接作业表

1. 上次会谈我们讨论了哪些重要的问题？你从中体会到了什么？（1～3 句话）

积极情绪比以前多了许多，我需要改善和女儿的关系，我比以前自信多了。

2. 上次会谈有什么使你烦恼吗？你有什么事情不愿意讲吗？

没有。

3. 你这一周怎么样？与其他周相比，你这一周的心境如何？（1～3 句话）

和女儿沟通，和女儿一起学习，心情比以前有明显的改善。

4. 这周有没有什么重要的事情发生并需要讨论？（1～3 句话）

如何开好家庭会议？我和家人相处，如何扬长避短、减少矛盾和冲突？

5. 你想要将什么问题列入日程？（1～3 句话）

如何去找工作？如何在面试的过程中避免紧张和自卑？如何保持现在的良好状态？

6. 你做了或没做什么家庭作业？你体会到了什么？

做了。我丈夫和我女儿都感觉到我的变化很大，我体会到积极的心态很重要，我要认真地对待每一天，开开心心地活着，我的生活是有意义的。

刘义林博士点评：

来访者善良，重视亲情，有爱心，有强烈的家庭责任感，学习领悟能力比较强，诚信和毅力比较好，能够认真刻苦地去逐步完成作业，达成训练目标，这是难能可贵的。为了配合完成心理咨询师布置的作业，来访者以超乎常人的毅力坚持运动出汗和马步冲拳锻炼，达到了令人满意的效果。来访者克服困难，努力更新观念，在气质和形象方面也有了突破，比如，化妆戴首饰、淘汰深色保守的服装、练习微笑和幽默，让邻居和家人刮目相看。

通过练习绕口令"你说你行你就行，你不行也行；你说你不行你就不行，你行也不行"。来强化自己的积极情绪，鼓励和暗示自己：我行！我能行！我一定能行！来访者对心理咨询师说："从改善家庭关系开始，我每天都有进步一点。老师感谢您一直给予我的鼓励，让我变得自信勇敢。亲人们看到了我的积极心态，看到了我认真对待生活的每一天。我用欣赏的眼光看待女儿的优秀，常常鼓励她，有效地改善了以前不太好的母女关系。"

来访者体会到："我丈夫和女儿对我的改变感到很满意，邻居对我的印象也比以前好。女儿感觉我的变化有两点：不像以前那样啰唆唠叨了；不再什么事儿都管她了。大家都认为我比以前打扮得漂亮多了，脸色气色好多了，眼泪少了，笑容多了。我第一次来刘老师这里的时候，像个黄脸婆，哭得很伤心，在家待业大约半年。到刘老师这里来做了心理辅导之后，我出去找到了满意的工作，工资也比以前高了，和家人的沟通交流也愉快多了。"

来访者的归纳总结，是对心理咨询有效无效的最好反馈。近3个月时间接受心理辅导12次，学习了芳香疗法和深呼吸疗法，勤冲凉勤换衣服，调整心情，用"我快乐，我阳光"进行自我暗示，练习马步冲拳，阅读"够你用一辈子的话"，尝试接触人脱敏，学会接纳，学会谅解，学会包容，让自己大度、宽容、豁达，学习语言表达艺术，真诚赞美他人，多看、多听、多做、少说，照镜子对话，学化妆，善待自己，悦纳自己，练习微笑，学发短信。这些收获对于来访者来说，远远超出了心理辅导的预期效果和范围。

第九章　抑郁不是问题　心态决定命运

第一部分：建立咨询关系，陈述澄清问题，测量评估分析，确定咨询目标

我叫刘晓雅（化名），女，今年19岁，独生女，大学生，目前在某大学读大二。我父亲是公务员，母亲是教师。我不喜欢自己正在学习的专业，我认为我应该做更有意义、更适合自己的事。我从去年9月开始学习法律以来，越学越郁闷，越学越厌学，但是我不喜欢我这种厌学的状态。

我曾经吃了一些抗抑郁的药，除了嗜睡没有别的作用，就停用了。我担心考试挂科、担心男朋友出国之前和我必分无疑、担心未来不能从事喜欢的职业、担心如果从事喜欢的职业却赚不了钱、担心妈妈有患上老年痴呆的风险，因为她有神经衰弱的症状。

我有一些焦虑、疲劳、肠功能紊乱，不能放松、自卑感、不能交朋友、不能坚持一项工作、孤独、难以愉快、注意力难以集中、休闲娱乐之后感到深深的罪恶和不安、早起化妆时间久以至于上课迟到或者干脆旷课并且讨厌旷课的时光因为觉得不应该旷课、不能胜任、内疚、好斗、沮丧、孤单、厌烦、不安宁、不自信、矛盾、充满悔意、惶惑、杞人忧天。

我的业余时间大多陪男朋友自习，我一般都是被动交友，难以保持交往。我自认为没有学习法律的兴趣和天赋。我的抱负或目标：过去，当建筑设计师；现在，考试不要挂科；未来，为想减肥的胖子开一家连锁餐厅。

父母和亲戚认为我应该学法律，我当时不了解法律，也比较希望进入某大学学习，于是同意了。我在一次短暂的恋爱中受到伤害，从此不再相信爱情。从去年12月开始，希望通过心理咨询减轻抑郁症状。

我最近经常哭，很容易伤感，比如想到两年之后男朋友会出国，很可能会因此分手，感到绝望；或者想到还要读几年法律，毕业之后又没有打算从事法律方面的工作，对未来感到担忧；本来想转专业，但是没有转成，以后也没有再转专业的机会，感到无奈。

我男朋友也容易哭，他因为出国等诸多事宜，精神压力大，向我倾诉，同时我自己的学业压力也很大，我们两个人的压力叠加，互相影响。我对男友的感情是日久生情型，处于比较被动的地位。最初我不同意和他在一起，因为我知道他的出国意愿，不想谈没有结果的恋爱。由于他的死缠烂打，我最终同意了和他交往，但是约定出国前分手（我提出的，因为怕到时候被抛弃没面子，或者维持不了异地恋而受到煎熬）。

我受到父母的教育，意识上是反对婚前性行为的，但是去年10月，在疏于防备的情况下被迫和男友发生了关系（我也有主动勾引的嫌疑，说明潜意识里认同“食色性也”）。一直到现在都瞒着父母和同学，每个周末都会和男友出去开房一天。我感觉到隐约的罪恶感，一是因为学习任务重，浪费了宝贵的学习时间；二是因为瞒着父母，内心认为推翻了我在他们心里的纯洁形象；三是因为金钱开销陡增，乱花了父母的血汗钱。

我最近养成了晚上熬夜、早上化妆、上课迟到、有时翘课的习惯，感觉自己非常厌学，但是因为曾经是所谓的品学兼优的好学生，所以又十分讨厌这种学习状态。可能一是因为处在一个竞争压力很大的宿舍，潜意识里怕自己即使全力学也考不过别人，怕直接面对自己不如别人的现实，所以索性就不愿下功夫；二是因为对学习的内容本身就不感兴趣，以后不打算从事与专业相关的工作；三是总摆脱不了旧的认识“大学应该是比较轻松的，不应该逼得太紧”。

我是一个眼高手低、自卑和自尊交织、对自己不能奈何的未来感到担忧的人，我的一生充满不确定性。我感到骄傲的事情之一是考上了某大学，我不希望自己成为一个错误百出的律师，因为我认为自己学得不好，不喜欢进入司法系统工作。我向往文艺生活，我希望开个自己的画室，里面放了我自己亲手做的装饰，有同学在画室里画画听音乐，或者看书喝咖啡，周末我不用和男朋友花钱开房，而是可以暂时关闭画室，把它当作暂时的休息的小家。

刘老师让我给自己做一个I、My、Me的描述，我是这样认为的：

I，别人眼中的我：我在不同的人面前会展现不一样的性格，在父母眼中，我是一个比较持重、隐忍、克己、理性的人，在初高中同学眼中，我是一个比较安静、正儿八经、不喜欢聊八卦、十分学霸的人，在大学同学眼中，我是一个比较有思想、比较容易相处、总能提出新奇想法、崇尚自由、有艺术气质的人。

My，真实的我：我实际上非常希望得到大家的关注，即俗称的虚荣，我的行为很大程度上取决于周围人的评价。我对我所学的专业本身没有内在的热情，只是如果有老师的期待和同学的竞争压力的时候，我才会努力去学，但是目前，这两者都非常微弱，老师都是上完课就拍屁股走人，他们认为会学习的学生自会有办法懂得那些知识，同学的竞争压力对于我来说很弱，并不是因为他们不强，而是因为我不想像以前那样成为好斗的公鸡，我认为好胜心太强的女性不受男性的欢迎。综上所述，我目前学习很没有动力，纯粹是为了考试过关而学。

Me，我想要成为的我：成为一个像宫崎骏或者高桥留美子那样的漫画家，能够画出非常经典、受到大家欢迎的漫画。成为一个像肯爷爷或者麦叔叔那样全球连锁餐厅的创始人，但是餐厅不做垃圾食品，做减肥食品，为胖子找到出路。成为一间半咖啡屋、半画室的主人。

我和妈妈一同来见刘老师，见面后我介绍了自己的三大优点：有艺术灵感、有自己的见解、知错能改；三大缺点：拖延、缺乏毅力、自卑；三大愿望：设计师、漫画家、开一家人体艺术摄像馆。我们协商了一周的日程安排，刘老师建议我们上一天课休息一天，去旅游景点玩一玩，上课时间集中为每天上午3个小时、下午3个小时，共计3天18个小时。

下面是在来见刘老师之前，我和刘老师在QQ上有过如下内容的交谈：

我：刘老师你好，我是刘晓雅(化名)，我的基本情况都写在我提交给您的生活史调查表里面了，您看过了是吗？您可以帮我分析一下我做过的两个心理测试吗？

刘老师：你好，晓雅。我认真看过了你提交的生活史调查表，你做得很认真。接下来就按照你的希望，我们一起来分析一下你的心理测试结果吧，好吗？

我：好的。

刘老师：第一个测试16PF，是卡特尔16种人格因素问卷。第二个测试MMPI-399，是明尼苏达多项人格因素问卷简版。通过这两个人格测试，基本上可以描绘出你的人格特征。

首先需要说明一下，人格没有好坏对错之分，各有各的特点而已。如果知道了你自己的特点，就可以扬长避短了。对于16PF，我们不一定每一项都去关注和讨论，我们只需要关注3分或以下，7分或以上的项目。对于MMPI，我们把60分以上的项目叫作问题项目。接近70分的为中度，需要关注。我们先分析16PF吧，第一项乐群，高分，10分，这是你的优点，就是说你这个人很乐群。

我：嗯，基本上吧，跟人待在一起不会感到难受。

刘老师：很容易和你交上朋友，平易近人、没有架子，也说明你是一个受欢迎的人。

我：不过我在大学的班里不怎么吃得开。

刘老师：第二项稳定性，低分，2分，这说明你需要关注性格上的天气预报。

我：我确实觉得自己有很多变化。

刘老师：你的情绪容易激动、缺少稳定性，这是个缺点，需要改善，你才会变得更加优秀。一个事业有成的人、一个有志向有理想的人，需要有较高的稳定性，你觉得是吗？

我：大概是吧，不过这是对于一般职业来说的。

刘老师：第三项敏感性，高分，10分，这说明你是一个很敏感的人，很在乎别人对你的感受和评价，你对周边的事物比较敏感。你觉得是吗？

我：我每天出门之前要花很长时间决定穿什么衣服，这个细节就暴露了我的敏感，因此对自己的评价很大程度取决于周围人的反应。

刘老师：接下来忧虑是高分，10分，你很担心一些问题，导致你的生活质量不高，不够开心愉快，总是被一些问题所困扰。

我：估计是从我妈妈那里遗传过来的吧。

刘老师：嗯，性格是会有遗传基因的呢。最后一个独立性，低分，3分，你的独立性相对比较低，你觉得是吗？

我：嗯，依赖性比较高。

刘老师：其实我的感觉是你在生活上还是有比较高的独立自主能力的，依赖性可能体现在情感方面。是吗？

我：在重大决策上面，基本上都是我爸妈包办了，我基本上说不上什么话。

刘老师：就是说你是一个很听话的乖乖女儿，是吧？

我：至少在大方向上是遵循了长辈的意见。

刘老师：有一句流行语，我的人生我做主，你对这句话怎么看呢？

我：我觉得这个比较理想化了。我倒是比较相信人在江湖身不由己。

刘老师：嗯，我理解你的感受。我们接下来分析一下MMPI吧。

我：那个我没怎么看懂。

刘老师：嗯，这个有些专业，一般人都看不太懂的。无法回答，表示逃避或抵触，最好一个都不选，还有测谎题需要注意，我要向你表示歉意，没有事先充分说明。

我：哦，没事。影响不大吧？

刘老师：然后是谎言偏高，这里面大约有16个题是测谎题，可能是相同的问题重复出现，如果前后选择答案不一致的话会被判断为谎言。谎言超过30分，会导致结果不被采信，你的得分是43分。

我：是吗？那这个测试的结果就不准确了吗？

刘老师：伪装46分，也就是说专家们认为你在刻意掩饰伪装自己。防御得分50分，偏高。效度量表超过30分的部分都有可能成为问题分，让问题有可能更高分。

我：那我的各种得分都偏高了呢。

刘老师：嗯，这个测试只能作为参考，你可以重测一次比较一下。注意提高效度，避免谎言、伪装、防御。临床量表抑郁69分，偏执68分，焦虑强迫69分，需要关注。性度68分不参与总体评分，只是表明你有一些男孩子的气质或缺少女孩子的温柔纤细气质，这也是没有对错的。接下来，关于你填写的生活史调查表，我们就一些问题和项目确认和澄清一下，好吗？

我：好的。

刘老师：你说你去年9月开始学习法律，越学越郁闷，厌学，但是不喜欢厌学的状态，程度是中度，是吗？

我：嗯。

刘老师：你最担心的五件事情，是考试挂科、男朋友出国之前必分无疑、未来不能从事喜欢的职业、如果从事喜欢的职业却赚不了钱、妈妈有患上老年痴呆的风险因为她有神经衰弱的症状，是吗？

我：嗯。

刘老师：请你简单描述你选择的如下词语：焦虑、疲劳、不能放松、自卑感、不能交朋友、不能坚持一项工作、孤独、难以愉快、注意力难以集中、内疚，一个词一个词地描述，简短一些。

我：我的问题主要是学习法律以来开始加重的，没学法律的时候都还好。焦虑主要是考试临近的状态；疲劳主要是为了复习，睡觉不足，且对所学的东西提不起兴趣；不能放松主要是因为考试一科接一科，没有时间放松。

刘老师：这样吧，我们学会使用1～10的数字来表述问题，1～3为轻度可以忽略；4～6为中度需要关注；7～10为重度需要重视。每一个问题在你描述之后，给它一个比较客观准确的数字来说明这个问题的严重程度。好吗？

我：焦虑，7分；疲劳，5分；不能放松，4分；自卑感主要是觉得自己与同学相比，没有突出的特色，成了芸芸众生，7分；不能交朋友，主要是与大学同学没有共同语言，或者他们架子比较高，或者自己担心被看不起，3分；不能坚持一项工作，主要是难以把每节课都去听课的事情继续下去，5分；孤独，还是因为觉得在大学里交往圈子虽然扩大了，人的关系却变得稀薄了，4分。

刘老师：嗯，很好。你学心理学还是很有天赋的呢。你妈妈跟我通过电话交流过，说了你很多优点呢。我感觉到和你交流是一件比较容易和愉悦的事情，你很坦诚，很真诚，很善良。

我：谢谢！

刘老师：你觉得你眼下最需要解决的问题，只让你说三个的话，你愿意首先解决哪三个问题呢？它们分别是几分呢？

我：焦虑7分；不能坚持一项工作5分；自卑感7分。

刘老师：我会尽力帮助你的，你的改善过程其实是一个学习的过程，一个三部曲：认知→反省→调适。我们会学一些心理学的有效方法，来缓解或消除这些问题。你愿意配合吗？

我：嗯，好的，我会尽力配合的。

刘老师：那么我们来约定一下，每周一次交流学习，每次一个小时，12 次为一个阶段，就像今天这样交谈，需要坚持 3 个月到半年，看你的悟性和努力程度。好吗？

我：嗯，好的。

刘老师：我不能保证能完全彻底解决你的这些问题，但是我肯定只要你坚持，你一定会变得比现在更加优秀许多。

我：我会尽量努力的。

刘老师：我的时间都是预约的，我们可以固定一个你比较方便的时间，如果有特殊情况，我们可以电话或短信联系调整时间。

我：我上课周只剩下两周了，然后就是考试周，考试周的时间表还没有出来。

刘老师：我愿意尽力去帮助你，我也会在遇到困惑的时候请教我的博导，不过我对你的隐私会注意保密的。关键是我不希望我们的合作半途而废，你明白吗？

我：嗯，明白。下周还是这个时间吧，我早上只有这个时间是空着的，其余都被课程填满了。希望我不会半途而废。

刘老师：那就好，我会给你发送一个咨询会谈连接作业表，每次交流后填写几句简单的话反馈给我。

我：嗯，好的。

刘老师：接下来，我希望你归纳一下你的三大优点和三大缺点，你的 I、My、Me：你的公众形象，别人眼里的你；你的真实内心的自我；你想塑造成为的你。

我：嗯。优点：艺术鉴赏力强、比较平易近人、知错能改。这个写成邮件发过去吗？

刘老师：有填写咨询会谈连接作业表给我吗？有的话就发送给我吧。

我：填写了呀。哎，我貌似已经发到你的邮箱了呀。可能发错了吧，我再发一下。

刘老师：这是你发给我的作业，对吗？我的三大优点：①艺术鉴赏力强（包括文学、音乐和视觉艺术，通过和某大学艺术学院的学生沟通发现，我能够在没有接受专业训练的情况下，用自己的话表达出艺术专业思想。我能对一部影视作品的各个方面做出比较中肯的评价或者批评，并能提出自己的见解）。②平易近人（能够自如地与陌生人、年龄跨度较大的人交谈，但是如果对方看起来很高傲或者很冷漠，我也不会主动搭讪）。③知错能改（对于师长、同学甚至比我小的孩子提出的任何建议，如果我认为我确实存在可以改进的地方，都会不遗余力地修正自己的行为，有时甚至接受一些与先前认知完全不同的全新的观念）。

我的三大缺点：①拖延症，一件事情总是开始慢慢悠悠地干，拖了百分之八十的时间干了百分之二十的事，结果到了期限前几天才把剩下百分之八十的事赶完。②自卑感，这是长久存在的问题，估计是小时候读书比别人早一年，在班上成绩跟不上，缺少同学和老师的关注和赞美造成的。而在初中高中，成绩变好以后，喜欢中规中矩地读书，从来没有成为过话题人物，甚至连个花名都没有，于是没有存在感，进而引起自卑。③不能沉着冷静地面对压力，高考之前情绪几近崩溃，幸亏有妈妈每天陪伴我，倾听我的感受。现在自己在外上大学，有压力一般和同学或者男友倾诉，但是因为周围的人也是压力山大，考虑到他们的感受，我只能说一半留一半。压力大的时候就有暴食症的倾向，但是因为一直在努力保持身材，吃了之后又很懊悔，连续饿一两个星期，只吃蔬菜水果，主食、油盐、肉类都是不吃的，体内的5-羟色胺就降低，情绪容易失控。

我：是的呀。

刘老师：我们继续吧。你还有什么问题需要列入我们的谈话内容吗？

我：我最近情绪还挺好的，不过做事还是很拖拉，拖延症到了病入膏肓的感觉。

刘老师：嗯，我为你的好情绪感到高兴。我们每周一次交流，原则上以你希望的谈话内容为主题，所以最好有事先的准备，这样效率会高一些。

我：嗯，好的。

刘老师：我会在你希望的主题基础上，配合一些适合你的技巧和话题来引导帮助你。在整个过程中，你是主体，我是为你服务的，我是你的知心朋友，你的秘书，你的助手。我对你没有说教，没有命令，没有一定需要你做的事情。我做的只是在设法寻求你的利益最大化，除了违法或伤害他人的事情，什么我都可以尽力帮助你。

我：好的。最近开始期末复习，不过我每次说要复习，结果都是把其他的事情先做了，导致一次次复习计划都没有完成。

刘老师：还有，我们的谈话是有目的的，是需要保密的。最终的目的是使你变得更加优秀。尊重和信任，是我们之间关系的前提，我尊重你的一切感受，我无条件地接纳你。

我：嗯。我会保密的。

刘老师：接下来，你说说今天你想要探讨的问题，然后我再向你提问，好吗？

我：嗯，好。我觉得我从小到大一直以来都有一个问题改不掉，现在越发明显。就是不懂管理自己的时间，事情分不清轻重缓急，或者用俗话说就是拖拉。要开始一件事情特别难，总是拖到火烧眉毛了才做。

刘老师：我可以为你设计一个一周生活时间记录表，也许会对你有用的，你需要吗？

我：嗯，好的。我自己曾经尝试过写作息表，结果都是很难坚持。

刘老师：回头我就发送给你。其实，只要一个人能够合理地安排使用自己每天的24小时，这个人就一定可以成为一个成功人士的。我会教你一个技巧，叫作三分法，回头发送给你看看，同时给你一个五步脱困法，很容易帮助你改掉以上毛病的。

我：嗯，好的。不过我实际上有些矛盾，我还想说说自卑的问题，我发觉自卑和嫉妒是双生花。

刘老师：好的。也许自卑这个问题对你来说比较重要，它老是困扰着你呢。

我：我的自卑不是客观条件不好而导致的自卑，而是我主观对自己的苛求导致的。

刘老师：可以说说你的自卑产生的根源或诱因吗？

我：我认为内因是我追求完美，外因是我们处在一个图像时代。

刘老师：你是说你的自卑源于你对自己的苛求。是吗？

我：我的自卑有很大程度上体现在我对自己外貌的不满意上。

刘老师：哦，是你觉得自己的外貌有什么不好吗？

我：我总可以鸡蛋里挑骨头。还有，我总会因为出门之前要化妆而耽误事情，而且最近养成了一种坏习惯，就是即使化完妆了也会端详镜子很长时间。

刘老师：我明白，爱美是人的天性，人人如此。

我：明明就知道看再久也不会有什么改观。我这个程度很严重了，看镜子入神可以长达十分钟。

刘老师：人的相貌外表是无法选择的，人的内在气质比外表重要，就好比智商与情商一样，只要学会扬长避短，你就会一帆风顺的。

我：我爸也是这么说的，我当然希望秀外慧中了。

刘老师：你觉得这是不是和你的恋爱有关呢。比如你的男朋友，他比较在乎你的相貌和身材吗？

我：是啊，他是很严重的外貌协会，虽然说我自己也是外貌协会，我可能把他的期望内化为自己的期望了。因为我一周只有周末会见到他，他在另一所大学，所以平常是不见面的。

刘老师：从你告诉我的信息看来，你们之间对于这段感情的未来，都是不抱有白头到老的希望的，是吗？

我：他总是畅想和我结婚以后的生活，但是我理智提醒自己这个可能性太低了。

刘老师：你是否感觉到你为他付出了很多，会有些不值得的感觉吗？

我：嗯，我也这么觉得。不过我觉得我妈妈也是这样的人。

刘老师：以你目前的身份环境，似乎在感情上投入了太多，你觉得是吗？

我：嗯。不过我实际上有些矛盾，问题是我可能走不出来这种处世模式。

刘老师：这段爱情并不是你生命的全部，只是一部分，也许就是一个插曲。当然啦，你的人生你做主，只要你自己无怨无悔就行。关于你的爱情问题，我们改天专门探讨好吗？接下来，我想让你回忆一下你高中时代值得骄傲的事件，可以吗？

我：嗯，我高中三年一年比一年成绩好。

刘老师：高三的时候，你们年级有多少个班、有多少人呢？

我：24 个班，1 300 人左右吧。我成绩很好，荣获学霸称号了。大家对我的印象就是整天在学习。

刘老师：1 300 人，能够考上重点大学的有多少人呢？

我：我们这一届只有 11 个。

刘老师：就是说 99%的人都没有机会上重点大学呢。而且你是一本重点，同学们和老师们是不是都很羡慕你，都为你感到欣慰呢？

我：嗯，不过还是有些上了香港大学或者香港中文大学的没算进来，所以高中或许是我学习生涯中最风光的时候了吧。是啊，不过同学们有的觉得我很辛苦。

刘老师：还有哪些你认为很风光的事件呢？

我：还有就是参加了一次“我的盛典”，我在一千多人面前表演了古筝。

刘老师：哦，古筝弹得很好是吗？有录音吗？有的话改天发送音频给我听听好吗？

我：可惜没有录音呢……

刘老师：我很喜欢听古筝的。现在还弹吗？

我：现在不弹了，因为大学没有地方放这个琴。

刘老师：久了没弹的话会生疏的呢。

我：是啊。不过我不喜欢中国音乐。我学古筝只是因为小时候没有钱买钢琴。

刘老师：琴棋书画，才女的四大修养。继续，还有什么风光事件呢？

我：下棋就不会了，只会下波珠棋，哈哈。其他就没啥了，因为高中生活是那么单调。

刘老师：以后有机会我可以教你学围棋呢。你还有什么兴趣爱好呢？

我：嗯，太好了。我还喜欢唱歌，每年五四青年节都会参加合唱。

刘老师：耶，和我的兴趣爱好很相同啊。我也喜欢唱歌呢。

我：我还加入了配音社，开始练习配音，已经配过四个作品了。

刘老师：我学英语唱英语歌，学日语唱日语歌，觉得比单纯背单词好玩好记。

我：嗯，同感。我学了一个学期的日语。

刘老师：其实我感觉得到你的大学生活蛮充实，挺丰富多彩的呢。

我：不过这个学期就几乎除了学习之外，什么乱七八糟的活动都没有参加了。快要放假了，我想假期到您那边去玩一玩，顺便去和你好好聊一聊我的问题。

刘老师：我觉得玩才是顺便的，主要是来我这里好好交流一下，好好地打开你的心结，让你今后可以开开心心地生活学习，重新找回阳光快乐的你。我也和你妈妈这么交谈过，建议她暑假陪你一起来我这里，她表示同意呢。

我：嗯，这就好。你们原来早就有预谋了啊。

刘老师：我们的会谈时间就要结束了，你觉得今天和我交谈愉快吗？

我：很舒畅。

刘老师：嗯，下次交谈前先发送会谈连接作业表给我好吗？

我：嗯，就是今天发给我的那个表吗？

刘老师：请你保存会谈记录，最好整理复习一下我们的谈话内容。

我：好的。

刘老师：你今天的表现很好，自我暴露很充分，特别是关于你的困惑和缺点。

我：嗯。

刘老师：好的，那我们今天就谈到这里吧，好吗？

我：好的。您也真是辛苦了！再见！

刘老师：不辛苦，和你交谈很愉快！祝你每天开心愉快！再见！

刘义林博士点评：

咨询关系的顺利建立需要良好的口碑，需要来访者对心理咨询师有比较充分的了解和信任基础。本案例的来访者，是其母亲在两年前由朋友介绍，由于其他问题需要做心理咨询而与心理咨询师建立起来的咨访关系，当时的心理咨询内容并没有涉及来访者。在来访者有需要的时候，就会通过其母亲的桥梁作用，快捷有效地与心理咨询师建立良好的咨访关系。这就可以说明只要留下好的口碑，来访者的家人、朋友都有可能成为潜在的来访者。

心理咨询师根据来访者的问题描述和求助愿望的表述，引导来访者暴露出自己存在的问题并学会使用数字简要有效地说明问题的严重程度，比如抛出一些关键词来筛选评分排序，把问题清单整理出来，通过三大优点、三大缺点、三大愿望的描述来确定谈话的主要内容和方向。通过生活史调查表以及其他必要的简便工具，快捷有效、客观真实地澄清来访者的问题所在，为接下来选择心理测评量表和心理疏导的方法技术做好铺垫。

卡特尔16种人格因素问卷(16PF)和明尼苏达多项人格问卷(MMPI)是一组比较有效的心理测评组合，一般的心理问题、心理障碍、心理疾病，都可以通过这一组心理测评的报告数据得到不同程度的显示和验证。当来访者的心理测评数据在信度、效度方面呈现阳性时，需要注意该心理测评结果是否值得参考，同时也需要考虑来访者在做心理测评过程中的主观意念、防御机制、说谎动机、伪装表现等可能性，不可以仅仅依靠心理测评数据来进行判断，更不能仅仅依据心理测评报告来给来访者贴上某某症的标签。

咨询目标的设定，因人而异，因时间地点而异。来访者起初约定的每周一次咨询，连续3个月12次咨询为一个阶段，在进行两次QQ咨询会谈后，由于假期到来，改善愿望强烈，协商调整为面对面咨询。来访者在母亲的陪伴下，每天上午3小时、下午3小时学习，学习1天休息游玩1天，通过3天共计18个小时的集中学习，从而达到值得期待的改善和进步。这样的咨询目标设定和安排，是高效、快捷、短程的创新途径。

第二部分：找到问题成因，选择方法技术，布置适当作业，认知反省调适

我觉得我妈妈的焦虑源于家庭和我的状况，我妈妈比较感性，性格外向，我考上某大学，别人都羡慕，妈妈也常听到他人的赞美。我从去年9月大二开始接触法律专业知识，就开始不喜欢法律，我在录取时就知道是本硕博连读，其实我当时想填建筑设计专业。学法律不是我本人的意愿，主要是我父亲和舅舅的意见，家人也都支持。

在父母面前我表面上乖，心里面可固执了。刘老师让我画了一个城市草图，叫人生可能性的地图指南。我画的主要目标城市为：北京、上海、加州、瑞士。我的改善调整三部曲：第一步，认知。澄清问题，调整认知偏差，重点在认知。第二步，反省，找到问题的成因，怎么产生，如何得来，怎样可以克服，重点是自我反省，三省吾身。第三步，调适，学习一些实用见效的方法和技巧，改善自己认为不合理的部分，悦纳自我，超越自我。

我和刘老师一起做了我的I、My、Me自我画像分析，理解了人贵有自知之明，不识庐山真面目，只缘身在此山中；一叶障目，不见泰山。我妈妈的三大优点：有爱心、热爱生活、勤奋踏实；三大缺点：爱往坏处想、悲观、想问题不切实际、喜欢空想。我妈妈的三大愿望：我能快乐地学完剩下6年的学业、希望我爸的工作和生活更快乐、我能够做我喜欢的工作。

学会使用1～10的数字来评估问题的程度。1～3为轻度，可以忽略。4～6为中度，需要关注。7～10为重度，需要重视。避免情绪化和模糊的表述，避免出尔反尔，虎头蛇尾。找出关键词，依次排列，列出问题，可多可少，尽量多。

我对自己的一些关键词做了评估，我的拖延症10分；自卑10分；走极端7分；为别人的看法而活6分；礼数不周5分；情绪控制不佳7分；敏感脆弱8分；依赖性强5分；傲娇4分；反复无常4分；改善愿望10分；情绪7分；自信心5分；毅力10分；自制力10分；人际关系6分；勤奋度5分；聪慧度6分；宽容度5分；抗挫折能力9分；领悟能力8分；语言表达沟通能力5分；审美能力10分；敏感度10分；固执度7分；执行力5分；配合度8分；信任度9分。

我的改善愿望是强烈的，我和刘老师再一次确定了前面QQ咨询的交谈内容，再一次明

确了我的问题。我要避免给自己贴标签，避免黑白观念。我要接受“猫论”(不管黑猫白猫，抓到老鼠就是好猫)，最终可以省略过程看结果。

我希望首先解决敏感和焦虑，我觉得这两样已经足够棘手了。还有情感问题，也重要，不过我不愿意当着妈妈的面讲，妈妈非常保守，我希望可以单独和刘老师沟通。我要尽量避免钻牛角尖，接纳不完美的自我。

刘老师建议我避免哪壶不开提哪壶，采取积极的态度，哪壶先开提哪壶，学会真诚地赞美他人。我做了三分钟柠檬联想体验，我的受暗示度 4 分，相对于敏感度来说低了一点。我开始练习 612 字的阅读练习“够你用一辈子的话”，目的有三：(1) 提高口头表达能力，口才，演讲水平；(2) 增强自信心，找到良好的自我感觉。(3) 增强毅力，保持诚信。

阅读练习的要点：注意语气、语速、语态、语感，要读出味道来，声音明亮，关注听众。评分 1～99，60 分及格，90 分优秀。先抄写 3 遍，612 个字我一个小时就能背下来。第一次阅读练习用时 2 分 50 秒，四处漏错，自评 55 分，离优秀还差 35 分。达到 90 分后坚持一周，这个作业就算完成了。我相信自己能在 7 天内完成，心动不如行动。

人的智慧有三类：文慧，思慧，修慧。我学了一句绕口令：“你说你行你就行，你不行也行；你说你不行你就不行，你行也不行。”刘老师问我：“你觉得你行吗？”我说：“我觉得我还行吧。”刘老师建议改用：“我行！我能行！我一定行！”这样可以坚定自己的信念。

选择阳光还是阴暗，选择快乐还是悲伤，我当然是选择前者。练习：当心情不好时，右手紧握拳头，用力使劲大声说：我快乐！我阳光！重复 3 次。这叫作积极的自我暗示。练习深呼吸的要点：长吸气，慢吸气，憋气 2 秒；长吐气，慢吐气，憋气 2 秒。反复 10～60 次，同时暗示自己静下来，放松，多一些积极的自我暗示。比如：我会好起来，我的成绩一定会上去，我的学业一定能顺利完成，我的愿望一定能实现……

我做了简单算数练习，我的第一答案是 1 万米，结果计算后的答案是 180 亿公里。今天的主要收获是明确了想要解决的问题，学会了用数字来评估问题，学习了放松的技巧，如深呼吸、自我催眠，学习了积极的自我暗示方法。大概知道了潜意识中存在的问题，如敏感、思想过于封建保守。

学习心理学对我是受益的，不管我将来从事什么职业，心理学都会对我有所帮助。眼下我需要用心理学的方法技巧来调整我性格上的弱点，主要是拖延症、敏感、焦虑、自卑。这四个问题都是 10 分，特别严重。我期待能下降到 5 分左右。这 4～6 分，我希望用 1 个月的时间实现目标。为了实现这个目标，我得努力尝试和体验，不管愉快与否，不任性，不半途而废，不达目的誓不罢休。我和妈妈各做了 10 分钟催眠体验，作业是写体会。

今天开始做第二步，分析主要问题的成因，进行自我反省。首先分析我的 4 个问题：(1) 拖延 10 分；(2) 自卑 10 分；(3) 焦虑 10 分；(4) 敏感 10 分。然后分析妈妈的 3 个问题：(1) 情绪化 8 分；(2) 焦虑 9 分；(3) 悲观 8 分；(4) 灾难化思维 8 分。妈妈认为自己的问题是彼此相互关联的，主要源于原生家庭以及成长经历和父母的教养方式。我认为拖延的成因是自己的懒惰和妈妈关爱过度形成的。

我和妈妈都认同从现在开始，必须停止关爱过度，让我学会更加独立，多接受挫折。自己的事情自己搞定，不依赖他人。我 5 岁半就上小学，比同学年龄相对较小，个人智商发育滞后。上初中后，情商不如别人，成绩好起来了，性格沉闷，与集体格格不入。高中发胖被同学嘲笑，大学时美女如云，压迫感很强。原因都是争强好胜，却又胜不过别人。所以产生自卑、爱攀比，虚荣心特别重，有事事想胜人的野心。好胜心有爸爸的遗传基因，焦虑有父母的遗传基因。

我一直都有杞人忧天的状态，这好像是一种习惯。我如果少往坏处想，基本上可以避免焦虑产生。我要学习如何排除灾难化思维，我的敏感源于强烈的自我保护意识和自私怕吃亏怕失去的心理状态。在人际交往中，我缺少积极主动和必要的沟通交流技巧。这些分析是客观的、真实的、到位的。

外力和客观因素占20%，内力和主观因素占80%。我占优势，我当然可以主导。我的人生我做主，妈妈也同意今后可以对我提出建议和希望，但不可以干涉我的决策。事业、学业、职业、婚姻、情感都如此，避免包办安排。

我妈妈感到自豪的是自己培养了一个优秀的女儿。我感到骄傲的是自己通过努力学习考上了某大学。第二次阅读练习用时3分5秒，自评61分，他评70分。自评这个作业完成度是5分，如果下功夫多努力，一定会有更好的成绩，更快的进步。观念的更新是不难的，很多时候，只要有点拨，观念的更新在很短的时间内就可以完成。过程可以是痛苦的，也可以是在愉快的过程中实现的。痛苦和愉快之间，有时候也就是一念之差。

我眼下的理想和愿望，不是都能同时实现的。学会选择，学会排序，学会合理的时间安排。刘老师建议我列清单：(1) 我想要做的事；(2) 我不可以做的事；(3) 可做可不做的事。我现在就写，30分钟内写完。我马上行动开始做，结果20分钟就做完了。

接下来我开始学习综合积极情绪疗法，粗略了解12种临床常用的心理疗法。学习如何改善人际关系，我容易受到他人的影响，今后我一定要坚定自己的核心信念，对自己对他人都不能忽悠。上周我测试的心理年龄是9岁；初中时则是45岁；高中时是38岁。

概括一下前面的学习内容，自我反省，分析4个主要问题的成因，搞清楚了问题的成因，其中一部分已经解决。妈妈的改变是同意停止对我的过分关爱，不干涉我的人生重大决策。我觉得通过体验来改变观念是最有效的，观念是可以在比较短的时间内改变的。我的转变过程是愉快的，是不痛苦的。

阅读练习是有进步的，通过提示和分析，我随后还会有更大的进步。我要加快速度，下点功夫，花点时间。妈妈的积极情绪形容词选择80/120，消极情绪形容词选择11/120；我的积极情绪形容词选择43/120，消极情绪形容词选择10/120。

梳理一下自己的情绪，谈一谈这几天好的感受。我的感受是：亲近了自然，遇到了有趣有故事的人和事，心情舒畅，焦虑也降低了很多。妈妈的感受是：来时带着很期待的心情，来这里后心情更踏实了，对刘老师的信任感加强了，很希望刘老师能帮助我们母女解决我们各自有的问题。现在感觉很轻松、愉快，渴望有新的微笑。

出发前和现在的心情相比，现在的心情好一些。出发时的心情5.5分，现在7.5分。接下来学习改善人际关系。首先是不排斥这个学习，乐意尝试，5个有效的沟通技巧：(1) 消除敌意；(2) 共情能力；(3) 询问；(4) 我觉得……表述；(5) 抚慰的技巧。我同意三天做完12次。

接下来学习结合积极情绪临床常用的12种心理疗法。其实在近两天的学习中，我们已经接触或体验到了其中的8种疗法。基础心理学、普通心理学、图解心理学入门，是我必修的。我充分理解了健康的定义：(1) 身体健康；(2) 心理健康；(3) 有良好的社会适应能力。

我了解到心理咨询的基本技术，公认的核心技术有以下 3 种：(1) 精神分析疗法；(2) 认知疗法；(3) 行为疗法。其他有：(4) 合理情绪疗法；(5) 人际关系疗法；(6) 饮食疗法；(7) 幽默疗法；(8) 阅读疗法；(9) 音乐疗法；(10) 运动疗法；(11) 芳香疗法；(12) 催眠疗法。妈妈感兴趣的是 6、7、8、9、11、12，我感兴趣的是 6、8、9、10、11、12。

刘老师送了音乐治疗的光盘给我。12 种疗法我没特别排斥的，也没感到神秘或高深莫测，掌握起来也不难，都比较容易学，还比较实用，可以尝试。概括一下今天学习的内容，学习内容是充实的，心情是愉悦的。愉悦度是 8 分，期待着后天的学习愉悦度能达到 9 分。我接受刘老师的建议，在三亚拍了一组 20 岁生日纪念的艺术照，和妈妈同去南山寺、亚龙湾等景点游玩。这几天心情很愉快、轻松，过得很充实。

下面是我提交的生活史调查表和心理测评结果。

生活史调查表

这张调查表的目的是对你的生活经历和背景获得全面的了解。请你尽可能完整和准确地回答这些问题，这将有利于制订一个适合于你的特定需求的咨询方案。当你填完之后，或者在预约时间，请交回此表。此表和咨询档案同样会高度保密。

请完整填写以下内容：

姓名：刘晓雅(化名)　性别：　女　日期：2014 年 ** 月 ** 日

地址：省略

电话号码：(座机) ********　(手机) ***********

出生年月日：**** 年 ** 月 ** 日　年龄：19 岁　职业：本科生

你现在同谁一起生活？(列举是那些人) 舍友

你居住在哪里？家庭住宅☐　旅馆☐　宿舍☑　公寓☐　其他☐

重要关系状况(勾出一个)

单身☑　订婚☐　已婚☐　分居☐　离婚☐　再婚☐　托付关系☐　寡居☐

如果已婚，丈夫的(或者妻子的)姓名、年龄、职业是什么？

姓名：________　年龄：______岁　职业：________

1. 宗教和/或精神信仰在你生活中所扮演的角色：
   A. 童年时：没有宗教信仰。
   B. 成年后：……还是没有宗教信仰。
2. 临床情况
   A. 用你自己的话陈述你的主要问题的性质，以及问题存在多长时间了：
   不喜欢正在从事的工作，认为应该做更有意义、更适合自己的事。
   B. 简要陈述你的主要问题的发展经过(从发作到现在)：
   去年 9 月开始学习法律，越学越郁闷，厌学，但是不喜欢厌学的状态。
   C. 以下列等级检查你病情的严重情况：
   轻度不适☐　中度严重☑　非常严重☐　极其严重☐　全部丧失能力☐
   D. 就你目前的病情，你以前在哪里治疗过或咨询过？没有咨询过。

E. 你在采用药物治疗吗？如果是，那么是什么、用了多少、结果如何？

曾经吃了一点抗抑郁药，除了嗜睡没有别的作用，遂停用。

3. 个人资料

A. 出生地：某省某市

B. 怀孕期间母亲的情况(据你所知)心情愉悦，充满期待，营养充足，注重胎教。

C. 标出符合你的童年期情况的下列任何情形：

夜惊□　吸拇指□　恐惧□　尿床□　咬指甲☑　快乐的童年□

梦游□　口吃□　不快乐的童年□　任何其他情况：＿＿＿＿＿＿

D. 童年期健康吗？

列举所患过的疾病：感冒。

E. 青春期健康吗？

列举所患过的疾病：轻度超重，长痘。

F. 你的身高：*** 厘米　你的体重：** 公斤

G. 做过外科手术吗？(请列举并且给出手术时的年龄)隆鼻手术，19 岁。

H. 是否发生过什么意外事故：无

I. 列举 5 项你最担心的事情：

(1) 考试挂科。

(2) 男朋友出国之前必分无疑。

(3) 未来不能从事喜欢的职业。

(4) 如果从事喜欢的职业，却赚不了钱。

(5) 妈妈有患上老年痴呆的风险，因为她有神经衰弱的症状。

J. 在下列任何符合你的情况下打钩：

头痛□　头晕□　晕厥发作□　心悸□　腹部不适□　焦虑☑　疲劳☑

肠功能紊乱☑　食欲低下□　愤怒□　服镇静药□　失眠□　噩梦□

感到惊恐□　酒精中毒□　沮丧□　自杀意念□　震颤□　不能放松☑

性问题□　过敏性反应□　不喜欢周末和假期□　雄心勃勃□　自卑感☑

羞于见人□　不能交朋友☑　不能做决定□　不能坚持一项工作☑

记忆问题□　家庭条件差□　财务问题□　孤独☑　难以愉快☑

过度出汗□　经常使用阿司匹林或止痛药□　注意力难以集中☑

请在这里列举其他的问题或者困难：

休闲娱乐之后感到深深的罪恶和不安。早起，化妆时间久，以至于上课迟到或者干脆旷课，并且讨厌旷课的时光，因为觉得不应该旷课。

K. 在下列任何适用于你的词后的□内打钩：

无价值□、无用□、一个无名小卒□、生活空虚□

不适当□、愚蠢□、不能胜任☑、天真□、不能正确完成任何事情□

内疚☑、邪恶□、有道德问题□、恐怖想法□、敌对□、充满仇恨□

焦虑☑、激动不安□、胆怯□、谦逊□、惊恐□、好斗☑

丑陋□、残废□、不引人注目□、令人厌恶□

沮丧☑、孤单☑、不被喜欢□、被误解□、厌烦☑、不安宁☑

困惑□、不自信☑、矛盾☑、充满悔意☑

有意义□、同情□、聪明□、有吸引力□、自信□、考虑周到□

请列举任何其他的词：惶惑、杞人忧天。

L. 目前的兴趣、爱好和活动：画画、唱歌。

M. 你业余时间大多做什么？陪男朋友自习。

N. 你的学业最后达到什么程度？本科学习中。

O. 学习能力：优势和弱势优势是语言、物理。　弱势瑟吉欧政治、历史、生物。

P. 你曾被欺负或者被过分地取笑过吗？没有。

Q. 你喜欢交朋友吗？被动交友。　保持交往吗？难以保持。

4. 职业资料

A. 你现在做何种工作？本科学习中。

B. 列举以前的工作：________

C. 你对目前的工作满意吗？（如果不是，在什么方面不满意？）

不满意，因为认为没有学习法律的兴趣和天赋。

D. 你的收入是多少？月0元　你的生活花费是多少？月1 300元

E. 抱负/目标

过去：当建筑设计师。

现在：考试不要挂科。

未来：为想减肥的胖子开一家连锁餐厅。

5. 性信息

A. 你父母对性的态度(例如，家里是否有性教育或者有关的讨论？)

反对婚前性行为，基本没有性教育。

B. 你最初的性知识是何时以及如何获得的？

11岁，偶然窥见一本黄色小说。

C. 你什么时候第一次意识到自己的性冲动？11岁。

D. 你曾体验过因为性或手淫而带来的焦虑或者负罪感吗？如果有，请解释。

没有，不认为是罪恶的。

E. 请列举关于你第一次或者随后的性体验的有关细节。

并非主观意愿，是由对方的误解，错认为我同意他与我发生关系，糊里糊涂，毛毛躁躁地发生第一次关系，随后分手。第二任男友也是在我没有心理准备，也存在心理抵触的情况下与我发生了关系。

F. 你对目前的性生活满意吗？（如果不，请解释。）

一般，没有不满意，也没有很喜欢。

G. 提供任何重要的异性恋(和/或者同性恋)反映的相关信息。不是同性恋。

H. 你以某种方式控制性欲吗？不。

6. 月经史

第一次来月经的年龄是多大？12岁

你有这方面的知识，还是对其到来感到震惊？有这方面知识。

有规律吗？有　持续时间：28天

你感到疼痛吗？有时　上次的日期：**月1日至**月4日

你的月经周期影响你的心情吗？基本不影响。

7. 婚姻史

订婚之前你认识你的配偶多久？________

你结婚多长时间了？______

丈夫或妻子的年龄：____岁　丈夫或妻子的职业：________

A. 描述你的丈夫或者妻子的人格特点(用你自己的话)

B. 在哪些方面相互适应？

C. 在哪些方面相互不适应？

D. 你和你的姻亲们怎样相处？(包括配偶的兄弟姐妹)

你有多少个孩子？______

请列举他们的性别和年龄：________

E. 你的孩子中有谁存在特别问题吗？

F. 有无流产或堕胎的历史？　有□　无□

G. 如果之前有过婚姻，请对其做出评论并提供简要细节。

8. 家庭资料

父亲姓名：______　年龄：46岁　职业：公务员　电话：______

母亲姓名：______　年龄：45岁　职业：教师　电话：______

A. 父亲：健在还是已故？已故□，健在☑。如果已故，在他去世时你的年龄是____岁。

死亡原因：________

如果健在，父亲现在的年龄是46岁，职业：______　健康状况：良好

B. 母亲：健在还是已故？已故□，健在☑。如果已故，在她去世时你的年龄是____岁。

死亡原因：________

如果健在，母亲现在的年龄是45岁，职业：教师　健康状况：良好

C. 兄弟姐妹：兄弟姐妹的人数和年龄　无

D. 与兄弟姐妹的关系：

过去：________

现在：________

E. 描述你父亲的人格以及他对你的态度(过去和现在)：

严肃、好强、好面子、有权力欲望，他很关心我的学习，一直注重言传身教。

F. 描述你母亲的人格以及她对你的态度(过去和现在)：

和蔼可亲、善良，她对我的照顾无微不至，注重思想品德教育。

G. 作为一个孩子，你的父亲曾用什么方式惩罚过你？没有惩罚。

H. 你对家庭气氛有何种印象(指你的原生家庭，包括父母之间以及父母和孩子之间

的包容性)。

包容性强,关系和睦,但是和爸爸的沟通总是他占主导,他说的多,我基本只能赞同他的观点,和妈妈的沟通比较平等,随意,轻松。

I. 你信任你的父母吗?信任。

J. 你的父母理解你吗?

基本理解,但是有些事情对他们隐瞒了(他们不同意婚前性行为,但是我很不幸地在这一点上背叛了他们的教育和我自己之前的认知)。

K. 从根本上说,你感觉到父母对你的爱和尊重吗?能感觉到。

如果你有继父母,父母再婚时你有多大?______岁。

L. 描述你的宗教信仰情况: 没有宗教信仰。

M. 如果你不是被你的父母抚养,谁抚养的你,在哪几年之间抚养过你?

N. 曾有人(父母、亲戚、朋友)干涉过你的婚姻、职业等方面吗?

父母和亲戚认为我应该学法律,我当时不了解法律,也比较希望进入某大学学习,于是同意了。

O. 谁是你生活中最重要的人?父母和男友。

P. 你的家庭成员中有没有人曾酒精中毒、癫痫或者被认为有"精神障碍"?没有。

Q. 其他家庭成员是否曾患过有关疾病?

姑姑有某种程度的妄想,认为自己各种条件很好,看不上任何男人,至今未婚。

R. 愿意叙述以前没有提及的可怕或者痛苦的经历吗?

没有什么十分可怕的经历,在第一次短暂的恋爱中受到伤害,从此不相信爱情。

S. 你希望通过咨询达到什么目的,你对咨询期盼了多久?

减轻一些抑郁症状,去年 12 月开始希望咨询。

T. 列举任何使你感到平静或者放松的情景。考完试,假期刚刚开始。

U. 你曾失去控制吗?(例如,发脾气、哭泣或者攻击)如果是这样的话,请描述。

最近经常哭,很容易伤感,比如想到两年之后男朋友会出国,很可能会因此分手,感到绝望;或者想到还要读几年法律,毕业之后没有打算从事法律方面的工作,对未来感到担忧;本来想转专业,但是没有转成,以后也没有转专业的机会,感到无奈。

V. 请增加此调查表没有涉及的,但又对心理保健师了解和帮助你有用的信息。

男朋友也容易哭,因为出国等诸多事宜,精神压力大,向我倾诉,同时我自己的学业压力也很大,两个人的压力叠加,互相影响。我对男友的感情是日久生情型,处于比较被动的地位。最初我不同意和对方在一起,因为我知道对方的出国意愿,不想谈没有结果的恋爱,由于对方死缠烂打,最终同意交往,但是约定出国前分手(我提出的,因为怕到时候被抛弃没面子,或者维持不了异地恋而受到煎熬)。

我受到父母的教育,意识上是反对婚前性行为的,但是去年 10 月,在疏于防备的情况下被迫和男友发生了关系(我也有主动勾引的嫌疑,说明潜意识里认同"食色性也")。到现在都瞒着父母和同学,每个周末都会和男友出去开房一天。

感觉到隐约的罪恶感，一是因为学习任务重，浪费了宝贵的学习时间；二是因为瞒着父母；三是因为开销陡增，花了父母的血汗钱。

最近养成了晚上熬夜、早上化妆、上课迟到、有时翘课的习惯，感觉自己非常厌学，但是因为曾经是所谓的品学兼优的好学生，所以又十分讨厌这种学习状态。可能一是因为处在一个竞争压力很大的宿舍，潜意识里怕自己即使全力学也考不过别人，怕直接面对自己不如别人的现实，所以索性就不愿下功夫；二是因为对学习的内容本身就不感兴趣，以后不打算从事与专业相关的工作；三是总摆脱不了旧的认识“大学应该是比较轻松的，不应该逼得太紧”。

9. 自我描述（请完成如下内容）

A. 我是一个眼高手低、自卑和自尊交织、对自己不能奈何的未来感到担忧的人。

B. 我的一生是充满不确定性的。

C. 在我还是一个孩子的时候，别人觉得我活泼可爱，但是我自己不觉得，实际上比较胆小怕生，不敢出头。

D. 我感到骄傲的事情之一是考上了某某大学。

E. 我难以承认现在的我十分厌学。

F. 我不能原谅的事情之一是我变得比想象中的要极端，即如果不学到顶尖，就只求及格而已。

G. 我感到内疚的事情之一是我花父母的钱和男友开房（房费是 AA 制各付一半）。

H. 如果我不必担心我的形象我会想要休学。

I. 人们伤害我的方式之一是不理睬我，漠视我的存在。

J. 母亲总是叫我不要求完美，不要求高分。

K. 我需要从母亲那里得到但又没有得到的是鼓励我争取好点的成绩。

L. 父亲总是想象他的女儿是完美的，超级优秀的，无所不能的。

M. 我需要从父亲那里得到但又没有得到的是尊重我的想法，不要认为我幼稚，不要用自己的社会阅历来压制我的理想。

N. 如果我不害怕成为我自己，我可能会去找校长说我想转专业，或者只读四年的法律本科，然后努力考美国的学校，读设计专业。

O. 我感到生气的事情之一是自己总是迟到，有时旷课。

P. 我需要但又从未从一个女人（男人）那里得到的是从心底欣赏我的智慧和真正地欣赏我的外表，而不是为了讨我欢心而故意说我美。

Q. 长大的坏处是开始想未来，开始怕失去。

R. 我本可以帮助自己但又没有采取的方法之一是努力学习。

10. A. 哪些是你目前想改变的行为？上课迟到和有时率性地旷课。

B. 你希望改变哪些感受（例如，增加或者减少）我不想有太多的负罪感。

C. 哪些感受对你来说是特别地：

(1) 令人愉快？得到同学的认可和赞赏。

(2) 令人不愉快？被无视、被自私自利的人伤害。

D. 描述一幅非常令人愉快的幻想场面。

开了自己的画室，里面放了我自己亲手做的装饰，有同学在画室里画画听音乐，或者看书喝咖啡，周末我不用和男朋友花钱开房，而是可以暂时关闭画室，把它当作暂时休息的小家。

E. 描述一幅非常令人不愉快的幻想场面。考砸了，同学愉快地交谈说这次考试不难。

F. 你认为你最不理性的想法或者观点是什么？自杀或者杀人。

G. 描述何种人际关系能给你带来：

(1) 快乐母女关系、男女关系。

(2) 悲痛男女关系。

H. 简而言之，你对心理咨询有什么看法？没有了解过，希望试试。

11. 在调查表的空白处及边缘处，写出你对下列人员的简短描述：

A. 你自己我曾经是一个很理性的人，上大学之后似乎释放了某种自由的天性，向往文艺生活，不希望成为一个错误百出的律师（因为我认为自己学的不好），不喜欢进入司法系统工作。

B. 你的配偶（如果已婚）________

C. 你最好的朋友表面上坚强干练，实际上脆弱敏感。个性好强，复读一年，考上某某大学。渴望爱情而不得，目前对自己的魅力感到怀疑。

D. 不喜欢你的人认为我成绩不如他而漠视我的存在。

12. 自我评估你擅长的和不擅长的方面：

我擅长：(1) 艺术欣赏 (2) 学习探索 (3) 独立思考 (4) 自我反省 (5) 助人为乐

不擅长：(1) 时间管理 (2) 情绪管理 (3) 表达沟通 (4) 坦言拒绝 (5) 干脆利落

13. 我的主要优缺点：

我的三大优点：(1) 平易近人 (2) 聪慧 (3) 机灵

我的三大缺点：(1) 拖拉 (2) 自卑 (3) 不冷静

14. I、My、Me 自我描述：

I，别人眼里的我：文静、稳重、有气质、有思想、易相处。

My，内心里的我：虚荣、逞强、会学习、会遐想、会自卑。

Me，理想中的我：独立、创业、当画家、开餐厅、设计师。

15. 填写本调查表开始时间 ** 月 ** 日 19 时，完成时间 ** 月 ** 日 21 时。

我的卡特尔 16 种人格因素问卷(16PF)测试结果。

《卡特尔16种人格量表（16PF）》结果剖析图

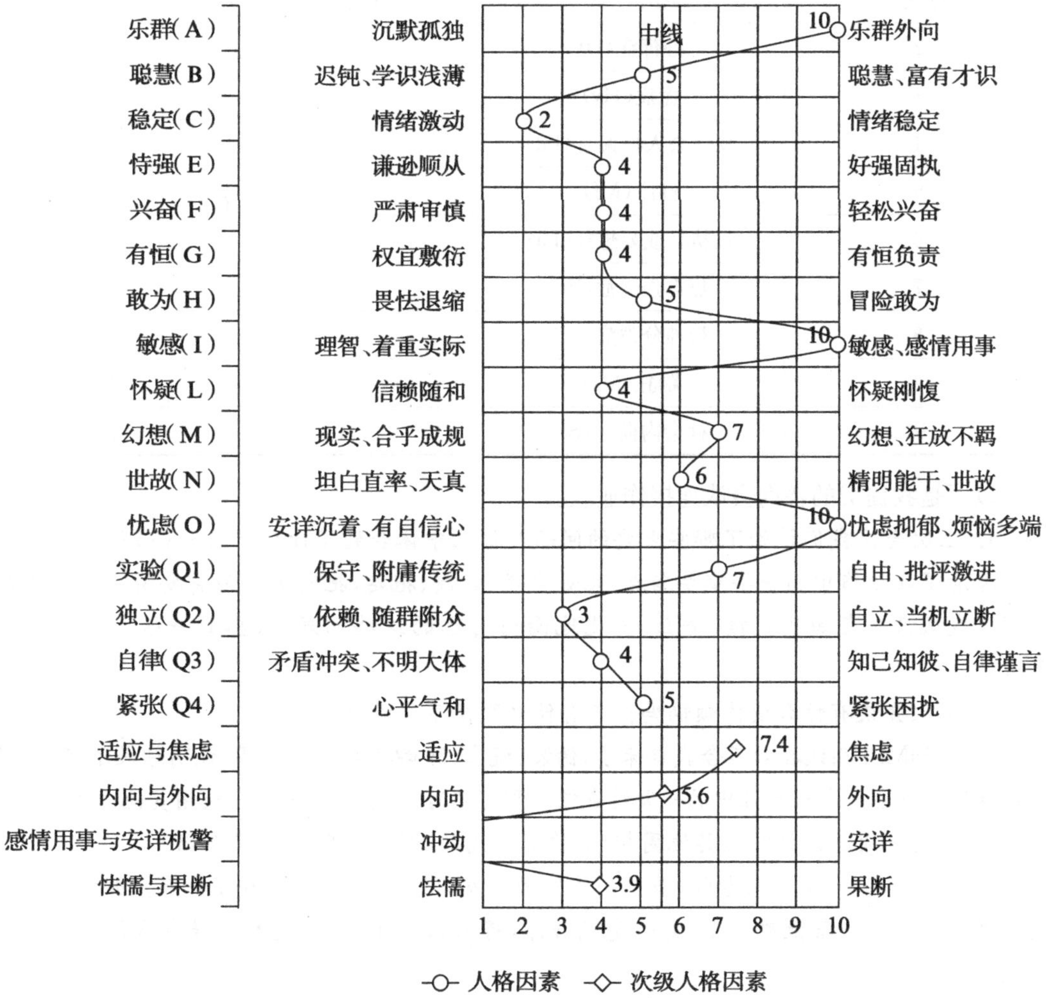

我的明尼苏达多项人格问卷(MMPI－399)测试结果。

效度量表			
编号	因子名称	原始分	T 分
1	无法回答(Q)	1	1
2	谎言(L)	4	43
3	伪装(F)	10	44
4	防御(K)	9	41
临床量表			
编号	因子名称	原始分	T 分
1	疑病症(Hs)	13	55

续表

临床量表			
编号	因子名称	原始分	T分
2	抑郁症(D)	34	65
3	癔症(Hy)	31	66
4	反社会人格偏奇(Pd)	18	44
5	性度(Mf)	37	73
6	偏执狂或妄想狂(Pa)	17	60
7	焦虑强迫症(Pt)	40	81
8	精神分裂症(Sc)	33	57
9	躁狂(Ma)	25	62
10	社会内向性(Si)	34	49

以下是我提交的咨询会谈连接作业表。

1. 上次会谈我们讨论了哪些重要的问题？你从中体会到了什么？(1～3句话)

澄清了我性格中的一些重要弱点，比如自卑、焦虑、拖延，把它们列为首要解决或改善的目标。我从来未有如此直接、全面、量化地面对自己的这些问题，我感到一张大幕正徐徐拉开。

2. 上次会谈有什么使你烦恼吗？你有什么事情不愿意讲吗？

没有，MMPI测试真心不合我口味了，伪装、谎言、防御之类的指标高，说明结果不可信，可能虚伪和做作也是本人人性中的一大特点吧。那可不可以绕开这个测试，改用其他方式呢？

3. 你这一周怎么样？与其他周相比，你这一周的心境如何？(1～3句话)

我能来到这里，幸会刘老师，多了一位良师益友，实属奇缘一段，不可多得。加之得了刘老师的《人生杂谈》及微雕作品，更是受宠若惊，将来出息了，必会逢人便提我这位可爱的老朋友。

4. 这周有没有什么重要的事情发生并需要讨论？(1～3句话)

周六是七夕喔，正逢我和妈妈出去玩儿。刘老师可趁此机会与爱人共度良辰，共赏美景。

5. 你想要将什么问题列入日程？(1～3句话)

拖延症，这个最应该快快解决，自卑什么的，以后靠强大的医疗技术吧。

6. 你做了或没做什么家庭作业？你体会到了什么？

“够你用一辈子的话”中“不要参与评论任何人，做到心中有数就可以了”我不太赞同，据社会学研究，八卦可以使人际关系更亲密，更融洽(当然是适当的八卦)。评论别人，是人社会交往中的重要内容，能形成舆论的力量，无形中敦促人们向好的方向发展。假设A与B评论C，那么A与B在交换意见的过程中也知道了除自己以外的人怎么看待C，获取了更多视角得出的成像，同时也能暗示自己向C学习或避免像C那样，这叫“以人之镜为镜”(我自创的哈^_^)。

刘义林博士点评：

一般来说，来访者需要努力发现自己问题的成因，大多数情况下都会牵涉自己的原生家庭和环境、父母的人格特征和教养方式、童年时代的重大事件和痛苦创伤经历。孩子的问题，往往都是父母的问题。我们不是要去追究父母的责任和过错，而是希望从遗传基因、生活方式、环境氛围、习惯养成、诱发因素、应对态度、思维定式、行为模式等方面来加以分析和认识。这样才能避免说教和误判，才能帮助来访者深入了解自己问题的成因。

工欲善其事，必先利其器。综合积极情绪疗法从460多种方法技术中推荐出比较有代表性的12种经典疗法，根据来访者的意愿和兴趣爱好来选择搭配组合，这个过程中心理咨询师可以做适当的介绍和推荐。方法和技术不是一成不变或高大上的学术理论，而是接地气有可操作性的实用技术，在此基础上配合使用不断更新丰富的工具箱（请参考下载本书附录2017年心理咨询工具箱），这样一来咨访双方都会有事半功倍的感受。

本案例从建立关系开始到心理咨询的结束，自始至终都贯穿着互动式的作业。没有这些作业，整个心理咨询过程就会显得没有目的和不专业。来访者提交的生活史调查表、咨询会谈连接作业表、在线心理测评、保存整理分析咨询记录、归纳自己的优缺点、做I、My、Me自我描述、问题清单数据评估、使用解决灾难化思维的三分法、使用五步脱困法、使用改善人际关系作业表、使用一周生活时间记录表，简单算术练习、积极情绪与消极情绪评估、提交总结等等，这些作业都为来访者达成心理咨询目标起到了一定的促进作用。

来访者从一开始，就树立了认知→反省→调适的意识，认同改善的过程就是一个学习的过程。非药物疗法的作用，就是通过来访者认知→反省→调适的循环和提升，来达到调整认知偏差和改善不良行为模式的目的。来访者的任何进步与转变，都是将语言文字作为媒介，把心理咨询师储备的能量，通过来访者的学习、理解、消化、养成，实现自身心理素质的提升和各种心理问题、心理障碍、心理疾病的缓解、改善、好转、痊愈。

第三部分：发现优势亮点，养成积极情绪，确定有无进步，归纳评估总结

通过这几天的学习和搜集的数据比较，我和妈妈一致认为这几天的学习是挺有效果的，可以说是不虚此行了。接下来我希望讨论一下拜师成长协议，逐条讨论分析后，我认为这个协议真诚、客观，符合我的意愿，我乐意接受，等和爸爸沟通后就可以签了，我和妈妈都觉得爸爸会支持我的。我和妈妈沟通达成了统一认识，今后妈妈不必过度操心我的事。刘老师建议妈妈多操心一些自己的事，或者可以多关心一些爸爸的事。

这几天心境趋于平和、冷静、镇定、安宁。刘老师教我的精油配方：芦荟精油（基础油）70%、柠檬精油15%、檀香精油15%，每次使用3～5滴，可以消除郁闷，缓解压力，可以缓解考前焦虑和例假前焦虑，可以在心情烦闷时使用，可以调整心情、放松、入静、喜悦，让心情好起来。

接下来我学习了解决灾难化思维的三分法、解除困扰的五步脱困法。然后我主动谈了我的两个男友和恋爱经历，认识到在与异性交往中我自身存在的问题。如防范意识、动机、欲望、理智与冲动的驾驭能力，在这方面我是做得不错，可以认同和鼓励。刘老师建议我对自己的隐私尽量不对别人开放，这不是信任不信任的问题，这是自我保护的问题。今天的学习和交谈是愉快的、受益的。

中午妈妈跟爸爸沟通过了，爸爸表示支持。接下来我严肃、认真、庄重的签订了拜师成长协议书。我用一句话来简短表述自己的心情和态度：这是我有生以来第一次认真、庄重的签订协议书，从此我的人生道路上多了一个挚友和导师，这是我的幸福和幸运。妈妈说：希望今天签订的这个协议能够按照约定来实现。刘老师说：约定是一种承诺，协议是一种形式，关键是行动力和结果。

我做了思维过程中常见的错误评估分析，我的12项当中，7～9三项过去高现在低，说明现在的认知偏差已经得到调整了。三分法的要点是：遇到问题先找到最坏点，再找最好点，然后折中找到中间点，以中间点为起点，往最好的方向努力，结果就是再坏也坏不到哪里去。技巧：记录、时间、状态、内容，对比分析，寻求改善与进步。第一步只记录7～10分的问题，三个月后再记录4～6分的问题。三分法我很快就学会了。

思维过程中常见的错误

下面列举了人们思维过程中最常见的12项错误。想办法把你可能犯的错误找出来，这往往会很有益处，因为能让你更好地对思维做出反应。试试看能不能给你最近阶段的思维错误找出几项符合的来。

☑ 1. 非此即彼，又称黑白分明，极端化或对立分割性思维：用两分法看待事物而不是将事物看作一个连续体。例如：没有全面成功就意味着失败。

☑ 2. 灾难化，又称算命：消极地预测未来而不考虑其他的可能结局。例如：我会心神不安的，我会彻底没用的。

☑ 3. 使不合格或打折扣：毫无理由地否认自己的积极经历、事迹或素质。例如：那项计划我完成得不错，但那并不意味着我很有能力，我只是运气好而已。

☑ 4. 情绪推理：因为感觉很强烈(实际上是相信)就认为某件事合乎现实，无视或轻视反面证据。例如：尽管我工作中很出色，但我仍然觉得自己失败。

☑ 5. 贴标签：给自己或别人贴上固定的大标签，不顾实际情况下结论。例如：我是一个失败者，他一无是处。

☑ 6. 最大化/最小化：在评价自身、他人或一件事时不合理地夸大消极面和/或缩小积极面。例如：得了个中等说明我多么不足，得了高分并不说明我聪明。

☑ 7. 精神过虑：不看整体，仅将注意力集中于消极的细节上。例如：因为考试中得了一个低分(也有好几个高分)，这就说明我考得糟透了。

☑ 8. 度人之心：坚信自己懂得别人的心思，而不考虑其他可能性。例如：他在想我不懂这项计划中的重点。

☑ 9. 以偏概全：远远超出现有处境得出一个更大范围的消极结论。例如：(因为在会上不舒服)我不具备交友的本钱。

☑ 10. 个性化：相信别人都是因为自己才消极行动，而不考虑其他更有可能的解释。例如：修理工对我粗暴无礼都是因为我做错了事。

☑ 11. “应该”和“必须”陈述：有一个精确固定的观念认为自己和别人应该怎么做，高估了不这样做的严重后果。例如：要出错的话就太可怕了，我应该时时尽力。

☑ 12. 管状视力：只见事物的消极方面。例如：老师什么事也做不好，他教学工作迟钝而且糟糕。

项目	1	2	3	4	5	6	7	8	9	10	11	12
过去	1	4	5	6	5	8	7	8	6	4	3	1
现在	1	1	2	3	2	4	3	4	3	2	1	1

接下来学习五步脱困法：第一步，困境，我做不到。第二步：改写，到目前为止，我尚未能做到。第三步：因果，因为我不懂……因而到现在为止，尚未能做到……第四步：假设，当我学懂……我便能做到……第五步，未来，我要去学……我将会做到……学会了。我问刘老师："这些技术难不难？"刘老师回答："有人说难，有人说不难。天下事有难易乎？为之则易，不为之则难。"

再次评估配合度，我 8 分，妈妈 9 分；信任度，我 9 分，妈妈 9 分；勤奋度，我 7 分，妈妈 8 分；语言表达沟通能力，我 8 分，妈妈 9 分；敏感度，我 5 分，妈妈 6 分；固执度，我 5 分，妈妈 6 分；执行力，我 8 分，妈妈 9 分。

重点问题回顾，我的拖延由 10 分下降到 3 分；自卑由 10 分下降到 2 分；敏感由 10 分下降到 5 分；焦虑由 10 分下降到 2 分。这说明效果是明显的，我本人的满意度 9 分。妈妈情绪化由 10 分下降到 2 分；焦虑由 10 分下降到 2 分；悲观由 10 分下降到 1 分；灾难化思维由 10 分下降到 2 分，妈妈受益最多，收获和进步最大。

刘老师建议我回去后要整理复习，写一个总结。重点是澄清问题、方法技巧、数据评估、进程结果，表现出认知→反省→调适的过程。我对这次心理辅导过程的点评是：技巧丰富，节奏紧凑，善于引导，比较权威，有典有据，理论联系实际，实用效果良好。我表示总体上非常满意，同时希望自己今后能保持眼下通过努力配合学习得来的良好状态。我在此诚挚地表示衷心的感谢，拜师成长协议书是这次来访的重要成果之一，它在心理上的积极作用大于它的法律作用。通过它强化了承诺、权利、义务、责任，明确了主要方向，让人看到更加美好的未来。学业、职业、事业、兴趣爱好、情感、婚姻，可以自己做主，有刘老师这样的朋友，真好！

上次上课时的愉悦度是 8 分，期待今天的愉悦度为 9 分。今天的愉悦度实现了期待的 9 分，预定的心理辅导和学习内容，由于我们的共同努力，在三天内顺利完成了(18 个学时)，并且取得了显著的、满意的效果，不虚此行。

我们都一致认为我的这个案例是一个成功的案例，我和妈妈同意刘老师今后可以在不泄露当事人信息隐私的前提下，使用化名加工整理后用于教学和督导，以帮助和我情况类似的其他同龄人。

刘老师和妈妈单独沟通，回顾了关系建立的过程，重申了诚信和保密原则。第一次接触刘老师是两年前因为姐姐的情感问题想求助，通过朋友的介绍在网上和刘老师联系。这两年间有过 2～3 次网上交谈。这次来访是今年 5 月，妈妈认识到我的情况比较严重，我和妈妈的焦虑都加重了，产生了求助的愿望便联系刘老师。妈妈积极努力配合，打电话联系刘老师，妈妈说能解决问题，不要说花费了 1 万多元，就是花费 5 万元也值。通过统计计算，此行付出的成本超低出乎意料，收获超高也出乎意料，最主要的是真实可信的。

刘老师和我单独沟通，我也认同此行的成本和收获。刘老师通过115网盘分享给我了许多英语、日语、心理学电子图书等资源，感谢恩师的分享和奉献，我会有选择地运用这些资源，这里有老师的心血、态度、情谊。回顾我和刘老师关系建立的过程，从5月至今一路走来，心情不断明朗愉快。我会努力继续学习的，我会运用这几天学到的心理学方法和技巧，不仅改善自身，而且能够在适当的时候帮助到同学和家人。我要保持信任和尊重原则，学会换位思考。

利用课余时间我想向刘老师谈谈自己的恋爱经历，我在上大学前没谈过恋爱，大一上学期开学不久我参加一个社团，发现一帅哥，于是在分组讨论时我主动参加了他所在的组，每周有一次见面机会。后来到了光棍节，我们约好一起过节。后来他建议我们一起“脱光”，我没有正面回应，也没有明确拒绝。快到期末，社团活动获奖，我们决定庆贺一下，于是外出吃喝休息开房。之前有过2～3次夜间约会，拉手亲吻，抚摸胸部，我是被动的。酒后我的情绪也很嗨，在疏于防范的状态下被男友强奸了，没见红，可能处女膜在高中练跆拳道时就没了。之后又有过两次性关系，到了放假前，我觉得他并不适合我，就主动提出与他分手了，从恋爱到分手不到3个月。

第二个男友是高中同学，在同城市的另一所大学就读，寒假期间都在老家。我们在一起喝茶聊天时说到了我分手的恋情，我提出希望他介绍一个他们学校的帅哥同学给我当男友，他答应了。大一第二学期开学后，他果真给我介绍了一个，接触后我觉得合不来就不来往了。大一下学期，去年5月长假，我们约好去外地玩几天，我们住在一个房间几天都没发生性关系。之后我们就认同了恋人关系，直到去年10月长假在一起去外地玩的时候，也是在疏于防范的情况下让他进入了。接连几天他都要，最多时一天3～4次，我也很快就适应了，后来还主动配合。之后就基本上每周去开房一次，AA制，每次都是他戴套，没有怀过孕。我觉得我并不吃亏，我们有约定，我是自愿的。他两年后毕业出国留学，那时我们必分无疑。这既是我的烦恼，也是我的无奈。

接下来，今后一段时期的后续服务，主要方式以QQ会谈为主，时间每次60～90分钟，要事先做好沟通准备，提交会谈连接作业表，不闲聊不浪费时间，不爽约放鸽子。以3个月为周期，第1周期每周一次，第二周期每2周一次，以此类推。我觉得这样很好，对待自己，牢记4个字：永不言弃！

我们的日程和费用开支回顾：从家里出发，火车、动车到达刘老师这里，休整，上课学习，寺庙游玩，上课学习，港湾游玩，上课学习，休整，答谢晚餐，总结，返程动车、火车，到达家里。往返8天共计192小时，上课学习18小时，路途往返40小时，游玩25小时。休息121小时占63%，游玩占13%，路途占20%，上课学习占9%。学费、路费、游玩购物、我们的往返食住行购物餐支出，付出的8天半时间，还有精力、情感。付出的比值比作1分，收获的比值妈妈觉得是9分，我觉得是10分。值、不值、超值，我们选择超值。

刘老师让我们用一句话概括此行最大的收获，我说：“我有了积极的态度和阳光的心情。”妈妈说：“我更善于学习，更善于调整自己了。”最令我难忘的是：刘老师的真诚和亲和力。我承诺回去后好好整理学习记录，按时提交总结。我们一致认同，至今取得的成果是来之不易的，我们在短时间内高效地、显著地解决了一些主要的具体问题。

下面是我提交给刘老师的总结。

我承刘老师邀请去游学，感慨良多。之前已就住宿问题商量，刘老师愿意接纳我们在家中小住(八天着实也不短呢)，师母亦表同意。被初识不久的人信任是一种人格上的抬举，我便有些沾沾自喜。认识一对忘年佳眷，想到其中必有一段佳话可细细讲来，愈感期待。

见得刘老师，竟不似相片，心中暗惊一把，不过倒是风度翩翩，感受到德高望重，便有了心安。入得家来，实在宾至如归。此前细细碎碎的顾虑，便烟消云散。

七日来且游且学，扎扎实实坐在书桌前的时间反倒是占了少数，囫囵习来的皮毛，在游玩时便抛到九霄云外，但我以为自己是忘记了，其实却是同把酒放在地窖中是一个道理，潜意识里是生生不息在咀嚼和玩味的。所以短如七日，甚或三日，心态也有了巨变。

就像韩寒所说，“看过许多道理，却仍过不好这一生”。心灵鸡汤的书籍，那是我小学就已看腻的，还产生了抗体，但凡在微信上不幸碰到心灵鸡汤类的文字，便自动无视了。刘老师拿出的一篇“够你用一辈子的话”，着实是引来了一向的反感。为了完成刘老师的背诵任务，只好耐着性子接受洗脑，不成想这脑倒也洗得洁白胜雪，锃光油亮。有些道理，看过未必记得，记得未必懂得，懂得未必认同，认同未必做到。因此在人生艰难，行路如同无头苍蝇的时候，依然需要拿这些孩子气的玩意儿来掴自己一个巴掌，便如同大病初愈，久梦初醒。

闲聊时又得以扯出刘老师过去的故事，真如传奇一般，若是写了书，必是不亚于任何一个文化名人的传记。鄙意认为，此行最重要的一个收获，不在于学得几招心理学的技能，而是得以近距离接触了一个活生生的人生赢家。

再来说物质上的事儿。此行未曾预料过能得到任何物质上的礼物，仅视之为精神的按摩了。但细细数来，刘老师先后送我艺术照一套、精油一瓶、亲手雕刻的艺术品一枚、音乐光盘一张等，都是凝聚了心血无数，我亦有受宠若惊之感。我假设，如果没有这些物质上的惠赠，我依旧能够和刘老师建立同样亲密的关系吗？我想我不会，至少在短时间内不会。虽然我自以为并不拜金，但是我仍是一个现实的人。可见物质虽然不是一个必要条件，却是人际关系的催化剂。

行程艰辛，舟车劳顿，自是不在话下。修行的人把这等肉体上的不舒适视若芝麻，凡人把它视作西瓜。我们，是当下的西瓜，走得远了，回想起来才假装大度地置之一笑，“呵呵，就这芝麻”。

我的认知：

调整前我的认知，拖延症 10 分；自卑 10 分；焦虑 10 分；敏感 10 分。调整以后我的再认知，拖延症 3 分；自卑 2 分；敏感 5 分；焦虑 2 分。

我的反省：

1. 拖延：自小有妈妈无微不至的照顾，没有自己安排时间、打理生活的习惯，独立生活后暴露了问题，同时欠缺主观能动性(即懒)，故而形成拖延。

2. 自卑：上学年龄早，比同龄人智力发育、情商发育均慢半拍，加之性格不太合群，认为自己不受同学欢迎，产生了自卑。进入大学后，此地美女如云，而本人对美的要求甚高，常自惭形秽。总的来说，自卑来源于攀比，但客观情况是比又比不过，遂生自卑。

3. 焦虑：灾难化思维，从小信奉“人无远虑，必有近忧”，总喜欢把未来才能考虑的负担压到现在来逼迫自己解决。有遗传，爸爸也是考虑风险比考虑收益多的人，妈妈则是“皇帝不急太监急”，过于担忧别人的事儿。

4. 敏感：恋爱过程中，情感上喜欢黏住对方，理智上认为应该独立，因此产生矛盾心理，常常疑虑，对方由于忙而没有回复消息就会东想西想，容易生气，容易委屈。深层次的原因是父母对自己的爱非常完美而周到，而男朋友是独生子，我也是独生子，我们都希望对方爱自己更多，都有高需求，而现实是低回报。我拿男友的爱法和父母的爱法来比较，产生了巨大的落差。

我的调适：

1. 催眠法：10 分钟的催眠体验，让我认识到自己的潜意识是以男人为生命的主心骨，这是一个需要积极改变的问题。现代女性应该有独立自主的人格，而不是男人的奴隶和生娃的工具，否则永远都谈不上两性平等。

2. 三分法：解决灾难化思维。遇到问题，先想最坏的结果（负极），再想最好的结果（正极），最后想不好不坏的结果（折中点）。写出如果要从折中点向正极移动所需要做出的努力，然后去实践。技巧：记录时间、状态、内容，对比分析，寻求改善或进步。先解决 7～10 分的问题；然后解决 4～6 分的问题。

3. 五步脱困法：第一步，困境——“我做不到”；第二步，改写——“到现在为止，我尚未能做到”；第三步，因果——“因为我过去不懂……所以到现在为止，我还不能……”；第四步，假设——“当我学懂……，我便能做到……”；第五步，未来——“我要去学……，我将会做到……”

4. 综合积极情绪疗法：(1) 精神分析疗法（自由联想、释梦、移情反移情、宣泄、自省、空椅子技术、照镜子技术）；(2) 认知疗法（力求达到认知、情感、行为三者的和谐，建立动机，调整认知偏差，主要问题的澄清）；(3) 行为疗法（脱敏、满灌疗法、厌恶疗法、代币法、放松信念）；(4) 合理情绪疗法；(5) 人际关系疗法（学习了 5 种沟通技巧）；(6) 饮食疗法（美食，了解中医虚实寒热、五行相生相克）；(7) 幽默疗法（看喜剧）；(8) 阅读疗法（书犹药也，善读可以医愚）；(9) 音乐疗法；(10) 运动疗法（有氧运动、深呼吸）；(11) 芳香疗法；(12) 催眠疗法（安静，私密，先测试受暗示度）。

刘老师，我已经顺利到家，感谢一周来您对我的帮助和教诲，我会把学到的知识运用到学习生活中去。快乐生活，快乐学习！

以下是我提交的咨询会谈连接作业表。

1. 上次会谈我们讨论了哪些重要的问题？你从中体会到了什么？(1～3 句话)

分析了我的 4 大主要问题的成因并进行了自我反省。通过体验改变观念，学习综合积极情绪疗法。

2. 上次会谈有什么使你烦恼吗？你有什么事情不愿意讲吗？

没有，人的美可以通过各种侧面角度去体现。不是仅仅正面像才能看出美，也不是只有正面像才可以完全展示美。美可以美在意境，美在传达的愿望，美在画面构成，美在比例，美在色彩碰撞等。

3. 你这一周怎么样？与其他周相比，你这一周的心境如何？(1～3 句话)

趋于平和、冷静、镇定、安宁。

4. 这周有没有什么重要的事情发生并需要讨论？（1～3句话）

重要的事倒是没有，需要讨论的是女性对性的认识。

5. 你想要将什么问题列入日程？（1～3句话）

希望可以就我写出的开放性议题进行探讨。

6. 你做了或没做什么家庭作业？你体会到了什么？

没做12份沟通交流作业，我体会到作业很多，写不完的感觉。开放性问题100句让我感到想知道的太多，而知道的太少之无奈。

刘义林博士点评：

来访者善于学习，在上大学前是名副其实的学霸。"我艺术鉴赏力强，包括文学、音乐和视觉艺术，我能够在没有接受专业训练的情况下，用自己的话表达出艺术专业思想，对一部影视作品的各个方面做出比较中肯的评价并能提出自己的见解；我平易近人，能够自如地与陌生人、年龄跨度较大的人交谈，但是如果对方看起来很高傲或者很冷漠，我也不会主动搭讪；我知错能改，对于师长、同学甚至比我小的孩子提出的任何建议，如果我认为我确实存在可以改进的地方，都会不遗余力地修正自己的行为，有时甚至接受一些与先前认知完全不同的全新的观念。"来访者表现出的许多亮点，都是心理咨询师可以找到的切入点。

哪壶先开提哪壶，对于来访者的亮点，心理咨询师要真诚地赞美和肯定认同，在唤起来访者里程碑事件的过程中，激活来访者的潜意识能量和积极情绪，达到扬长避短的效果。投其所好地用三分法来替换消极情绪，让来访者用自己认为最擅长的方法和手段，来挑战自我、突破自我、超越自我。心理咨询师通过积极情绪的梳理和牵引，充分发挥心理咨询的基本功作为动力，避免使用消极颓废的表达方式，避免让来访者产生破罐子破摔的想法，努力寻求来访者在现有的基础上，力图让自己变得更加优秀。

来访者总结说：七日来且游且学，扎扎实实坐在书桌前的时间反倒是占了少数，囫囵习来的皮毛，在游玩时便抛到九霄云外，但我以为自己是忘记了，其实却是同把酒放在地窖中是一个道理，潜意识里是生生不息在咀嚼和玩味的。所以短如七日，甚或三日，心态也有了巨变。我的拖延症由10分降低到3分；自卑由10分降低到2分；焦虑由10分降低到2分；敏感由10分降低到5分。数据的变化，让我确定无疑地感受到了自己的进步。

来访者的认知和反省，在来访者的总结里表述得比较详细具体，这时候来访者用"听君一席话胜读十年书"来形容这次"游学"，收获之大不言而喻。在整个咨询过程中，心理咨询师真诚地赞美来访者，无条件的接纳和认同来访者的感受，让来访者乐于充分暴露自己，非常有利于咨访关系的建立和积极情绪的养成。心理咨询师广泛高雅的兴趣爱好、丰富渊博的自然与社会科学知识、坎坷磨砺的人生阅历、儒雅和蔼的亲和力，也会成为心理咨询过程中的催化添加剂，促进心理咨询效果按照预期的目标得以实现。

第十章　挑战敏感多疑　战胜孤独自卑

第一部分：建立咨询关系，陈述澄清问题，测量评估分析，确定咨询目标

我叫谢晓红(化名)，女，今年16岁，高中学生。我是一个独生女，爸爸是公务员，妈妈是搞销售的。我喜欢听歌、动漫，我聪明，爱想问题。我妈妈比较敏感；爸爸不这么敏感。我妈妈小时候自卑，我的性格像我妈妈。

我觉得自己敏感、多疑、注意力无法集中、强迫思维扰乱生活，大约持续有两年时间了。严重程度8分，前年10月来咨询过一次，填写过生活史调查表。改善愿望95分；信任度90分；配合度98分；稳定性50分；自信心60分；希望90分；情绪60分；学习能力80分；人际关系50分；情感处理能力60分。

我的三大优点：细心，有主见，个子高。我的三大缺点：小气，敏感，多疑。我想尽快改善。从高一开始，我觉得自己全身发臭，特别是脚臭比较严重。在学校，我自己搬个椅子，到教室角落没有人的地方坐下。前年12月我还去过另一家心理咨询机构做过两次咨询，那里的心理咨询师说我不合群、多疑，我对其建议不采信，就不愿意去了。

这次是我本人愿意来的，感觉十分难受，我着急了，妈妈也劝我。高一的时候我去某中学读书，待不到两个月就回来了。现在在本地某中上学，那时爸爸经常骂我，说你这个成绩还跑到某某中学去丢脸。现在爸爸意识到他错了，对我的态度好多了。我觉得自己很丑、很臭。高一的时候有个男生追我，送我巧克力，不过他长得太难看了，我感觉他简直是乘人之危，我就没和他交往，之后也没理他了。

我们家好多亲戚都有重男轻女的想法，我认为自己是一个女生而不是男生，是一件很丢人的事情。我爸以前脾气很暴躁，对我有些打压，对我有比较大的影响，近几年好多了。妈妈也有些唠叨，特别是在我的学习上，我基本上什么家务都不做，也不洗衣服，包括自己的内衣裤。在某小学的时候，帮别人洗一次衣服2元，我倒是挣过几次洗衣服的钱。我妈花钱太抠门，看到我花钱她就心痛。我爸爸老说我妈宠我，不让我参与动漫组织的活动。

在高一的第二个学期，我带过一个同学来家里玩，爸爸说不应该带同学来家里，以后我就不敢再往家里带同学来玩了。我自己也不去同学家玩，只喜欢跟表妹玩。初二的时候经常去找表妹玩，现在很少去了，一去我们就会谈到半夜。我很少上网，喜欢看恐怖片。一上课脑子里就想，我为什么会很臭？为什么同学们都很讨厌我？没有一个同学愿意和我说话，我妈妈也不知道我有狐臭。

在刘老师的指导下，我做了卡特尔16种人格因素问卷(16PF)和明尼苏达多项人格问卷(MMPI)测试。稳定1，有恒2，敢为2，幻想7，忧虑9，独立9，紧张7，焦虑8.9，内向2.6，果断8；伪装84，反社会人格偏奇74，偏执狂或妄想症81，焦虑强迫症73，精分79，躁狂72。贝克抑郁量表(BDI)28分重，简明精神问题量表(BPRS)101＞35。猜疑、学习不能集中注意

力、概念紊乱、紧张、装相作态、夸大、抑郁、敌对性、定向障碍重度，焦虑偏重。

这是我的卡特尔16种人格因素问卷(16PF)测试结果。

《卡特尔16种人格量表（16PF）》结果剖析图

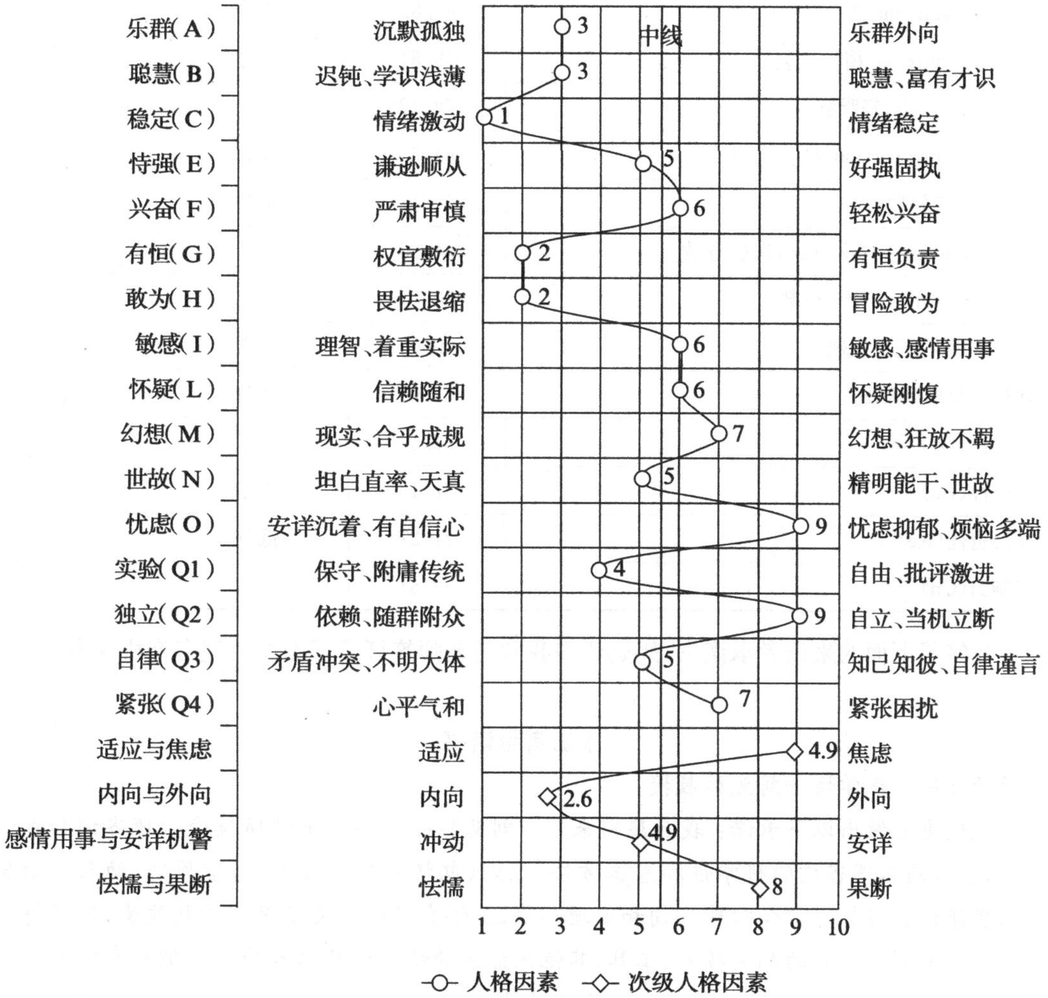

这是我的明尼苏达多项人格问卷(MMPI)测评数据。

量表项目	得分	结果	判断标准
Hs(hypochondriasis)疑病	60.00	高分	/
D(depression)抑郁	57.23	正常	/
Hy(hysteria)癔病	64.16	高分	/
Pd(psychopathec deviate)反社会人格偏奇	74.23	高分	/
Mf(masculinity-femininity)男子气	33.36	正常	/
Mf(masculinity-femininity)女子气	37.81	正常	/

续表

量 表 项 目	得分	结果	判断标准
Pa(paranoia)妄想	81.12	高分	/
Pt(psychasthenia)精神衰弱	67.82	高分	/
Sc(schizophrenia)精神分裂症	79.51	高分	/
Ma(hypomania)轻躁狂	72.12	高分	/
Si(social introversion)社会内向	61.53	高分	/
L(lie)说谎分数	25.11	正常	/
F(infrequency or fake bad)诈病分数	84.25	高分	/
K(defensiveness)校正分数	20.31	正常	/
Q(无法回答的量表数)	00.00	正常	/
外显性焦虑(MAS)	64.61	高分	/
依赖性(Dy)	57.32	正常	/
支配性(Do)	52.12	正常	/
社会责任(Re)	21.27	低分	/
控制力(Cn)	52.51	正常	/

我签了下面的来访者承诺书，妈妈代表我和刘老师签订了下面的心理咨询协议书。

来访者承诺书

尊敬的临床心理学博士刘义林教授：

我慎重地做出以下承诺：我自愿前来三亚刘义林心理咨询保健所接受心理咨询和心理辅导，我认同心理咨询的科学性和基本方法、原则(包括一对一原则、保密原则、助人自助原则)；我保证积极努力配合心理咨询和心理辅导，提供真实的相关情况和症状线索，绝不将来访期间接触到或见到的相关技术、工具、其他来访者的情况以及他人隐私等敏感事宜泄露给任何第三人；如果由于我的不努力配合或者我本人症状的恶化加重而无法达到心理咨询和心理辅导效果，我绝不对您迁怒、指责、诋毁、攻击或散布有损您声誉的言语。

我再次重申，以上承诺是严肃的、认真的，我保证信守承诺，决不食言，决不半途而废。

特此承诺。

承诺人：谢晓红(化名)

2013 年 ** 月 ** 日

心理咨询协议书

甲方(咨询师)：三亚刘义林心理咨询保健所　刘义林

乙方(来访者)：谢晓红(化名)　性别：女　年龄：16 周岁　联系电话：************

按照《中华人民共和国心理咨询师职业标准》以及服务行业的通用法规规定，甲方与乙方本着平等、自愿、友好协商的原则，就甲方为乙方提供心理咨询达成如下协议：

一、关于保密原则：

甲方严格遵守心理咨询行业的保密原则，未经乙方允许，不得泄露乙方的个人资料或咨询内容。如确因学术交流或其他因素需要报告该案例，则需隐去来访者的个人信息。经过甲方观察，认为乙方有可能出现行为失控，并危及自身或其他人的人身安全的时候，甲方有权利通知乙方亲属或终止咨询。

二、关于咨询费用约定：

经双方协商，乙方同意接受1个阶段的心理疏导，1个阶段的咨询次数为12次，每次1小时。咨询费用合计为12次×***元=****元(大写：**圆整)。咨询开始以后，乙方承诺不得半途而废，中途不得单方终止咨询，若因乙方原因终止，则甲方不退还已付咨询费用。

三、关于咨询时间的约定：

咨询时间从2013年**月**日到2013年**月**日，每周1次。时间为：星期日10:00至11:00。甲乙双方均须遵守时间，准时在约定时间开始进行咨询。甲乙双方因故更改咨询时间需提前1～2天通知对方。乙方承诺无故不到或临时违约，按照半价支付费用，并应及时预约下次咨询，乙方连续三次违约甲方可以单方面终止咨询，乙方不得提出退费等其他要求。

四、关于咨询终止：

达成咨询目标后，咨询自然终止。乙方不满意咨询师的咨询方法或其他不可抗原因，可以提出终止咨询。因为乙方不配合甲方的正常咨询或者不认真完成作业，甲方可以终止咨询。甲方认为无法继续帮助来访者时，征得来访者同意，可转介其他咨询机构或医院，并退还剩余费用。

五、关于咨询过程约定：

乙方在咨询时，有义务提供真实的个人资料，以保证良好的咨询效果。乙方须保证在接受心理咨询期间不发生任何故意伤害自己或故意危害他人人身安全的行为。乙方如患有自伤、自杀或伤害他人危险的心理障碍或心理疾病，甲方不对乙方可能产生的上述后果承担任何责任。有些不属于心理咨询范围的神经症或者精神分裂患者，为配合其他精神科的药物治疗，在其本人有能力可以接受心理咨询的情况下，如果家属或者本人希望进行心理咨询的，甲方也愿意为其咨询的，可以进行心理咨询。医嘱需要家属全程陪同的，家属必须认真陪同，防止出现意外事故。在每次咨询结束后，甲方根据需要，与来访者协商后为来访者布置家庭作业，来访者需要认真完成。

六、关于咨询后约定：

乙方同意甲方在咨询结束后可以继续跟踪回访，以促进咨询效果的巩固。

七、附则：

本协议一式两份，双方各执一份，双方签字后生效。来访者若是没满18岁的未成年人，同时需要监护人或者成年亲属的签字。如有未尽事宜，双方友好协商后补充。

甲方签字：刘义林　　　　乙方(来访者)签字：谢晓红妈妈(化名)

2013年**月**日

从今天开始，每周六下午 3 点来访一次。刘老师建议我饮水量每天要逐渐达到 2 000～3 000 毫升。刘老师送了我心理辅导音乐光盘，让我多喝水、多吃蔬菜水果、每天一斤香蕉。刘老师建议我先解决狐臭问题，勤冲凉、勤换衣服。今晚我就与妈妈同去药店买治狐臭的药。

刘老师送了我一小瓶芳香精油，是用芦荟精油 70%、柠檬精油 15%、檀香精油 15%配制的。我使用精油后，有一个男生说我用的是印度神油，说这味道很讨厌，也有人说是烧香拜佛的味道。不过我还是想继续用，因为闻起来很舒服。我要学会自爱，我要有自己的尊严，我要捍卫我的权利。第一次来访焦虑 8 分，今天的焦虑 6 分，我希望降低到 2 分。明天下午的飞机，跟妈妈一起去外地玩 4 天，老师同意请假了。

贝克抑郁量表(BDI)21 分重度。我有信心要让抑郁降到轻度，7 分以下。治狐臭的药连续用了 3 天，我感觉臭味减了 10%，是好事，继续用药。第一次刘老师能感觉到的臭味是 6 分，今天刘老师闻了我的头发和肩膀，臭味是 1 分。我要保持良好的心情、良好的生活习惯和饮食习惯，不吃辛辣油炸的东西，多听音乐，多听笑话，把注意放在解决问题上，不放在问题本身上。

从明天开始，我要每天发送一条幽默短信给刘老师，要坚持 100 天，我能做到。人际关系不良 7 分。人际关系的前提是尊重、信任。多栽花，少栽刺。人际关系的两大润滑剂：微笑、幽默。练习微笑，今天的得分是 50 分。用一根筷子，上下两颗门牙轻轻咬住，眼角向上嘴角向上，像 QQ 表情的微笑，努力达到 9 分，争取一周达到，我一定能行。记住深呼吸练习的要点：长吸气，慢吸气，憋气 2 秒；长吐气，慢吐气，憋气 2 秒。反复练 10～60 下，目的是放松、入静。

我要多一些积极的自我暗示。信任度 80 分，配合度 80 分，90 分是优秀，我愿意用 5 天时间达到 90 分。我和刘老师的交谈是比较愉快的。我要认真填写一周生活时间记录表，每次来访前要填好会谈连接作业表，每次回去要复习整理一下咨询记录。有时间就列一个问题清单和愿望清单。不是问题本身困扰我，而是对待问题的态度在困扰我。我对刘老师有信心，自信 5 分，我愿意用两个星期达到 9 分。

我对任何事情都不感兴趣，今天我有一些不愿意来，是妈妈劝我来的。我怕吃香蕉，觉得不好吃，我的饭量也很少。我不喜欢和人有眼神的交流，对同学父母也一样，我觉得人与人之间应保持距离。我感到有时候我无法听老师专心讲话。

考试将近，学习还没有什么起色，我的心情更加紧张了。怎样克服懒惰和厌烦，还有思维抑制的反弹。我强烈地感受到自己情绪的不稳定性，觉得不好的想法和反应将会在下一刻爆发，事实上却什么坏事情都没有发生。我想要知道如何能控制好情绪。我还没开始做一周生活时间记录表作业，出远门旅游回来生病了很累，准备今天开始做，我体会到了时间的宝贵。

我今天提交了生活史调查表和咨询会谈连接作业表。积极情绪 60 分，消极情绪 79 分。情商测试(EQ)55 分，90 分以下为低。我上课注意力不集中的主要原因是感觉座位发烫，同学摸了后我也摸，感觉温度差不多，不烫。狐臭也在继续治疗，3 天连续治一次。现在自己闻不出来自己有狐臭，以前闻得出来，我认为治好了 50%。今天刘老师闻了我的头发和肩膀，头发一点臭味都没有，肩膀的味道不到 1 分。

生活史调查表

这张调查表的目的是对你的生活经历和背景获得全面的了解。请你尽可能完整和准确地回答这些问题，这将有利于制订一个适合于你的特定需求的咨询方案。当你填完之后，或者在预约时间，请交回此表。此表和咨询档案同样会高度保密。

请完整填写以下内容：

姓名：谢晓红　性别：女　日期：2013年**月**日

地址：省略

电话号码：(座机)********　(手机)***********

出生年月日：****年**月**日　年龄：16岁　职业：学生

你现在同谁一起生活？(列举是哪些人)爸爸、妈妈

你居住在哪里？家庭住宅☑　旅馆□　宿舍□　公寓□　其他□

重要关系状况(勾出一个)

单身☑　订婚□　已婚□　分居□　离婚□　再婚□　托付关系□　寡居□

如果已婚，丈夫的(或者妻子的)姓名、年龄、职业是什么？

姓名：______　年龄：_____岁　职业：______

1. 宗教或精神信仰在你生活中所扮演的角色：

   A. 童年时：无关紧要的，陌生角色。

   B. 成年后：有些重要的支柱。

2. 临床情况

   A. 用你自己的话陈述你的主要问题的性质，以及问题存在多长时间了：

   强迫性思维，一年半。

   B. 简要陈述你的主要问题的发展经过(从发作到现在)：

   强迫性思维萌发→被肯定→深深根植于脑海→引发多个类似问题。

   C. 以下列等级检查你病情的严重情况：

   轻度不适□　中度严重□　非常严重□　极其严重☑　全部丧失能力□

   D. 就你目前的病情，你以前在哪里治疗过或咨询过？

   别的心理咨询室，私人的。

   E. 你在采用药物治疗吗？如果是，那么是什么、用了多少、结果如何？

   没有，不知道。

3. 个人资料

   A. 出生地：某市

   B. 怀孕期间母亲的情况(据你所知)　不了解。

   C. 标出符合你的童年期情况的下列任何情形：

   夜惊☑　吸拇指□　恐惧☑　尿床□　咬指甲□　快乐的童年□

   梦游□　口吃□　不快乐的童年☑　任何其他情况：多疑、困惑、憎恨、嫉妒

   D. 童年期健康吗？

   列举所患过的疾病：近视、鼻炎、烫伤、水痘、腮腺炎。

   E. 青春期健康吗？

列举所患过的疾病：近视

F. 你的身高：***厘米　你的体重：**公斤

G. 做过外科手术吗？（请列举并且给出手术时的年龄）　没有。

H. 是否发生过什么意外事故：摩托车烫伤。

I. 列举5项你最担心的事情：

(1) 被人施咒。

(2) 被人暗算。

(3) 自己变臭。

(4) 自己变丑。

(5) 考试失利。

J. 在下列任何符合你的情况下打钩：

头痛□　头晕□　晕厥发作□　心悸□　腹部不适□　焦虑☑　疲劳☑

肠功能紊乱□　食欲低下□　愤怒☑　服镇静药□　失眠□　噩梦□

感到惊恐☑　酒精中毒□　沮丧☑　自杀意念☑　震颤□　不能放松☑

性问题□　过敏性反应☑　不喜欢周末和假期□　雄心勃勃□　自卑感☑

羞于见人☑　不能交朋友☑　不能做决定□　不能坚持一项工作☑

记忆问题□　家庭条件差□　财务问题□　孤独□　难以愉快☑

过度出汗☑　经常使用阿司匹林或止痛药□　注意力难以集中☑

请在这里列举其他的问题或者困难：

K. 在下列任何适用于你的词后的□内打钩：

无价值□、无用□、一个无名小卒☑、生活空虚☑

不适当☑、愚蠢□、不能胜任□、天真□、不能正确完成任何事情□

内疚☑、邪恶☑、有道德问题☑、恐怖想法☑、敌对☑、充满仇恨☑

焦虑☑、激动不安☑、胆怯☑、谦逊☑、惊恐☑、好斗□

丑陋□、残废□、不引人注目□、令人厌恶☑

沮丧☑、孤单☑、不被喜欢☑、被误解☑、厌烦☑、不安宁☑

困惑☑、不自信☑、矛盾☑、充满悔意☑

有意义□、同情☑、聪明□、有吸引力□、自信□、考虑周到☑

请列举任何其他的词：

L. 目前的兴趣、爱好和活动：画画、听音乐、睡觉、看古装剧。

M. 你业余时间大多做什么？无所事事，做想做的和睡觉。

N. 你的学业最后达到什么程度？不知道

O. 学习能力：优势和弱势　优势

P. 你曾被欺负或者被过分地取笑过吗？有的

Q. 你喜欢交朋友吗？不怎么喜欢，累　保持交往吗？很难保持

4. 职业资料

A. 你现在做何种工作？学生

B. 列举以前的工作：学生

C. 你对目前的工作满意吗?(如果不是,在什么方面不满意?)不是,补课和上课。

D. 你的收入是多少? 月0元 你的生活花费是多少? 月500元

E. 抱负/目标

过去:想拥有大房子和漂亮的首饰、衣服,成为万人瞩目的焦点。

现在:只希望有稳定的收入和房子,安静地生活。

未来:可能有更高的期望。

5. 性信息

A. 你父母对性的态度(例如,家里是否有性教育或者有关的讨论?)没有,很忌讳。

B. 你最初的性知识是何时以及如何获得的?

小学六年级,同学开玩笑和骂人的时候听到的。

C. 你什么时候第一次意识到自己的性冲动? 没有,很可恨。

D. 你曾体验过因为性或手淫而带来的焦虑或者负罪感吗? 如果有,请解释。

没有,很可恨。

E. 请列举关于你第一次或者随后的性体验的有关细节。没有,很可恨。

F. 你对目前的性生活满意吗?(如果不,请解释。)没有性生活。

G. 提供任何重要的异性恋(和/或者同性恋)反映的相关信息。

同性恋或异性恋都可以接受,爱可以不分性别。

H. 你以某种方式控制性欲吗? 睡觉。

6. 月经史

第一次来月经的年龄是多大? 13岁

你有这方面的知识,还是对其到来感到震惊? 震惊和恐惧。

有规律吗? 没有 持续时间:4~5天

你感到疼痛吗? 有一点。 上次的日期:忘了。

你的月经周期影响你的心情吗? 影响,觉得烦恼和郁闷,不想成为女人。

7. 婚姻史

订婚之前你认识你的配偶多久? ____________

你结婚多长时间了? ________

丈夫或妻子的年龄:______岁 丈夫或妻子的职业:____________

A. 描述你的丈夫或者妻子的人格特点(用你自己的话)

B. 在哪些方面相互适应?

C. 在哪些方面相互不适应?

D. 你和你的姻亲们怎样相处?(包括配偶的兄弟姐妹)

你有多少个孩子? ____________

请列举他们的性别和年龄:________________

E. 你的孩子中有谁存在特别问题吗?

F. 有无流产或堕胎的历史? 有□ 无□

G. 如果之前有过婚姻,请对其做出评论并提供简要细节。

8. 家庭资料

父亲姓名：________ 年龄：47岁 职业：公务员 电话：________

母亲姓名：________ 年龄：42岁 职业：销售 电话：________

A. 父亲：健在还是已故？已故□，健在☑。如果已故，在他去世时你的年龄是______岁。

死亡原因：________

如果健在，父亲现在的年龄是47岁，职业：公务员 健康状况：良好

B. 母亲：健在还是已故？已故□，健在☑。如果已故，在她去世时你的年龄是______岁。

死亡原因：________

如果健在，母亲现在的年龄是42岁，职业：销售 健康状况：良好

C. 兄弟姐妹：兄弟姐妹的人数和年龄 没有(有个弟弟，我想隐瞒，不想被人发现)。

D. 与兄弟姐妹的关系：

过去：________

现在：________

E. 描述你父亲的人格以及他对你的态度(过去和现在)：

过去很严肃很严厉，现在有所改善。

F. 描述你母亲的人格以及她对你的态度(过去和现在)：

过去很暴躁，易怒，现在有所改善。

G. 作为一个孩子，你的父亲曾用什么方式惩罚过你？打和责骂。

H. 你对家庭气氛有何种印象(指你的原生家庭，包括父母之间以及父母和孩子之间的包容性)。隔阂和分歧。

I. 你信任你的父母吗？信任。

J. 你的父母理解你吗？不怎么理解。

K. 从根本上说，你感觉到父母对你的爱和尊重吗？有一点。

如果你有继父母，父母再婚时你有多大？______岁。

L. 描述你的宗教信仰情况： 有时相信，有时不相信神灵。

M. 如果你不是被你的父母抚养，谁抚养的你，在哪几年之间抚养过你？

N. 曾有人(父母、亲戚、朋友)干涉过你的婚姻、职业等方面吗？

父亲干涉过初中学校，母亲干涉过小学的学校。

O. 谁是你生活中最重要的人？养我的父母。

P. 你的家庭成员中有没有人曾酒精中毒、癫痫或者被认为有“精神障碍”？没有。

Q. 其他家庭成员是否曾患过有关疾病？没有。

R. 愿意叙述以前没有提及的可怕或者痛苦的经历吗？

愿意，有一次差点被大货车撞到，为了不迟到，早上摸黑坐公交车过马路时发生的，很可怕，高一。

S. 你希望通过咨询达到什么目的，你对咨询期盼了多久？

达到消除不适感，抑制强迫性思维的目的，期盼了几天。

T. 列举任何使你感到平静或者放松的情景。自己独处，睡觉。

U. 你曾失去控制吗？（例如，发脾气、哭泣或者攻击）如果是这样的话，请描述。
发脾气就会想摔东西，停不了手，或者做些破坏的行为。

V. 请增加此调查表没有涉及的，但又对心理咨询师了解和帮助你有用的信息。
我怀疑自己在初中时惹到一位有点灵异知识的朋友，被她以同样的方式诅咒。至今不敢见她，怕她又拿到主要用材，施以更加残酷的诅咒。我觉得上天是严厉的，当我有嘲笑过某人的某种事后，那一件事一定还在我身上发生，但是有些人这么做却没事，所以觉得上天又是不公的。

9. 自我描述（请完成如下内容）

A. 我是一个失意、愤世的人。

B. 我的一生是充满凶险的。

C. 在我还是一个孩子的时候，我就觉得自己不被当成孩子，而是有阴谋的矮子。

D. 我感到骄傲的事情之一是小学混得不错。

E. 我难以承认自己身上的缺陷。

F. 我不能原谅的事情之一是被别人出尔反尔。

G. 我感到内疚的事情之一是没能好好活着，自己折磨自己，也不给家人长脸。

H. 如果我不必担心我的形象我会舒坦些。

I. 人们伤害我的方式之一是背后议论我，远离我，咒骂我。

J. 母亲总是不理解我。

K. 我需要从母亲那里得到但又没有得到的是理解和支持。

L. 父亲总是怒视我。

M. 我需要从父亲那里得到但又没有得到的是理解和支持。

N. 如果我不害怕成为我自己，我可能会自然些、大方些。

O. 我感到生气的事情之一是学校用补课的方式扣留学生。

P. 我需要但又从未从一个女人（男人）那里得到的是关心和帮助。

Q. 长大的坏处是明白世间的丑恶，失去天真的美好。

R. 我本可以帮助自己但又没有采取的方法之一是自我遗忘、自律。

10. A. 哪些是你目前想改变的行为？懒惰和多变。

B. 你希望改变哪些感受（例如，增加或者减少）　增加自信心，减少忧虑。

C. 哪些感受对你来说特别地：

1. 令人愉快？放松、专心

2. 令人不愉快？紧张、焦虑

D. 描述一幅非常令人愉快的幻想场面。
清晨坐在自己的房间的书桌上读诗，融入意境。

E. 描述一幅非常令人不愉快的幻想场面。
坐在嘈杂的教室里，看不进书，又感到座位发烫，坐立不安，听到别人小声议论我。

F. 你认为你最不理性的想法或者观点是什么？自己的座位发烫和浑身臭。

G. 描述何种人际关系能给你带来：

1. 快乐简单，君子之交淡如水。

2. 悲痛复杂，多事，认识混混或坏人。

H. 简而言之，你对心理咨询有什么看法？心理咨询是对精神的救赎，可以改变生活。

11. 在调查表的空白处及边缘处，写出你对下列人员的简短描述：

A. 你自己浑浑噩噩，自闭，厌烦，多虑，自怨自艾，嫉妒。

B. 你的配偶(如果已婚)____________________

C. 你最好的朋友优秀，大方，貌似很幸福，吃什么都不怕臭，亲切。

D. 不喜欢你的人假装，做作，自以为是，丑陋，老套，矫揉造作，讨厌。

12. 自我评估你擅长的和不擅长的方面：

我擅长：(1) 思考　(2) 学习　(3) 仔细　(4) 缜密　(5) 逃避

不擅长：(1) 实践　(2) 吃苦　(3) 演讲　(4) 领导　(5) 负责

13. 我的主要优缺点：

我的三大优点：(1) 善良　(2) 大方　(3) 正直

我的三大缺点：(1) 自卑　(2) 多疑　(3) 自闭

14. I、My、Me 自我描述：

I，别人眼里的我：沉默寡言、心事重重、总是开心不起来。

My，内心里的我：敏感多疑、矛盾重重、总是受别人欺负。

Me，理想中的我：开朗大方、能说会道、总是受大家表扬。

15. 填写本调查表开始时间 ** 月 ** 日 20 时，完成时间 ** 月 ** 日 22 时。

我一直感觉自己脚臭，去中医院看过，没有脚气也没有烂脚丫。我记得就是高一上学期踩到废水沟的污水之后，洗了好多次脚，总觉得洗不掉这个味道，然后就总觉得别人在说我的脚臭。我的描述比较模糊，常用比如……，好像……，感觉……，有一点……类似的表达，不确定因素比较多。刘老师建议我验证座位不烫，验证后我感觉不烫，是我把它想得烫。

针对我的心火旺，刘老师建议我睡前一小时吃一点夜宵甜品，如用枸杞、银耳、红枣、冰糖煲汤，多吃坚果。我害怕别人诅咒，我一直认为有一个人在诅咒我，是以前的一个同学。我害怕爸爸，只要爸爸在客厅，我就一直待在自己的房间里不敢出来。妈妈觉得我的问题有可能是爸爸引起的。

我喜欢看鬼怪灵异片，一上网就看，父母说我也不愿意听。刘老师建议我少看灵异鬼怪片，尽量改善与父亲的关系状态。有时候，爸爸的威严让我感到窒息。信任度 85 分；配合度 90 分，多一些积极的自我暗示。下周六下午 3 点来访。

以下是我的第一次至第四次咨询会谈连接作业表。

第一次咨询会谈连接作业表

1. 上次会谈我们讨论了哪些重要的问题？你从中体会到了什么？(1～3 句话)

要自尊自爱，自信。要学会信任别人。

2. 上次会谈有什么使你烦恼吗？你有什么事情不愿意讲吗？

没有。

3. 你这一周怎么样？与其他周相比，你这一周的心境如何？(1～3句话)

心情更加紧张了一点，因为考试将近，学习还没有什么起色。

4. 这周有没有什么重要的事情发生并需要讨论？(1～3句话)

怎样克服懒惰和厌烦。还有思维抑制的反弹。我强烈地感受到自己的不稳定性，觉得不好的想法和反应将会在下一刻爆发。

5. 你想要将什么问题列入日程？(1～3句话)

将如何控制好心理情绪和思想列入日程。

6. 你做了或没做什么家庭作业？你体会到了什么？

没做生活记录表的作业，出远门回来生病了很累，准备今天开始做，体会到了时间的宝贵。

第二次咨询会谈连接作业表

1. 上次会谈我们讨论了哪些重要的问题？你从中体会到了什么？(1～3句话)

讨论了座位发烫和脚的问题。体会到了要消除别人的猜疑，最关键是验证。

2. 上次会谈有什么使你烦恼吗？你有什么事情不愿意讲吗？

没有。

3. 你这一周怎么样？与其他周相比，你这一周的心境如何？(1～3句话)

前半周有些烦躁，最后几天感觉好些。

4. 这周有没有什么重要的事情发生并需要讨论？(1～3句话)

我的新同桌都不怎么理我，我也对她感到很厌倦，和上次一样。我发现当我和男生讲话时我同桌会瞪我，有点生气的样子，而我不过是借个东西而已，她表现得好像我在抢她东西似的，我很厌倦她。

5. 你想要将什么问题列入日程？(1～3句话)

如何把注意力全部集中在学习上。

6. 你做了或没做什么家庭作业？你体会到了什么？

都做了，体会到细节很重要，要持之以恒。

第三次咨询会谈连接作业表

1. 上次会谈我们讨论了哪些重要的问题？你从中体会到了什么？(1～3句话)

谈论了如何治疗脚出汗的问题，体会到了要学会感恩，爱自己的身体。

2. 上次会谈有什么使你烦恼吗？你有什么事情不愿意讲吗？

没有。

3. 你这一周怎么样？与其他周相比，你这一周的心境如何？(1～3句话)

有点小波折。

4. 这周有没有什么重要的事情发生并需要讨论？(1～3句话)

我在意的其他方面的臭也接踵而来，甚至来不及阻止这些想法。

5. 你想要将什么问题列入日程？(1～3句话)

如何集中注意力。

6. 你做了或没做什么家庭作业？你体会到了什么？

做了，体会到要有恒心。

第四次咨询会谈连接作业表

1. 上次会谈我们讨论了哪些重要的问题？你从中体会到了什么？（1～3 句话）

讨论了提高自信的问题，体会到了自信是成功最好的知音。

2. 上次会谈有什么使你烦恼吗？你有什么事情不愿意讲吗？

您所说的要改善父女关系似乎有点困难，隔阂分歧大，他并不理解我，尊重我，喜欢说难听的，使我的心情变得很差。他爱说你这样没用的，你没什么希望了之类的话，还有不去拉倒。

3. 你这一周怎么样？与其他周相比，你这一周的心境如何？（1～3 句话）

这一周较为波折，但情况不是很严重，我总是试图控制自己的思绪，得到的效果时好时坏。

4. 这周有没有什么重要的事情发生并需要讨论？（1～3 句话）

同桌的异味似乎没有消除，只是她敏感地嗅自己的行为使我想起来，并容易出汗，若是没有她在旁边，我就没有那种症状。

5. 你想要将什么问题列入日程？（1～3 句话）

如何维持情绪的稳定，不受他人言语行为的影响，保持内心的平和与专注。

6. 你做了或没做什么家庭作业？你体会到了什么？

忙于考试，忘了去交话费了，今天交了话费就继续发短信。

刘义林博士点评：

来访者 18 个月前曾经来访并填写过生活史调查表，来访者及其父母对来访者存在的心理问题是能够引起重视的，之后还去另外一家心理咨询机构，都没有建立好咨访关系，主要原因是由于来访者的敏感多疑以及对心理咨询师的高要求和低配合态度。来访者有了比较强烈的改善愿望之时，能够再次选择同一家心理咨询机构，这也说明了来访者经过比较分析，已经在一定程度上产生了对心理咨询师的认同和了解。这说明曾经脱落的来访者，也可以是潜在的来访者。

心理咨询师在澄清问题期间，可以开门见山地询问来访者："你今天来，是有什么问题需要我帮助呢？"当来访者洋洋万言、表述模糊的时候，建议来访者限定几个关键词，然后以数字来定义这个问题的程度，这样比较容易进入心理咨询程序和状态。比如：来访者反馈的敏感 8 分、多疑 8 分、注意力无法集中 7 分、强迫思维扰乱生活 8 分，这就使得接下来的交谈应对有了明确的方向和相对具体的内容。这个过程中，听出水分、听出成因、听出表里不一致的洞察力，是考验一个心理咨询师实践经验的分水岭。

顺藤摸瓜，通过卡特尔 16 种人格因素问卷（16PF）、明尼苏达多项人格问卷（MMPI）等心理测评量表的测试报告数据，让来访者的问题进一步得到暴露和明朗化。对于心理测评报告数据的分析，注意尊重来访者自己的感受和判断，如果来访者对报告数据有质疑、不认同、无法接受，心理咨询师要允许来访者保留自己的看法，要避免贴标签，避免直接定性。比如：抑郁指数明显偏高，可以委婉一点分析为有抑郁倾向，不可以直接分析为有抑郁症。

尽管有些困扰来访者的问题，并不是属于心理咨询范畴内的问题。比如来访者的狐臭和脚臭问题，但我们不能因为心理咨询师不是治疗狐臭脚臭的，就把来访者推去别处或者绕开这个话题，而是要努力去理解狐臭脚臭这样的躯体化症状给来访者带来的心理困扰和痛苦，通过和来访者共同讨论学习研究，去寻求消除或者减轻这些问题的方法。这样才有利于咨询目标的达成，才能让来访者感受到心理咨询师对自己的接纳、理解、包容、支持。

第二部分：找到问题成因，选择方法技术，布置适当作业，认知反省调适

我特别能睡，从昨晚睡到今天上午12点，一般周末我都很能睡。上周都去学校上课了，心情好些了。妈妈也感觉我有转变，狐臭的药都用着，饮食跟以前一样。我在妈妈面前可以大声吼叫，在老师面前说话却很小声。

今天主要说脚臭的问题，刘老师建议我不去追究原因。脚是我的四肢最辛苦的部分，没有脚我哪里也不能去。到目前为止，我还不曾有过对脚的爱和感激。今天的主题是学会爱我的脚，感恩我的脚。刘老师建议我每天泡脚15分钟，泡完后给脚按摩15分钟。使用大宝蜜和精油，边按边对脚说话，说感谢脚，说脚香。关键是对话。试一周看看效果如何。

今天还要讨论妈妈给我“断奶”的问题。我要减少对妈妈的依赖，妈妈要学会尊重我、信任我、让我独立，我需要更多的信任和尊重。我从初一开始，经常看见父母吵架，便开始有了将来独身不结婚的想法。人的智慧分三类：文慧，学习得来；思慧，思考得来；修慧，体验得来。我需要更多的体验，包括不愉快的体验。

上周布置的泡脚和与脚对话，泡脚做了6天，运动每天都做。从某中学走到某大厦大约3公里，我感觉不累。对话做了3～4次，每次约5～6分钟。泡脚后使用精油了，感觉不到脚臭了。昨天没泡脚，是妈妈忘了给我弄泡脚的水，我没忘，我不懂放水和泡脚的药粉。这周学习效率一般，有点小波折，有时候想不通，

原来对脚的厌恶、臭、不喜欢的程度是8分，现在是4分，争取下周变为0分，变成我喜欢我的脚和感激我的脚。刘老师建议我泡脚时间和按摩对话时间不少于15分钟，少睡一会儿也要做。狐臭药是管用的，连续用了3周，这一周只用了2次，最严重时是7分，现在是2分。不知道会不会复发，我感觉会的。我要努力争取把狐臭彻底搞定，要把脚臭尽快搞定。关于我爱出汗、感觉屁股发烫的问题，还需要好好研究，争取找到解决方法。刘老师给我的建议和方法，都是积极的。

我要提高信任度和配合度，现在的信任度87分，配合度90分，作业完成度85分，稳定性60分，自信心80分，希望90分，情绪80分，人际关系70分。我的进步是明显的，狐臭从7分降到2分，我并不满意。贝克抑郁量表(BDI)12分中度，比第一次下降了16分。简明精神问题量表(BPRS)50＞35，比第一次下降了51分。我的配合和刘老师的方法是有效的，妈妈也认同。我要想办法提高情商，让妈妈“断奶”，摆脱我对妈妈的依赖。

刘老师表扬我了，说我每天坚持发幽默短信。刘老师建议我改善一下面部表情，别满脸写着全世界人都欠我一样。我的表情经常显得不太友好和不高兴，这种表情是有害的，需要用积极的和高兴的微笑表情来替代。我要学会感激妈妈，学会尊重妈妈。我也希望妈妈学会尊重我、信任我。我还担心自己有口臭，牙有问题。

我今天回去后发脾气、哭闹，说妈妈不该说我这样那样。这几次的心理辅导是有效的，

但是妈妈感觉我的叛逆、抵触情绪增加了，我们的母女关系有恶化的倾向。妈妈的善辩和猜疑对我的情绪也有影响，在我看来妈妈眼里充满了对我的不信任、敌意、不悦。

同学们对檀香精油味有些反感，好像对什么香味他们都反感。这次刘老师为我配了茉莉花、柠檬、芦荟精油，气味就变得清淡了。我的狐臭好了一边，还有一边没好。现在我感觉到的狐臭气味是2分，比较轻微了。1～3分是轻度，可以忽略。

我要继续和狐臭做长久的斗争，要争取把它消灭掉。我的同桌也有狐臭，也是一位女生。严重的时候有8分，我闻到了有点想吐，和我当初严重的时候相同。她也被别人说，还说是我的原因。我现在的心情好多了，学习有进步，不想请假休学之类的事情了。我基本上坚持泡脚，只有偶尔一两天没泡。

我把幽默短信集中发了，一般每次3条。今天我做了积极情绪和消极情绪的形容词选择，积极的形容词我选择了98/120，消极的形容词我选择了7/120。现在很少听到同学说我臭了，我对我的进步感到满意。今天学习提高自信心的三个技术，这对别人都很管用，所以我要好好认真练习，要达到好的效果。(1) 右手紧握拳头，一边用力挥舞拳头，一边用力大声说：我快乐！我阳光！重复3次。(2) 伸下巴，仰脖子，转脖子。(3) 紧缩肱二头肌，然后放松，重复3次，每天10次以上。

我感觉这样下去，一个月后我的自信就可以增长10%以上。我现在自信是50分，我想提高到80分，我要坚持3个月实现目标。我要努力培养自己的积极心态，提高或增加积极情绪，降低或减少消极情绪。目前我的状态接近良好，回家多练习照镜子对话，在镜子里寻找不信任和敌对的视线和眼神，观察并记录自己的言行，寻求改善思维模式。

很多时候问题的本身并不是问题，而是对待问题的态度产生了问题。我今天想讨论一下关于爱情的问题，我已经不相信爱情了。妈妈对我目前改善的满意度是7～8分，老师让我站起来，走到妈妈身边，手放到妈妈肩上，低下头看着妈妈的脸，靠近妈妈的耳朵，说一句悄悄话。我做了，可是说悄悄话的时候我感到有些尴尬。

期末考试我会尽力而为，不要太纠结成绩好坏。今天我和刘老师的交谈比往常更加轻松愉快了，刘老师以前从我的眼神里看到的敌对情绪是5分，现在只有2分多一点了。如果我再加把劲，把剩下这2分敌意去掉，我就会变得更受欢迎。

这一周情绪不太稳定，有些波折，但情况不是很严重，有5分程度，需要关注。我总是试图控制自己的情绪，得到的效果时好时坏。我想维持情绪的稳定，要多练习深呼吸。妈妈承认自己有50%的过错，脾气冲，唠叨。我也承认自己有50%的过错，做事没有计划，想到哪里做哪里，没有时间观念、自私、多变、善辩。

明天是母亲节，我的作业是做一件让妈妈很开心的事。妈妈的语言之中，消极的成分比较多，如果换成积极的成分，结果会好很多。刘老师现在看到我眼神里的敌意只剩1分多了。已经很轻微了，就是说我变得友好起来了。我认为自私是储蓄原理，不是透支原理。一个人如果太自私，会导致人际关系破产。刘老师教了我一句四川话："吃得亏，打得堆。"如果让我请客，我心里面就会感到不舒服，我觉得即便我请客，他们也都不会回报我。

刘老师建议我学会善意地、真诚地赞美妈妈。我的稳定性70分，自信心60分，希望95分，情绪80分，信任度90分，配合度95分，作业完成度70分。来见刘老师前的难受程度是90分，现在的难受程度还剩下30分。我和妈妈对现在的效果是满意的。我要坚持，要避免复发。写了承诺书保证今后不迟到。我想带同桌来帮助她解决她的狐臭问题。

承　诺　书

我承诺从今以后决不迟到，迟到 5 分钟，就算迟到一次，我认罚一百元，迟到 10 分钟我认罚二百元，迟到 15 分钟我认罚三百元，以此类推。

这个承诺是为了改变时间观念，改变我的拖拉行为，对我是有好处的，所以我一定要做到，绝不反悔。

特此承诺！

承诺人：谢晓红(化名)

见证人：谢晓红妈妈

2013 年 ** 月 ** 日

以下是我的第五次至第八次咨询会谈连接作业表。

第五次咨询会谈连接作业表

1. 上次会谈我们讨论了哪些重要的问题？你从中体会到了什么？(1～3 句话)

谈了要大方、宽容，还要有时间观念，做事要有计划，体会到了要不断地完善自己，不断地走向光明。

2. 上次会谈有什么使你烦恼吗？你有什么事情不愿意讲吗？

没有。

3. 你这一周怎么样？与其他周相比，你这一周的心境如何？(1～3 句话)

换了新同桌，感觉不太习惯，不过大家相处得挺好。最近有些迷茫和反弹了，我很害怕复发，我依然很努力。物理成绩什么的下来了，给了我很大打击，我想去改正，但是行动起来就是矮子。

4. 这周有没有什么重要的事情发生并需要讨论？(1～3 句话)

怎样做好行动上的任务，而不是空谈？有时候脑袋会不听使唤回想已经快要戒掉的坏思想，怎么控制？下定的决心经常动摇，怎么去坚定？

5. 你想要将什么问题列入日程？(1～3 句话)

保持积极的心态。

6. 你做了或没做什么家庭作业？你体会到了什么？

做了。体会到了人脑是复杂的，却也容易控制，要的是方法和经验。

第六次咨询会谈连接作业表

1. 上次会谈我们讨论了哪些重要的问题？你从中体会到了什么？(1～3 句话)

讨论了如何应对强迫症的反弹问题。体会到了人要学会有所放舍，懂得取舍，拥有了正确的方向指导，就要勇敢往前走，不要回头。

2. 上次会谈有什么使你烦恼吗？你有什么事情不愿意讲吗？

没有。

3. 你这一周怎么样？与其他周相比，你这一周的心境如何？(1～3 句话)

这一周还不错，迷茫的时候很多，但最后都能坚持下来。感觉就像在悬崖边上走，一个念想萌芽就怕泛滥，把自己推入万丈深渊，我费力地钳制住它。

4. 这周有没有什么重要的事情发生并需要讨论？（1～3句话）

这周复习紧张，但我有时一拿到手机就不自觉地翻看，虽然明知这是浪费时间，怎样控制自己做该做的事？还有放学时有人跟我一块儿走了，但是她最近提出了很多她的观点，有点说教的感觉，喜欢告诉我该做什么，该怎样注意分寸，我感到有点压制。

5. 你想要将什么问题列入日程？（1～3句话）

我对反弹的克制有所进步，但内心还是有恐惧，会联想到自己复发，怎样甩掉过去的阴影？如今正是紧张复习的氛围，怎样静下心来专心复习？

6. 你做了或没做什么家庭作业？你体会到了什么？

做了。体会到个人心态对事情的发展具有能动作用，我应该寻求最积极健康的态度，面对生活，面对一切。

第七次咨询会谈连接作业表

1. 上次会谈我们讨论了哪些重要的问题？你从中体会到了什么？（1～3句话）

泡脚和与脚对话，通过这个办法解决我对脚臭的误解，简单有效。

2. 上次会谈有什么使你烦恼吗？你有什么事情不愿意讲吗？

没有。

3. 你这一周怎么样？与其他周相比，你这一周的心境如何？（1～3句话）

和妈妈的关系有一些紧张，我们彼此充满敌意和不满。

4. 这周有没有什么重要的事情发生并需要讨论？（1～3句话）

感觉座位发烫的问题希望能够尽快得到解决。

5. 你想要将什么问题列入日程？（1～3句话）

我和妈妈的关系问题。

6. 你做了或没做什么家庭作业？你体会到了什么？

做了，有用处，需要坚持下去。

第八次咨询会谈连接作业表

1. 上次会谈我们讨论了哪些重要的问题？你从中体会到了什么？（1～3句话）

提高自信的三个练习，需要好好地练一练。

2. 上次会谈有什么使你烦恼吗？你有什么事情不愿意讲吗？

没有。

3. 你这一周怎么样？与其他周相比，你这一周的心境如何？（1～3句话）

挺开心的，积极情绪和消极情绪的比例是98/120比7/120，积极情绪有了压倒优势。

4. 这周有没有什么重要的事情发生并需要讨论？（1～3句话）

关于爱情的问题，我已经不相信爱情了，原因是我父母之间的关系太糟糕。

5. 你想要将什么问题列入日程？（1～3句话）

我对妈妈的敌视和敌对情绪该如何缓解？

6. 你做了或没做什么家庭作业？你体会到了什么？

观察并记录自己的言行，寻求改变思维模式。不是一般的难啊！

刘义林博士点评：

来访者被同学们冷落、疏远、取笑导致来访者产生严重的自卑、抑郁、焦虑情绪，源于来访者身体的狐臭，这是来访者周围的人都可以感受和察觉到的异味分泌因素；来访者的脚臭，源于一次踩了臭水沟后“洗了许多遍也洗不干净”而产生的心理因素，这是他人看不到和感受不到的困扰来访者的情绪。这些情绪的温床和更多的实际因素，却是家庭环境和教养方式，这是需要进一步了解和分析来访者与其母亲的沟通方式和行为习惯才能理解的。

狐臭本身不是问题，对待狐臭的态度，才是问题。来访者和妈妈一旦重视和配合，狐臭问题很快就得以解决了。系统脱敏疗法、认知行为疗法、人际关系疗法、芳香精油疗法、饮食疗法、综合积极情绪疗法，推荐一些能够让来访者受益的简便方法，通过咨询记录、数字对比、分析评估，寻求在短时间内让来访者看到明显的变化和效果。其中泡脚按摩脚、使用芳香精油、与脚做沟通对话这样的练习方法，是因人而异临场发挥的简便实用技术。

选择工具箱里的适当作业，唤起来访者的学习动机，强调心动不如行动，激活来访者的求助愿望，引导来访者认真完成心理咨询师布置的作业，把心理咨询的效应持续保持到来访者的日常生活当中去，这是综合积极情绪疗法打破传统咨询的亮点之一。信任度、配合度、作业完成度这三项维度中，作业完成度的优劣是十分重要的。体验越深刻，改善越明显。作业完成度越低，改善效果也就越差。

来访者通常都知道或者明白自己存在的问题，一般是人为设限、以偏概全、非此即彼地把自己的问题夸大或者合理化。通过调整认知偏差，细化和量化问题，评估分析澄清问题，把问题和人分开，对事不对人，从而达到减少敌对和防御，以积极情绪置换消极情绪，调整心态，重构认知。在学习的过程中体现出改善，在认知反省调适的过程中体现出好转。来访者对自己认知偏差的调整和再认知，可以促进问题的缓解和避免问题的复发反弹。

第三部分：发现优势亮点，养成积极情绪，确定有无进步，归纳评估总结

今天刘老师表扬我了，我没有迟到，提前 10 分钟就到了。沟通的方法与态度有很大关系，我要学习沟通的艺术，寻求沟通的效果，好的效果，我觉得自我反省很重要。妈妈同意我不迟到一次奖励 50 元，试行 3 个月。现在我感到换同桌不是一件坏事，要学会和不同的人打交道。现在的同桌身上有香味，很胖，我很喜欢她。下星期又要换回来，又是那个有狐臭的同学，心里有点接受不了。

我的状态比当初好多了，我有进步，我需要肯定自己的努力。强迫思维让我做不了正事，学习效率不高，严重时 9 分，现在是 4 分。第一个阶段的心理辅导目标基本达到了。强迫的特点处在 4 分的瓶颈阶段，弄不好就容易反弹。我的问题，简而言之就是观念的问题。关键技巧是学会放弃，学会接纳，放弃灾难化思维。稳定性 60 分；自信心 80 分；希望 90 分；信任度 90 分；配合度 80 分；作业完成度 80 分。

没有迟到，妈妈如约奖励了我 50 元。我和妈妈常有口舌之争，缺少和谐与尊重，彼此都在有意无意地伤害对方似的。我提交的会谈连接作业表表明了我的进步，我要努力控制反弹情绪。我平时迷茫的时候很多，感觉就像在悬崖边上走，常常出现灾难化思维。贝克抑郁量表(BDI)10 分中度，简明精神问题量表(BPRS)44＞35，积极情绪形容词 115/120，消极情绪形容词 3/120，这些数据表明我的状况好了很多。我想讨论如何突破瓶颈，避免反弹。我

知道一般情况下，反弹的次数越多越混杂，越不容易治好。

今天做简单算数练习，体会到个人的心态对事情的发展是有能动作用的，我应该寻求最积极健康的态度，面对生活面对一切。我对反弹的克制有所进步。但内心还是有恐惧，会联想到自己复发。想把重点放在如何赶走当前的强迫症，计算练习很受启示。

简单算数思维练习作业表

姓名：谢晓红（化名） 日期：2013 年 ** 月 ** 日

这是一个简单的算数练习，计算过程需要几分钟时间，做完之后我们可以从中领悟到不少东西，希望你积极快速的来做这个练习。假设有一张足够大的报纸，报纸的厚度是 1 毫米，我们把它折叠 54 次，它的厚度是多少呢？首先，请你把第一感觉的答案写在这里1 000米。然后，我们来逐次计算吧。

1. 2(mm)
2. 4
3. 8
4. 16
5. 32
6. 64
7. 128
8. 256
9. 512
10. 1024
11. 2048
12. 4096
13. 8192
14. 16384
15. 32768
16. 65536
17. 131072
18. 262144
19. 524288
20. 1048576
21. 2097152
22. 4194304
23. 8388608
24. 16777216
25. 33554432
26. 67108864
27. 134217728
28. 268435456
29. 536870912
30. 1073741824
31. 2147483648
32. 4294967296
33. 8589934592
34. 17179869184
35. 34359738368
36. 68719476736
37. 137438953472
38. 274877906944
39. 549755813888
40. 1099511627776
41. 2199023255552
42. 4398046511104
43. 8796093022208
44. 17592186044416
45. 35184372088832
46. 70368744177664
47. 140737488355328
48. 281474976710656
49. 562949953421312
50. 1125899906842(m)
51. 2251799813684
52. 4503999627368
53. 9009199254736
54. 18015998580472≈180 亿(km)

简单算数练习作业引导我领悟的问题

1. 我的第一感觉，我想当然的判断，我最初的答案，与计算结果的差距？很大。
2. 在计算过程中，我会有一些什么样的情绪？平静。
3. 我是不是过早下结论了，今后我在下结论的时候是否可以更加慎重一些呢？是。
4. 这个作业让我认识到了自己的判断错误，我该如何正确对待自己的判断错误呢？需要谨慎一些下结论。
5. 计算过程中我有放弃或中途停止这个练习的想法吗？有。
6. 这个练习让我主要领悟到了哪些问题呢？自己的认知是有偏差的。
7. 我还领悟到：现实与想象是有差距的，有时候是很大的差距。
8. 我还领悟到：我需要缩小我的想象与现实的距离。
9. 我还领悟到：我想象中的世界或自己，也许没有那么糟糕。
10. 我还领悟到：不要武断或一意孤行，那样往往会出错。
11. 我还领悟到：我的想象与现实差距很大。
12. 我还领悟到：无限的可能。

我的成绩也有了明显的进步，上学期我的期末考试成绩是年级第3名，学校奖励了我500元。我好像只听爸爸的话，不听妈妈的话。最近我也不怎么搭理妈妈。妈妈觉得自己有一些神经衰弱，爱批评我，我觉得她情商低。我的学习压力大，功课太多，也没时间去想其他东西。还有一个问题，就是看电视用电脑，只要爸爸有机会不在家，我和弟弟就像过年一样地玩电脑游戏。周一到周六都要上课，周日我就要睡大觉。一般周六晚上我都会上网玩到半夜2～3点，然后周日就睡一整天。

昨晚看电视看到3点钟，也影响妈妈睡觉。妈妈希望我高考后再来调整一下情商。我的高一和高二上学期，几乎是荒废的，一直在多疑、自尊心太强、太在乎自己、强迫思维中度过。妈妈和我谈不来，我也不听她的。家里有客人我就躲起来，我自己与人交流很流畅，只要爸爸在旁边，我就不敢说话了。

这是我的情商(EQ)测试。

情商(EQ)测试

第1部分：请从下面的问题中，选择一个和自己最切合的答案，尽可能少选中性答案。

1. 我有能力克服各种困难：

☑A. 是的　　□B. 不一定　　□C. 不是的

2. 如果我能到一个新的环境，我要把生活安排得：

□A. 和从前相仿　　□B. 不一定　　☑C. 和从前不一样

3. 一生中，我觉得自己能达到我所预想的目标：

☑A. 是的　　□B. 不一定　　□C. 不是的

4. 不知为什么，有些人总是回避或冷淡我：

□A. 不是的　　□B. 不一定　　☑C. 是的

5. 在大街上，我常常避开我不愿打招呼的人：

□A. 从未如此　□B. 偶尔如此　☑C. 有时如此

6. 当我集中精力工作时,假使有人在旁边高谈阔论:

□A. 我仍能专心工作　□B. 介于A、C之间　☑C. 我不能专心且感到愤怒

7. 我不论到什么地方,都能清楚地辨别方向:

☑A. 是的　□B. 不一定　□C. 不是的

8. 我热爱所学的专业和所从事的工作:

□A. 是的　□B. 不一定　☑C. 不是的

9. 气候的变化不会影响我的情绪:

□A. 是的　□B. 介于A、C之间　☑C. 不是的

第2部分:请如实选答下列问题。

10. 我从不因流言蜚语而生气:

□A. 是的　□B. 介于A、C之间　☑C. 不是的

11. 我善于控制自己的面部表情:

☑A. 是的　□　B. 不太确定　□C. 不是的

12. 在就寝时,我常常:

☑A. 极易入睡　□B. 介于A、C之间　□C. 不易入睡

13. 有人侵扰我时,我:

□A. 不露声色　□B. 介于A、C之间　☑C. 大声抗议,以泄己愤

14. 在和人争辩或工作出现失误后,我常常感到震颤,精疲力竭,而不能继续安心工作:

□A. 不是的　□B. 介于A、C之间　☑C. 是的

15. 我常常被一些无谓的小事困扰:

□A. 不是的　□B. 介于A、C之间　☑C. 是的

16. 我宁愿住在僻静的郊区,也不愿住在嘈杂的市区:

□A. 不是的　□B. 不太确定　☑C. 是的

第3部分:在下面问题中,每一题请选择一个和自己最切合的答案,同样少选中性答案。

17. 我被朋友、同事起过绰号、挖苦过:

□A. 从来没有　□B. 偶尔有过　☑C. 这是常有的

18. 有一种食物使我吃后呕吐:

□A. 没有　□B. 记不清　☑C. 有

19. 除去看见的世界外,我的心中没有另外的世界:

□A. 没有　□B. 记不清　☑C. 有

20. 我会想到若干年后有什么使自己极为不安的事:

□A. 从来没有想过　□B. 偶尔想到过　☑C. 经常想到

21. 我常常觉得自己的家庭对自己不好,但是我又确切地知道他们的确对我好:

□A. 否　□B. 说不清楚　☑C. 是

22. 每天我一回家就立刻把门关上:

□A. 否　□B. 不清楚　☑C. 是

23. 我坐在小房间里把门关上，但我仍觉得心里不安：

☑A. 否　　□B. 偶尔是　　□C. 是

24. 当一件事需要我作决定时，我常觉得很难：

☑A. 否　　□B. 偶尔是　　□C. 是

25. 我常常用抛硬币、翻纸、抽签之类的游戏来预测凶吉：

□A. 否　　□B. 偶尔是　　☑C. 是

第4部分：下面各题，请按实际情况如实回答，仅须回答是或否即可。

26. 为了工作我早出晚归，早晨起床我常常感到疲惫不堪。　☑是　□否

27. 在某种心境下，我会因为困惑陷入空想，将工作搁置下来。　☑是　□否

28. 我的神经脆弱，稍有刺激就会使我战栗。　☑是　□否

29. 睡梦中，我常常被噩梦惊醒。　□是　☑否

第5部分：本组测试共4题，每题有5种答案，请选择与自己最切合的答案，在你选择的答案前打"√"。答案标准如下：1=从不；2=几乎不；3=一半时间；4=大多数时间，5=总是。

30. 工作中我愿意挑战艰巨的任务。　□1　☑2　□3　□4　□5

31. 我常发现别人好的意愿。　□1　□2　☑3　□4　□5

32. 能听取不同的意见，包括对自己的批评。　□1　□2　☑3　☑4　□5

33. 我时常勉励自己，对未来充满希望。　□1　□2　□3　□4　□5

计分方法：请按照以下计分标准，先算出各部分得分，最后将几部分得分相加，得到的分值即为最终得分。

第1部分，每回答一个A得6分；回答一个B得3分；回答一个C得0分。　计<u>18</u>分

第2部分，每回答一个A得5分；回答一个B得2分；回答一个C得0分。　计<u>10</u>分

第3部分，每回答一个A得5分；回答一个B得2分；回答一个C得0分。　计<u>10</u>分

第4部分，每回答一个是得0分，回答一个否得5分。　计<u>5</u>分

第5部分，从左至右分数分别为1分、2分、3分、4分、5分。　计<u>12</u>分

总计<u>55</u>分

分数解释：90分以下EQ较低，常常不能控制自己，极易被自己的情绪所影响。很多时候，容易被激怒、动火、发脾气，这是非常危险的信号——你的事业可能会毁于你的急躁，对此，最好的解决办法是能够给不好的东西一个好的解释，保持头脑冷静，使自己心情开朗。记住富兰克林的话："任何人生气都是有理的，但很少有令人信服的理由。"

得分在90～129分，说明你的EQ一般，对于一件事，你不同时候的表现可能不一致，这与你的意识有关，你比前者更具有EQ意识，但这种意识不是常常都有，因此需要你多加注意、时时提醒。

得分在130～149分，说明你的EQ较高，你是一个快乐的人，不易恐惧担忧，对于工作你热情投入、敢于负责，你为人更是正义正直、同情关怀，这是你的优点，应该努力保持。

得分150分以上，EQ高手，你的情绪智慧不会是你事业的阻碍，而是你事业有成的一个重要前提条件。

我想讨论一下如何减少焦虑，培养自己的兴趣爱好。最近很紧张，因为快高考了，学习的时候有时会坚持不下来，有很多奇怪的想法，很烦躁，容易被人激怒。我在学校里，不想跟任何人说话，包括老师。我想提高学习效率，我做题的时候就想自己一定会写错，还是不要写了；学习的时候会想自己为什么要学。我现在想清楚了，我现在做的一切，就是为了高考的时候不怯场。我不喜欢别人的原因，是我觉得别人对我的好都是暂时的，我现在已经不在乎别人说我什么了。刘老师建议我保持每天的饮水量达标，多喝水多吃蔬菜水果，多吃清淡食物，把生活和学习的节奏放慢一点，不要太急于求成。

敏感4分，多疑4分，注意力无法集中3分，强迫思维5分，贝克抑郁量表(BDI)4分，无抑郁简明精神问题量表(BPRS)44＞35。狐臭当初8分，现在没有。身体发烫出汗当初8分，现在3分。认知偏差6分，现在3分。我给人的感觉还是气色不好，显得有些无精打采。我需要强化积极的自我暗示，激活我的潜意识能量，我相信我的潜意识能量是巨大的。

我要常常这样告诫自己："谢晓红啊，你是最棒的！你不要在乎别人怎么看你，怎么说你，你走你自己的路，你为你自己而奋斗，你一定能成功！"每天至少一遍，坚持100天，效果一定会有的，我一定能坚持。

贝克抑郁量表(BDI)测试结果比较

次数	第一次	第二次	第三次	第四次	第五次	第六次	第七次	第八次	第九次	第十次
日期	0324	0330	0406	0413	0420	0427	0504	0511	0518	0525
分数	28	21	22	13	12	10	8	7	6	4

简明精神问题量表(BPRS)测试结果比较

次　数	第一次	第二次	第三次	第四次	第五次
日　期	0324	0413	0427	0511	0525
分　数	101	50	54	48	44

以下是我的第九次至第十二次咨询会谈连接作业表。

第九次咨询会谈连接作业表

1. 上次会谈我们讨论了哪些重要的问题？你从中体会到了什么？(1～3句话)

我总是试图控制住自己的情绪，得到的效果时好时坏。

2. 上次会谈有什么使你烦恼吗？你有什么事情不愿意讲吗？

没有。

3. 你这一周怎么样？与其他周相比，你这一周的心境如何？(1～3句话)

这一周情绪不太稳定，有一些波折。

4. 这周有没有什么重要的事情发生并需要讨论？(1～3句话)

妈妈的语言当中，总是有很多的消极情绪影响着我。

5. 你想要将什么问题列入日程？(1～3句话)

人际关系问题和我的自私，我很自私吗？

6. 你做了或没做什么家庭作业？你体会到了什么？

写了承诺书，保证今后不迟到。我还是有诚信的。

第十次咨询会谈连接作业表

1. 上次会谈我们讨论了哪些重要的问题？你从中体会到了什么？（1～3句话）

沟通的方法与技巧，其中态度有很大关系，态度很关键。

2. 上次会谈有什么使你烦恼吗？你有什么事情不愿意讲吗？

没有。

3. 你这一周怎么样？与其他周相比，你这一周的心境如何？（1～3句话）

除了和妈妈的口舌之争外，别的没有什么。

4. 这周有没有什么重要的事情发生并需要讨论？（1～3句话）

如何更新自己的观念？如何学会放弃？如何减少灾难化思维？

5. 你想要将什么问题列入日程？（1～3句话）

学习效率不高如何解决？

6. 你做了或没做什么家庭作业？你体会到了什么？

做了。我的进步比预期的好很多，妈妈也认同我的进步。

第十一次咨询会谈连接作业表

1. 上次会谈我们讨论了哪些重要的问题？你从中体会到了什么？（1～3句话）

肯定了我的进步和改变，抑郁和精神指数都逐渐变得正常。简单算术练习很受启发。

2. 上次会谈有什么使你烦恼吗？你有什么事情不愿意讲吗？

没有。

3. 你这一周怎么样？与其他周相比，你这一周的心境如何？（1～3句话）

迷茫的时候很多。总是感觉没有受到妈妈最起码的尊重。

4. 这周有没有什么重要的事情发生并需要讨论？（1～3句话）

如何突破瓶颈、避免症状反弹？

5. 你想要将什么问题列入日程？（1～3句话）

妈妈情商低，爱批评人，我该如何对付她？

6. 你做了或没做什么家庭作业？你体会到了什么？

大部分作业都做了，有些做得不是很认真。我担心反弹和复发，一般来说反弹和复发的次数越多越频繁，问题就会越严重。

第十二次咨询会谈连接作业表

1. 上次会谈我们讨论了哪些重要的问题？你从中体会到了什么？（1～3句话）

我的期末考试成绩是年级第三名，获得了学校500元奖励，我很开心。

2. 上次会谈有什么使你烦恼吗？你有什么事情不愿意讲吗？

没有。

3. 你这一周怎么样？与其他周相比，你这一周的心境如何？（1～3句话）

挺好的，把节奏放慢一点，心情就不会那么糟糕了。

4. 这周有没有什么重要的事情发生并需要讨论？（1～3句话）

高一和高二都基本上荒废了，我要加油补起来，让高考有更好的成绩。

5. 你想要将什么问题列入日程？（1～3句话）

有很多奇怪的想法,在学习的时候会分散我的注意力,如何通过调整认知偏差来改善?

6. 你做了或没做什么家庭作业?你体会到了什么?

狐臭、脚臭的问题都解决了,并不像我原来以为的那么难对付。办法总比问题多,多一些积极的自我暗示,我还是可以去挑战敏感和多疑、战胜孤独和自卑的。刘老师。你真棒!

刘义林博士点评:

来访者善于学习,热爱学习,不甘落后,很重视自己的自爱和尊严;有求助愿望,积极配合心理咨询师完成改善问题所需要的各项作业;思路清晰,分析准确,对于自己的主要问题和发展经过,能够用"强迫性思维萌发→被肯定→深深根植于脑海→引发多个类似问题"的模式加以表述。来访者能够认识到自己的懒惰和多变,也是一种进步的表现。

原本认为自己浑浑噩噩、自闭、烦躁、多虑、嫉妒、自怨自艾、自私自利、易怒小气,通过学习和调适,从一个人搬一个桌椅在教室的角落里坐着,到融入班级更换座位;从狐臭让全班同学避而远之,到同学们感到自己身上的异味消除甚至有了芳香精油的气味;从严重猜疑自己的脚臭,到泡脚按摩涂抹芳香精油与自己的脚做沟通对话;这些消极状态置换为积极状态,就是来访者明显的进步。

贝克抑郁量表(BDI)28 分重度下降到 4 分无抑郁状态,简明精神问题量表(BPRS)由 101 分异常下降到 44 分接近正常,严重的狐臭脚臭心态得到了根本的调整,从厌学逃学休学的状态,到考试名列年级前三名获得学校 500 元奖金。来访者无论从躯体化症状还是接近于心理障碍的问题,都得到了有效的抑制和缓解,在重构认知和改善母女关系方面也有了明显的进步。当然,来访者的作业完成度有待提升、来访者母亲的问题以及配合度偏低、来访者存在的其他问题还有待改善,这些问题是值得心理咨询师反省的。

来访者意识到:"我需要强化积极的自我暗示,激活我的潜意识能量,我相信我的潜意识能量是巨大的。我要常常这样告诫自己:谢晓红啊,你是最棒的!你不要在乎别人怎么看你,怎么说你,你走你自己的路,你为你自己而奋斗,你一定能成功!这样的暗示每天至少一遍,坚持 100 天,效果一定会有的,我一定能坚持。"同时我们可以看到,来访者的家庭环境因素,特别是父母的教养方式,让一个 16 岁的高中女生还需要妈妈给打泡脚水这样的事例,也充分体现了来访者家庭教育的缺失所在。

第十一章　摆脱长期恐惧　消除痛苦折磨

第一部分：建立咨询关系，陈述澄清问题，测量评估分析，确定咨询目标

我叫李大明(化名)，男，40 岁，公务员。我曾经在政府机关、公安系统、财政部门工作，爱岗敬业，工作认真负责，对家庭有很强的责任感。我性格内向，遇事多疑，过于心细，想得过多，总爱把事情往坏处想。我没有吸烟、喝酒等不良习惯，不太喜欢去公共娱乐场所。

我十八年来遭受恐惧、焦虑、强迫的折磨，长期处于心情烦躁、焦虑、难入睡、胸闷、气短、恐惧的困境之中，多次就医看病和服用中药，没有明显效果。最近前往某大医院做过全面检查，脑部、胸部、肺部等都未见异常。我尤其是在封闭式酒店客房、空调大巴、没有窗户的房间，很快就会显得不安、焦虑、恐惧，总感觉会有危险的事情要发生。

经过朋友介绍和电话交谈说明情况后，我决定找刘老师接受心理辅导。

在与刘老师面谈之后，我和刘老师签订了心理咨询协议书。

心理咨询协议书

甲方(咨询师)：三亚刘义林心理咨询保健所　刘义林

乙方(来访者)：李大明(化名)　性别：男　年龄：40 岁　联系电话：***********

按照《中华人民共和国心理咨询师职业标准》以及服务行业的通用法规规定，甲方与乙方本着平等、自愿、友好协商的原则，就甲方为乙方提供心理咨询达成如下协议：

一、关于保密原则：

甲方严格遵守心理咨询行业的保密原则，未经乙方允许，不得泄露乙方的个人资料或咨询内容。如确因学术交流或其他因素需要报告该案例，则需隐去来访者的个人信息。经过甲方观察，认为乙方有可能出现行为失控，并危及自身或其他人的人身安全的时候，甲方有权利通知乙方亲属或终止咨询。

二、关于咨询费用约定：

经双方协商，乙方同意接受 1 个阶段的心理疏导，1 个阶段的咨询次数为 12 次，每次 1 小时。咨询费用合计为 12 次× *** 元＝ **** 元(大写：** 圆整)。咨询开始以后，乙方承诺不得半途而废，中途不得单方终止咨询，若因乙方原因终止，则甲方不退还已付咨询费用。

三、关于咨询时间的约定：

咨询时间从 2012 年 ** 月 ** 日到 2013 年 ** 月 ** 日，每周 1 次。时间为：星期六 10:00 至 11:00。甲乙双方均须遵守时间，准时在约定时间开始进行咨询。甲乙双方因故更改咨询时间需提前 1 天至 2 天通知对方。乙方承诺无故不到或临时违约，按照半价支付费用，并应及时预约下次咨询，乙方连续三次违约甲方可以单方面终止咨询，乙方不得提出退费等其他要求。

四、关于咨询终止：

达成咨询目标后，咨询自然终止。乙方不满意咨询师的咨询方法或其他不可抗原因，可以提出终止咨询。因为乙方不配合甲方的正常咨询或者不认真完成作业，甲方可以终止咨询。甲方认为无法继续帮助来访者时，征得来访者同意，可转介其他咨询机构或医院，并退还剩余费用。

五、关于咨询过程约定：

乙方在咨询时，有义务提供真实的个人资料，以保证良好的咨询效果。乙方须保证在接受心理咨询期间不发生任何故意伤害自己或故意危害他人人身安全的行为。乙方如患有自伤、自杀或伤害他人危险的心理障碍或心理疾病，甲方不对乙方可能产生的上述后果承担任何责任。有些不属于心理咨询范围的神经症或者精神分裂患者，为配合其他精神科的药物治疗，在其本人有能力可以接受心理咨询的情况下，如果家属或者本人希望进行心理咨询的，甲方也愿意为其咨询的，可以进行心理咨询。医嘱需要家属全程陪同的，家属必须认真陪同，防止出现意外事故。在每次咨询结束后，甲方根据需要，与来访者协商后为来访者布置家庭作业，来访者需要认真完成。

六、关于咨询后约定：

乙方同意甲方在咨询结束后可以继续跟踪回访，以促进咨询效果的巩固。

七、附则：

本协议一式两份，双方各执一份，双方签字后生效。来访者若是没满 18 岁的未成年人，同时需要监护人或者成年亲属的签字。如有未尽事宜，双方友好协商后补充。

甲方签字：刘义林　　　　乙方（来访者）签字：李大明（化名）

2012 年 ** 月 ** 日

接下来，我在刘老师的指导下做了一组心理测评。这是我的症状自评量表（SCL－90）的测评数据。

编号	因　子	英　文	简称	原始分	因子分
1	躯体化	Somatization	SOM	27	2.25
2	强迫症状	Obsessive-Compulsive	O-C	34	3.40
3	人际关系敏感	Interpersonal Sensitivity	INT	28	3.11
4	抑郁	Depression	DEP	47	3.62
5	焦虑	Anxiety	ANX	34	3.40
6	敌对	Hostility	HOS	19	3.17
7	恐怖	Phobic Anxiety	PHOB	14	2.00
8	偏执	Paranoid Ideation	PAR	17	2.83
9	精神病性	Psychoticism	PSY	29	2.90
10	其他	Additional Items	ADD	25	3.57
总分：274 分(168.72)，总均分：3.04 分(1.87) 阳性项目数：86 项(43.33)，阴性项目数：4 项 阳性项目均分：3.14 分(3.19) 注：括号内数字为划界标准					

这是我的卡特尔 16 种人格因素问卷测试结果。

《卡特尔16种人格量表（16PF）》结果剖析图

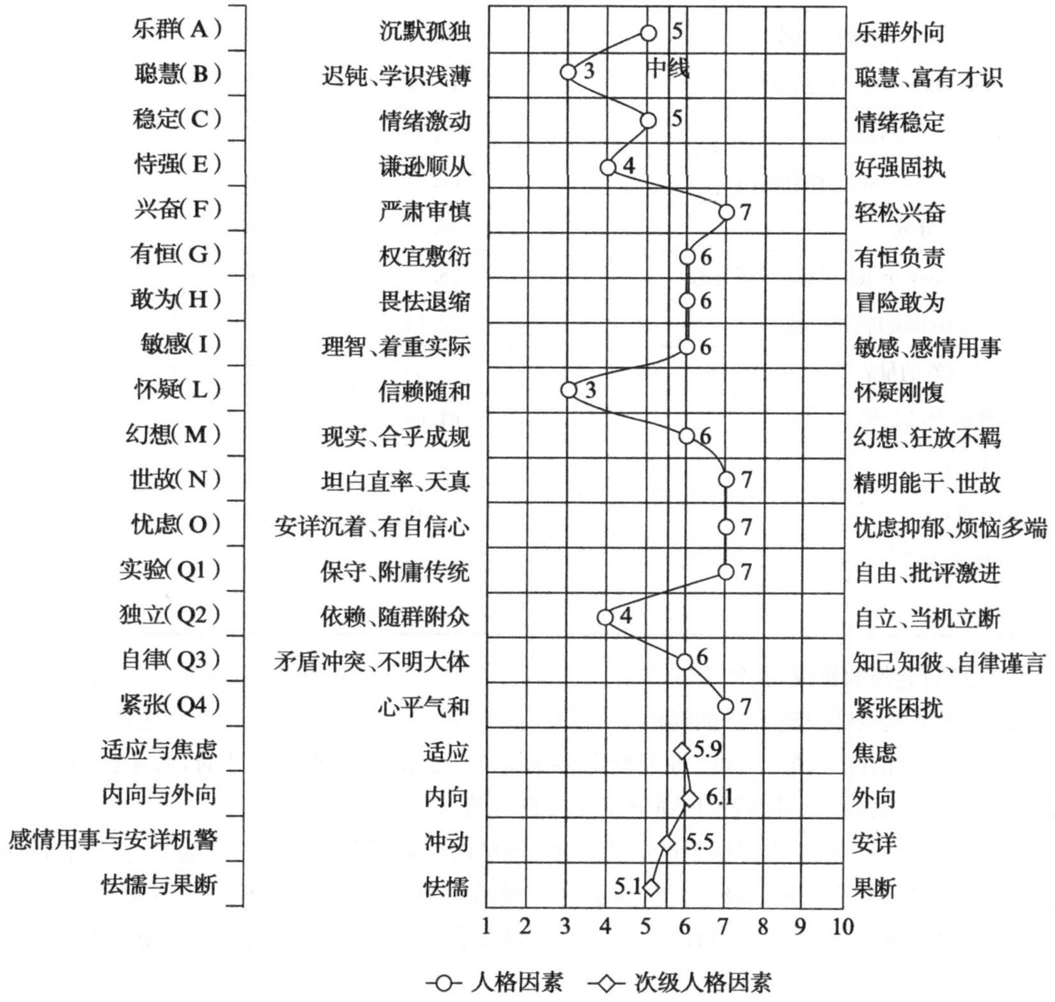

这是我的明尼苏达多项人格问卷(MMPI)的测评数据。

量 表 项 目	得分	结果	判断标准
Hs(hypochondriasis)疑病	59.04	正常	/
D(depression)抑郁	61.73	高分	/
Hy(hysteria)癔病	51.06	正常	/
Pd(psychopathec deviate)反社会人格偏奇	35.28	正常	/
Mf(masculinity-femininity)男子气	45.37	正常	/
Mf(masculinity-femininity)女子气	48.84	正常	/

续表

量 表 项 目	得分	结果	判断标准
Pa(paranoia)妄想	42.16	正常	/
Pt(psychasthenia)精神衰弱	63.83	高分	/
Sc(schizophrenia)精神分裂症	43.71	正常	/
Ma(hypomania)轻躁狂	60.32	高分	/
Si(social introversion)社会内向	62.61	高分	/
L(lie)说谎分数	26.24	正常	/
F(infrequency or fake bad)诈病分数	28.47	正常	/
K(defensiveness)校正分数	27.71	正常	/
Q(无法回答的量表数)	02.00	正常	/
外显性焦虑(MAS)	61.65	高分	/
依赖性(Dy)	49.31	正常	/
支配性(Do)	53.18	正常	/
社会责任(Re)	51.27	正常	/
控制力(Cn)	53.29	正常	/

按照刘老师的建议,我每天饮水量保持 3 000 毫升以上,每天吃一斤香蕉,每天看一部喜剧片,每天给刘老师发送一条幽默短信,每天出一次汗(我每天都跑步 2～3 公里或散步 4 公里),培养自己的好心情,给自己每天设定多次开心一刻时光。心情不好时,右手握紧拳头,用力大声说:"我快乐! 我阳光!"强化积极的自我暗示。

我学会了用 1～10 来评估自己的焦虑度,回忆以往最严重时的焦虑度为 8 分,现在的焦虑度为 2 分,今后我每天记录一次。我愿意积极努力地配合刘老师,我一定能做到,我说话算数,我要对我自己负责任。每次来之前填写咨询会谈连接记录表,填写生活史调查表下次来的时候提交,每天听 30 分钟治疗音乐。

今天我提交了生活史调查表和咨询会谈连接作业表。刘老师表扬我两件事: 一是会谈连接作业表填写很认真;二是每天坚持给刘老师发幽默短信。

这是我的生活史调查表。

生活史调查表

这张调查表的目的是对你的生活经历和背景获得全面的了解。请你尽可能完整和准确地回答这些问题,这将有利于制订一个适合于你的特定需求的咨询方案。当你填完之后,或者在预约时间,请交回此表。此表和咨询档案同样会高度保密。

请完整填写以下内容:

姓名: 李大明(化名)　性别: 　男　日期: 2012 年 ** 月 ** 日

地址: 省略

电话号码：(座机)********　(手机)************

出生年月日：****年**月**日　年龄：40岁　职业：公务员

你现在同谁一起生活？(列举是哪些人)妻子、女儿、儿子

你居住在哪里？家庭住宅☑　旅馆□　宿舍□　公寓□　其他□

重要关系状况(钩出一个)

单身□　订婚□　已婚☑　分居□　离婚□　再婚□　托付关系□　寡居□

如果已婚，丈夫的(或者妻子的)姓名、年龄、职业是什么？

姓名：***　年龄：35岁　职业：教师

1. 宗教或精神信仰在你生活中所扮演的角色：
   A. 童年时：都不是很重要
   B. 成年后：都不是很重要
2. 临床情况
   A. 用你自己的话陈述你的主要问题的性质，以及问题存在多长时间了：
   焦虑、烦躁，尤其在封闭空间更是如此，有时不安、惊惧、胸闷，持续有一个多月。
   B. 简要陈述你的主要问题的发展经过(从发作到现在)：
   C. 以下列等级检查你病情的严重情况：
   轻度不适□　中度严重☑　非常严重□　极其严重□　全部丧失能力□
   D. 就你目前的病情，你以前在哪里治疗过或咨询过？没有
   E. 你在采用药物治疗吗？如果是，那么是什么、用了多少、结果如何？
   现在没有采用药物治疗。
3. 个人资料
   A. 出生地：某省某县
   B. 怀孕期间母亲的情况(据你所知)
   C. 标出符合你的童年期情况的下列任何情形：
   夜惊□　吸拇指□　恐惧□　尿床□　咬指甲□　快乐的童年□
   梦游□　口吃□　不快乐的童年☑　任何其他情况：________
   D. 童年期健康吗？列举所患过的疾病：健康
   E. 青春期健康吗？列举所患过的疾病：肠胃功能紊乱、肛瘘、血管瘤(良性)。
   F. 你的身高：***厘米　你的体重：**公斤
   G. 做过外科手术吗？(请列举并且给出手术时的年龄)肛瘘、血管瘤(30～36岁)
   H. 是否发生过什么意外事故：________________
   I. 列举5项你最担心的事情：
      1. 乘坐客车(封闭性)。
      2. 入住有中央空调的宾馆，深感压抑，气闷。
      3. 被困在狭小空间。
      4. 自己和亲人身体不健康。
      5. 工作不顺。
   J. 在下列任何符合你的情况下打钩：

头痛□ 头晕□ 晕厥发作□ 心悸□ 腹部不适□ 焦虑☑ 疲劳☑
肠功能紊乱☑ 食欲低下□ 愤怒☑ 服镇静药□ 失眠□ 噩梦□
感到惊恐☑ 酒精中毒□ 沮丧□ 自杀意念□ 震颤□ 不能放松☑
性问题□ 过敏性反应□ 不喜欢周末和假期□ 雄心勃勃□ 自卑感□
羞于见人□ 不能交朋友□ 不能做决定□ 不能坚持一项工作□
记忆问题□ 家庭条件差□ 财务问题□ 孤独□ 难以愉快□
过度出汗□ 经常使用阿司匹林或止痛药□ 注意力难以集中□
请在这里列举其他的问题或者困难：

K. 在下列任何适用于你的词后的□内打钩：

无价值□、无用□、一个无名小卒□、生活空虚□
不适当□、愚蠢□、不能胜任□、天真□、不能正确完成任何事情□
内疚□、邪恶□、有道德问题□、恐怖想法☑、敌对□、充满仇恨□
焦虑☑、激动不安□、胆怯☑、谦逊□、惊恐□、好斗□
丑陋□、残废□、不引人注目□、令人厌恶□
沮丧□、孤单□、不被喜欢□、被误解□、厌烦□、不安宁□
困惑□、不自信□、矛盾□、充满悔意□
有意义□、同情☑、聪明□、有吸引力□、自信□、考虑周到□
请列举任何其他的词：

L. 目前的兴趣、爱好和活动：看书、下棋、打牌。

M. 你业余时间大多做什么？看书、锻炼、带小孩、种植等。

N. 你的学业最后达到什么程度？大专

O. 学习能力：良好

P. 你曾被欺负或者被过分地取笑过吗？没有

Q. 你喜欢交朋友吗？喜欢　保持交往吗？保持

4. 职业资料

A. 你现在做何种工作？财会工作。

B. 列举以前的工作：公安、行政、税务。

C. 你对目前的工作满意吗？(如果不是，在什么方面不满意？)满意

D. 你的收入是多少？月________元　你的生活花费是多少？月________元

E. 抱负/目标

过去：富有、生活愉快、家庭美满。

现在：有所作为、身体健康。

未来：身体健康、儿女有成。

5. 性信息

A. 你父母对性的态度(例如，家里是否有性教育或者有关的讨论？)没有。

B. 你最初的性知识是何时以及如何获得的？

C. 你什么时候第一次意识到自己的性冲动？

D. 你曾体验过因为性或手淫而带来的焦虑或者负罪感吗？如果有，请解释。

E. 请列举关于你第一次或者随后的性体验的有关细节。

F. 你对目前的性生活满意吗？（如果不，请解释。）满意。

G. 提供任何重要的异性恋（和/或者同性恋）反映的相关信息。

H. 你以某种方式控制性欲吗？

6. 月经史

第一次来月经的年龄是多大？______岁

你有这方面的知识，还是对其到来感到震惊？______

有规律吗？______　持续时间：______天

你感到疼痛吗？______　上次的日期：______月______日至______月______日

你的月经周期影响你的心情吗？______

7. 婚姻史

订婚之前你认识你的配偶多久？3年

你结婚多长时间了？14年

丈夫或妻子的年龄：35岁　丈夫或妻子的职业：______

A. 描述你的丈夫或者妻子的人格特点（用你自己的话）

我妻子温和、勤劳、爱家、善良、爱子女、有同情心。

B. 在哪些方面相互适应？待人接物、顾家、生活上。

C. 在哪些方面相互不适应？我性格比较急，爱较劲。

D. 你和你的姻亲们怎样相处？（包括配偶的兄弟姐妹）和睦相处，相互尊重，相互帮助。

你有多少个孩子？2个

请列举他们的性别和年龄：女儿13岁；儿子8岁。

E. 你的孩子中有谁存在特别问题吗？男孩，好动、调皮。

F. 有无流产或堕胎的历史？　有□　无□

G. 如果之前有过婚姻，请对其做出评论并提供简要细节。没有。

8. 家庭资料

父亲姓名：______　年龄：______　职业：______　电话：______

母亲姓名：______　年龄：78　职业：农民　电话：______

A. 父亲：健在还是已故？已故☑，健在□。如果已故，在他去世时你的年龄是______岁。

死亡原因：肺气肿，肺癌。

如果健在，父亲现在的年龄是______岁，职业：______　健康状况：______

B. 母亲：健在还是已故？已故□，健在☑。如果已故，在她去世时你的年龄是______岁。

死亡原因：______

如果健在，母亲现在的年龄是78岁，职业：农民　健康状况：______

C. 兄弟姐妹：兄弟姐妹的人数和年龄　兄弟姐妹9人，最大62岁，最小36岁。

D. 与兄弟姐妹的关系：

过去：和睦

现在：和睦

E. 描述你父亲的人格以及他对你的态度(过去和现在)：

对我要求很严格，同时也很爱护，关心我。

F. 描述你母亲的人格以及她对你的态度(过去和现在)：对我很关心，爱护。

G. 作为一个孩子，你的父亲曾用什么方式惩罚过你？批评，骂。

H. 你对家庭气氛有何种印象(指你的原生家庭，包括父母之间以及父母和孩子之间的包容性)。融洽。

I. 你信任你的父母吗？信任。

J. 你的父母理解你吗？一定程度上理解。

K. 从根本上说，你感觉到父母对你的爱和尊重吗？感觉到。

如果你有继父母，父母再婚时你有多大？________岁。

L. 描述你的宗教信仰情况：________________

M. 如果你不是被你的父母抚养，谁抚养的你，在哪几年之间抚养过你？________

N. 曾有人(父母、亲戚、朋友)干涉过你的婚姻、职业等方面吗？没有。

O. 谁是你生活中最重要的人？小舅、母亲、岳父母等。

P. 你的家庭成员中有没有人曾酒精中毒、癫痫或者被认为有"精神障碍"？没有。

Q. 其他家庭成员是否曾患过有关疾病？没有。

R. 愿意叙述以前没有提及的可怕或者痛苦的经历吗？________________

S. 你希望通过咨询达到什么目的，你对咨询期盼了多久？

解除我的心理障碍，我对心理咨询期盼一个多月。

T. 列举任何使你感到平静或者放松的情景。

在绿草场上行走时，和父母在一起聊天时等。

U. 你曾失去控制吗？(例如，发脾气、哭泣或者攻击)如果是这样的话，请描述。

没有。

V. 请增加此调查表没有涉及的，但又对心理咨询师了解和帮助你有用的信息。

我现在感到焦虑、恐惧、烦躁，是否与我曾陪伴我父亲(10多年)有关；我为什么天一黑，或者大门(家门)一关这种情况就加重了？

9. 自我描述(请完成如下内容)

A. 我是一个善良、认真、好学、上进、自卑、多疑、性子急的人。

B. 我的一生不是很成功(对我来说)。

C. 在我还是一个孩子的时候，性格内向，生活艰苦。

D. 我感到骄傲的事情之一是在我父亲生病需要陪伴时，我陪了他11年。

E. 我难以承认我无能。

F. 我不能原谅的事情之一是我二哥在我父亲生病时不闻不问，从未关心过。

G. 我感到内疚的事情之一是无法挽救我父亲的生命。

H. 如果我不必担心我的形象我会把事情做得更加淋漓尽致。

I. 人们伤害我的方式之一是不理解。

J. 母亲总是勤劳、善良，但爱唠叨，身体不是很健康。

K. 我需要从母亲那里得到但又没有得到的是________。

L. 父亲总是做任何事情都很认真，要求完美，对我们要求很严格，同时也很善良。

M. 我需要从父亲那里得到但又没有得到的是学会父亲的坚强。

N. 如果我不害怕成为我自己，我可能会________。

O. 我感到生气的事情之一是我二哥的背叛。

P. 我需要但又从未从一个女人(男人)那里得到的是________。

Q. 长大的坏处是接近死亡。

R. 我本可以帮助自己但又没有采取的方法之一是勇敢面对，实践行动。

10. A. 哪些是你目前想改变的行为？性急、多疑、缺乏行动。

B. 你希望改变哪些感受(例如，增加或者减少)　减少焦虑、恐惧、不安感。

C. 哪些感受对你来说特别地：

1. 令人愉快？____

2. 令人不愉快？______________________________________

D. 描述一幅非常令人愉快的幻想场面。

在一个阳光明媚、风和日丽的上午，绿草油油的草坪上，我及家人无拘无束，尽情地欢笑，父母露出欢乐会心的微笑！

E. 描述一幅非常令人不愉快的幻想场面。在一辆客车上，忽然失火，无法逃生。

F. 你认为你最不理性的想法或者观点是什么？无论在哪里都没有安全感！

G. 描述何种人际关系能给你带来：

1. 快乐朋友、同学、亲人和睦相处，尤其是和自己尊敬、尊重的人融洽待在一起。

2. 悲痛无法理喻的亲兄弟，无法沟通！

H. 简而言之，你对心理咨询有什么看法？信任，寄予希望！

11. 在调查表的空白处及边缘处，写出你对下列人员的简短描述：

A. 你自己性格内向、多疑、心事重重、进取心强、缺乏行动。

B. 你的配偶(如果已婚)温和、勤劳、顾家、爱家、善良、缺乏上进、依赖性强。

C. 你最好的朋友值得信任、乐于助人、有义气、做事认真、有能力！

D. 不喜欢你的人想法不一样，看问题不相同。较劲！

12. 自我评估你擅长的和不擅长的方面：

我擅长：(1) 书面表达　(2) 认真工作　(3) 孝敬父母　(4) 爱护家人　(5) 思虑周到

不擅长：(1) 口头表达　(2) 出头露面　(3) 逃避责任　(4) 吃喝交际　(5) 豁达开朗

13. 我的主要优缺点：

我的三大优点：(1) 真诚　(2) 敬业　(3) 善良

我的三大缺点：(1) 多疑　(2) 胡思乱想　(3) 杞人忧天

14. I、My、Me 自我描述：

I，别人眼里的我：诚实可靠、工作认真负责、为人低调。

My，内心里的我：能力有限、没有大的出息、情绪不稳。

Me，理想中的我：乐于助人、开朗快乐大方、实干有才。

15. 填写本调查表开始时间 ** 月 ** 日 20 时，完成时间 ** 月 ** 日 22 时。

刘老师发现我的书面表达能力比口头表达能力强一些，建议我每天写一小段心情日记。尽量写开心的、积极的、感恩的，培养正面积极的情绪，避免负面消极的情绪。自评稳定性 5 分；自信心 7 分；希望 5 分；情绪 6 分；信心 8 分；配合度 8 分；焦虑 2 分；抑郁 1 分；恐惧 0 分。

刘老师让我做的阅读练习，目的有三：(1) 提高口头表达能力、口才、演讲水平；(2) 找到良好的自我感觉，增强自信心；(3) 培养毅力，保持自信，学会对自己负责任。612 字的短文"够你用一辈子的话"需要反复练习，我的第一次阅读 50 分(7 处错漏)。要注意语气、语态、语感，速度要慢，要有表情，要有抑扬顿挫，要读出味道来，声情并茂。

治疗音乐听了以后，睡眠好了一些。做好呼吸练习，要点：长吸气，慢吸气，憋气 2 秒，长吐气，慢吐气，憋气 2 秒，反复 10～60 次。我的肠胃功能弱，有治疗不当引起的尿道堵塞、尿道结石、免疫力降低。

最近我的饮水量达到 3 200 毫升。刘老师建议我下次来做一次催眠体验，让我把常做的梦境片段整理出来，发给刘老师。今天的作业：制定 2～3 个 5 年规划，写一个愿望清单和问题清单，愿望分近、中、远期，要有难易程度评估，问题清单要有强弱评估。我愿意在一个月内让自信达到 9 分，希望达到 9 分。回去整理一下咨询记录，多做一些户外活动，多晒太阳，提高生活质量。

从我的咨询会谈连接作业表可以看出，我的积极情绪有增加。积极情绪增加越多，消极情绪就会越少。我的作业很认真，体会很真切，问题很对路且深刻明了。这周在外开会多，阅读练习做了 2～3 次，第二次阅读 58 分，11 处错漏。我要学会在乎内心感受，我感到一个会爱自己的人，才会爱别人。我不必太敏感，太害怕，我要和自己的内心对话。今天还做了角色扮演，刘老师扮演封闭空间，我扮演自己，进行了对话。

今天的作业：把刚才的角色扮演对话回忆整理下来，强化自己的力量和决心、勇气、愿望。顺其自然，欲速则不达。恐惧度最严重的时候是今年 9 月中旬，程度 8.5 分，第一次咨询时程度 5 分，现在已经没有恐惧的感觉。

这是我提交的问题清单、愿望清单。

我的问题清单

一、有焦虑恐惧感；(6 分)

二、心老是静不下来，爱胡思乱想；(6 分)

三、肠胃有不适感；(5 分)

四、自信心、进取心不强；(5 分)

五、综合素养有待提高；(6 分)

六、性格内向。(7 分)

我的愿望清单

一、近期：

(1) 我的焦虑、恐惧症逐渐减弱；(10 分)

(2) 自信心得到增强；(9 分)

(3) 深入学习，提升综合素养；(9 分)

(4) 子女自觉性得到加强，成绩继续上升；(9 分)

(5) 家庭经济收入同比有增。(6 分)

二、中期：

(1) 我的身体健康，焦虑、恐惧症彻底消失；(10 分)

(2) 我及家人身体健康、快乐；(9 分)

(3) 子女勤奋学习，积极进取，学业有成；(9 分)

(4) 经济来源稳中有升，争取收入翻一番；(7 分)

(5) 多多外出旅游，提高生活质量。(8 分)

三、远期：

(1) 所有家人身体健康、快乐，生活无忧；(9 分)

(2) 我的综合素养得到全面的提升，生活充满阳光；(9 分)

(3) 子女全面发展，事事如意；(9 分)

(4) 经济收入有保证，负担小；(7 分)

(5) 多出去旅游。(8 分)

今天早上坐车来三亚，没有恐惧的感觉，夜间容易产生恐惧。常听音乐，一边听一边会联想，注意力不集中。如果让愉悦充满了空间，郁闷就失去了生存空间。反之亦同。用资产负债表的平衡原理来解释生活现象。

刘老师建议我读一读《菜根谭》《增广贤文》《三言二拍》《官场现形记》；每天最好有1～2小时的读书时间，让心静下来，吸收书里的能量；看一看毕淑敏语言的表达艺术；建议我使用手账，随时把自己的灵感记录下来。

我需要用智慧来解决问题，不要把简单的问题复杂化。我学会了三分法，遇到问题先找到最坏的点和最好的点，然后折中找个中间点，以中间点为起点，往好的方向努力。结果无论如何都是可以接受的。我学会了尝试用五步脱困法解决恐惧。今天的作业：思考具体如何让阅读练习达到 90 分。我可以多次和恐惧对话，可以让爱人参与扮演角色。我要买一张瑜伽光盘看看，好好领悟深呼吸放松的技巧。

最近是晚上 12 点到凌晨 1 点之间有烦躁的感觉，比较准时，持续 30 多天，程度比起刚开始来刘老师这里时有所减轻。如果开始是 8 分，现在是 5 分。我认识到认知偏差的调整能减轻或消除恐惧。我担任过 6 年的质量检查工作，其间很没有安全感，半夜听到电话要出检就紧张不舒服。刘老师建议我把生活节奏放慢一点，学会享受生活，适当安排美食、娱乐。我基本上每天晚上都能保持 1 个小时散步。

12 项常见错误思维我有 4 项，是不合格或打折扣、精神过虑、应该必须陈述、管状视力。我需要学会真诚地赞美他人，学会感恩，多栽花，少栽刺。要加强运动和体能训练，在床上做腹式运动，腹肌练习，使身体疲劳、出汗。记录运动量、出汗量、饮水量，比较效果。

争取11点入睡，早睡早起，让脂肪多燃烧，生命力才会更旺盛。有机会就大声喊叫，找个没人的地方，臭骂发泄一通（武的）。照镜子与自己对话做心灵沟通（文的）。饮食调整，安神补脑，多吃果仁类食物。睡前一小时，喝八宝粥，枸杞、银耳、莲子等配合冰糖做夜宵。建议练习书法、太极拳。

我的体会是积极的，作业是认真的，进步是有的。悦纳自我，超越自我。提高生活质量，享受生活。人为什么要活着？不同的人有不同的答案，基本一致的是欲望需求。如果没有，如何拥有？把消极的态度转变为积极的态度，这样的例子生活中处处都有。如何面对控诉，如何战胜困境？回忆一下青年时代的哪些事件与封闭空间恐惧有关（作业：整理出来，下周提交）。

消极的是问题，如果变得积极起来了，问题就一定会得到改善。把自己所有的消极情绪写下来，搞一个仪式，把它埋葬了。在观念上形成强大的我，消极情绪是幽灵，战胜不过我的意识。如果有比这更好的办法，也试一试。然后告诉刘老师结果。我愿意去尝试一下，并把经过和感受写下来。我把消极情绪写下来烧掉，放进抽水马桶里冲掉。这很简单，我今天回去就做。学点儒道佛，这三大教的宗旨都有积极的一面，都离不开大爱。思考一下我的三大优势和三大劣势。

涉及信仰宗教政治的东西，我们尽量避免不和谐出现。用“可不可以……”或“是否可以……”来替换“应该……”“必须……”，避免不愉快的表述。没有人是一无是处的，感受他人的好，感受生活的美，感受自己的求知欲望，打开视野。今天谈论和分析我的4个常见错误思维有收获，更大的收获是自己的课后体会、体验，整理梦境，我觉得这是精神上的淘金。

这周有两个晚上通宵未眠，胡思乱想，停不下来，无法闭眼。躯体的疲劳可以增进睡眠，我做了10分钟的催眠体验，学会了自我催眠，催眠体验说明我放松有些不容易。目前的作业很重要，晚饭后、睡觉前的时间来完成并安排下次提交。我的受暗示度是6分，第一次体验催眠的情景是：红色牡丹花、水塘、鸭子、小亭、父亲。催眠体验过程中我是放松的、安全的、愉快的，少了些胡思乱想。自我催眠不难，我基本上会了。

某月某日晚8点，在老家，我把胡思乱想和恐惧列成清单，烧掉，冲掉了。我不怕它们了，它们被我烧掉、冲掉了，再也不会回来了。如果再产生，就再烧再冲，让它没有存活的机会。刘老师表扬我了，从作业看出我积极情绪正面能量提高了不少。信念很重要，要坚定信心。父亲对我的影响很大，我要设法用父亲的力量来改变恐惧。

以下是我的第一次至第四次咨询会谈连接作业表。

第一次咨询会谈连接作业表

1. 上次会谈我们讨论了哪些重要的问题？你从中体会到了什么？（1～3句话）

我本人有焦虑、抑闷、恐惧不安等心理问题，我从中体会到我的确存在这些问题，并体会到只有积极配合刘老师的调理治疗，不断培养自己的意志、心志，提高热爱生活度，做更多有建设性的事情，才能过上阳光、快乐的生活。

2. 上次会谈有什么使你烦恼吗？你有什么事情不愿意讲吗？

上次会谈没有使我烦恼的事情，我这几天正在不断地总结，好像我的心理障碍与我对生活的态度有点关系？是不是我放不开，有“怕死”的想法？

3. 你这一周怎么样？与其他周相比，你这一周的心境如何？（1～3句话）

这一周我感觉良好，比上一周心情好。睡眠好！但仍然有焦虑感、不安感。

4. 这周有没有什么重要的事情发生并需要讨论？（1～3句话）

每天一到晚上7:30左右，我就莫名感到心慌、不安、惊惧！为什么？我是否因生活太平淡，缺乏上进心，而醉生梦死，怕这怕那？我想知道我在封闭的空间产生不好感受的原因。

5. 你想要将什么问题列入日程？（1～3句话）

增强意志，坚持治疗、调理，讲究科学方法，“消灭”抑郁。下一步怎样做，才能更好消除烦躁、恐惧不安等症状？

6. 你做了或没做什么家庭作业？你体会到了什么？

我基本上完成了家庭作业，体会到了除积极配合刘老师治疗调整外，我必须有坚强意志，心志，做好打持久战的思想准备，下定必胜的决心，有积极向上的人生态度，战胜我的“病”！

第二次咨询会谈连接作业表

1. 上次会谈我们讨论了哪些重要的问题？你从中体会到了什么？（1～3句话）

上次会谈重要问题：1. 提高自信度；2. 提高希望值。体会：一个人如果没有生活目标，无法从生活、工作中获得快乐和自信，便如死水一潭，生活便没有奔头，人便显得很颓废和消沉。故而，增强快乐和提高自信，生活才满怀希望。

2. 上次会谈有什么使你烦恼吗？你有什么事情不愿意讲吗？

没有。

3. 你这一周怎么样？与其他周相比，你这一周的心境如何？（1～3句话）

我这一周比较充实，与上周相比，心情略好，但仍然有轻微的焦虑、恐惧、不安感，尤其是上周六晚上在某酒店入住时。

4. 这周有没有什么重要的事情发生并需要讨论？（1～3句话）

焦虑不适感偶有。阅读什么内容的书籍对我有帮助？（相对现状而言）假如我在封闭式的宾馆入住时有焦虑感，我是与其抗争还是先回避？

5. 你想要将什么问题列入日程？（1～3句话）

了解做深呼吸练习的要领及其作用意义等。我的焦虑、恐惧、不安感与我缺乏安全（神经质）有关吗？我逐步提高生活质量，增强快乐感，提高自信心对调理和治疗我的心理障碍有多大的帮助？

6. 你做了或没做什么家庭作业？你体会到了什么？

我这一周完成了大部分家庭作业，没有完成的作业有：没有把常做的梦整理好发送给刘老师，日后补上。不按时完成深呼吸。通过做作业后我体会到：人的快乐和自信是靠自身去争取的；人要不断挑战自己，提高自身能力；勤于学习，善于思考，乐于进取；遇事沉着应对，做到有理、有节、有利；做人要学佛，要与人为善，以德服人，亲近亲人，逐步做到“无我”的状态。

第三次咨询会谈连接作业表

1. 上次会谈我们讨论了哪些重要的问题？你从中体会到了什么？（1～3句话）

讨论了增强消除郁闷的信心和决心的几种方法。包括：角色扮演，森田疗法，五步脱困法等。学会在乎自己的感受，讨好自己，一个爱自己的人才会去爱别人。消除郁闷不是一天两天的事，要注意讲究方法，增强信心和决心，一口吃成一个大胖子那是不可能的，要明白欲速则不达！讨好自己，在乎自己的感受是一剂调节心理的良药。让自己有一个自信、乐观、开朗的心境！

2. 上次会谈有什么使你烦恼吗？你有什么事情不愿意讲吗？

没有！

3. 你这一周怎么样？与其他周相比，你这一周的心境如何？(1～3 句话)

我这一周总体来说相对充实。与上周相比，略差，我这周都在忙碌中度过，心境不是很好。主要表现在：会发无名火；每天晚上 12 时左右有说不出理由的烦躁；情绪差，且有点不易控制。

4. 这周有没有什么重要的事情发生并需要讨论？(1～3 句话)

这周每晚 12 时左右，我总是莫名的烦躁，焦虑不安，总爱胡思乱想！白天略有不顺心，爱发火，显得很心烦。不知何原因！是不是抑郁总是反复无常？

5. 你想要将什么问题列入日程？(1～3 句话)

我知道：我目前的心理障碍是不是典型的“焦虑强迫症”？我平时总爱幻想，甚至是胡思乱想，我以后该怎样去做？我有郁闷、焦虑是不是因为我某些地方不如别人而表现出来的心理不平衡？

6. 你做了或没做什么家庭作业？你体会到了什么？

我做了家庭作业。体会到：保持心情乐观，生活有目标，是我每时每刻必做的事；消除焦虑、郁闷须讲究方法，不能操之过急，明白欲速则不达的道理；增强自信，提升自我，为当务之急！

第四次咨询会谈连接作业表

1. 上次会谈我们讨论了哪些重要的问题？你从中体会到了什么？(1～3 句话)

上次讨论两个重要问题：我本人每晚 12 时左右为什么有烦躁、不安、焦虑感；常见错误思维。我本人看问题缺乏“三性”：A. 没有思考性；B. 没有积极性；C. 没有前瞻性。面对我自身有恐惧不安感，我应积极应对。这并不完全是件坏事，因为面对恐惧和不安，我可将其当作是寻找自身不足提升自我综合素养的良好契机，为战胜恐惧不安而去抗争、拼搏，从而切实提升自我，笑对生活，培养乐观的人生态度，活在当下，享受当下。

2. 上次会谈有什么使你烦恼吗？你有什么事情不愿意讲吗？

没有！

3. 你这一周怎么样？与其他周相比，你这一周的心境如何？(1～3 句话)

这一周与其他周相比，心境还可以。但焦虑、恐惧、不安感仍然存在，相对而言较轻，略有好转。

4. 这周有没有什么重要的事情发生并需要讨论？(1～3 句话)

焦虑、恐惧感仍然存在；我的自信心还有待进一步提高。

5. 你想要将什么问题列入日程？(1～3 句话)

我想把“常见错误思维”再来一次测试，并希望刘老师对我本人存在的“错误思维”问题多多加以疏导！

6. 你做了或没做什么家庭作业？你体会到了什么？

我结合自身实际情况，并按刘老师的具体要求，认真完成作业。本人体会到了：加强运动，注意饮食，培养多种兴趣，增强自信，提升综合素养，从而培养自身积极人生态度等，都是很好的改善焦虑、恐惧、不安感的好办法。

刘义林博士点评：

心理咨询师与来访者欲建立良好的咨访关系，重要的不仅是第一次会谈的第一印象，还有会谈前的伏笔和功课，也就是做好网络宣传和塑造口碑。靠见面后的套近乎拉关系，靠显摆自己的资格证书和专家头衔，是比较容易导致来访者的反感和不信任的。该来访者事先通过朋友介绍，知道了心理咨询师的口碑和情况，然后再通过电话沟通把自己的基本情况都如实地告知心理咨询师，并预约来访时间，这样建立的关系，就比较顺畅和自然。

来访者通过电话交谈，按照心理咨询师的要求把自己的问题用书面的方式提交出来，这充分发挥了来访者的书面表达能力。通过提示来访者抛出几个关键词，比如心情烦躁、焦虑抑郁、难以入睡，澄清问题的范围、方向、要点、程度、成因、时长，避免闲聊和空谈。看出状态、听出水分、问出缘由、找出问题，在此基础上让来访者看到希望，明确当下的心理咨询师已经知晓自己的问题并可以为自己提供进一步的帮助，从而燃起求助的愿望。

从简单地给入院病人查血常规、给发烧的人量体温，到 B 超透视、核磁共振等检测手段，都是大家普遍接受的医疗手段，医学是建立在一系列的检测数据上的科学，心理学亦然。不能数据化、不可量化的问题，就无法以科学的方法来加以应对分析和解决。让来访者学会使用 1～10 的数字来表述问题的程度，是一个最基本的、简单可行的测量评估办法。卡特尔 16 种人格因素问卷(16PF)和明尼苏达多项人格问卷(MMPI)，是比较实用的心理测评组合。

当来访者的问题基本上确定是心理问题而非躯体病变，是心理咨询师能力范围之内的问题时，心理咨询师需要表明自己的态度，提出一个比较适合来访者的简明咨询方案，引导来访者共同确立需要达成的咨询目标。当来访者感受到心理咨询师的专业素养、业务能力、亲和力与积极态度的时候，协商收费标准、签订心理咨询协议书就比较顺利了。为每一个来访者确定他的咨询目标，是一个有责任心的心理咨询师所必须具备的业务能力。

第二部分：找到问题成因，选择方法技术，布置适当作业，认知反省调适

这周心境比较好，我每天除了认真工作外，还积极做一些有益于增进心情愉快的事情。做自我催眠的最大感受是放松，积极的自我暗示很重要。今天做了简单算数思维练习，主要内容是：假设一张足够大的报纸，对折 54 次，厚度是多少？一张报纸厚度 0.1 毫米，我的第一答案是 1 厘米。实际做一做计算，答案是 18 亿公里。通过这个练习，我领悟到很多事情。

我每晚睡前都做了一会儿催眠。稳定性 60 分；自信心 70 分；希望 70 分；情绪 70 分；信任度 80 分；配合度 70 分；敏感度 50 分；善良度 80 分；诚信度 80 分；宽容度 80 分；友好度 80 分；忠诚度 80 分；工作能力 60 分；情感处理能力 70 分；学习能力 70 分；人际关系 80 分；自我控制能力 60 分。

第一次见刘老师时，对封闭空间的恐惧感 8 分，现在是 0 分。前几天有 2～3 次达到 6

分。4～6分的程度要关注做记录，最好提交记录。给自己一个目标计划，使其得到控制。尝试照镜子技术，面对镜子里的我做对话和心灵沟通。记录对话，分析对话，改善认知，体验很重要。

自己引导自己，寻求改善方法。最近气短、胸闷的现象没有了，要巩固。故意多次体验封闭空间，这是脱敏疗法。刘老师建议我认真看看记录，假设给自己装一个程序按钮，设定自己当按下按钮之后，就立即要去做什么，用这个办法来提高行动力。

我的主要问题紧扣在认知偏差上。思维记录调整认知偏差。有的认知偏差，可以用三分法来调整。学过后，在努力尝试的过程中，逐渐增加自己的自信。多使用三分法，筛选今天自己要做的，不要做的，可做可不做的事情。下面是筛选结果：

一、我必须做的事情

1. 切实行动起来，多做有益于自身消除焦虑、恐惧的事情；
2. 学会宽容、和善、忍让、乐观、有积极向上的心态；
3. 坚持锻炼身体；
4. 加强学习，提升自身素质；
5. 远离是非；
6. 工作认真负责；
7. 有机会多多回老家看望老母亲；
8. 注意休息，饮食结构合理，肠胃向好的方向发展；
9. 持之以恒，多发言，善发言，大胆发言，切实改善内向性格；
10. 加强和朋友合作，扩大种植面积，争取经济收入有所提高；
11. 多和子女在一起，督促他们学习。

二、我可做可不做的事情

1. 一些不是很重要的饭局，可不参加；
2. 影响我心情的不好的事，如吊唁、看望病人等；
3. 老家的一些是非的事情，可不必去参与。

三、我不必做的事情

1. 胡思乱想，焦虑、恐惧；
2. 易生气，爱发火，心情不好；
3. 生活不愉快；
4. 疑心过重，过多不信任他人；
5. 看问题过于负面，不阳光，悲观！

我的愿望何时实现、如何实现很重要，一个对自己都不信任的人，是很难信任别人的。寻找共同点，负面情绪越少越好。眼下我存在的6个问题：焦虑感6分；胡思乱想6分；肠胃不适5分；自信心、进取心不强5分；综合素养不高6分；性格内向7分。用五步脱困法改变内向，学会倾诉，学会交流，学会提问，学习语言表达的艺术。我想改变内向，心动不如行动。

刘老师建议我每天和爱人交谈30分钟，爱人多听少说，我尽量倾诉。今天的作业：开放式的提问、封闭式的提问各写100句。交流的内容20%，交流的方式80%，身体语言的学习，行为艺术。多一点笑容，多吃一点亏，多做一点好事善事。每周做几件善事，给自己定计划实施，不求回报，爱心奉献，乐于施舍。每天N次“我快乐，我阳光！”多一些积极的自我暗示。性格内向由原来的7分变到3分才满意，我愿意用一周时间来达到目的。能实现，注意反弹。争取一个月之内稳定下来，每天给自己一个评估。

这两周过得很充实，焦虑恐惧感减少，充实很重要。刘老师表扬我了，说我作业体会非常好，有很大的进步。这种真实的感受，表明我的问题好转到了80%，这是可喜的。回去庆祝一下，让家人分享。这是一个里程碑，要继续巩固下去。注意反弹，有把握的对策和正面能量压得住焦虑和恐惧，可避免复发。

尽量把复杂的问题简单化，记录自己的善行，多做善事。莫以善小而不为，莫以恶小而为之。为人不做亏心事，夜半敲门心不惊，心安理得。写个总结，注意体现方法、技术、可操作性、转变、感受、进步、愿望。我愿意做到，我有决心，我有毅力，我可以预期康复后的美好生活。

阅读练习要坚持做，有2周没读了，60分，我愿意用2周时间达到90分。客观评估，用什么方法，如何达到，我要尽快有答案。达到90分后，保持30天才算完成作业。我觉得有必要，我要努力配合；敢于说不，可以自谦，不可以自卑；爱自己，尊重自己；作业的质量，学习效果；自己多用深呼吸和音乐来调整。

最近出差多，这期间大约有三次遇到封闭空间，有一次坐小车不舒服，难受度6分，另外两次难受度3分。7分以上难受度的体会大约在开始接受心理疏导一个月后就没有过了，最近这两个月都没有了。我用转移注意力，与人对话，积极的自我暗示，大约10多分钟就把恐惧赶走了。以往恐惧的持续时间可达2～3小时，现在从150分钟下降到15分钟，持续时间仅仅是原来的十分之一了。目前的改善状态我是比较满意的。

今天乘车来刘老师这里，大约坐车一个半小时，一路上我没有恐惧的感觉。我头两次来刘老师这里，同样的时间坐同样的车，有过8分的恐惧。也就是说，两个多月的前后感觉形成了鲜明的对照。所以，我对刘老师有信心，我对自己有信心。我在总结里写道：信任度很重要。刘老师表扬我了，说我的信任度和配合度一直都在90分以上。

我的第一个阶段的咨询目标基本上达到了，接下来是巩固复习。我愿意继续接受第二个阶段的心理疏导，第二个阶段的安排设置为前6次每两周一次，后6次每月一次，努力做到今后不再复发。到目前为止学习的方法中，我觉得哪些方法对我合适，有效呢？我认为脱敏疗法最有效，认知疗法、积极心理疗法、宣泄疗法、自我暗示疗法、催眠疗法、深呼吸放松、运动疗法，加强体能训练，家人的支持和理解关爱，内心的平静和放松，给自己营造好的减压氛围，放慢工作生活节奏，充实而快乐，这些都是比较有效的方法。

稳定性80分，自信心70分，希望99分，情绪90分，信任度90分，配合度80分(有些作业没有按时完成)。我今年40岁，还有20年可工作，我愿意做4个5年规划，让我这20年过的充实、快乐、富有、有价值。我愿用1周时间完成初稿，刘老师建议每个5年规划分三个层次，第一层5年总体评估，第二层1年大体评估，第三层每月具体的安排。可以适当修改调整，重大方向不变。

我的人生我做主，不排斥学习，改变的过程就是一个学习的过程。我认为我父亲的情况和我差不多，有遗传基因的可能。我学习相关知识，要用来教育引导孩子。刘老师建议我咨询记录长期保存，即使痊愈也保存10年。注意培养孩子的胆识和抗挫折能力、人际交往能力，第二个阶段可以安排孩子加入。刘老师也为我的进步感到很高兴。

最近的情况总体是好的，有过两次封闭空间的焦虑恐惧感，程度是 5 分，而以前很难受的时候有到 9 分的程度。我要尽量用关键词，一针见血的表述问题，用数据说话。我感觉好的转变是情绪更加稳定了，敏感降低了，忧虑抑郁烦恼降低了，紧张困扰降低了，冲动降低了，自身往好的方向转变了。

五年计划写了一个提纲，还没有细化，争取下次提交。我感觉到我的自我控制能力有所提高，对自己发脾气、郁闷的心情可以自我调整了。稳定性 75 分；自信心 85 分；希望 90 分；情绪 85 分；信任度 90 分；配合度 85 分；焦虑 0 分；抑郁 0 分；恐惧 0 分。坚持就是胜利，多复习，多看咨询记录，强化正面的积极情绪。

下面是我的第一个五年规划和行动方案。

我是一只被关在笼子里的猫吗？我的行动方案

昨日家在某市的侄子给我打了一个电话，说他近日从老家带去养的那只猫死了！特爱养猫的他显得很不愉快。我问他是否每天都给猫投放足够的食物和水？他说都按时给了。那猫何故而死呢？是否该猫早已有病不健康，他说可能性不大，他现在也苦苦找寻原因，不得其果。我又问：该猫的生活环境和在老家有何不同吗？我这一问，侄子连连说可能就是这个原因了！该猫之所以死去，原因在于环境变了！在老家猫可以自由自在到处上蹿下跳地抓老鼠，而现在它只能被关在安有纱窗，连一个出入的小窗口都没有的两居室里，猫虽然不缺少吃喝，但是缺少了一份工作，缺少了一份获取快乐和自信的源泉的工作！因而猫整日闷闷不乐，郁闷而死！

此刻，我想到我一个多月来一直心情不佳，有郁闷、恐惧、不安、焦虑等不适感。这是何故？是否与我生活太过于清闲、淡漠有关呢？2004 年 9 月，我身体有不适感，遵照医嘱多休息，于是我从那至今无论是在工作上、学习上，还是事业上，我几乎放弃，工作不求上进，生活消极，学习得过且过，只求安稳、平淡。

整整 8 年，我就这么过来，无所事事，闷闷不乐，整天心事重重，好比被关在笼子里的猫！缺少获得快乐和自信的源泉！正因为这样，我落伍了，我几乎停滞不前，我的综合素养跟不上新时期的需求，险些被淘汰，周边的同事升迁了，身边的朋友生活过得好了，而我做事不那么得心应手，处处不顺，那我快乐何求，自信何来！正因为这样，我缺乏自信和快乐，我显得郁闷、焦虑，甚至没有安全感，从而恐惧不安！

那么，相对上述现状，我该怎么去改善呢？刘义林老师上星期六已经给我指明一条路子，并开了一个好的方子：热爱生活，充实生活，生活有信心有目标，从中获取快乐和自信！这样做了，自身便强大了，便有了安全感！下面，我就结合我自身的实际情况，初步提出一个简单的改善人生的行动方案。

一、加强学习，积极锻炼。改变观念，培养自信，切实提升自身的综合素养。

时代瞬息万变，对人的要求亦然。每个人只有不断地提高自己各方面的能力，方能适应时代的需求。因此，我必须时刻要求自己，积极锻炼，加强深入学习，重塑自己的人生观、世界观，改变观念，培养自信，不断提高自己的科学文化知识，业务水平等。切实提升自身的综合素养。

二、热爱生活，爱岗敬业，积极进取，工作上一个新台阶。我已经很长时间基本上没有融入我所在工作单位这个团体了，我一直在消极应对一切，因而我没有进步。为此，欲想工作上一个台阶，我必须改变做法，工作要认真负责，兢兢业业，从中获得充实感，同时为我有所进步打好基础，切记“吊儿郎当”要不得！我现在这么做，时间上有点不足，有点慢，但我坚信“黄昏依然”！

三、开展第二产业，增加经济收入。这一点非常重要，因为没有“票子”，做什么都是寸步难行的。包括我本人、现在、将来、小孩，都是不可缺少的。说简单的，我再过十多年便是老人了，人老了怎样才能过得幸福，我认为离不开“三有”(最起码的)：一、有老伴(有老婆伴)；二、有老底子(即有人民币)；三、有老朋友。其他“二有”我不说，就说“有老底子”这一点，人老了，子女需要钱，人老身体不好需要钱看病等，这时候没有“票子”，想一想会是什么样的状况！为此，从现在开始我迫切做一些有经济收入的事，增加收入，保证晚年不为钱所困！

四、讲究方法，培养子女，让他们大有可为。生活有了目标，有了奔头，我就得勤奋，积极进取，把有限的精力投入到具体的、现实的工作中去，争取进步，并从中获得更多的快乐和自信，让生活充满希望，充满信心。最后：“夕阳无限好，只是近黄昏。”但我黄昏依然，满怀信心！

以下是我的第五次至第八次咨询会谈连接作业表。

第五次咨询会谈连接作业表

1. 上次会谈我们讨论了哪些重要的问题？你从中体会到了什么？(1～3句话)

上次讨论：面对挫折、困境，我该如何面对；常见错误思维。面对我自身有恐惧不安感，我应是积极应对。因为这并不完全是件坏事，因为面对恐惧和不安，我将其当作是寻找自身不足，提升自我综合素养的良好契机，为战胜恐惧不安而去抗争、拼搏，从而切实提升自我，笑对生活，培养乐观的人生，活在当下，享受当下。

2. 上次会谈有什么使你烦恼吗？你有什么事情不愿意讲吗？

没有！

3. 你这一周怎么样？与其他周相比，你这一周的心境如何？(1～3句话)

这一周与其他周相比，心境还可以。但焦虑恐惧不安感仍然存在，相对而言较轻，略有好转。

4. 这周有没有什么重要的事情发生并需要讨论？(1～3句话)

这一周我晚上睡眠不太好，有两个晚上通宵未眠。主要原因：是我上床就睡时胡思乱想；当时我有焦虑不安感。

5. 你想要将什么问题列入日程？(1～3句话)

假如我的恐惧不安感来自：小时候家父管教不得法，管教过严；因我胆小怕事；因长期陪伴我父亲(我父亲在封闭空间亦和我一样有不安感)；自身能力缺失，跟不上社会发展，等等。那么我下一步该怎么去做？

6. 你做了或没做什么家庭作业？你体会到了什么？

我按照刘老师的要求，把我的恐惧不安列成清单，将其烧成灰烬，并用世界上最脏的水将其冲入厕所，使其永远消失，永不得复生。并将整个过程详细记录下来。我体会到刘老师之所以让我这样去做的良苦用心，是让我明白在面对挫折、困境时，我如何去战胜，与此同时，增强我的自信心，使我恐惧不安的恶魔永远远离我，使我身心充满阳光，增强我战胜该恶魔的意识、勇气和决心！

第六次咨询会谈连接作业表

1. 上次会谈我们讨论了哪些重要的问题？你从中体会到了什么？(1～3句话)

上次我主要学习催眠法。我体会到：能很好地运用催眠法，对调理我的焦虑、恐惧不安感很有帮助，能使我身心愉快，心情放松！

2. 上次会谈有什么使你烦恼吗？你有什么事情不愿意讲吗？

没有。

3. 你这一周怎么样？与其他周相比，你这一周的心境如何？(1～3句话)

这一周我心境好。我每天除了认真工作外，还积极做了一些有益于增进心情愉快的事情。

4. 这周有没有什么重要的事情发生并需要讨论？(1～3句话)

焦虑不安，恐惧感仍有！总爱胡思乱想！在开阔的地方我心情很好，一旦在有压抑的空间，我就有烦躁不安的感觉，为什么？

5. 你想要将什么问题列入日程？(1～3句话)

在压抑空间，我有恐惧不安感，总爱自我暗示有不利于我的一面，为什么？我该怎样去做？

6. 你做了或没做什么家庭作业？你体会到了什么？

我认真做了家庭作业。每天坚持锻炼身体，练习书法，看书，等等，我还坚持练习做催眠。我体会到：能很好地运用催眠法，有助于我入眠，使我身心放松，心情愉快！故而，我必须坚持到底！凡事贵在坚持！切勿一日曝十日寒，要不得！

第七次咨询会谈连接作业表

1. 上次会谈我们讨论了哪些重要的问题？你从中体会到了什么？(1～3句话)

上次会谈的重要问题：以一个小游戏引出大议题：人的认识偏差。我体会到：我看问题存在很大的认识偏差，看问题不全面，不细致，经不起考验；我的恐惧不安感与我的错误认识有着很大的关系。为此，我很有必要提高自身看问题的能力。

2. 上次会谈有什么使你烦恼吗？你有什么事情不愿意讲吗？

没有！

3. 你这一周怎么样？与其他周相比，你这一周的心境如何？(1～3句话)

我这一周的心境好。但我的恐惧不安感，胡思乱想依然存在，次数多，不是很强烈。每晚都有，一般持续30分钟左右，5分。

4. 这周有没有什么重要的事情发生并需要讨论？(1～3句话)

这一周我共3次亲自尝试在封闭空间中的感觉，有意锻炼的，每次都有焦虑、恐惧不安全感(与之前相比，有不适感的时间略短，强烈度不如以往，自身可控制)。明天，我恳请刘老师针对我对入住封闭空间宾馆，乘坐没有车窗的客车时有不适的感觉进行引导，希望通过针对性的引导，能消除或减少我对封闭空间恐惧的错误认识，从而消除我自身的恐惧不安感。

5. 你想要将什么问题列入日程？(1～3 句话)

针对我存在很大的认识偏差，我平时该怎样去做才能得到减少？

6. 你做了或没做什么家庭作业？你体会到了什么？

我做了家庭作业。体会到了：我发现了我的一大不足之处，我看问题偏差很大。显然，这与我的知识结构等各方面能力、素养不高有关。为此，切实提升自我的综合素养是我的当务之急！不失自信，满怀信心，始终是我战胜恐惧不安的得力抓手和坚强后盾。

第八次咨询会谈连接作业表

1. 上次会谈我们讨论了哪些重要的问题？你从中体会到了什么？(1～3 句话)

上次会谈的重要问题：认识上的偏差；性格内向；体会到了错误的认知偏差，使我对某些问题的看法偏离实际，不合乎情理，甚至走极端。如：对封闭的宾馆、客车的恐惧不安，等等。

2. 上次会谈有什么使你烦恼吗？你有什么事情不愿意讲吗？

没有！

3. 你这一周怎么样？与其他周相比，你这一周的心境如何？(1～3 句话)

这两周我的心境好。焦虑、恐惧感减少，因为这两周我过得较为充实。

4. 这周有没有什么重要的事情发生并需要讨论？(1～3 句话)

这两周来，我好几次坐封闭客车外出，每次均有焦虑、恐惧等不适感，但相较之前减轻、程度约为 5 分。

5. 你想要将什么问题列入日程？(1～3 句话)

怎样去改善"错误偏差的认识"？针对就我现存在"对入住封闭式宾馆、乘坐封闭式的客车有恐惧、焦虑不适感"做一次疏导，希通过引导提升！走出误区，不再焦虑、恐惧！

6. 你做了或没做什么家庭作业？你体会到了什么？

我做了一些家庭作业，体会到了：学会感恩，让自身更阳光、更快乐；心动不如行动，切实行动起来，把握好机遇，提升自我；改变性格内向，恒心不可缺，多发言，善发言，大胆发言，表现自我！

刘义林博士点评：

帮助来访者找到问题的成因，也就等于找到了问题的症结所在。对于大多数有问题的来访者来说，他们往往是不识庐山真面目，只缘身在此山中。心态是一种思维定式，当人出现认知偏差的时候，当人钻进牛角尖里的时候，对他讲道理说教和指责批评是没有用的。心理咨询师秉承无条件接纳、存在即合理和助人自助的原则，在来访者愿意配合的情况下，才能使用各种心理学方法和技术，帮助来访者调整认知偏差。

在选择方法和技术的时候，心理咨询师要充分尊重来访者的意愿，如果所选择的方法技术让来访者感觉到不愉快或无法接受，心理咨询师需要耐心地等待时机，避免强势和一意孤行，不能以任何借口威胁或者难为来访者。当今流行的 460 余种方法技术，心理咨询师不可能全部都会使用，也不可能都适合来访者。针对不同的来访者，因人而异地使用综合积极情绪疗法所选的 12 种经典疗法组合搭配使用，可以起到事半功倍的效果。

优秀成功的心理咨询，不能只停留在心理咨询室里，而要走进社会，走进生活，走进社区，走到每一个需要心理疏导的人身边去。只有这样，心理学才能更好地服务于社会最基层，促进整个社会的和谐。来访者带着心理咨询师适当布置的作业回家完成，就是让心理咨询走出心理咨询室的具体办法，作业的本身就是认知行为疗法的体现，是来访者与心理咨询师互动的依据，是提高配合度、降低脱落率、保障咨询效果的有效途径。

优秀的心理咨询师，说了不少有建设性、有引导性、有针对性的话，到最后却好像什么也没有说。心理咨询师想要说的话，都变成了来访者自己口里说出来的话。形成了来访者自己的问题由来访者自己来评判的局面，心理咨询师说出来往往就会变成说教、批评、指责，来访者自己做出来就成了觉悟、领悟、升华，不仅可以帮助来访者达到调整认知偏差和改善思维模式、行为模式的目的，还可以帮助来访者提高学习的积极性和咨询的兴趣。

第三部分：发现优势亮点，养成积极情绪，确定有无进步，归纳评估总结

活在当下，珍惜今天。不纠结昨天，纠结也没用，谁也改变不了过去。期待明天可以改变，得把今天过完以后，才可以去过明天。三个五年计划完不成没关系，我可以先完成第一个，我有90%的把握，可以完成得很好。多用“if... then...”的句型，继续使用积极情绪与消极情绪自我评估月报表。今天积极情绪72项，消极情绪18项，积极情绪与消极情绪的比例是13∶3。

今天的作业是思考：如何提高或增加积极情绪？如何降低或减少消极情绪？我的体会是：现在我的不适感得到了70%的改善，还未彻底痊愈的部分是30%，坚持就是胜利。偶尔一次，有一天晚上11时，不知何故忽有心情郁闷、恐惧、闭塞，7分，持续一个小时。从上次上课至今，只有一次一小时的难受，比例显得微不足道，千分之一不到。

人生之事十有八九不如意，人世间酸甜苦辣我都有必要尝尝。甜只有25%，酸苦辣占75%，酸苦辣并不一定就是坏东西，有时候我们还需要它。学习一下交互抑制法，用自我催眠的状态反复进入设定场景，用系统练习脱敏疗法和冲击疗法来改善症状。多做自我训练，循序渐进。方法是死的，人是活的。阅读练习自评50～60分，实际上达到了60分，离优秀差距30分，我愿意用3个月的时间来达到90分，每个月我一定要进步10分。刘老师建议我们夫妻共同把家里布置得温馨一点，阳光一点。

昨晚在某地住酒店，12点到12点半难受程度8分，出去散步半小时，回来后积极的自我暗示调整，开灯开电视，思考，洗澡，1点半睡了。睡眠还好，一般情况是11点睡6点起床。积极情绪60分，消极情绪27分。学习了空椅子技术，要点是自由联想和意象对话。开始时要强调不先入为主，逐步澄清问题，循序渐进开导，力求减轻痛苦，寻找解决方案。

最终让自己努力走出困境，不说教不指责，尊重自己，多用开放式的对话，和自己的心灵对话。每天练习几次，每次几分钟，把要点问题、疑问记录下来，找到良好的感觉和改良进步方法。用背景音乐、放松，然后自我催眠、暗示。越紧张越恐惧，越放松越不容易紧张，语速放慢点，说话前三思，先打腹稿，想好再说。说话是让对方听的，不是想让对方不愉快的。

学会换位思考，唤起求助愿望。从5分钟开始，练到30分钟，效果好就录音下来分析。好比金鱼缸模式训练，照镜子对话技术，都是与自己的心灵对话。运用自己书面表达能力比较强的优势先写稿，然后看着稿进行对话。提高口头表达能力，阅读练习要加快进步。现在是坐车不怕，酒店的房间还是怕。多一些积极的自我暗示，买一个不太贵的水晶球，做联想

和自我暗示。回去好好练习今天学习的三个技术，即空椅子对话技术、照镜子对话技术、水晶球联想技术，有感悟和体会就写下来。

近来情况总体很好，稳定性 7 分；自信心 6 分；希望 7 分；情绪 8 分；信任度 9 分；配合度 7 分。现在存在的主要问题是封闭空间恐惧，严重程度 5 分。坐客车没有了，原来很严重，坐上车就胸闷、气喘。这几次都没有这样的感觉。提高生活质量，开心愉快不纠结，过去的事情就让它过去吧。不必老用过去的事情来折腾自己。乐善好施，扶弱助贫。心里面很乐意，很快乐，很有成就感。

运用空椅子对话技术时，有时控制不住自己，不容易回到现实中来。有好几次，整天都在想这个问题，停不下来，老要去想那些情景。可以暂时少用或不用，多做深呼吸放松练习。做马步冲拳练习，学习一下，从 50～500 下，争取一个月达到。嗨、嘿、哈，大声吼叫，气魄、胆量的壮大，增加阳刚之气。

在家里练习打沙袋，看《正能量》，看看八段锦、五禽戏、太极、瑜伽。换着来，反复练，强身健体。学习精神分析方法，百度一下。多一些积极的自我暗示，做好记录，避免反弹，增加身体疲劳。多出汗，做一做剧烈运动，心脏没有问题。

近来情况比较好，做了锻炼、跑步、马步冲拳，加上俯卧撑和仰卧起坐，提高性生活质量，多吃坚果类食物，生花生、核桃。最近没做阅读练习，上次的阅读练习 50 分，3 月 3 日说每月进步 10 分，这样半个月不练，如何进步呢？这个练习很重要，与毅力、表达、诚信、自信有关。我现在表个态，阅读练习很重要，我一定要坚持，我一定要重视。

做放松的练习、自由联想，注意避免消极的内容。各部位的肌肉放松，先练习四肢肌肉。对睡眠有促进作用，可以减少胡思乱想。我就是爱胡思乱想。选几本名人传记，一点一点地阅读。现在什么药物都没有使用，在来刘老师这里之前，我在某医院看过，医生给我开了抗焦虑药物，吃了两周就停下来，同时开始心理疏导。恐惧汽车封闭空间好了 95%以上，宾馆房间封闭恐惧（包括 KTV）好了 60%，我觉得非药物疗法是有疗效的，我需要复习消化学过的知识，温故知新，增加对人的信任，不猜疑可以减少恐惧。心里会坦荡一些，轻松一些。比如 KTV，可以先把曲子在家练熟，然后再去 KTV。

算每周的时间使用情况和比例，算清后看看哪些是合理的，哪些是不合理的，看看我的时间每周可挖掘多少个小时，可以用来做什么？能不能多花一点时间学习心理学，让自己有更大的能量来解决自己的问题。使用 115 网盘，申请一个免费账号，下载刘老师的 300 本心理学电子图书和相关资料。百度一下十大励志电影，看一看《洛奇》和《阿甘正传》。幽默短信好久不发了，还是要继续，提高幽默度和微笑度。请人跳大神没有用，刚开始家里人也给我请过，后来我不要了。作业完成度 60 分，坚持就是胜利，多反省、多复习、多总结。

郁闷恐惧仍然存在 6 分，目标是 3 分，期限三个月，愿意努力实现目标。也就是说要求每个月下降 1 分，平均每月 4～5 天住宾馆，把每月住宾馆的这 4～5 天情况登记下来，分析每次的郁闷、恐惧状态，找到有效的应对方法，自己摸索出经验来，增强战胜恐惧的信心，想探讨培养自信心，以及如何发现和克服自卑感。

我给自己营造积极的环境，好比当初从家里坐车来三亚，途中有 8 分难受，今天只有 2 分不到的难受，基本上没有大的影响了。最主要的是什么呢？（1）积极的情绪；（2）营造好的气氛；（3）加大自己的正能量，多一些积极的自我暗示，化解应对消极的东西。好好利用表示情绪的形容词练习。学会用1～10来评估问题。自己摸索对自己有用的方法。

行万里路,读万卷书。复习消化,温故知新。多写心情日记,多做书面发泄。刘老师分析我的恐惧目前存在大约有4分,我感觉6分是有些夸大的,是灾难思维导致的。我接受,我可以同意。这样看来三个月降低3分目标已经被拿掉2分了,剩下1分,我一定可以做到,我对自己有信心。多看几本名人传记,看看哪一个成功的人没有经历过失败,结果会是每一个成功的人都经历过无数次失败。对待自己,牢记四个字:永不言弃!提高幽默度和微笑度。刘老师建议我看看《邓小平时代》。

我要多做"解决灾难化思维的三分法"练习,积极情绪65分;消极情绪24分;心态决定一切。寻找一个宣泄的途径,有不良情绪的时候,及时发泄出来。适当做些激烈运动,增强体能和肺活量。体会运动后的愉悦,吐故纳新,感受空气的清新美好。对妻子孩子释放爱心,多一些幽默和欢笑。不要人为地把问题严重化、灾难化。现在还存在什么问题?有时候的焦虑、恐惧、不自信、封闭空间的不安全感、压迫感、恐惧感焦虑5分,对自己能力的不自信5分,目标是下降2分。我愿意用3个月时间来达到。

我学习过的方法有系统脱敏、调整认知的偏差、避免灾难化思维、深呼吸、积极的自我暗示、积极情绪的培养。前段时间练过自我催眠,感觉效果还好。练习照镜子技术,感觉效果也好,今后都可以反复使用。世上的事,没有绝对的好坏对错,心胸宽阔,多接纳,多包容。阅读练习65分,多练习普通话,注意发音准确,23处发音问题,特别是卷舌音。不排斥学习,活到老学到老。适当的慢生活节奏,活在当下,享受生活。规划一下对自己有意义的事,包括善心、奉献爱心。

坦然面对生老病死,活在当下,活得有质量。注意饮食起居、饮食疗法。认知良好,积极配合坚持,总结写得也好,体会态度都正确。问题仍然存在,阴影难以消除,根源还是在于灾难化思维。目前的状态是在3～5分徘徊,处于逆水行舟不进则退的瓶颈状态,我想加把油,来一个飞跃,把它搞定,设定一个程序或方法,赶走它。

建议利用暑假陪孩子出去旅游一次,大约一周时间,开开心心地融入大自然,增加亲情交流,提高喜悦度,淡化恐惧。可以再搞个仪式,找个见证人,把赶走灾难化思维的过程录音,带着自己听,增加阅读,增加知识面。阅读练习还是老样子,还得下功夫。力度不够,重视不够。

以下是我的第九次至第十二次咨询会谈连接作业表。

第九次咨询会谈连接作业表

1. 上次会谈我们讨论了哪些重要的问题?你从中体会到了什么?(1～3句话)

上次刘老师中肯地评价了我取得的进步;我的不适感已有很大的改善,好转度达80%,可喜可贺;学会尊重自己,在乎自己,敢于说"不";加强阅读练习,争取达90分。体会:对自身取得的进步深感高兴,今后将继续努力,争取更大的进步;我的自信心及阅读能力进一步加强!

2. 上次会谈有什么使你烦恼吗?你有什么事情不愿意讲吗?

没有。

3. 你这一周怎么样?与其他周相比,你这一周的心境如何?(1～3句话)

这两周我的心境较之前好！焦虑、郁闷、恐惧偶尔有之，但相对较轻。

4. 这周有没有什么重要的事情发生并需要讨论？（1～3 句话）

这几天我感到有压抑感，好像有点心理不平衡，是什么原因？

5. 你想要将什么问题列入日程？（1～3 句话）

假如我某种心理不平衡，有压抑感，会不会引起我对高楼大厦的厌倦？

6. 你做了或没做什么家庭作业？你体会到了什么？

我做了作业，阅读练习练了二十多次，但进步不大。体会：①巩固取得成果，继续努力，扩大战果，争取早日走出忧郁；②及时总结、反思，积极疗效，从而康复有保障。

第十次咨询会谈连接作业表

1. 上次会谈我们讨论了哪些重要的问题？你从中体会到了什么？（1～3 句话）

上次会谈的重要问题：对第一疗程进行总结，肯定取得的进步，可喜！同时，为彻底取得痊愈，制定了下一步的治疗方案。体会：我第一疗程取得了很大的进步，我很高兴！但我仍然存在很大的问题：即治疗不够彻底，且易复发。因而，我还得继续接受治疗，满怀信心，加倍努力，加强巩固，争取彻底康复！

2. 上次会谈有什么使你烦恼吗？你有什么事情不愿意讲吗？

没有。

3. 你这一周怎么样？与其他周相比，你这一周的心境如何？（1～3 句话）

这一周心境总体是好的。恐惧、郁闷感还存在。聚焦对封闭空间的恐惧、焦虑。

4. 这周有没有什么重要的事情发生并需要讨论？（1～3 句话）

我这一周有两次入住封闭式宾馆时，有恐惧，焦虑感（达 5 分）；有睡眠不好的现象。（夜间总睡得不够深）。讨论：进一步改善上述不适感！

5. 你想要将什么问题列入日程？（1～3 句话）

我恳请刘老师根据我的实际情况给我做"一个封闭空间（尤其是对封闭式的宾馆、闭式客车）恐惧专题引导"。希望能让我在认识行为上知道自身以往的看法是错误的！

6. 你做了或没做什么家庭作业？你体会到了什么？

我这两周虽然很忙，但我坚持认真做家庭作业。体会：我虽然取得了一定进步，但我仍然存在很大的问题，尤其是对封闭空间的恐惧！因而，我还须继续接受治疗，增强信心，加大力度，巩固目前已取得的疗效，扩大成果，为彻底痊愈奋斗到底！

第十一次咨询会谈连接作业表

1. 上次会谈我们讨论了哪些重要的问题？你从中体会到了什么？（1～3 句话）

上次会谈重要的问题：通过对照比较，我的不适感明显好转；为彻底取得痊愈，需继续努力。体会：现在我的不适感明显得到改善，但还未彻底痊愈，须加大力度，继续努力，争取更大的进步！

2. 上次会谈有什么使你烦恼吗？你有什么事情不愿意讲吗？

没有。

3. 你这一周怎么样？与其他周相比，你这一周的心境如何？（1～3 句话）

近一个月来我的心境总体上是比较好的。偶尔有心情郁闷，恐惧，但比较轻，可控。

4. 这周有没有什么重要的事情发生并需要讨论？（1～3 句话）

每每在细化我的三个五年规划时，当涉及我的工作岗位、职务升迁时，我都深感烦躁，无法细化，做不下去(约 8 次如此)。为什么？前天晚上 11 时左右，我不知何故，忽又心情郁闷，恐惧闭室，达 7 分。

5. 你想要将什么问题列入日程？(1～3 句话)

我想我还得继续巩固以往取得的疗效；继续提高自信心及加强毅力训练。

6. 你做了或没做什么家庭作业？你体会到了什么？

我认真做了家庭作业(三个五年规划未完成)。体会：为彻底康复，还须努力；坚强的意志、坚定的信心最为重要；内心真正强大才会有幸福。

第十二次咨询会谈连接作业表

1. 上次会谈我们讨论了哪些重要的问题？你从中体会到了什么？(1～3 句话)

上次会谈重要问题：1. 活在当下，享受当下，珍惜今天，热爱生活；2. 学习让自己的情绪处于最佳状态；3. 运用交互抑制法调理和治疗自己的不适感。体会：交互抑制法很适合治疗我的不适感，我需要不断地去实践。

2. 上次会谈有什么使你烦恼吗？你有什么事情不愿意讲吗？

脱敏，才能走出恐惧，战胜恐惧。没有！

3. 你这一周怎么样？与其他周相比，你这一周的心境如何？(1～3 句话)

我这一周与其他周相比，心情特好！无论是在我以往恐惧的封闭空间，还是乘坐比较郁闷的封闭式汽车，我都没有恐惧、焦虑等不适感！

4. 这周有没有什么重要的事情发生并需要讨论？(1～3 句话)

这一周我过得很平静，白天虽然忙，有点累，但觉得过得很充实。

5. 你想要将什么问题列入日程？(1～3 句话)

刘老师能否虚拟设置一个我比较恐惧的场景，使用催眠法让我进入，并让我体验一下自身能否战胜恐惧。平时生活中如何提高自信心？

6. 你做了或没做什么家庭作业？你体会到了什么？

我做了家庭作业。体会：一个人能否快乐、幸福，与他的观念、心态、自信心有着很大的关系；交互抑制法对我自身来说是治疗恐惧的最好方法。因为，只有不断去实践，去脱敏，才能适应不适的环境，习以为常，实践是检验真理的唯一标准！

刘义林博士点评：

来访者完成作业认真，书面表达能力比较强，书法功底好，写字好看，陪伴生病的父亲 11 年孝心难得，对家庭有比较强烈的责任感，善于思考和学习，工作认真负责，爱岗敬业，心地善良乐于助人，没有吸烟喝酒等不良嗜好，这些都是来访者的优势和亮点。帮助来访者发现自己的优势和亮点，对自己的劣势和缺点加以对照分析，取长补短、扬长避短，就可以比较容易地找到走出困境的方法，就可以比较容易获得可持续的自助力量。

通过来访者的积极配合，让来访者自己表达“我愿意积极努力配合刘老师，我一定能做到，我说话算数，我要对自己负责任。”“我的积极情绪和正能量提高了不少，信念很重要，我要坚定信心。”“我要多一些积极的自我暗示。”“我要加强学习、积极锻炼、改变现状、培养自信，切实提升自身的综合素养。”“生活有了目标、有了奔头，我就得全力奋进，积极进取，把有限的精力投入具体的现实工作中去，争取进步，从中获得更多的快乐和自信，从而对生活充满希望、充满信心。”

通过来访者的咨询会谈连接作业表以及作业完成情况，用数据来表述和说明问题改变的程度和状态，比如对封闭空间的恐惧由8分下降到0分、不适感改善达到70%、恐惧持续时间由原来的2～3小时下降为现在的15分钟、对乘坐封闭式交通工具恐惧感好转了95%、对封闭式房间的恐惧感好转了60%、学会了自我催眠、学会了五步脱困法、饮水量每天超过了3 000毫升。来访者所取得的这些进步，都是难能可贵的，都是值得肯定的。

通过来访者的归纳总结，我们可以看到问题和症结自然而然地浮出水面的过程。来访者受父亲的影响，有着明显的完美主义倾向，性格内向而容易焦虑抑郁，善于思考且容易产生灾难化思维，是多年来深受困扰、痛苦不堪的主要原因。随着认知疗法、行为疗法、阅读疗法、音乐疗法、运动疗法、饮食疗法、催眠疗法等方法的学习了解和尝试使用，来访者的应对方式和思维模式发生了巨大的转变。这些转变，皆可以从咨询记录中查找并得到验证。

第十二章　走出强迫困境　实现美好人生

第一阶段：建立咨询关系，陈述澄清问题，测量评估分析，确定咨询目标

我叫王冬军(化名)，男，今年22岁，独生子，大四学生。父亲48岁，某学校校长；母亲46岁，公务员。我总是感觉身体今天这里痛，明天那里痛，检查起来却没事。我觉得自己有比较严重的恐病、猜疑、悲观情绪，容易受环境和他人影响，比较固执。

父母由于工作忙碌，基本上忽略了我的存在，平时和我交流很少。我从小学到高中基本上都在寄宿学校，一周回家一次，平时在家喜欢关门在房间独自一个人。近两个月来有耳鸣、脱发现象。我有灾难化思维，常先想最差的结果，常往坏处想，爱对号入座。

我总觉得自己有病，去年8月和女友分手开始就觉得这里痛那里痛，检查过都没事。分手那天晚上就感到强烈的心痛和胸闷。我不情愿分手，她是东北人，和我在一个学校读书。她是学校的校花，很优秀，在实习工作时，很多人骚扰她，我因此很担心和紧张。我经常不停地打电话给她，她有些反感，估计也是这样的原因。我喜欢她不是因为她的样貌，我们在一起两年多了，有过性生活，是她自愿的。我现在基本上已经放下这段感情，很少联系她了，偶尔还有朋友似的短信往来。

我一个人时会胡思乱想，我自己想去当村干部，今后从政，父母的意见是让我考公务员。我特别爱说"可是……"，对于问题的表述，习惯使用"因为……""所以……""但是……"这样的表达方式。刘老师建议我对于自己的问题，不贴标签，不定性，不纠结过去，不问症状，不定病名，顺其自然。先学会分析自己的症状，实事求是，客观真实。改善的过程是认知→反省→调适的三部曲，是一个学习的过程。

按照刘老师的要求，我提交了生活史调查表，做了一组心理测评。

这是我填写的生活史调查表。

生活史调查表

这张调查表的目的是对你的生活经历和背景获得全面的了解。请你尽可能完整和准确地回答这些问题，这将有利于制订一个适合于你的特定需求的咨询方案。当你填完之后，或者在预约时间，请交回此表。此表和咨询档案同样会高度保密。

请完整填写以下内容：

姓名：王冬军(化名)　性别：男　日期：2011年**月**日

地址：省略

电话号码：(座机)********　(手机)***********

出生年月日：****年**月**日　年龄：22岁　职业：________

你现在同谁一起生活？(列举是哪些人)父母

你居住在哪里？家庭住宅☑　旅馆□　宿舍□　公寓□　其他□

重要关系状况(勾出一个)

单身☑　订婚□　已婚□　分居□　离婚□　再婚□　托付关系□　寡居□

如果已婚，丈夫的(或者妻子的)姓名、年龄、职业是什么？

姓名：________　年龄：______岁　职业：________

1. 宗教或精神信仰在你生活中所扮演的角色：

　A. 童年时：无

　B. 成年后：虽然不信宗教，但一直觉得宗教能改变人生。

2. 临床情况

　A. 用你自己的话陈述你的主要问题的性质，以及问题存在多长时间了：

　　胸闷有时心悸，总觉得肝部不适，总是担心自己有病，最近半月有耳鸣、掉发现象。

　B. 简要陈述你的主要问题的发展经过(从发作到现在)：

　　3 月份有次咽喉炎，想去打针家里不让，之后开始觉得自己身体不适，老想找医生。

　C. 以下列等级检查你病情的严重情况：

　　轻度不适☑　中度严重□　非常严重□　极其严重□　全部丧失能力□

　D. 就你目前的病情，你以前在哪里治疗过或咨询过？

　　有去医院体检，但心理咨询是第一次。

　E. 你在采用药物治疗吗？如果是，那么是什么、用了多少、结果如何？无

3. 个人资料

　A. 出生地：某省某市

　B. 怀孕期间母亲的情况(据你所知)

　C. 标出符合你的童年期情况的下列任何情形：

　　夜惊□　吸拇指□　恐惧□　尿床□　咬指甲□　快乐的童年☑

　　梦游□　口吃□　不快乐的童年□　任何其他情况：____________

　D. 童年期健康吗？

　　列举所患过的疾病：咳嗽、发烧、感冒、中耳炎、红眼病、扁桃体发炎。

　E. 青春期健康吗？

　　列举所患过的疾病：慢性前列腺炎，感冒。

　F. 你的身高：***厘米　你的体重：**公斤

　G. 做过外科手术吗？(请列举并且给出手术时的年龄)　无

　H. 是否发生过什么意外事故：　无

　I. 列举 5 项你最担心的事情：

　　1. 怕得病。

　　2. 怕阳痿。

　　3. 怕家人身体不健康。

　　4. 怕进医院。

　　5. 怕犯法。

J. 在下列任何符合你的情况下打钩：

头痛□ 头晕□ 晕厥发作□ 心悸☑ 腹部不适□ 焦虑☑ 疲劳☑

肠功能紊乱□ 食欲低下☑ 愤怒□ 服镇静药□ 失眠☑ 噩梦□

感到惊恐□ 酒精中毒□ 沮丧□ 自杀意念□ 震颤□ 不能放松☑

性问题☑ 过敏性反应□ 不喜欢周末和假期□ 雄心勃勃□ 自卑感□

羞于见人□ 不能交朋友□ 不能做决定□ 不能坚持一项工作□

记忆问题□ 家庭条件差□ 财务问题□ 孤独□ 难以愉快□

过度出汗□ 经常使用阿司匹林或止痛药□ 注意力难以集中☑

请在这里列举其他的问题或者困难：

K. 在下列任何适用于你的词后的□内打钩：

无价值□、无用□、一个无名小卒□、生活空虚□

不适当□、愚蠢□、不能胜任□、天真□、不能正确完成任何事情□

内疚□、邪恶□、有道德问题□、恐怖想法□、敌对□、充满仇恨□

焦虑☑、激动不安□、胆怯□、谦逊□、惊恐□、好斗□

丑陋□、残废□、不引人注目□、令人厌恶□

沮丧□、孤单□、不被喜欢□、被误解□、厌烦□、不安宁□

困惑□、不自信□、矛盾□、充满悔意□

有意义□、同情□、聪明☑、有吸引力☑、自信□、考虑周到☑

请列举任何其他的词：

L. 目前的兴趣、爱好和活动：游戏、篮球

M. 你业余时间大多做什么？游戏、运动

N. 你的学业最后达到什么程度？本科

O. 学习能力：优势和弱势

优势：能很快地学习新的东西，理解东西很快。弱势：不能长时间专注一件事情。

P. 你曾被欺负或者被过分地取笑过吗？有

Q. 你喜欢交朋友吗？喜欢　保持交往吗？是

4. 职业资料

A. 你现在做何种工作？________________

B. 列举以前的工作：________________

C. 你对目前的工作满意吗？（如果不是，在什么方面不满意？）

D. 你的收入是多少？月________元　你的生活花费是多少？月________元

E. 抱负/目标

过去：成为成功的企业家。

现在：成为优秀的政治家。

未来：成为优秀的政治家或企业家。

5. 性信息

A. 你父母对性的态度（例如，家里是否有性教育或者有关的讨论？）　没有性教育。

B. 你最初的性知识是何时以及如何获得的？初二，同学带的黄片。

C. 你什么时候第一次意识到自己的性冲动？初一

D. 你曾体验过因为性或手淫而带来的焦虑或者负罪感吗？如果有，请解释。
有，曾担心会伤身体。

E. 请列举关于你第一次或者随后的性体验的有关细节。
第一次感觉很爽很兴奋，之后就是觉得能在一起发生性生活是信任对方、爱对方的表现。

F. 你对目前的性生活满意吗？（如果不，请解释。）

G. 提供任何重要的异性恋（和/或者同性恋）反映的相关信息。
初恋，她和别的男生发过暧昧短信，我也不知他们发生过关系没有，她主动提出过三次分手。

H. 你以某种方式控制性欲吗？

6. 月经史

第一次来月经的年龄是多大？______岁

你有这方面的知识，还是对其到来感到震惊？________

有规律吗？________　持续时间：________天

你感到疼痛吗？________　上次的日期：______月______日至______月______日

你的月经周期影响你的心情吗？________

7. 婚姻史

订婚之前你认识你的配偶多久？________

你结婚多长时间了？________

丈夫或妻子的年龄：______岁　丈夫或妻子的职业：________

A. 描述你的丈夫或者妻子的人格特点（用你自己的话）

B. 在哪些方面相互适应？

C. 在哪些方面相互不适应？

D. 你和你的姻亲们怎样相处？（包括配偶的兄弟姐妹）
你有多少个孩子？________
请列举他们的性别和年龄：________________________

E. 你的孩子中有谁存在特别问题吗？

F. 有无流产或堕胎的历史？　有□　无□

G. 如果之前有过婚姻，请对其做出评论并提供简要细节。

8. 家庭资料

父亲姓名：________　年龄：________岁　职业：________　电话：____________

母亲姓名：________　年龄：________岁　职业：________　电话：____________

A. 父亲：健在还是已故？已故□，健在☑。如果已故，在他去世时你的年龄是______岁。
死亡原因：____
如果健在，父亲现在的年龄是______岁，职业：________　健康状况：________

B. 母亲：健在还是已故？已故□，健在☑。如果已故，在她去世时你的年龄是

______岁。

死亡原因：____

如果健在，母亲现在的年龄是______岁，职业：________ 健康状况：________

C. 兄弟姐妹：兄弟姐妹的人数和年龄 堂兄弟*人，表妹*人。

D. 与兄弟姐妹的关系：

过去：很一般。

现在：有所好转。

E. 描述你父亲的人格以及他对你的态度（过去和现在）：

严厉、控制欲强、有点固执，对我的要求是根据他的想法来最好。

F. 描述你母亲的人格以及她对你的态度（过去和现在）：

人很好，就是有时爱发脾气，对我很好。

G. 作为一个孩子，你的父亲曾用什么方式惩罚过你？鸡毛掸子。

H. 你对家庭气氛有何种印象（指你的原生家庭，包括父母之间以及父母和孩子之间的包容性）。平静、平稳、严肃。

I. 你信任你的父母吗 信任。

J. 你的父母理解你吗？不理解。

K. 从根本上说，你感觉到父母对你的爱和尊重吗？感觉到爱了，尊重还差点。

如果你有继父母，父母再婚时你有多大？______岁。

L. 描述你的宗教信仰情况：无信仰。

M. 如果你不是被你的父母抚养，谁抚养的你，在哪几年之间抚养过你？

5～8岁时和姑姑在一起比较多。

N. 曾有人（父母、亲戚、朋友）干涉过你的婚姻、职业等方面吗？

父母干涉过我的职业选择。

O. 谁是你生活中最重要的人？父母。

P. 你的家庭成员中有没有人曾酒精中毒、癫痫或者被认为有“精神障碍”？没有。

Q. 其他家庭成员是否曾患过有关疾病？否。

R. 愿意叙述以前没有提及的可怕或者痛苦的经历吗？

曾经被开水烫伤，差点烫到性器官，还好有包皮保护。

S. 你希望通过咨询达到什么目的，你对咨询期盼了多久？

治好我的恐病症以及其他的心理问题。很早便想做咨询了。

T. 列举任何使你感到平静或者放松的情景。在海边散步，躺在爱人大腿上。

U. 你曾失去控制吗？（例如，发脾气、哭泣或者攻击）如果是这样的话，请描述。否。

V. 请增加此调查表没有涉及的，但又对心理咨询师了解和帮助你有用的信息。

我以前看了央视那篇新闻之后，就老觉得自己得了艾滋，其实我就和女友有过性生活，我们两个都很健康，但就是控制不住自己对号入座，总是在想手淫时会不会碰到什么不干净的东西而感染。

9. 自我描述（请完成如下内容）

A. 我是一个工作认真、智商情商较高、有时犹豫不决、经常纠结于小事的人。

B. 我的一生是幸运的。

C. 在我还是一个孩子的时候，那时我什么运动都不会，伙伴们总是在最后才选我。

D. 我感到骄傲的事情之一是在大一时刚到一个陌生的地方就被推举为班长。

E. 我难以承认我不自信。

F. 我不能原谅的事情之一是不尊重父母，不孝顺。

G. 我感到内疚的事情之一是手淫，过度地控制女友。

H. 如果我不必担心我的形象会生活得更自在一些。

I. 人们伤害我的方式之一是拿我开玩笑。

J. 母亲总是很疼我。

K. 我需要从母亲那里得到但又没有得到的是自由。

L. 父亲总是很严厉，但也很疼我。

M. 我需要从父亲那里得到但又没有得到的是自由。

N. 如果我不害怕成为我自己，我可能会希望尽早地摆脱心理问题。

O. 我感到生气的事情之一是别人拿我开玩笑，侮辱我。

P. 我需要但又从未从一个女人(男人)那里得到的是爱情。

Q. 长大的坏处是要考虑的事情太多，上班下班太机械。

R. 我本可以帮助自己但又没有采取的方法之一是没能控制好自己专注于学习。

10. A. 哪些是你目前想改变的行为？改掉所有心理问题。

B. 你希望改变哪些感受(例如，增加或者减少)增加自信、减少焦虑还有恐病症。

C. 哪些感受对你来说特别地：

(1) 令人愉快？足球比赛进了 3 个球，表白被接受。

(2) 令人不愉快？身体不适，别人对我开恶意的玩笑。

D. 描述一幅非常令人愉快的幻想场面。

每天准时上下班，回家陪爱人，做自己喜欢的工作。

E. 描述一幅非常令人不愉快的幻想场面。躺在病床上无法运动，无法创造价值。

F. 你认为你最不理性的想法或者观点是什么？成为一个不学习又能考高分的天才。

G. 描述何种人际关系能给你带来：

(1) 快乐关心、信任、能一起上刀山下火海。

(2) 悲痛背叛、使阴招。

H. 简而言之，你对心理咨询有什么看法？能帮助我找回正确的人生轨道。

11. 在调查表的空白处及边缘处，写出你对下列人员的简短描述：

A. 你自己对自己挺有自信，在熟人面前从不怯场，但一到演讲时便紧张、出汗。工作效率很高，总能做出正确的决定，但在生活中经常因一些小事想半天。

B. 你的配偶(如果已婚)________

C. 你最好的朋友够义气，有礼貌，但有时做事不喜欢考虑别人的感受。重色轻友，但不会过度。只喜欢女人，但还没有到伤害朋友关系的程度，做事不考虑后果，没什么主见，但不计较。

D. 不喜欢你的人表面上客客气气，暗地里坏，对这些人好一点都不值得。

12. 我擅长：(1) 运动 (2) 旅行 (3) 组织 (4) 联欢 (5) 交际
不擅长：(1) 撒谎 (2) 误解 (3) 理财 (4) 打扮 (5) 伪装
13. 我的主要优缺点：
我的三大优点：(1) 正直 (2) 善良 (3) 友爱
我的三大缺点：(1) 小气 (2) 忌妒 (3) 任性
14. I、My、Me 自我描述：
I，别人眼里的我：有领导组织才能，家庭条件好，人际关系不错。
My，内心里的我：做事不够有耐心，心胸较狭窄，喜欢被人表扬。
Me，理想中的我：克服自我不完美，成功企业家，事业家庭顺利。
15. 填写本调查表开始时间 ** 月 ** 日 14 时，完成时间 ** 月 ** 日 16 时。

我在刘老师的指导下做了一组心理测评，我和刘老师签订了心理咨询协议书，下面是我的心理测评结果和心理咨询协议书。

这是我的卡特尔 16 种人格因素问卷(16PF)测试结果。

《卡特尔16种人格量表（16PF）》结果剖析图

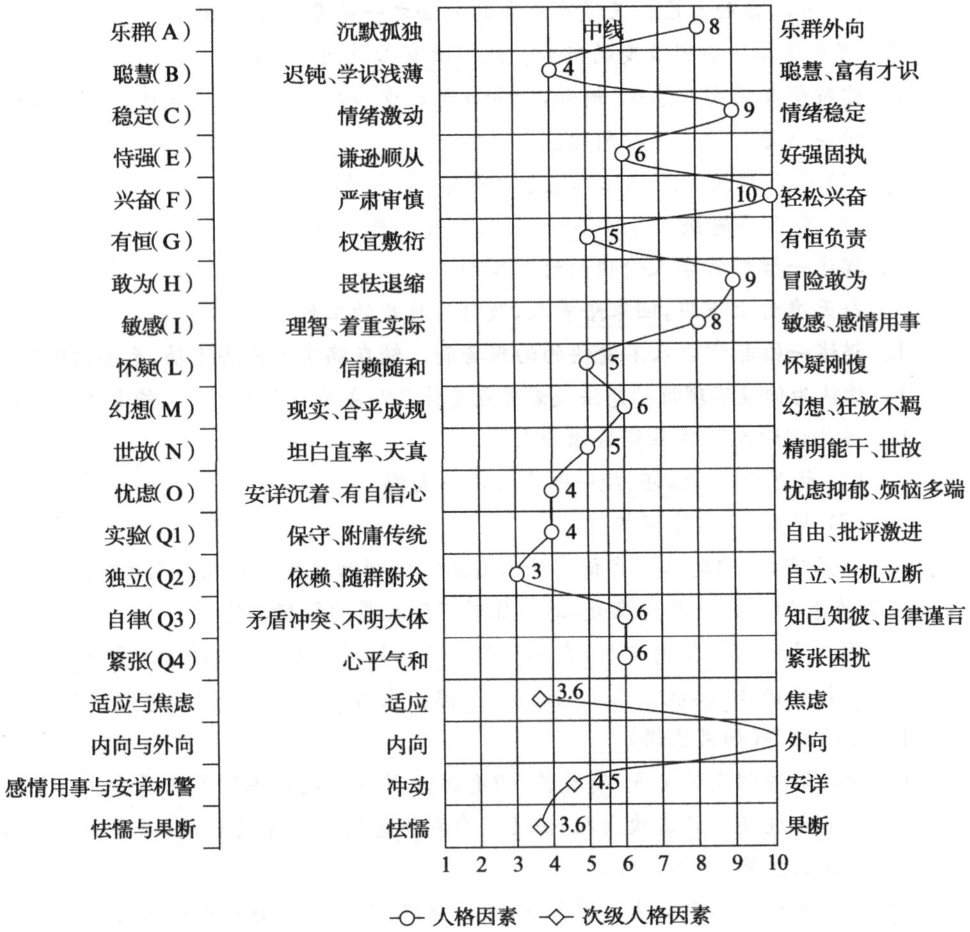

这是我的明尼苏达多项人格问卷(MMPI)测评数据。

量表项目	得分	结果	判断标准
Hs(hypochondriasis)疑病	59.04	正常	/
D(depression)抑郁	49.73	正常	/
Hy(hysteria)癔病	59.06	正常	/
Pd(psychopathec deviate)反社会人格偏奇	73.28	高分	/
Mf(masculinity-femininity)男子气	46.37	正常	/
Mf(masculinity-femininity)女子气	48.84	正常	/
Pa(paranoia)妄想	47.16	正常	/
Pt(psychasthenia)精神衰弱	64.83	高分	/
Sc(schizophrenia)精神分裂症	45.71	正常	/
Ma(hypomania)轻躁狂	53.32	正常	/
Si(social introversion)社会内向	36.62	正常	/
L(lie)说谎分数	29.24	正常	/
F(infrequency or fake bad)诈病分数	25.47	正常	/
K(defensiveness)校正分数	28.71	正常	/
Q(无法回答的量表数)	01.00	正常	/
外显性焦虑(MAS)	69.69	高分	/
依赖性(Dy)	65.34	高分	/
支配性(Do)	71.13	正常	/
社会责任(Re)	47.27	正常	/
控制力(Cn)	51.59	正常	/

这是我的一周生活时间记录表。

一周生活时间记录表

<table>
<tr><td rowspan="6">周一
5月23日</td><td>心情</td><td>起床</td><td>睡眠/小时</td><td>学习/小时</td><td>自习/小时</td><td>音乐/分</td></tr>
<tr><td>好</td><td>8:15</td><td>7</td><td>6</td><td>0</td><td>120</td></tr>
<tr><td>阅读/分</td><td>饮水/升</td><td>运动/分</td><td>休闲/分</td><td>饭量</td><td>水果</td></tr>
<tr><td>60</td><td>3</td><td>60</td><td>300</td><td>半饱</td><td>西红柿</td></tr>
<tr><td>蔬菜</td><td>事件</td><td>睡觉</td><td rowspan="2">今日一句话感想</td><td rowspan="2" colspan="2">收拾了房间真有成就感！舒服！</td></tr>
<tr><td>白菜</td><td>无</td><td>1:30</td></tr>
</table>

续表

周二 5月24日	心情	起床	睡眠/小时	学习/小时	自习/小时	音乐/分
	好	9:30	8	6	0	60
	阅读/分	饮水/升	运动/分	休闲/分	饭量	水果
	120	3	60	300	半饱	无
	蔬菜	事件	睡觉	今日一句话感想	我莫名其妙地担心复发了，不过影响不大。	
	白菜	担心复发	1:00			
周三 5月25日	心情	起床	睡眠/小时	学习/小时	自习/小时	音乐/分
	好	8:30	8	6	0	120
	阅读/分	饮水/升	运动/分	休闲/分	饭量	水果
	60	3	0	300	半饱	无
	蔬菜	事件	睡觉	今日一句话感想	不好的思想有点影响心情，但后面没什么影响。	
	豆芽		1:00			
周四 5月26日	心情	起床	睡眠/小时	学习/小时	自习/小时	音乐/分
	好	8:30	7	7	0	160
	阅读/分	饮水/升	运动/分	休闲/分	饭量	水果
	90	3	0	300	饱	西红柿
	蔬菜	事件	睡觉	今日一句话感想	开始开心！	
	芥蓝、地瓜叶	掉头发	1:00			
周五 5月27日	心情	起床	睡眠/小时	学习/小时	自习/小时	音乐/分
	好	9:30	8	6	0	120
	阅读/分	饮水/升	运动/分	休闲/分	饭量	水果
	90	3	60	300	半饱	无
	蔬菜	事件	睡觉	今日一句话感想	康复了！真棒！接下来要提高信心。	
	芹黄 50g	抑郁症康复	1:20			
周六 5月28日	心情	起床	睡眠/小时	学习/小时	自习/小时	音乐/分
	好	11:00	10	6	0	60
	阅读/分	饮水/升	运动/分	休闲/分	饭量	水果
	60	3	0	300	半饱	李子
	蔬菜	事件	睡觉	今日一句话感想	有点出现反复了，是不自信吗？我会克服，自己吓自己！反复？不！	
	西兰花	无	1: 09			

续表

周日 5月29日	心情	起床	睡眠/小时	学习/小时	自习/小时	音乐/分
	好	9:30	8	5	0	60
	阅读/分	饮水/升	运动/分	休闲/分	饭量	水果
	80	3	0	300	饱	西红柿
	蔬菜	事件	睡觉	今日一句话感想	还是不错，很开心！	
	青菜20g	看电影有点乱想	1：15			

这是我和刘老师签订的心理咨询协议书。

心理咨询协议书

甲方（咨询师）：三亚刘义林心理咨询保健所　刘义林

乙方（来访者）：王冬军（化名）　性别：男　年龄：22周岁　联系电话：************

按照《中华人民共和国心理咨询师职业标准》以及服务行业的通用法规规定，甲方与乙方本着平等、自愿、友好协商的原则，就甲方为乙方提供心理咨询达成如下协议：

一、关于保密原则：

甲方严格遵守心理咨询行业的保密原则，未经乙方允许，不得泄露乙方的个人资料或咨询内容。如确因学术交流或其他因素需要报告该案例，则需隐去来访者的个人信息。经过甲方观察，认为乙方有可能出现行为失控，并危及自身或其他人的人身安全的时候，甲方有权利通知乙方亲属或终止咨询。

二、关于咨询费用约定：

经双方协商，乙方同意接受1个阶段的心理疏导，1个阶段的咨询次数为12次，每次1小时。咨询费用合计为12次× *** 元＝ **** 元（大写：** 圆整）。咨询开始以后，乙方承诺不得半途而废，中途不得单方终止咨询，若因乙方原因终止，则甲方不退还已付咨询费用。

三、关于咨询时间的约定：

咨询时间从2011年 ** 月 ** 日到2011年 ** 月 ** 日，每周1次。每次的时间为：星期六16:00至17:00。甲乙双方均须遵守时间，准时在约定时间开始进行咨询。甲乙双方因故更改咨询时间需提前1天至2天通知对方。乙方承诺无故不到或临时违约，按照半价支付费用，并应及时预约下次咨询，乙方连续三次违约甲方可以单方面终止咨询，乙方不得提出退费等其他要求。

四、关于咨询终止：

达成咨询目标后，咨询自然终止。乙方不满意咨询师的咨询方法或其他不可抗原因，可以提出终止咨询。因为乙方不配合甲方的正常咨询或者不认真完成作业，甲方可以终止咨询。甲方认为无法继续帮助来访者时，征得来访者同意，可转介其他咨询机构或医院，并退还剩余费用。

五、关于咨询过程约定：

乙方在咨询时，有义务提供真实的个人资料，以保证良好的咨询效果。乙方须保证在接受心理咨询期间不发生任何故意伤害自己或故意危害他人人身安全的行为。乙方如患有自伤、自杀或伤害他人危险的心理障碍或心理疾病，甲方不对乙方可能产生的上述后果承担任何责任。有些不属于心理咨询范围的神经症或者精神分裂患者，为配合其他精神科的药物治疗，在其本人有能力可以接受心理咨询的情况下，如果家属或者本人希望进行心理咨询的，甲方也愿意为其咨询的，可以进行心理咨询。医嘱需要家属全程陪同的，家属必须认真陪同，防止出现意外事故。在每次咨询结束后，甲方根据需要，与来访者协商后为来访者布置家庭作业，来访者需要认真完成。

六、关于咨询后约定：

乙方同意甲方在咨询结束后可以继续跟踪回访，以促进咨询效果的巩固。

七、附则：

本协议一式两份，双方各执一份，双方签字后生效。来访者若是没满18岁的未成年人，同时需要监护人或者成年亲属的签字。如有未尽事宜，双方友好协商后补充。

甲方签字：刘义林　　　　乙方（来访者）签字：王冬军（化名）

2011年**月**日

刘老师表扬我了，说我配合得很好，希望我坚持写心情日记，保持联系，多交流，多学习。近期每周来一次，有明显的好转以后，坚持每月来一次，中途不间断。认真完成作业，避免完美主义倾向，调整认知偏差，努力提高配合度。自评信任度99分；配合度99分；作业完成度99分。

阅读练习“够你用一辈子的话”，要注意语气、语调、情感，争取读出味道来，目的是增强自信，提高口才、演讲能力。每次来之前填写好咨询会谈连接作业表，尽量带问题来互动。避免爱胡思乱想，认真训练深呼吸，注意要点。多给自己一些积极的自我暗示，放松、入静。

刘老师建议我多喝水、多吃蔬菜水果，饮水量每天达到3 000毫升。下周开始填写一周生活时间记录表，把自己的愿望列一个清单。空余时间看看《增广贤文》《菜根谭》，写心情日记。

这周已经很少感觉到身体不舒服，没有出现头晕、失眠，症状有明显好转。刘老师表扬我了，说我配合得很好，作业做得很认真。贝克抑郁量表(BDI)13分中度。每天听心理疏导音乐30分钟以上，睡前和课间多听，放松、愉快、安静、安眠。

常做手指吸引力训练，努力改变观念，让注意力集中。上课走神、困、注意力不集中时，都可以做这个训练，也可以用这个方法来减轻头晕，还可以敲打足三里、拍合谷和天灵盖穴位。多试试，多领悟，贵在坚持。阅读练习眼下60分，我要争取早日达到90分。

我前两天晚间洗澡时胸闷，感觉心跳要停止，出现了自杀意念。父母在家我难以启齿，我一跟他们说，他们就说我脆弱、心理素质差，经常这样说我。

可能是后天要参加公务员考试，感觉压力太大，这几天头发一大把一大把地掉，感觉特别沮丧，自信全没了，觉得考不上会给父母丢人。说实话我自己无所谓，我一点都不想当公务员，是父母让我考的，我不想让他们失望才去考的。

我从小到大的梦想，是做一名企业家。我爸妈一定要让我考公务员，对我是命令式的要求。跟刘老师交谈沟通以后，心情就有所好转。一旦心情不好的时候，我就想找刘老师。我以前很喜欢跟父母外出吃饭，现在不愿意了。

这几天失眠，除了变态思维，其他问题好多了。头晕减少了，睡觉时有胸闷。感觉抑郁有所下降，配合度有待提高，一周生活时间记录表中断了，可以从今天开始重新记。饮水量很少，每天不到1 000毫升。饭、菜、水果、水的比例是1∶2∶3∶5，每天一斤香蕉，坚持一个月。每天给刘老师发送一条幽默短信，坚持100天。

每天照镜子，练习微笑，目的是增强自信。下次提交愿望清单，饭八分饱，留着肚子吃水果，每天出一次汗。阅读练习65分，争取早日达到90分。刘老师感觉到我现在的心情和气色比前几次有所好转，没有那么焦虑和急躁了，有进步。

我愿意继续努力配合刘老师。公务员考试下月底才有结果，这一个月可以集中精力做心理疏导，争取有较大的收获和改善。不对号入座，不贴标签，不问过去的症状，顺其自然。信任度80分；配合度50分；作业完成度30分。

这一周比前几周好多了，每天都觉得很开心。体会到多练习照镜子对话真的会觉得自己变帅了一些。我最近对自己想开车撞人的冲动很费解。我希望多培养自己的爱心，少想问题，多放松，多一些愉快的心情。

刘老师建议我把困扰自己的问题列个清单，问题的困扰度使用1～10的数字来评估，将问题出现的频率统计分析一下，看看每天每周每月多少次，记录问题发生的情景、时间、地点，这是认知疗法和行为疗法的结合应对方式。

我体会到多吃水果有好处。我的睡眠质量有提高，有进步，有好转，最近没有无聊的感觉了。阅读练习75分，父母都看得出来我的好转。我希望父母以各种方式多给我一些鼓励。我也开始尝试主动与父母沟通，今天也写了心情日记。信任度85分，配合度80分，作业完成度80分，争取达到90分。

通过一个多月的心理疏导，我的中度抑郁变为无抑郁了，感到自己的心理素质有所提高了。我自己认同我的好转，父母也能体会到我的好转。最近不失眠了，想睡基本都能睡着。和父母的沟通方式和冷淡关系也有所改善。刘老师也认可我的改善和转变，需要父母多一些支持和鼓励。刘老师建议我把自己的阅读练习录下来听听，找优点和不足，每周整理一下问题清单，复习一下前面的咨询内容。信任度88分，配合度80分，作业完成度75分，阅读练习78分。

以下是我提交的第一次至第四次的咨询会谈连接作业表。

第一次咨询会谈连接作业表

1. 上次会谈我们讨论了哪些重要的问题？你从中体会到了什么？（1～3句话）

深呼吸，“可是”口头禅，喜欢下定论、定性，有完美主义倾向，不够成熟。

2. 上次会谈有什么使你烦恼吗？你有什么事情不愿意讲吗？

没有。

3. 你这一周怎么样？与其他周相比，你这一周的心境如何？（1～3句话）

这周已经很少能感觉到身体不舒服，开始头晕，逐渐有不好的想法。

4. 这周有没有什么重要的事情发生并需要讨论？（1～3句话）

头晕、失眠、心悸、耳鸣。是否需要药物治疗，头晕的原因。

5. 你想要将什么问题列入日程？（1～3句话）

失眠、头晕、考前调节。

6. 你做了或没做什么家庭作业？你体会到了什么？

体会到了人要宽容看待一切，不能与小人计较。认识到了不要什么都对家人说，把事情尽量简单化，不急于下结论。

第二次咨询会谈连接作业表

1. 上次会谈我们讨论了哪些重要的问题？你从中体会到了什么？（1～3句话）

手指吸引——精神集中法，掐合谷——提神。原来我有点抑郁，做有价值的人，敢于使自己更勇敢。

2. 上次会谈有什么使你烦恼吗？你有什么事情不愿意讲吗？

变态思维。

3. 你这一周怎么样？与其他周相比，你这一周的心境如何？（1～3句话）

这一周除了变态思维，其他时间好多了。

4. 这周有没有什么重要的事情发生并需要讨论？（1～3句话）

变态思维，失眠。

5. 你想要将什么问题列入日程？（1～3句话）

变态思维，失眠。

6. 你做了或没做什么家庭作业？你体会到了什么？

有两天没做，考完试想放松。体会：控制自己，战胜心魔。

第三次咨询会谈连接作业表

1. 上次会谈我们讨论了哪些重要的问题？你从中体会到了什么？（1～3句话）

抑郁有所好转，这是毫无疑问的。开始开心，高兴。多与父母沟通→母亲节送花，自己和母亲都高兴。

2. 上次会谈有什么使你烦恼吗？你有什么事情不愿意讲吗？

一说起灾难性思维，自己又开始想，不说好像不想。

3. 你这一周怎么样？与其他周相比，你这一周的心境如何？（1～3句话）

刚开始不太开心，可是后来经过调整，很有好转。

4. 这周有没有什么重要的事情发生并需要讨论？（1～3句话）

自己无聊时容易问自己为什么不胡思乱想了，然后又开始了。

5. 你想要将什么问题列入日程？（1～3句话）

依然要加强对思维的控制，朗诵遇到瓶颈，难提升，如何能加强执行力。

6. 你做了或没做什么家庭作业？你体会到了什么？

做了，可是敲打足三里和幽默短信没能坚持做，当自己胡思乱想时要分散注意力，多出去与人接触对自己有好处。

第四次咨询会谈连接作业表

1. 上次会谈我们讨论了哪些重要的问题？你从中体会到了什么？（1～3句话）

作业完成度和配合度，我应该积极配合治疗。要积极地自我暗示，增强自信。

2. 上次会谈有什么使你烦恼吗？你有什么事情不愿意讲吗？

没有。

3. 你这一周怎么样？与其他周相比，你这一周的心境如何？（1～3句话）

这一周比前几周好多了，每天都觉得很开心。

4. 这周有没有什么重要的事情发生并需要讨论？（1～3句话）

有十几分钟会想到癌症，不过控制住了。有开车想撞人的冲动，很费解。

5. 你想要将什么问题列入日程？（1～3句话）

思想控制，还是希望再乐观一点。

6. 你做了或没做什么家庭作业？你体会到了什么？

做了，体会到总是照镜子真的会觉得自己变帅。多吃水果有好处，睡眠质量有提高。

刘义林博士点评：

来访者起初对心理咨询师的信任度99分，配合度99分，作业完成度99分，这是良好咨访关系的一个佐证，虽然不排除来访者有急于解决问题、夸大讨好的可能，但是这三个维度的自评得分越高，预后可期待的咨询效果就会越好。善于引导来访者提高这三个维度的得分，不断地增加或保持信任度、配合度、作业完成度的得分，是心理咨询可持续进行并生产良好效果的有效保障。

来访者通过关键词描述，重大事件陈述，不良情绪发泄倾诉，让心理咨询师平静、冷静地观察来访者，对来访者做望闻问切系统判断，支持并鼓励来访者把自己的问题加以澄清和暴露，避免误导误判，避免说教评判，避免指责批判。在来访者澄清问题的阶段，心理咨询师需要充分地同感共情、倾听回应、洞察分析，不轻易插话打断对方，不自言自语漫不经心、不口若悬河夸夸其谈。

心理测量学和心理测评技术，也是心理咨询师必备的基本功之一，熟练掌握常用心理测评量表和相关的测评工具，对于快速界定问题的范围和程度，更加接近于来访者问题的要害部分和主体部分，有着科学的依据和明显的便捷之处。该案例的来访者伴有耳鸣、脱发、失眠等，有明显的躯体化反应，来访者今天这里痛明天那里痛，检查起来却没事。生活史调查表、卡特尔16种人格因素问卷、明尼苏达多项人格问卷等测评工具的使用显得更加重要。

心理咨询师首先引导来访者学会实事求是、客观真实地分析自己的症状，避免口误和模糊的表述，让来访者把自己的愿望写下来，通过问题清单、愿望清单等方式，共同建立明确的咨询同盟和咨询目标，同时就收费标准、咨询时长、咨询频率、咨询效果、保密原则等事项进行协商，以签订心理咨询协议书的方式，保护来访者和心理咨询师双方的权益。

第二阶段：找到问题成因，选择方法技术，布置适当作业，认知反省调适

这一周每天都觉得挺开心的，强迫思维的时间和次数都有明显减少。其实还存在的胡思乱想，是每一个有思想的人都有可能存在的。我要给自己积极的暗示信号，尽量往好的方向去想，尽量减少负面思维。树立自我意志，对任何事情客观对待，不钻牛角尖，换位思考。既然能想到坏的一面，当然就可想到好的一面来抵消负面情绪，心态决定一切。

在看《增广贤文》《菜根谭》《二十年目睹之怪现状》《官场现形记》《三言二拍》一类的书，领悟了许多道理。我要学会说NO，要学会善意的撒谎和委婉的拒绝。我的进步很大，我要好好复习以前的咨询内容，明确并坚信自己的好转。心理疏导的效果是明显的，接下来是继

续巩固，避免复发。

刘老师建议我买几本心理学的书看看，培养自己对心理学的兴趣。阅读练习 82 分，信任度 90 分；配合度 85 分；作业完成度 86 分；贝克抑郁量表（BDI）2 分正常；简明精神问题量表（BPRS）28＜35 分。

近来心情都比较好，抑郁康复了，但总担心复发。刘老师建议我养成早睡早起的习惯，不要太晚睡。接下来的重点是消除强迫思维，其实强迫思维已经有所减轻了，有时候一天一次都没有。我的房间太乱了，这些天在收拾房间，整理照片，也就是说有事情做，充实、忙碌一点，胡思乱想的时间就没了、少了。

每天都写心情日记，写完才睡觉。以后早点写，争取 11 点睡觉。不可以任性懒惰，要有毅力。要认识到自己的问题，不急于求成，顺其自然，该做什么就去做什么，心动不如行动。尽量让自己充实一点，今日事今日毕。阅读练习 88 分；信任度 92 分；配合度 88 分；作业完成度 90 分。

强迫思维绝大多数都是消极的情绪，只要保持愉悦，往好处想，坦然面对，泰然处之，就会好起来。准备写总结，把当初的症状回忆描述，把改善的过程和自己的努力行动记下来。把改善后的心情和对未来的预防措施明确下来。

作业坚持半年，以后不复发，再停止作业。当初爸爸不赞成我来见刘老师，说好好的去看什么心理医生，后来通过我的改善和好转，认同了心理咨询的效果。现在比我妈还积极，老问我什么时候去，老送我。

我每天都写了心情日记，做完心理疏导的第二天会有一些负面思维，第三天就消失了。现在即使出现负面思维，我也能用深呼吸等方法来克服了。我感觉到自己的认知水平、情绪洞察能力比以前强多了，现在已经基本上恢复正常了。照目前的状态坚持下去，我觉得应该不会复发了。

今日事今日毕，不唱明日歌。明日复明日，明日何其多；我生待明日，万事成蹉跎。我爱讲道理，爱说因为所以，善辩。有些事，沉默思考为佳，越辩解效果越不好。凡是人际关系的事情，坦率接纳，少问，少责，少攻击。多栽花，少栽刺。100 年不争论，你干你的，我干我的。不管黑猫白猫，抓住老鼠就是好猫。由于我认真配合，努力改善的愿望强烈，心理疏导的效果比预期的好。

我的强迫思维易受环境和心境影响，人际关系敏感和冲突也容易导致症状的复发。我要尽量大度、宽容、理解、忍让，少较劲。不逞强，多微笑，多愉悦，保持良好心情，开开心心地过每一天，不纠结过去，顺其自然。少嫉妒，多祝福。不怕吃亏，吃亏是福。少占便宜，多奉献。给人真诚的感觉，用行动来代替语言。

我感觉心理素质有明显的提高，有两点可以表明：1. 以前在人多的讲台上会很紧张，现在不紧张不流汗，说话比较流利；2. 见到前女友不哭啼不伤感了，以前很容易掉眼泪。这次回学校参加毕业典礼，感觉自己跟以前大不一样了，比以前自信多了。

我现在情绪基本正常，有时还会担心复发。公务员差两分没考上，现在进入一个国企的第二轮面试。我在看成功心理学，里面还有不少佛学、《菜根谭》《增广贤文》的东西。我的这些转变是由于接触了心理学的相关知识，在不到 3 个月时间，我的思维方式转变了很多。三个月前我的心理素质评估为 40 分，现在为 80 分。

我已经到某单位上班了，我的精神面貌很好，乐观、阳光、坦然。虽然我的父母也确认了效果，但是我自己还需要巩固练习，保持良好的配合度，以后可以一个月来和刘老师沟通一次。我对于自己的改变和进步，感到有一些不可思议。

最近的工作有些焦虑，我负责培训工作，没有活干的时候很闲。心里有一些不踏实，怕无所事事。刘老师建议我深入基层，常到一线，看看员工与顾客的交流中，有什么是可以在培训工作中实现的，这样做的目的也是提升自己的能力。我总是会担心自己做一些力所不能及的工作时该怎么办？我还是有些完美主义倾向，不过我感觉现在的心理素质已经比以前有所提高。

刘老师建议我多写心情日记，多记录一些开心的事情和值得感恩的事情。下面是我摘录的几段日记。

尊敬的刘老师，您好！

今天先和您说说我的感情生活吧。这是我这几年第一次写日记，也是我第一次看心理医生。我把我的情况大概地告诉你一下吧。我觉得我的童年还是不错的，小时候一直都挺好，有时候偶尔会被老师拉到后面去罚站，但我都没有当一回事儿。中学的时候也不错，就是初二的时候喜欢过一位女生，当时真的很喜欢她，就向她表白，不过可惜没有成功，被她拒绝了。这个女生好难追，校内校外都有很多人追她，不过她都没接受，她在整个中学期间就没有谈过恋爱。而我也是一直喜欢她，现在也许还有一点吧！

我一直就没有忘记过她，不过随着长大后，我便开始觉得每个男生对她好她都接受，可是拒绝别人又很坚决。当我上大一的时候，我又想追她了。可是慢慢我在大学就发现，总是接受别的男生的爱意的女生不好。我觉得这样不行，我总是一段时间讨厌她，过一段时间又偶尔会想到她。我感觉我和她聊天总是不太投机，总是我说话很多，她回答得挺应付的。我也不知道她和别人在一起的时候是不是也是这样的。

之后就认识我现在的女朋友啦，我们两个是一个部的，可能由于是我的初恋吧，我总是处处让着她，那个时间我们在学校里可以说是成了别人羡慕的一对吧。我很感谢她让我第一次体会到了性。我中学时曾经有基本上一周一次手淫的习惯，不过现在已经戒掉了。

我们喜欢待在一起，周末基本上都会出去玩，不过到了大四的时候她和我提出两次分手。一次是因为我的好朋友和我沟通的方式很暧昧，称呼我亲爱的。我和那个朋友是初中同学，关系很好，她男朋友就是我介绍的，但是我们关系很纯洁。不管我怎么解释，她都不相信。我说她是我的初恋，她一直不信。还有一次是因为她说我总不陪她，只会去踢球，去和其他男生们在一起，把她自己晾在那里。

我们说好分手，每次分手后，都是我努力让我们两个和好的。第三次分手就是今年这次，她在外面和别的男生有些暧昧，她平时就比较喜欢和男生搞暧昧。我的一个好友向我举报了，我带人去把那家伙收拾了。可能是因为这件事情，我就开始担心了。那段时间几乎每天晚上都给她打电话，查她在哪里？然后她对我说，有时候觉得我是个包袱，就提出分手了。事到如今，我已经能很平静地面对她了。

最近几天都想着考试的事，上次和您说了，我从开始感觉有疑病症之后，我发现我总是爱在家里关着门，拉上窗帘学习，于是最近就有意识的想改掉这个毛病。现在除了睡觉，平常在家再也没有关门拉窗帘的现象了。最近肝脏部位还是有一点小小的刺痛，不知道和耳鸣有没有关系。而且好像我一喝安神补脑液,肝脏的位置就会有点疼。我想明天自己去看中医,到内科去看看是怎么回事。

最近我担心自己会得艾滋病,我百度了一下艾滋病的传播途径,我根本没有构成任何一个条件。看来是自己多想了,现在虽然也不怎么想了,可是偶尔出现艾滋病的新闻,还是会隐约地想一下,不过很快就会过去,不会影响我。随着考试的临近,我也尽量把精力集中在考试上面,尽量不使自己关心自己身上这点小疼。

不过我每天早上起来上厕所的时候,感觉我的身体都是很好的。后来一想到不好的事情,好像又开始产生了不妙的感觉。我也不确定啦,反正现在就是很纠结了。我又想再去照一次彩超,不过距上次照彩超还不到一个月,好像很多余。我是觉得去看看中医吧,也不知道看哪个科,愁人。现在晚上睡觉的时候,胸口还有一点点的小闷,不过能睡着,还不错了。期待着尽快和你见面交谈。

我说了我的感情经历,现在我开始说说我担心自己生病的情况吧。这是在女友和我分手的当天晚上,就感觉心跳得快,紧张,睡不着,就一直睁着眼睛到天亮。之后去医院做了检查,胸透和心电图,医生都说很好。之后没事儿,然后休息一段时间就好了。但之后还是想办法和前女友保持联系。我甚至为了去看她,而提前缩短了到学校做信息采集的时间,提前了一个月去她那里见她和她谈了谈。

在和她谈的过程中我很平静,但有点沮丧的感觉。记得当时我总是担心她是否有其他的男人了。不过见到她之后她说没有,我就放心了。我自己一个人住,有时候晚上睡觉的时候会胸闷一下,想的东西也是关于她的。

最近我可能喝酒太多了,就得了急性咽炎,喉咙很难受。我想吃红霉素片;我外婆让我吃头孢;我妈让我吃复方穿心莲。于是我就先听我妈妈的了,吃了复方穿心莲。不过没见效,第二天眼睛也发炎了,然后我就生气了,说他们不让我去医院。我是想打吊针来着,父母又不让我去打吊针,说打吊针对身体不好,让我吃药,结果我难受了两天还没好,我就受不了了,就严厉要求他们带我去打吊针,病就好了。

打完针之后一直觉得很累,一直觉得腰下部分有坠落感。我和父母说了我的状况,他们又说我神经病,说我胡思乱想。然后我就自己百度了一下,结果不知道怎么找的,找到了一个肾虚的词条。于是我就查阅了许多关于肾虚的资料,觉得我也是腰疼,然后没力什么的,就对号入座了。于是我就买了点儿右归丸来吃,吃了也没见什么好转。

有一次手淫,我觉得精液有一点少。我就觉得是自己手淫多了,精液就越来越少了。然后我就开始紧张了,让我妈带我到医院去检查。检查完了之后什么事都没有,肝功能、肾功能什么的都很正常。后来我又上网百度了一下慢性前列腺炎这个词,我又不敢说,我又去检查,于是便自己跑到别的医院去检查。这次查出了我有前列腺炎症,是慢性前列腺炎。这才找到问题,医生说可能是因为我的阴茎包皮过长才导致的。后来我告诉我妈,让我妈带我到医院开了药,吃了治疗慢性前列腺炎的药就好多了,现在基本上腰上没有坠痛感。

再说最近,为了考公务员,我基本上没有和朋友出去玩过,我父母也不让我出去玩,让我天天在家里学习。可能我在家的习惯也不好,由于我家对面也是阳台,我不喜欢让别人看见我,就拉上窗帘,然后在家也习惯关上门学习,然后就一直在学习中发现自己无法集中注意力。睡眠也不怎么好，睡不着，洗头的时候我还发现掉了很多头发。我不知道这算不算是生病的症状，我又开始担心自己生病了。

有一天中午，正好电视里播放隐性艾滋病的事情，我就开始对号入座，总是担心自己是不是也会得了隐性艾滋病。不过回想了一下，我真的就只有和前女友有过性生活，我的前女友也很健康。然后就只有自己手淫了，真的没有碰过其他的女性。后来我上百度找了这个新闻仔细看，专家又说没有什么隐性艾滋病，是这些人的心理有问题，说他们有抑郁症、恐病症什么的。

然后我就想到刘老师您了，希望您能帮帮我，我这段时间真的感觉很痛苦。这些痛苦超过了我以前曾经所受过的任何痛苦，脑子里总是有些不好的念头跑出来，和我打电话的同学也觉得我声音都变了，整个人变得沉闷了，我也有这样的感觉。我感到自己不是像以前那样，天天都处于精力充沛的状态了。

我这几天真的感觉很虚弱，总是害怕得病。我前几年在学校和同学一起生活的时候，我的身体都很棒，基本上不怎么生病，结果这个假期回来这么脆弱，我也想不明白是什么原因。所以刘老师，真的希望在您的指导下，我能早日康复！我想找回以前的我。

以上这些，就是我感觉到的自己有一些不对劲儿的回忆了。

以下是我的第五次至第八次咨询会谈连接作业表。

第五次咨询会谈连接作业表

1. 上次会谈我们讨论了哪些重要的问题？你从中体会到了什么？（1～3句话）

如何提高执行力？还是要看自己的决心。抑郁症基本消失，开始每天都感到快乐。

2. 上次会谈有什么使你烦恼吗？你有什么事情不愿意讲吗？

没有。

3. 你这一周怎么样？与其他周相比，你这一周的心境如何？（1～3句话）

这一周每天都感觉挺开心的。自己做了份计划书，完成得不错，执行力有所提高。

4. 这周有没有什么重要的事情发生并需要讨论？（1～3句话）

当我专注于一件事情时会突然问自己为何如此专注，以后便影响我的注意力，很奇怪。

5. 你想要将什么问题列入日程？（1～3句话）

继续加强执行力，提高自信。

6. 你做了或没做什么家庭作业？你体会到了什么？

看《增广贤文》时，领悟到了很多道理。读阅读作业时发现自己普通话有点大舌头，总之完成的情况不错。

第六次咨询会谈连接作业表

1. 上次会谈我们讨论了哪些重要的问题？你从中体会到了什么？（1～3句话）

抑郁症康复，需巩固。树立自我意志，对事情客观看待。出现不好的想法时要出现好的想法。

2. 上次会谈有什么使你烦恼吗？你有什么事情不愿意讲吗？

没有。

3. 你这一周怎么样？与其他周相比，你这一周的心境如何？（1～3句话）

这周心情与上周一样好！过得很愉快，看电影已经无法影响到自己。

4. 这周有没有什么重要的事情发生并需要讨论？（1～3 句话）

如何增加自己的自信？总是担心复发。

5. 你想要将什么问题列入日程？（1～3 句话）

增强自信心，消除担心复发的想法。

6. 你做了或没做什么家庭作业？你体会到了什么？

做了，体会到了防人之心不可无，不要过度信任他人。不要太在意别人的评价，做个真实的自己就好。

第七次咨询会谈连接作业表

1. 上次会谈我们讨论了哪些重要的问题？你从中体会到了什么？（1～3 句话）

讨论了我爱讲道理，应学会对事沉默。写总结，体会到了治疗心理疾病的不易。

2. 上次会谈有什么使你烦恼吗？你有什么事情不愿意讲吗？

前女友发短信告诉我她要结婚了，已经不纠结了，这让我很难承受。公务员差 2 分考上，很懊恼，临场发挥不好，紧张，压力太大。

3. 你这一周怎么样？与其他周相比，你这一周的心境如何？（1～3 句话）

最近去了学校，心理素质有明显提高，见到前女友也不哭哭啼啼的了。以前总是很容易伤感，很容易掉眼泪！现在站在讲台上也不会很紧张，很自然，比以前好很多！

4. 这周有没有什么重要的事情发生并需要讨论？（1～3 句话）

写完总结之后总是担心复发，最近的强迫性思维出现次数比以前少了一些。

5. 你想要将什么问题列入日程？（1～3 句话）

提高心理素质，让自己显得更成熟一些。

6. 你做了或没做什么家庭作业？你体会到了什么？

做了，但是不多，每天会坚持看与心理学有关的书籍。

第八次咨询会谈连接作业表

1. 上次会谈我们讨论了哪些重要的问题？你从中体会到了什么？（1～3 句话）

自己尚缺乏意志力和定力，太单纯，有感情的创伤障碍。

2. 上次会谈有什么使你烦恼吗？你有什么事情不愿意讲吗？

如何能增强自己的意志力？没有什么不愿讲。

3. 你这一周怎么样？与其他周相比，你这一周的心境如何？（1～3 句话）

这一周比上周好很多！很少时间心境平淡了，大多时候都很开心！

4. 这周有没有什么重要的事情发生并需要讨论？（1～3 句话）

如何变得有意志力，我太缺乏这个了！

5. 你想要将什么问题列入日程？（1～3 句话）

增强意志力，战胜自己，正确处理与女友的感情问题，变得乐观。

6. 你做了或没做什么家庭作业？你体会到了什么？

用五步脱困法，初步认识了想战胜困难其实很简单！与镜子对话没说怎么做，因为自己懒，有时上班回家太累，老忘记。

刘义林博士点评：

来访者一直被自己的强迫思维所困扰，多疑和敏感对强迫思维给予了有力的支持，家庭环境因素给强迫思维提供了温床，强势的父母和完美主义倾向的自我在不停地斗争着，当独占欲望受到威胁的时候，在恋爱问题上无法保持冷静的态度。面临感情上的困惑和毕业就业的压力，透过怀疑自己肝脏有病、肾脏有病、有艾滋病等疑病、恐病心理，反映了来访者的人格特征与家庭教养方式的不当之处，通过心理咨询师的帮助来访者让问题浮出了水面。

让来访者学会使用数字表述问题，通过照镜子对话技术让来访者进行自我对话，提问自动化思维和不合理的强迫思维，通过认知疗法、行为疗法、饮食疗法、音乐疗法、运动疗法、阅读疗法来调整心态，培养积极情绪，把躯体问题和躯体化因素导致的心理问题加以区别对待，发挥来访者善于思考、善于学习的特点，优先解决抑郁焦虑、失恋分手和环境变化的适应性问题，让来访者通过疏导和学习，自己给自己一个比较满意的应对态度。

保证一定程度的饮水量，注意蔬菜水果和营养，每天一次运动出汗，每天听一些心理疏导音乐，敲打足三里、合谷、天灵盖等穴位，进行注意力集中和注意力转移训练，深呼吸放松训练，写心情日记，整理问题清单，填写一周生活时间记录表，阅读"够你用一辈子的话"、《增广贤文》《菜根谭》《二十年目睹之怪现状》《官场现形记》《三言二拍》，记录强迫思维的时间地点情景程度，照镜子对话练习，这些作业都会在一定程度上对来访者产生作用。

来访者认识到自己的心理素质有所提高，与父母的关系和沟通方式也有改善，现在的心情和气色比以前有所好转。来访者认识到自己与前女友交往过程中存在的问题，爱胡思乱想导致对前女友的不信任问题，疑病和恐病导致的强迫思维恶性循环问题，自我中心意识强烈、缺乏换位思考、缺乏抗挫折能力、自卑与自负并存的矛盾问题，这些问题的认知调整和改善，让来访者对自己走出困境、战胜强迫给予了有力的支撑。

第三阶段：发现优势亮点，养成积极情绪，确定有无进步，归纳评估总结

最近我因为恋爱关系如何维系，或是否需要终结而摇摆不定，十分纠结，难受度 8 分。上个月女友回老家了，这次分手算是很确定的了。分手后我还是会老想她的事，不是想念她，是恐惧她和担心她会因为和我分手而自杀。我一想到这些就自责，内疚。

我的一帮朋友，都老劝我们和好，我觉得他们好心办坏事。我最近开始信佛，想求佛帮我摆脱这样的困境。我想反省自己的意志力和定力，如何避免他人的不良影响。在谈话应对时，如何站在对方的立场去表达自己的想法，做到勇敢机智。

一个人如果不爱自己，他能好好地爱别人吗？一个人如果连自己都不关心，他能好好地关心别人吗？学习一下人的需求层次，我目前最大的需求就是好好工作。如何具体落实，怎样确定行动计划和时间节点，我觉得时间是个记号，时间能改变一个人。什么是时间？查一查字典，时间是物质存在的一种形式，由过去、现在、将来构成的连续不断的系统。秒、分、时、日、月、年，这六个时间单位，哪一个我比较容易控制住呢？

我战胜不了我的责任心，看不见自己的不合理要求，和自己的心灵缺乏沟通。刘老师建议我使用照镜子技术进行自我对话，每次 15～30 分钟，严肃认真地与自己交流，尝试做角色扮演。尝试使用五步脱困法让自己走出困境，多写心情日记。

针对目前的工作，我需要迅速地提高自己的技能技巧来应对工作环境，要有紧迫感和时

间观念，要适当减少应酬，少说多做，稳步向前，方向不变。要尽量激活自己的潜意识能量，我可以原谅我的自私，因为每一个人都是自私的。要学会把握人脉的技巧，搜集人脉信息。男人以事业为重，淡化感情，避免匆忙走进感情。

目前我的稳定性 70 分；自信心 80 分；希望 80 分；情绪 80 分；诚信度 80 分；友好度 90 分；宽容度 70 分；微笑度 80 分；幽默度 90 分；善良度 80 分；责任心 90 分；学习能力 90 分；意志力 60 分；成熟度 70 分；聪慧度 80 分；情感处理能力 60 分；孝顺度 90 分；独立能力 75 分。我特别希望自己的意志力能达到 90 分；感情处理能力最少要达到 80 分；抗挫折能力 50 分。我需要时间，需要把每天 24 小时合理地规划、安排、使用。

刘老师建议我根据目前的状态，制定一个合理的作息时间表。把可做可不做的事情尽量减少，多用一些时间去做想做的事情。什么是我想做的事情？这件事情对我来说重要程度如何？用 1～10 来评定。这件事情我需要用多长时间来完成？时间分配够不够，不够怎么办？制订日、周、月计划表，完成如何奖励，没完成如何惩罚，两周内做好。没做好罚款 300 元，我一定要做到，不被罚款。海尔精神是今日事今日毕。

给每天的重要事情完成情况评分，给每天的意志力评分。用数据的对比和强化，来使我的意志力得到提高和巩固。做自己的成长记录，设定自己的目标，强化目标。3 个月，1 个月 10 分，3 天 1 分。天下事有难易乎，为之则易，不为之则难。我要对自己负责任，我要爱自己，不丢失自己，不太从众，人云亦云，我的人生我做主。坚强持久的意志等于毅力，意志就是决定达到某种目的而产生的心理状态。我需要意志力和情感能力的提高，要落实到具体的行动和时间节点上。

这几天心情比较好，心情稳定多了。想讨论如何做到不小心眼，不斤斤计较。我的灾难化思维仍然存在，比如昨天的艺术节，几个朋友想去看，我努力搞到 6 张票，他们都去看了，结果都提前回来了，觉得没意思，我就感到很失落，我觉得他们很对不起我。我知道问题在自己身上，从众、爱面子，很难拒绝朋友发出的请求。我要学会说不，学会婉言拒绝，学会善意的谎言，不懂就说不懂，不必逞能。

看问题要更换几个角度，看看不同的答案，哪一个最符合自己的利益和价值观。任何事情学会用三分法来对待。先找到最坏点，再找到最好点，然后折中找到中间点。以中间点为起点，往最好的方向努力，结果就怎么样也坏不到哪里去。做事要有原则立场，要有自己的底线，知道在什么状态下可以打破自己的底线。

阅读练习 67 分，离优秀 90 分差 23 分，我愿意用两个月的时间来达到 90 分。我学会了用 1～10 和 1～99 的数字来评估自己的状态和行为。我最初来找刘老师时的主要问题是强迫思维，当初的严重程度为 8 分，现在是 3 分，基本恢复正常了。

现在做的不是治疗，而是预防。只要人格修养提高了，思维模式转变了，就会减少胡思乱想。想不开大多是属于缺乏智慧，知识储备不够，需要多学习，需要开拓视野，多体验挫折和失败，才能让自己的免疫力得到提高。

做一个独立的人，首先要学会感情上的独立，要做自己情绪的主人，获取驾驭自己情绪的能量。喜怒哀乐，不形于色，平淡、坦然、简单、快乐、真。得而不喜，失而不忧。不仅仅学习佛教，儒教、道教都学一点。信仰而不钻牛角尖，不走极端，信仰自由，相信科学，不迷信。长久的无视就会淡化，淡化之后就会消失，过去的事情就让它过去吧。

最近比较忙碌充实，消极情绪减少了，感情问题的处理变冷静了。不缠绵，心狠一点。狠不是坏，而是果断和决心的表现。也许是毅力的问题，我在人际关系上难以容忍他人的缺点，只接受好的，排斥坏的，会表现在脸上，这就是问题所在，会产生麻烦。一个高人，能做到喜怒哀乐不形于色。没有必要把简单的问题复杂化，没有必要总往坏处想。简单一点，寻求自己的利益最大化。

如何对待委屈和误会，理解、宽容、顺其自然，大事化小，小事化了。不做工作狂，一个会休息的人才会工作。发扬团队精神，如何借用他人的能量，借力打力，领悟四两拨千斤的道理。我提交了电子版的人生规划书，明确了近期目标。注意具体化，时间节点化。三步走，设定目标，可操作化。对自己负责任，有灵感就写下来，整理自己的思路。少走弯路，坚持就是胜利，强化积极的自我暗示，保持愉悦、平静。

我要学会如何对待尴尬，勇气多，挫折多，经验多，尴尬就会减少，脸皮厚一点就不怕别人说。积极的自我暗示很重要，人与人的交流是平等的，对等的。己所不欲，勿施于人。言多必杂，沉默是金。百病从口入，百病从口出。惹不起，躲得起。不激化矛盾，避免冲突与伤害。保持距离，距离产生美。顺其自然，为所当为。

这段时间的心态是较好的，有进步，灾难化思维减少了。很开心，很充实，负面思维也比较少。下一步要做什么呢？乐观一些，不要太看重面子。要提高感情处理能力，悦纳自我，对自己宽容一点，享受生活，活在当下，不纠结过去，不怕末日的到来。学点阿Q精神，把《菜根谭》再看看。关注修身养性的问题，学习一些语言的表达艺术。让别人占便宜不是什么坏事。记住三多一少：多听、多看、多做、少说。

我想通了，昨晚想通的，躲也躲不过，不如坦然面对。昨晚她约我见面谈了两个小时，她哭闹，我很平静，她闹也没用了，不过她闹得有点让我动摇。我把自己的想法和决定告诉了父母，不是让他们给自己的感情问题做主，而是告诉他们我打算怎么做。

我和女友即使再次和好，谁也不能保证不再闹分手。果断、坚决、不给她任何希望，从今以后，当作陌生人，我决定元旦她爸来也不见了。结束了，不可能再重新开始了。我要多一些积极的自我暗示，多做具体的职业生涯规划。描绘前景，用工作和事业给自己带来成就感和喜悦，要克服自己的软弱态度。

最近生活规律，心情平淡，不纠结、不冲动了，感情问题基本可以理智处理了。我现在存在的问题是：急躁7分、不自信5分、恐惧与纠结4分(怕谈到前女友)。今早看公务员考试的视频，我妈让我陪她去买菜，我让父母等一下，他们等了半小时，一直催我，最后我没看完就去买菜了，心里很烦闷，不舒服。

学会换位思考，学会享受生活，学会调节个人意识与家庭的冲突。之前评估当时的不愉快和难受度有8分，现在是0分。上周手头上同时有三件事要处理，每当我工作任务超重时，就特别容易发脾气，急躁的时候容易情绪化。如果冷静下来，好多问题我都是可以处理好的。今后我要尽量避免把问题复杂化，把工作和生活节奏都适当的放慢一点，不要急于求成，不过高要求自己，及时适当缓解压力。

我60岁退休的话，至少可以工作36年，也就是说可以有7个五年计划。目前有一些模糊的想法，可是还没有一个像样的五年计划。我打算在这个月之前，一定做好第一个五年计划，如果不按时完成，我自愿罚款500元。其余的6个五年计划，我愿意用3个月的时间来完成，没完成就罚500元。五年规划分三层：一层是总体的；二层是每年的；三层是每月的，争取早日做好。

贝克抑郁量表(BDI)测试结果比较

次数	第一次	第二次	第三次	第四次	第五次	第六次	第七次	第八次	第九次	第十次
日期	4月8日	4月16日	4月23日	4月30日	5月7日	5月14日	5月21日	5月28日	6月4日	6月11日
分数	13	11	8	7	5	6	4	3	3	2

咨询结束后的回访：

我的人际关系问题，从中学到现在，严重度有6分。我喜欢争强好胜，比如踢足球，只想赢不想输，输不起，爱面子，胜负感太重，缺少换位思考。我踢足球究竟是为了什么？答案是锻炼身体。我对自己的球技实力评估不客观，缺少自我反省，总是怪别人踢得不好。我觉得自己常常透支人际关系，欠了人情账还不知道，自以为是。我希望知道如何取长补短，扬长避短，而不是抓住他人的短处不放，得理不饶人。

我打算月底前做好第一个五年计划，现在完成了40%左右。把时间观念加强一点，把自己的事情分为三大类：(1) 不可以做的事情；(2) 可做可不做的事情；(3) 必须要做的事情。尽量把可做可不做的事情所占用的时间用来做你必须要做的事情，这样我的计划就可以按时或提前完成。我需要这样，我要对自己负责任，我要对自己说话算话，言而有信，言而有行。

五年计划可以和父母朋友分享，可以修改、调整、补充，自己的核心信念不可动摇，我的人生我做主。我可以参加适当的应酬，要尽量避免无聊的应酬。我要学会保护自己的隐私，少问、少说，像水那样做人。

我想肚量大一些，稳重、干练、慎言、踏实、苦干、策略、人脉，我能把这些做好就不错了。安排时间看书，好看书，看好书，看书好。有灵感就记下来，少记负面消极的东西，少记不满、仇恨、嫉妒、恼怒。多微笑，多开心，喜怒哀乐不形于色。我自己的能量还不够，我需要大家的支持和帮助。一个好汉三个帮，我不做孤家寡人。工作上要得到认同，能力要充分体现出来。我不要怕吃亏，不要吝惜赞美他人，我还要学习语言表达的艺术。

以下是我的第九次至第十二次咨询会谈连接作业表。

第九次咨询会谈连接作业表

1. 上次会谈我们讨论了哪些重要的问题？你从中体会到了什么？(1～3句话)

如何增强自己的意志力，从中体会到了自己需要客观分析哪些事情是可做可不做的，减少可做可不做的事情是成功的关键。

2. 上次会谈有什么使你烦恼吗？你有什么事情不愿意讲吗？

无。

3、你这一周怎么样？与其他周相比，你这一周的心境如何？(1～3句话)

心境很好，每天都挺开心的。

4. 这周有没有什么重要的事情发生并需要讨论？(1～3句话)

如何做到不小心眼、不斤斤计较。

5. 你想要将什么问题列入日程？(1～3句话)

如何避免斤斤计较，变得更大度？

6. 你做了或没做什么家庭作业？你体会到了什么？

做了，体会到了一个人必须要看得开，大事化小，小事化了。

第十次咨询会谈连接作业表

1. 上次会谈我们讨论了哪些重要的问题？你从中体会到了什么？(1～3句话)

体会到了不要庸人自扰，不要总想着一些没有用的事。

2. 上次会谈有什么使你烦恼吗？你有什么事情不愿意讲吗？

害怕碰到女友，这件事情给我带来不小的烦恼。

3. 你这一周怎么样？与其他周相比，你这一周的心境如何？(1～3句话)

这一周也很开心，很充实，负面思维较少。

4. 这周有没有什么重要的事情发生并需要讨论？(1～3句话)

如何应对与女友的见面。

5. 你想要将什么问题列入日程？(1～3句话)

如果在路上碰到女友，我该怎么办？

6. 你做了或没做什么家庭作业？你体会到了什么？

做了，体会到了自己其实很不错。有时不要过于悲观，没发生的事情就不要去担心，还有，相信事实。

第十一次咨询会谈连接作业表

1. 上次会谈我们讨论了哪些重要的问题？你从中体会到了什么？(1～3句话)

言多必杂，沉默是金，放下面子。做人不应对自己太苛刻，凡事无完美。

2. 上次会谈有什么使你烦恼吗？你有什么事情不愿意讲吗？

女友跑到我家来找我，使我很害怕，现在出门前都要看一下楼下有没有人。

3. 你这一周怎么样？与其他周相比，你这一周的心境如何？(1～3句话)

这一周心境还比较平静，但有时会被女友的事情困扰。

4. 这周有没有什么重要的事情发生并需要讨论？(1～3句话)

如何能摆脱女友？

5. 你想要将什么问题列入日程？(1～3句话)

如何让女友死心？

6. 你做了或没做什么家庭作业？你体会到了什么？

做了一些，体会到人不为己，天诛地灭，有时需为自己着想，别总想当好人，没用。

第十二次咨询会谈连接作业表

1. 上次会谈我们讨论了哪些重要的问题？你从中体会到了什么？(1～3句话)

和女友分手，换位思考。三多一少：多听、多看、多做，少说。

2. 上次会谈有什么使你烦恼吗？你有什么事情不愿意讲吗？

没有。

3. 你这一周怎么样？与其他周相比，你这一周的心境如何？(1～3句话)

过得比较充实，心情一直比较愉悦。

4. 这周有没有什么重要的事情发生并需要讨论？（1～3 句话）

如何做好自己的几个人生五年规划。

5. 你想要将什么问题列入日程？（1～3 句话）

如何学会保护自己的隐私？如何才能做到少问、少说？如何才能像水那样做人？

6. 你做了或没做什么家庭作业？你体会到了什么？

做了。我的人生我做主，自己的核心信念不可动摇。

刘义林博士点评：

来访者喜爱篮球运动，能很快地学习新东西和理解新东西，主动求助，改善愿望强烈，是一个工作认真、智商情商较高、有理想有追求的好青年。来访者希望尽早摆脱并改掉自己所有的心理问题，增加自信、减少焦虑、克服恐病症。信任度、配合度、作业完成度自评都达到了最高分，认真完成作业，努力寻求转变。即使是自己不太喜欢考公务员，仍然能够为了不给父母丢脸去努力参加考试，有听父母的话、尊重父母、孝敬父母的好习惯。

来访者通过阅读练习，通过认知—反省—调适的循环过程，不断学习和进步，不断克服自己的完美主义倾向和调整认知偏差，增加了自信心和积极的自我暗示。来访者在分手后不再哭泣，可以平静下来交谈，保持朋友一样的联系和交谈，自我控制和情绪调节能力有了较大的提升。来访者通过积极情绪的养成，感觉到自己的认知水平有了大幅度提高，能够做到经常保持愉悦，遇事往好处想，坦然面对，泰然处之。

来访者认识到，强迫思维容易受环境因素和心境的影响，人际关系敏感和冲突容易导致症状的复发，自己要尽量做到大度宽容、理解忍让，不纠结过去，顺其自然。来访者在对人对事方面，可以采取少较劲儿、少忌妒、不逞强、不固执、多微笑、多愉悦的方式来应对不良情绪的干扰。学会了真诚地赞美他人，多祝福、多奉献，少占便宜，不怕吃亏，吃亏是福。来访者学会了使用数字来表述评估自己的问题和取得的进步转变。

来访者通过归纳总结，通过回顾咨询经过和自己的改善体会，把来访前的状态和改善后的状态做了认真地对比分析，验证了改善的过程就是一个学习的过程，同时也让父母看到了自己的转变和进步。来访者的父亲曾经对心理咨询不理解和抵触，从批评来访者有神经病、不正常、好好的去看什么心理医生这样的态度，逐渐变成了关心来访者去做心理咨询的时间和学习的内容，后来还主动提醒并开车送来访者前来做心理咨询。这些变化，充分说明了有效的心理辅导带给来访者及其家人的感受是良好的、有益的、乐于接受的。

第十三章　战胜强迫思维　考上重点大学

第一阶段：建立咨询关系，陈述澄清问题，测量评估分析，确定咨询目标

我叫陈友斌(化名)，男，今年17岁，独生子，高三学生，父亲42岁，公务员；母亲41岁，打工。无家族精神病史。父母很民主，也没有给我施加压力，很少管我。我很少交友，在校外基本上与同学没有电话或网上的交往。

上高中以后我就不上网了，我喜欢听歌。上学期学习压力大，这学期比较轻松。想多了会心慌、提心吊胆，学习投入时就忘记，这两天影响睡眠。恐惧感发生在两个月前，不知道原因，突然难受。我开始担心一些小事，后来想自我疏导，开始可以解决，后来越想越乱，甚至不断担心自己有心理疾病，虽知是“杞人忧天”，但闭上眼，潜意识会拼命让自己担心，想转移注意力，越是这样想越累。

有时候刚刚自我疏导好多了，但一下潜意识又自我推翻了我的想法。现在担心治好了以后还会胡思乱想，有时会觉得很累，有点想死，但很快又会因有此想法而恐惧，因为我不可以死，我的父母太爱我了，我也太爱他们，我不想让他们担心。

这是我填写的生活史调查表。

生活史调查表

这张调查表的目的是对你的生活经历和背景获得全面的了解。请你尽可能完整和准确地回答这些问题，这将有利于制订一个适合于你的特定需求的咨询方案。当你填完之后，或者在预约时间，请交回此表。此表和咨询档案同样会高度保密。

请完整填写以下内容：

姓名：陈友斌(化名)　性别：男　日期：2011年**月**日

地址：省略

电话号码：(座机)********　(手机)***********

出生年月日：****年**月**日　年龄：17岁　职业：学生

你现在同谁一起生活？(列举是哪些人)父母、外公

你居住在哪里？家庭住宅☑　旅馆□　宿舍□　公寓□　其他□

重要关系状况(勾出一个)

单身☑　订婚□　已婚□　分居□　离婚□　再婚□　托付关系□　寡居□

如果已婚，丈夫的(或者妻子的)姓名、年龄、职业是什么？

姓名：______　年龄：_____岁　职业：______

1. 宗教或精神信仰在你生活中所扮演的角色：

　A. 童年时：相信世上真有鬼神。

B. 成年后：不完全相信，但也不会全部否定。

2. 临床情况

A. 用你自己的话陈述你的主要问题的性质，以及问题存在多长时间了：
很多事情都知道其中道理，却要对着干，总是担心。依赖性强，胆小。意识到这问题有一个月左右，之前应该存在，不过无大碍。

B. 简要陈述你的主要问题的发展经过(从发作到现在)：
开始担心生活中任何问题，吃不下，睡不着，后来吃睡正常，担心的主要问题是学习，再后来会去思考人生，与事物的本质等不该我想的问题。

C. 以下列等级检查你病情的严重情况：
轻度不适☑ 中度严重□ 非常严重□ 极其严重□ 全部丧失能力□

D. 就你目前的病情，你以前在哪里治疗过或咨询过？没有，只是算过一次命。

E. 你在采用药物治疗吗？如果是，那么是什么、用了多少、结果如何？
算有吧，在吃维生素B，谷维素，安神补脑液，开始吃没多久，效果不知。

3. 个人资料

A. 出生地：某省某市

B. 怀孕期间母亲的情况(据你所知)完全不知

C. 标出符合你的童年期情况的下列任何情形：
夜惊□ 吸拇指□ 恐惧☑ 尿床☑ 咬指甲□ 快乐的童年□
梦游□ 口吃□ 不快乐的童年☑ 任何其他情况：初中以前很少与他人交流。

D. 童年期健康吗？
列举所患过的疾病：腮腺炎、鼻炎

E. 青春期健康吗？
列举所患过的疾病：鼻炎

F. 你的身高：***厘米 你的体重：**公斤

G. 做过外科手术吗？(请列举并且给出手术时的年龄)
做过，3岁时从椅上跳下来，脑袋撞到了桌角，缝了五针。

H. 是否发生过什么意外事故：3岁时从椅子上跳下来，撞破了脑袋。

I. 列举5项你最担心的事情：
1. 父母发生意外。
2. 自己将来没本事，不能让为我操劳半辈子的父母过上好生活。
3. 父母不开心，伤心。
4. 我会有自杀的念头。
5. 我会拖累父母。

J. 在下列任何符合你的情况下打钩：
头痛□ 头晕□ 晕厥发作□ 心悸□ 腹部不适□ 焦虑☑ 疲劳□
肠功能紊乱□ 食欲低下□ 愤怒□ 服镇静药□ 失眠□ 噩梦□
感到惊恐☑ 酒精中毒□ 沮丧□ 自杀意念□ 震颤□ 不能放松□
性问题□ 过敏性反应□ 不喜欢周末和假期□ 雄心勃勃□ 自卑感☑

羞于见人□　不能交朋友□　不能做决定□　不能坚持一项工作□
记忆问题□　家庭条件差☑　财务问题☑　孤独□　难以愉快□
过度出汗☑　经常使用阿司匹林或止痛药□　注意力难以集中☑
请在这里列举其他的问题或者困难：胡思乱想，钻牛角尖。

K. 在下列任何适用于你的词后的□内打钩：
无价值□、无用□、一个无名小卒□、生活空虚□
不适当□、愚蠢☑、不能胜任□、天真☑、不能正确完成任何事情□
内疚☑、邪恶□、有道德问题□、恐怖想法☑、敌对□、充满仇恨□
焦虑☑、激动不安□、胆怯☑、谦逊☑、惊恐□、好斗□
丑陋□、残废□、不引人注目□、令人厌恶□
沮丧□、孤单□、不被喜欢□、被误解□、厌烦□、不安宁□
困惑□、不自信☑、矛盾☑、充满悔意☑
有意义☑、同情☑、聪明☑、有吸引力□、自信□、考虑周到☑
请列举任何其他的词：
依赖性强、害羞、内向、自律、自我要求过高。

L. 目前的兴趣、爱好和活动：
静下来做题、骑单车、打篮球、跑步、听歌、玩游戏、看动漫、聊天、看书。

M. 你业余时间大多做什么？
睡觉、上网、一边想问题一边走来走去、运动、学习。

N. 你的学业最后达到什么程度？________

O. 学习能力：优势和弱势优势

P. 你曾被欺负或者被过分地取笑过吗？
有，有个同桌就天天欺负我，后来调走了。

Q. 你喜欢交朋友吗？喜欢　保持交往吗？有些会有些不会。

4. 职业资料

A. 你现在做何种工作？学生

B. 列举以前的工作：________

C. 你对目前的工作满意吗？（如果不是，在什么方面不满意？）还可以。

D. 你的收入是多少？月0元　你的生活花费是多少？月450元

E. 抱负/目标
过去：初三以前没有，初三开始好好学习，将来让父母过上好日子。
现在：尽量恢复心理健康。
未来：我爱的人、爱我的人和我，能够在大部分时间里是幸福快乐的。

5. 性信息

A. 你父母对性的态度（例如，家里是否有性教育或者有关的讨论？）
十分保守，从未有过相关教育。

B. 你最初的性知识是何时以及如何获得的？初二与同学聊天时。

C. 你什么时候第一次意识到自己的性冲动？初二。

D. 你曾体验过因为性或手淫而带来的焦虑或者负罪感吗？如果有，请解释。没有

E. 请列举关于你第一次或者随后的性体验的有关细节。

F. 你对目前的性生活满意吗？（如果不，请解释。）

G. 提供任何重要的异性恋（和/或者同性恋）反映的相关信息。

H. 你以某种方式控制性欲吗？

6. 月经史

第一次来月经的年龄是多大？______岁

你有这方面的知识，还是对其到来感到震惊？______

有规律吗？______ 持续时间：______天

你感到疼痛吗？______ 上次的日期：______月______日至______月______日

你的月经周期影响你的心情吗？______

7. 婚姻史

订婚之前你认识你的配偶多久？______

你结婚多长时间了？______

丈夫或妻子的年龄：______岁 丈夫或妻子的职业：______

A. 描述你的丈夫或者妻子的人格特点（用你自己的话）

B. 在哪些方面相互适应？

C. 在哪些方面相互不适应？

D. 你和你的姻亲们怎样相处？（包括配偶的兄弟姐妹）

你有多少个孩子？______

请列举他们的性别和年龄：______

E. 你的孩子中有谁存在特别问题吗？______

F. 有无流产或堕胎的历史？ 有□ 无□

G. 如果之前有过婚姻，请对其做出评论并提供简要细节。

8. 家庭资料

父亲姓名：______ 年龄：______ 职业：______ 电话：______

母亲姓名：______ 年龄：______ 职业：______ 电话：______

A. 父亲：健在还是已故？已故□，健在☑。如果已故，在他去世时你的年龄是______岁。

死亡原因：______

如果健在，父亲现在的年龄是43岁，职业：______ 健康状况：健康

B. 母亲：健在还是已故？已故□，健在☑。如果已故，在她去世时你的年龄是______岁。

死亡原因：______

如果健在，母亲现在的年龄是42岁，职业：无 健康状况：健康

C. 兄弟姐妹：兄弟姐妹的人数和年龄

一个表弟，一个表妹，与堂兄弟间无来往，不知。

D. 与兄弟姐妹的关系：

过去：很好，经常在一起玩，有时候会欺负他们，和他们争东西，没有打过架。

现在：偶尔在一起玩，关系依然很好，不会打架、争吵。

E. 描述你父亲的人格以及他对你的态度(过去和现在)：

过去：坚强、爱我却在无形中。 现在：坚强、爱我却表现出来。

F. 描述你母亲的人格以及她对你的态度(过去和现在)：

过去：坚强、体贴，十分关心、担心我。 现在：坚强、体贴，十分关心，为我着想。

G. 作为一个孩子，你的父亲曾用什么方式惩罚过你？骂过我。

H. 你对家庭气氛有何种印象(指你的原生家庭，包括父母之间以及父母和孩子之间的包容性)。父母的关系较差，但父母和孩子的包容性较强。

I. 你信任你的父母吗？极其信任。

J. 你的父母理解你吗？理解。

K. 从根本上说，你感觉到父母对你的爱和尊重吗？身边都是他们的爱，当然感受到。

如果你有继父母，父母再婚时你有多大？________岁。

L. 描述你的宗教信仰情况：无明确宗教信仰，但每个都信一些，偏向于佛教、道教。

M. 如果你不是被你的父母抚养，谁抚养的你，在哪几年之间抚养过你？

N. 曾有人(父母、亲戚、朋友)干涉过你的婚姻、职业等方面吗？

O. 谁是你生活中最重要的人？我的父母。

P. 你的家庭成员中有没有人曾酒精中毒、癫痫或者被认为有“精神障碍”？无

Q. 其他家庭成员是否曾患过有关疾病？无

R. 愿意叙述以前没有提及的可怕或者痛苦的经历吗？没有

S. 你希望通过咨询达到什么目的，你对咨询期盼了多久？

能够帮助我分析病根、原因，然后让我不再恐惧担心、焦虑，1个月。

T. 列举任何使你感到平静或者放松的情景。

睡觉，玩游戏，和同学在午睡前开玩笑，聊天，骑单车在田间行驶。

U. 你曾失去控制吗？(例如，发脾气、哭泣或者攻击)如果是这样的话，请描述。

在不知所措，面对我的问题不知道原因，又不知该怎么办时有哭过。

V. 请增加此调查表没有涉及的，但又对心理咨询师了解和帮助你有用的信息。

我写问题的主要目的并非为了解决问题，而是为了让老师更好地了解和帮助我。

9. 自我描述(请完成如下内容)

A. 我是一个缺乏自信、多虑、懂事、胆怯、谨慎、细心、追求完美主义、做事易感情用事的人。

B. 我的一生是充满了酸甜苦辣的旅途。

C. 在我还是一个孩子的时候，我十分内向，但十分乖巧，不擅长与人交流。

D. 我感到骄傲的事情之一是我的学习天分。

E. 我难以承认曾经成绩比我差的人赶上我。

F. 我不能原谅的事情之一是总是在悔恨与恐惧交织的日子里度过。

G. 我感到内疚的事情之一是让父母操心。

H. 如果我不必担心我的形象我会在难受的时候大叫，同时向心动的女生表白，上课积极发言。

I. 人们伤害我的方式之一是不理解我的心情，在无意中用我敏感的词伤害我，打击我的信心。

J. 母亲总是唠叨却充满爱，我离不开这唠叨，温柔又坚强。

K. 我需要从母亲那里得到但又没有得到的是和睦的家庭关系。

L. 父亲总是板着脸，不高兴，坚强，但依然很爱我。

M. 我需要从父亲那里得到但又没有得到的是和睦的家庭关系。

N. 如果我不害怕成为我自己，我可能会________。

O. 我感到生气的事情之一是我在说真心话时，他人却不理不睬。

P. 我需要但又从未从一个女人(男人)那里得到的是________。

Q. 长大的坏处是必须离开父母。

R. 我本可以帮助自己但又没有采取的方法之一是放弃学业。

10. A. 哪些是你目前想改变的行为？

胡思乱想、让我忘记一些该忘的东西、学会让自己放松、多疑、消极的心理暗示、强迫型的暗示心理、学习时担忧不断、做事没自信、奇怪的思维。

B. 你希望改变哪些感受(例如，增加或者减少)

减少恐惧、担忧、焦虑、迷茫、纠结、自责、心理不平衡、内疚、矛盾、心慌、紧张；增加满足感、快乐、轻松、愉快、放松、欣慰、安心。

C. 哪些感受对你来说特别地：

(1) 令人愉快？安心、放松。

(2) 令人不愉快？恐惧、担忧、焦虑、迷茫、纠结、害怕、内疚、矛盾、多疑。

D. 描述一幅非常令人愉快的幻想场面。

心理疾病治愈，高考成绩理想。与父母在公园的长椅上休息、聊天，说说笑笑，绿树遮阴，看着他人快乐地嬉戏。

E. 描述一幅非常令人不愉快的幻想场面。

快乐地沉浸在某一事物中，突然某种想法打断我，让我开始如何思考消除这种想法，然后开始一步步陷入胡思乱想，迷茫，纠结，恐惧。

F. 你认为你最不理性的想法或者观点是什么？

有时会想不开，不想活了，想一了百了，就可以解脱了。

G. 描述何种人际关系能给你带来：

1. 快乐和同学聊天，开我不敏感的玩笑。

2. 悲痛不理睬我，在背后说我短处。

H. 简而言之，你对心理咨询有什么看法？

原先寄予厚望，现在知道这只是手段，真正还是要靠自己，不过这是有效的手段。还有，心理咨询的概念不太清楚。

11. 在调查表的空白处及边缘处，写出你对下列人员的简短描述：

A. 你自己不自信、现实、懂事、多疑、敏感、不敢冒险、想要过上好日子又乞求平淡、心中各种矛盾突出，缺乏主见，独立性差的人。有时甚至会怀疑我不了解自己。

B. 你的配偶(如果已婚)

C. 你最好的朋友有主见，乐观，坚强，幽默，但也多疑，总是担心自己有病，不太自信，欠缺胆量，生人前少话。

D. 不喜欢你的人斤斤计较、啰唆、讲究、狗眼看人低、多嘴、喜欢说别人坏话、趋炎附势、见利小人。

12. 我擅长：(1) 学习 (2) 思考 (3) 反省 (4) 研究 (5) 逻辑
不擅长：(1) 辩论 (2) 交友 (3) 欢笑 (4) 主动 (5) 表白

13. 我的主要优缺点：
我的三大优点：(1) 学习有天赋 (2) 能孝顺父母 (3) 能理解父母
我的三大缺点：(1) 爱猜疑多虑 (2) 易敏感冲动 (3) 会刨根问底

14. I、My、Me 自我描述：
I，别人眼里的我：聪明好学、善解人意、文静礼貌。
My，内心里的我：思维敏捷、胆小怕事、缺乏主见。
Me，理想中的我：淡定自如、勇敢乐观、独立有为。

15. 填写本调查表开始时间 ** 月 ** 日 21 时，完成时间 ** 月 ** 日 23 时。

我在刘老师的指导下做了一组心理测评，妈妈代表我和刘老师签订了心理咨询协议书，下面是我的心理测评结果和心理咨询协议书。

这是我的症状自评量表(SCL－90)测试结果。

编号	因　子	英　文	简称	原始分	因子分
1	躯体化	Somatization	SOM	27	2.25
2	强迫症状	Obsessive-Compulsive	O-C	19	1.90
3	人际关系敏感	Interpersonal Sensitivity	INT	17	1.89
4	抑郁	Depression	DEP	30	2.31
5	焦虑	Anxiety	ANX	32	3.20
6	敌对	Hostility	HOS	8	1.33
7	恐怖	Phobic Anxiety	PHOB	15	2.14
8	偏执	Paranoid Ideation	PAR	8	1.33
9	精神病性	Psychoticism	PSY	18	1.80
10	其他	Additional Items	ADD	13	1.86
总分：187 分(168.72)，总均分：2.08 分(1.87) 阳性项目数：57 项(43.33)，阴性项目数：33 项 阳性项目均分：2.70 分(3.19) 注：括号内数字为划界标准。					

这是我的卡特尔16种人格因素问卷(16PF)测试结果。

《卡特尔16种人格量表(16PF)》结果剖析图

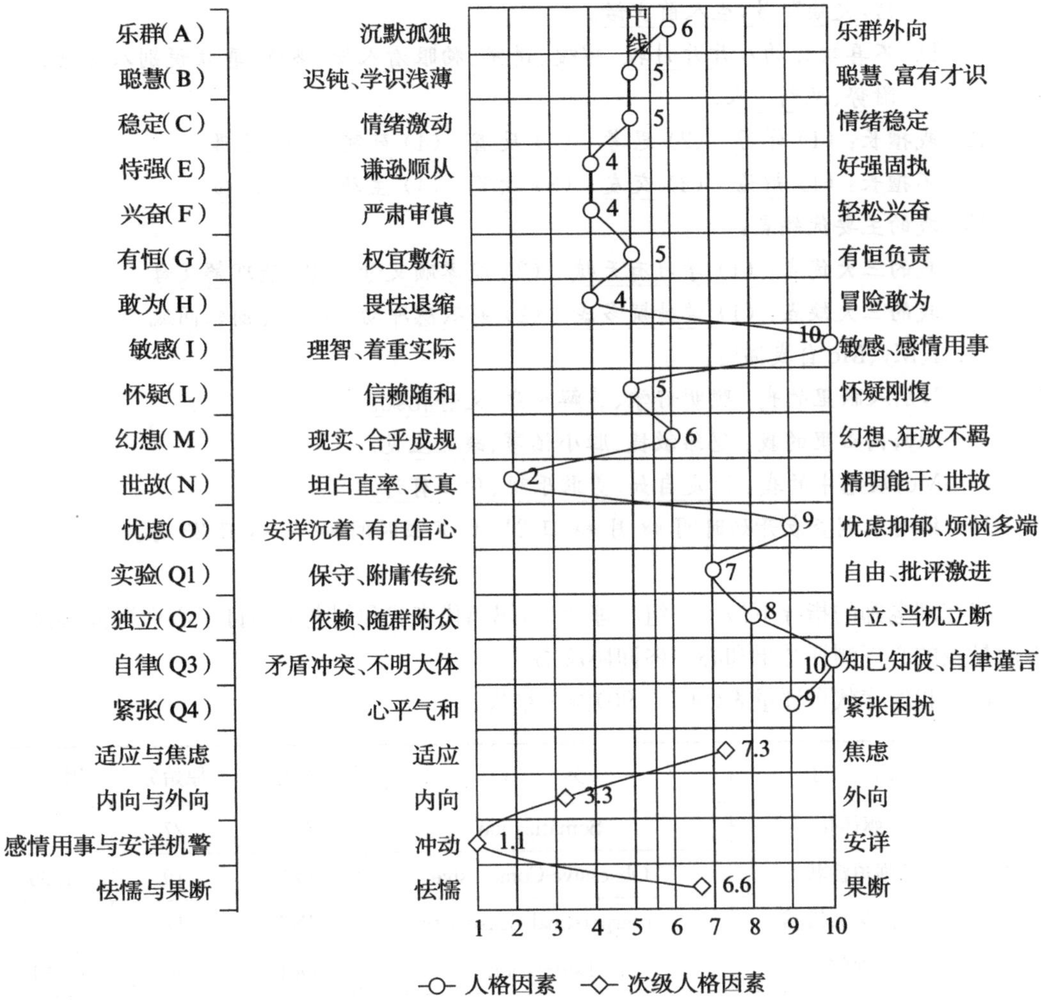

这是我的明尼苏达多项人格问卷(MMPI)测评数据。

量表项目	得分	结果	判断标准
Hs(hypochondriasis)疑病	66.04	高分	/
D(depression)抑郁	63.73	高分	/
Hy(hysteria)癔病	66.06	高分	/
Pd(psychopathec deviate)精神病态	57.28	正常	/
Mf(masculinity-femininity)男子气	61.37	高分	/
Mf(masculinity-femininity)女子气	63.84	高分	/

续表

量表项目	得分	结果	判断标准
Pa(paranoia)妄想	64.16	高分	/
Pt(psychasthenia)精神衰弱	61.83	高分	/
Sc(schizophrenia)精神分裂症	45.71	正常	/
Ma(hypomania)轻躁狂	45.32	正常	/
Si(social introversion)社会内向	51.62	正常	/
L(lie)说谎分数	21.24	正常	/
F(infrequency or fake bad)诈病分数	22.47	正常	/
K(defensiveness)校正分数	20.71	正常	/
Q(无法回答的量表数)	01.00	正常	/
外显性焦虑(MAS)	65.69	高分	/
依赖性(Dy)	61.34	高分	/
支配性(Do)	55.13	正常	/
社会责任(Re)	48.27	正常	/
控制力(Cn)	53.59	正常	/

这是我和刘老师签订的心理咨询协议书。

心理咨询协议书

甲方(咨询师):三亚刘义林心理咨询保健所 刘义林

乙方(来访者):陈友斌(化名) 性别:男 年龄:17周岁 联系电话:***********

按照《中华人民共和国心理咨询师职业标准》以及服务行业的通用法规规定,甲方与乙方本着平等、自愿、友好协商的原则,就甲方为乙方提供心理咨询达成如下协议:

一、关于保密原则:

甲方严格遵守心理咨询行业的保密原则,未经乙方允许,不得泄露乙方的个人资料或咨询内容。如确因学术交流或其他因素需要报告该案例,则需隐去来访者的个人信息。经过甲方观察,认为乙方有可能出现行为失控,并危及自身或其他人的人身安全的时候,甲方有权利通知乙方亲属或终止咨询。

二、关于咨询费用约定:

经双方协商,乙方同意接受1个阶段的心理疏导,1个阶段的咨询次数为12次,每次1小时。咨询费用合计为12次×***元=****元(大写:**圆整)。咨询开始以后,乙方承诺不得半途而废,中途不得单方终止咨询,若因乙方原因终止,则甲方不退还已付咨询费用。

三、关于咨询时间的约定：

咨询时间从2011年**月**日到2011年**月**日，每周1次。每次的时间为：星期六15:00至16:00。甲乙双方均须遵守时间，准时在约定时间开始进行咨询。甲乙双方因故更改咨询时间需提前1天至2天通知对方。乙方承诺无故不到或临时违约，按照半价支付费用，并应及时预约下次咨询，乙方连续三次违约甲方可以单方面终止咨询，乙方不得提出退费等其他要求。

四、关于咨询终止：

达成咨询目标后，咨询自然终止。乙方不满意咨询师的咨询方法或其他不可抗原因，可以提出终止咨询。因为乙方不配合甲方的正常咨询或者不认真完成作业，甲方可以终止咨询。甲方认为无法继续帮助来访者时，征得来访者同意，可转介其他咨询机构或医院，并退还剩余费用。

五、关于咨询过程约定：

乙方在咨询时，有义务提供真实的个人资料，以保证良好的咨询效果。乙方须保证在接受心理咨询期间不发生任何故意伤害自己或故意危害他人人身安全的行为。乙方如患有自伤、自杀或伤害他人危险的心理障碍或心理疾病，甲方不对乙方可能产生的上述后果承担任何责任。有些不属于心理咨询范围的神经症或者精神分裂患者，为配合其他精神科的药物治疗，在其本人有能力可以接受心理咨询的情况下，如果家属或者本人希望进行心理咨询的，甲方也愿意为其咨询的，可以进行心理咨询。医嘱需要家属全程陪同的，家属必须认真陪同，防止出现意外事故。在每次咨询结束后，甲方根据需要，与来访者协商后为来访者布置家庭作业，来访者需要认真完成。

六、关于咨询后约定：

乙方同意甲方在咨询结束后可以继续跟踪回访，以促进咨询效果的巩固。

七、附则：

本协议一式两份，双方各执一份，双方签字后生效。来访者若是没满18岁的未成年人，同时需要监护人或者成年亲属的签字。如有未尽事宜，双方友好协商后补充。

甲方签字：刘义林　　　　乙方（来访者）签字：陈友斌妈妈（化名）

2011年**月**日

刘老师让我写出我的优缺点，我的优点是：懂事、善解人意、聪明、可爱、谦虚、比较坚强、平易近人、严谨、忍耐力强。我的缺点是：胆小、多虑、缺乏自信心、缺乏独立性、自我要求过高、心理矛盾突出。我整理带来了19个问题，另外一个本子上还记录了很多问题。下面是我整理的问题：

1. 分析问题时，我总会怀疑我会不会有某某问题，我也不知道原来有没有，但想到这问题过后似乎就有了，怎么回事？该怎么办？

2. 我该不该去上晚修？不上，回家确实轻松，但有时会因不上晚修而感到学习时间比别人少，心理会不平衡，而且我要正常学习就该上晚修，但是以前有几次上晚修难受，现在我就害怕在教室学习会难受，其实只要不想起来应该没事，可我这样一说就很有可能难受了。

3. 从前有好多次在学习的时候难受，以至于即使现在不难受地去学习，但坐下似乎隐约难受，从而难以集中精神学习，有什么可帮助我集中精神的方法。

4. 总会担心我提出的问题是不是自己编的，从而无法从根源治疗。

5. 家人说我是因为学习压力太大才有问题的，让我放下，我要放下吗？放下(但这是我人生必走之路)，坚持(有时候确实会因为一些问题导致我在学习的时候难受，而且怕这样病会不好)。我该怎么办？

6. 心中无数矛盾，有人说："知足常乐。"有人却说："没有梦想的人生不算人生。"我该树立怎样的观念呢？

7. 生活中有时候很正常，但是很小的字、很小的事都会让我想到我的情况不正常，应该是我敏感吧！怎样才能慢慢克服？

8. 为什么我总会把正常的感受和情绪非正常化，一点情绪的改变都会怀疑是心理问题造成的。怎么克服？

9. 有时候会担心不配合你的治疗，但事实上我极想配合也很配合，却还是担心，这只是其中一个例子，类似情况有很多，该怎样才可以让我不再会为这些莫名其妙的东西担心呢？

10. 总爱编出一些稀奇古怪的问题和现象，强迫自己相信，又强迫自己这样去思考，这样去做，之后又会很担忧害怕。

11. 胡思乱想的时候该怎么办？

12. 我在学习时，忽然听到了音乐声，然后我就会想："音乐会不会让我分心？"于是我就大声地开始安慰自己说不会的不会的，但是这些安慰又会让我想起乱七八糟的东西，怎么办？

13. 我晚上写问题时总要回想早上难受时的症状，想理清根源，这时候总会纠结，因为怎样都理不顺，我的这种做法还要继续下去吗？还是不用去想这类型的问题了，那我又该准备些什么问题？

14. 做很多事情按照习惯去做，结果做好了，但仔细想想过程又不知事情圆满完成的原因，接着告诉自己"做好就行，没必要想这么多。"但下次再做这事时，情况会再次出现，久而久之就无法安慰自己了。

15. 知道听音乐放松是心理作用，所以在听音乐时想起了这个想法就难以放松。知道消极的心理暗示会引起严重后果，所以害怕自己也会产生这样严重的后果，后来想到其实这就是消极的暗示就更害怕了，想进行积极的心理暗示，又会认为这是心理作用，难以好受。

16. 现在做事，只要觉得有心理作用，或者产生某种情绪如高兴、伤心、紧张也是心理作用，心里就会不好受，感觉不真实，怪怪的。

17. 有时候进行心理调整时会冒出个想法"这不是安慰，是手段而已。"这样就难以产生平静、放松、积极的心理暗示。

18. 做事时总会想到该注意的地方，是想要提醒自己不做，但知道该注意的地方时，害怕自己去做，就好害怕。

19. 知道某件事的重要性，但是越知道越害怕，比如：知道考试心态很重要，所以会怕因为我的心理问题影响心态，然后又知道，越害怕就越影响，但这样我就更害怕会影响了。

刘老师表扬我了，说我配合得很好，作业完成很认真。最近我有常常给刘老师发短信，有时候一天几十条，虽然刘老师没有每一条都回复我，但我发泄之后，会感觉心里好受一些，这说明我把刘老师当知心朋友了。

我提交了生活史调查表、咨询会谈连接作业表、愿望清单。遇到问题怀疑时，试一试找最好的理想效果，让自己愉快、轻松、少想，用质问自己的办法，找到出路，找到光明，不走死胡同，不钻牛角尖，顺其自然，没有该与不该。

刘老师和我谈的5个问题，我都领会了，我很满意。给我一点时间和空间，剩下的问题说不定我会自己解决。我从现在开始，时刻要暗示提醒自己我要更坚强、自信、勇敢。自己努力创造和谐，己所不欲，勿施于人，换位思考。努力提高自我心理素质，悦纳自我，超越自我，真心地赞美别人。

我的愿望清单写了18个愿望：

1. 希望父母天天开心，笑口常开，健健康康。
2. 希望我早日变成健康的人，健健康康。
3. 希望我高考有个理想的结果。
4. 希望父母在大多数情况下有个好心情。
5. 希望有一套属于我们自己家的房子，有个落脚点。
6. 希望我以后有一个平淡但不缺钱的生活。
7. 希望我能更坚强、自信、勇敢。
8. 希望这个社会越来越和谐。
9. 希望我不再为小事烦恼和担忧。
10. 希望我可以更有主见，并且要对自己的想法更加肯定。
11. 希望父母不会因小事而不开心。
12. 希望我可以每天都和父母在一起。
13. 希望学业进步。
14. 希望我不再胡思乱想。
15. 希望同学、老师可以开心。
16. 希望我可以像以前一样在学习中品味快乐，体验快乐。
17. 希望世界上人人都可以微笑面对生活。
18. 希望我可以微笑面对人生。

刘老师让我每天练习一次微笑，对着镜子说几句鼓励自己的话。知识在于积累，随时想着争取进步，我就能进步。我今天提交的18个愿望，今天基本解决了5个，剩下的我自己思考，没有答案的下次再探讨。信任度90分，配合度92分，作业完成度92分。

这一周还可以，相比之下我的自我控制能力有所提高。今天的气色好些了，脸上的笑容多一些了。上次的问题好像没有全部进行解决。不过好像可以自我解决了。这说明我找到了方法，有了积极的自我暗示，这是我的进步，无条件接纳，少问为什么，顺其自然。

刘老师建议我每周整理一下愿望清单，把首先需实现的几项愿望排列出来，尽量每周有落实，有成果。自己设计一个表格来记录强迫思维的内容、频率、时间、强度、持续时间、每天的次数和内容，每天每周对照分析评估，挑战次数最多的问题。

这周比以前的焦虑、恐惧好多了。刘老师表扬我了，说我的作业很认真，配合得很好。接下来的重点是解决强迫思维，我能不能少提问或不提问，不要急于去解决什么问题，让问题让位于学习。顺其自然，活在当下，不纠结过去，不问症状。用低调、冷处理的办法来对待问题。任何问题要解决先让它睡一觉再说，也许一觉醒来问题已经自然解决了。当初的严重度若为100%，现在已经减为50%～60%，妈妈也认同，也看得出来我的进步。

其实我的强迫思维主要来自于敏感，如果减少敏感，想开一点，也就没什么了。这一周天天都会头痛，感觉是心理作用所致。心境白天苦闷，特别是早上，晚上稍好。刘老师建议我把自己要做的事情分为三大类：1. 必须要做的；2. 不可以做的；3. 可做可不做的。提高自我管理能力，主要是时间管理，合理分配使用每天的24小时，以15分钟或30分钟为单位，不浪费时间，尽量减少可做可不做的事情。我立志想当医生，老师建议我把纠结和强迫思维暂时转移到医学问题上来，纠结是完全没有必要的。

刘老师和我一起看了4分钟的一段视频“无手无脚的限制”，我感到很受益。因为自己太聪明，太爱追求完美，太爱讲道理，其实傻一点更可爱一些。我感觉人要学会坚强，轻松一点，不必太累，不必把简单的问题复杂化。刘老师表扬我了，说我作业很认真，配合得很好，希望我多理解领悟阅读练习的内容。

目前改善度已经达到50%，还有待提高。实际上只要少胡思乱想，避免纠结和强迫思维，就可达到80%～90%了。出现强迫思维时，给自己设置常用的质问句，用反向的质问来挑战强迫思维，多一些积极的自我暗示。激活潜意识，对抗强迫思维，让自己强大起来，在精神上、意志上占上风。赋予自己精神上的能力，永不言弃，保持愉快。让自己很快地开心起来。

我常常给刘老师发短信，这是一种好的发泄方式，刘老师建议我把每条短信都抄下来，积累多了，回头看很多问题和答案都一目了然。遇事不要急于下结论，适当的质问，顺其自然，为所当为。我需要全面复习前面的咨询内容，寻找方法、技巧，反复尝试、体会、领悟、思考。我感觉到我的症状越来越轻了，我是有进步的。阅读练习90分；信任度95分；配合度92分；作业完成度90分。

以下是我提交的第一次至第四次的咨询会谈连接作业表。

第一次咨询会谈连接作业表

1. 上次会谈我们讨论了哪些重要的问题？你从中体会到了什么？（1～3句话）

由于上次准备不充分，并未仔细讨论某个问题。体会到了人该学会忍耐，在消极情绪时尽量少说，低调，多领悟。

2. 上次会谈有什么使你烦恼吗？你有什么事情不愿意讲吗？

因为上次会谈似乎没有让我了解到我的根源是什么，我也在竭力研究自己的症状，但就是讲不清，反而研究时会焦虑，担忧。这让我担心心理咨询是否会有效。

3. 你这一周怎么样？与其他周相比，你这一周的心境如何？（1～3句话）

痛苦的时段加长了，但我的忍耐力似乎提高了。上一周我难受时还可以写下症状，但这一周我难受时想写下问题却又不知问题的根源何在。

4. 这周有没有什么重要的事情发生并需要讨论？（1～3句话）

我在阅读练习上发现了一些矛盾，需要讨论。

5. 你想要将什么问题列入日程？（1～3句话）

关于我如何准备见面时的问题。关于我是否还要继续分析我的症状。

6. 你做了或没做什么家庭作业？你体会到了什么？

做了。我体会到了家庭作业可以转移我的注意力(我怕我体会到了之后就无效了)，还有做人其实是个大学问，做事要有自己的主见，不同情况下同一说法的对与错是不同的，要学会自己思考。

第二次咨询会谈连接作业表

1. 上次会谈我们讨论了哪些重要的问题？你从中体会到了什么？(1～3句话)

讨论了关于我的愿望和一些我纠结的问题。体会到了纠结的问题就是钻牛角尖，不要去做。

2. 上次会谈有什么使你烦恼吗？你有什么事情不愿意讲吗？

会谈时还好啦，但是会谈过几天后有些不知所措，因为我发现很多事心里知道不该去想，但是不想心里又不踏实，想了，一些可以解决的事还行，一些连人类都暂时无法解决的就麻烦了。

3. 你这一周怎么样？与其他周相比，你这一周的心境如何？(1～3句话)

还可以，相比之下，我的自我调控能力有所提高。

4. 这周有没有什么重要的事情发生并需要讨论？(1～3句话)

有，学校有关某某老师不好的传言，听了很不舒服，说实话，我是不相信他们所说的。

5. 你想要将什么问题列入日程？(1～3句话)

上次的问题好像没有解决，不过好像都可以自我解决了。这次想问，比如说：知道汉字是由人类思维创造的，“人”读“rén”是由人们自行规定的，后来人们读久了也就习惯了。接着就觉得很奇幻，心里有不太舒服的滋味，然后再看这字时，感觉就怪怪的，有些害怕。虽然知道是心理作用，但还需老师分析。

6. 你做了或没做什么家庭作业？你体会到了什么？

做了阅读训练，不知道是不是心理作用，我感觉我读得更好了。

第三次咨询会谈连接作业表

1. 上次会谈我们讨论了哪些重要的问题？你从中体会到了什么？(1～3句话)

讨论了关于汉字的问题，知道了要无条件接纳。可是生活中类似的问题越来越多，特别是关于人的情绪和思维的问题，比如：人为什么想到不好的东西会害怕？人为什么会记忆事物？记忆是由人的主观意识控制的吗？那我会不会因为这样而记不住东西呢？

2. 上次会谈有什么使你烦恼吗？你有什么事情不愿意讲吗？

写表格累，不过还是完成了。

3. 你这一周怎么样？与其他周相比，你这一周的心境如何？(1～3句话)

一般般，基本上情绪正常，只是早上很容易烦，不过比以前的焦虑、恐惧好多了。

4. 这周有没有什么重要的事情发生并需要讨论？(1～3句话)

有一个科任老师和我们说：“从前有个优等生，因为会考比普通班的学生分数低，所以造成他高考复习的时候走不出阴影，终而高考落败。”老师是为了让我们重视会考，不过这个故事却让我百般害怕，那学生是因为有了消极的暗示才落后的，所以我就更害怕我也会，导致复习时难以心安，无论我怎样说服自己都难以完全克服。

5. 你想要将什么问题列入日程？（1～3 句话）

由于消极的心理暗示产生了某种思维或行为，然后又经过一系列消极暗示的强化使这行为或思维成为潜意识，接着念念不忘，当遇到敏感的事物时就会激发出这个思维或行为，越是想人为控制，就越是加深了对这个行为或思维的消极暗示，想要顺其自然又会受到其他消极暗示的影响，久而久之就成为顽症了。

6. 你做了或没做什么家庭作业？你体会到了什么？

做了表格和阅读练习，实话说，阅读练习我只读过给妈妈听，而且还是在她做家务时，不知道有没有效果。表格的完成似乎把我的问题浮现出来，但那仍只是个广泛的问题，而且有待解决，加上会考将至，时间不足。可能要放一放有关心理问题的分析了。

第四次咨询会谈连接作业表

1. 上次会谈我们讨论了哪些重要的问题？你从中体会到了什么？（1～3 句话）

森田疗法，顺其自然，为所当为。顺应自然规律，做自己该做的事。强迫意识人皆有之，不过你不在意它，它便会按照规律走由产生到消失的过程，反之，则会让强迫久久不去。所谓的消失并非不可再生，因为这是人皆有之的，不可能完全消除，只要接纳它，自然会淡去。

2. 上次会谈有什么使你烦恼吗？你有什么事情不愿意讲吗？

上次会谈时我的情绪不太好，不过这也没什么。

3. 你这一周怎么样？与其他周相比，你这一周的心境如何？（1～3 句话）

这一周天天都会头痛，心理作用所致。心境白天苦闷，晚上稍好。有部分强迫思维减弱，但也有部分加强。

4. 这周有没有什么重要的事情发生并需要讨论？（1～3 句话）

大概看了“森田疗法”，感悟与困惑（矛盾）兼收，我将它们都写到了纸后，望老师帮忙看看，提出批评意见并加以改正，同时提出建议。

5. 你想要将什么问题列入日程？（1～3 句话）

上次表格只是记录了比较长时间的强迫，那些几秒的无法记录。这次想要解决对森田疗法的困惑与质疑。

6. 你做了或没做什么家庭作业？你体会到了什么？

做了阅读，没做表格，因为我做表格时记录的并不是强迫的内容，而是一些让我情绪波动的原因，所以每次在症状出现过后我要分析一番才能记录上表，感觉这与老师所说的“不纠结症状”相违背，所以停止了。不过表格的好处是出现问题后分析出原因，可能使心中有了个底，当时的情绪会稍加好转，不过如此只是一时，所以现在有些矛盾。

刘义林博士点评：

来访者在看完协议后，说要回家和父母再商量一下，过了一个月后才来签订咨询协议书开始咨询。其原因主要是来访者考虑到咨询费用给家里带来的经济上的负担，他想尝试自己努力克服困扰。后来通过父母的沟通和申请，对咨询收费给予了适当的减免。在来访者犹豫期间，心理咨询师需要耐心等待，本着人不求我不助的原则，不可以催促来访者。

通过来访者提交的关键词，需要接受帮助的主要问题陈述，心理咨询师对来访者基本信息的询问和了解，运用问题清单、愿望清单、贝克抑郁量表（BDI）、简明精神问题量表（BPRS）

等简单快捷的常用工具，配合必要的心理测评和分析，让来访者的主要问题得到有效地澄清，可以避免把问题复杂化，避免心理咨询师的主观推断给来访者贴标签。

来访者的症状自评量表(SCL－90)表明躯体化、人际关系敏感、抑郁、焦虑、恐怖指数处于阳性状态；卡特尔16种人格因素问卷(16PF)表明敏感、忧虑、紧张等人格因素明显偏高，天真易冲动；明尼苏达多项人格问卷(MMPI)表明疑病、抑郁、癔症、焦虑、强迫属于异常状态。结合来访者的自述和感受，对于来访者存在的强迫思维的分析评估，就比较容易得到认同和共识。

为了保持良好的学习成绩，顺利地参加高考并实现自己的愿望，来访者在提交的生活史调查表里表明了自己寻求心理辅导的目标是："心理疾病治愈，高考成绩理想。"并认识到自己对于心理咨询的看法是："原先寄予厚望，现在知道这只是手段，真正解决问题还是要靠自己，不过这是有效的手段。"

第二阶段：找到问题成因，选择方法技术，布置适当作业，认知反省调适

近来强迫思维仍然存在并纠结，没感到有动力，比较淡定。我需要心态平和，平常心，顺其自然。我可以学100首英语歌曲，当强迫思维出现时，马上复习最近学的一首歌，反复唱。稳定85分；自信92分；希望80分；情绪75分，把这四个维度提高到多少分我才满意呢？我希望是90分、95分、90分、90分。我给自己90天时间，分三级实现这个目标，我要做到想方设法尽一切努力去实现自己的愿望。

目前改善达到了60%，我每个月争取进步10分，那么90天就可以达到目标，强迫思维就可以基本消除。我现在的感觉是强词夺理，辩解大大减少了，低调、深沉一些了。我还要多一些接纳，减少排斥和敌对。信任度92分，配合度92分，作业完成度92分。今天的作业是画人生金字塔。下面是我提交给刘老师的人生金字塔作业。

我在尽量减少消极的负面情绪，近来情况好一些了。这次会考成绩还可以，考试心态好，感觉也不错。自评好转程度70%，效果还是比较满意的。强迫思维仍然存在，发生的次数和频率比以前减少，持续的时间变短了。复习以前的内容，认真记录评估自己的强迫思维。作业的持续和认真很重要，平淡的，看似没有意义的，其实是最真实的，最需要我们去做的。

我感觉妈妈对我有些关爱过度，我需要和妈妈做适当的沟通。刘老师建议我要带着感激善意的语气说。会考成绩公布了，最高分是40分，我得了38分，蛮好的，满足了。阅读练习基本上是背诵的，自评88分。

近来情绪好了不少，消极的思维减少了，积极的自我意识开始抬头了，要继续这样。对很多稀奇古怪的、无聊的、消极的、负面的、没有必要的思维，可以一笑了之。淡定一点，不去纠结它。目前基本可以正常学习了。

刘老师表扬我了，说我进步很大。认真复习以前的咨询内容。成功就是反复地做相同的事情。信任度90分，配合度90分，作业完成度92分。这三项指数保持现状，效果会更好，好转度75%。保持愉悦的心情，强化正面的好转度。效果是令人满意的，要善于发泄。

我填写了情绪强度记录表。

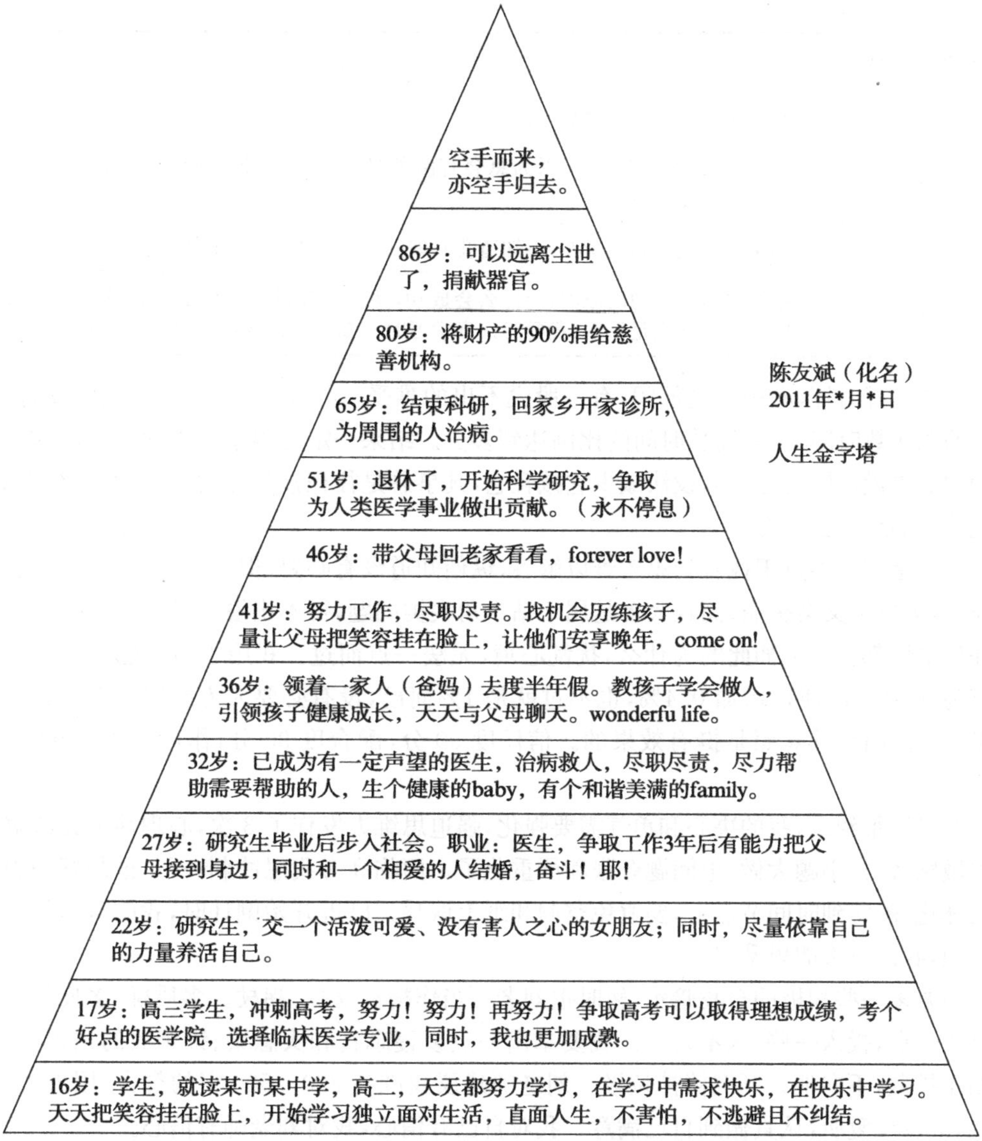
空手而来，
亦空手归去。
86岁：可以远离尘世了，捐献器官。
80岁：将财产的90%捐给慈善机构。
65岁：结束科研，回家乡开家诊所，为周围的人治病。
51岁：退休了，开始科学研究，争取为人类医学事业做出贡献。（永不停息）
46岁：带父母回老家看看，forever love!
41岁：努力工作，尽职尽责。找机会历练孩子，尽量让父母把笑容挂在脸上，让他们安享晚年，come on!
36岁：领着一家人（爸妈）去度半年假。教孩子学会做人，引领孩子健康成长，天天与父母聊天。wonderfu life。
32岁：已成为有一定声望的医生，治病救人，尽职尽责，尽力帮助需要帮助的人，生个健康的baby，有个和谐美满的family。
27岁：研究生毕业后步入社会。职业：医生，争取工作3年后有能力把父母接到身边，同时和一个相爱的人结婚，奋斗！耶！
22岁：研究生，交一个活泼可爱、没有害人之心的女朋友；同时，尽量依靠自己的力量养活自己。
17岁：高三学生，冲刺高考，努力！努力！再努力！争取高考可以取得理想成绩，考个好点的医学院，选择临床医学专业，同时，我也更加成熟。
16岁：学生，就读某市某中学，高二，天天都努力学习，在学习中需求快乐，在快乐中学习。天天把笑容挂在脸上，开始学习独立面对生活，直面人生，不害怕，不逃避且不纠结。

陈友斌（化名）
2011年*月*日

人生金字塔

情绪/焦虑程度(%)	处境或状态简要描述
0	和一群同学一起吃饭聊天时，玩游戏入神时，晚上洗澡时。
10	中午睡不着觉时，不过通常打铃该起床就好多了，即使没睡。
20	生活中遇到敏感的词汇时，如“神经、抑郁……”一系列让我联想的词，人或故事。
30	没有任何事做时，想不透人生的真正价值。
40	想到自己学习时间比别人少，或因为心理毛病影响学习时，心理不平衡。
50	做事老是深入思考为什么时。
60	当我分析的不知道有没有问题的那种情况出现时。

续表

情绪/焦虑程度(%)	处境或状态简要描述
70	看到父母难受,心里愧疚时。
80	思考做人、做事态度时,因为总会有两种对立的观点,各有所长,不知道自己该持有何种态度做事。
90	纠结不清我的问题所在,不知道我心理问题的原因、本质和解决方法。
100%	不知道自己行为的原因,为什么会成功,还有不知道一些词语的意思,如:怎样才叫认真?什么是乐观,我要我认真学习时不知道怎么做?不知道如何集中精神?

这周时好时坏,心中很是郁闷,有一股说不出的难受。刘老师让我计算一下,每周强迫思维的总次数时间,占一周总时间的比例达到多少。结果一定是很小很小的比例,所以用不着为此而恐慌。同时还可以设法减少它减轻它,凡事总是往积极的方向去思考,没有必要总是往消极的地方去思考。

我总是有太多过于执着的思考难以解答,纵使知道没有必要,但不得出答案心里就总会怪怪的,去思考又会头痛,而且大多是属于钻牛角尖类问题,得不出答案,以至于现在基本上做任何事情都会产生如此的为什么,扰乱心境,无法一点而过。我用于强迫思维的时间,经计算为 0.6%,即使再增加 0.4%,也不过就是 1%而已,没有必要人为地加重难受的感觉。我发现做表格统计对照是挺有效果的。信任度 90 分,配合度 90 分,作业完成度 93 分,好转 78%。

我最近很纠结,我的决心和勇气需要强化,强迫思维大发作了 3 次,心理冲突无法解决。有些敏感,常常小题大做,把问题夸张和严重化了。面临高考我想冲刺一下,这是好的想法。要具体化,落实到时间节点上,要避免空洞和纸上谈兵。已近开始倒计时,我的时间很宝贵,很有限,我没空去胡思乱想。

我要多一些积极的自我暗示,暂时把刘老师当作精神支柱,拐杖。多质疑,多反问,多让自己忙一点,投入一些,永不言弃。我要拿出一点废寝忘食和头悬梁、锥刺股的精神来。坏情绪不扩散,不向他人倾倒精神垃圾。刘老师建议我准备 300～500 字的誓言,用力大声反复念,录音反复听,认真做到自己满意。我对自己有信心,我对刘老师有信心。

尽管近来强迫比较频繁,心理冲突比较多,可是我还是坚持过来了,这说明我自身有一定的毅力。强迫是欺软怕硬的,如果我比它强,它就奈何不了我了。我的意志要坚强起来,要悦纳自我,我脸皮薄,太敏感,我要脸皮厚一点,死猪不怕开水烫。我把发给刘老师的短信都记录下来,回头看看是会有帮助的。明确目标,把目标细化,蚕食目标,实现它。心动不如行动。

最近学习忙,强迫思维就少了一些。问题清单没有做,原因是太乱太多。一个多月过来了,看起来我虽然没有把问题都解决,但是我能够抑制它。我有一定的抵抗力,我没有崩溃。也就是说,强迫症状并不能把我怎么样。这样的认知改善证明我强大了,坚强了,免疫力提高了,我是有进步的。

高考倒计时了,我的身份是学生,我的主要目的是把高考考好。强迫思维,人际关系烦恼,暂时放一边去,一切让位让道给高考。时间少,别浪费,高效地学习,愉快地学习,与学习交流对话，自言自语，多一些积极的自我暗示。我一定要考好高考，等我高考以后，再回来对付强迫思维。

我发现刘老师说的很多话，都能变成我的话，刘老师说出了我的心声。我敏感，要找到脱敏的方法。在没有找到之前，让问题冷冻起来，让问题先睡觉。我要开发自己的潜意识，让潜意识来抵抗强迫思维，用潜意识来抵抗敏感和猜疑。我会时刻提醒自己，我的潜意识能量是巨大的。总体说来，我是有进步的，我的好转度已经达到了80%。

这段时间总体状态不错，不过最近有些小波动，波动难受程度为1～2，不是很难受。我的这个表达和感受，表明我已经基本上接近正常了。强迫思维的频率次数和难受程度有了很大的改善，我和刘老师对目前的心理疏导效果都是满意的。

我还需要复习和巩固以前学到的关于调整和改善强迫症的相关知识。现在看来，对我来说强迫症并不是可怕的，可怕的是走进去出不来，而我已经出来了。如果一点小波动都没有，反而不正常。用合理的积极情绪去替代不合理的消极情绪，这个月大多数时间我没有去理睬强迫思维，只是经常在产生消极暗示时，提醒自己放松、无视、当为。微笑练习还不习惯，我还需要注意营养，补充维生素。

信任度93分；配合度90分；稳定性86分；自信心90分；希望85分；情绪91分；改善度88%。

以下是我的第五次至第八次咨询会谈连接作业表。

第五次咨询会谈连接作业表

1. 上次会谈我们讨论了哪些重要的问题？你从中体会到了什么？（1～3句话）

人生金字塔，提高自我管理能力，择优录取矛盾的事物。方向比勤奋更重要，要学习认识自己，不要一味地按照他人所说的去做，要学会扬弃，不过不要过于害怕，根据实践不断完善，尽力就好了。

2. 上次会谈有什么使你烦恼吗？你有什么事情不愿意讲吗？

没有。

3. 你这一周怎么样？与其他周相比，你这一周的心境如何？（1～3句话）

这一周都是自习，心理矛盾减少了，但还是很容易被他人言语所影响。要会考了，知道要保持良好心态，但心结还有残留，不过我还是有信心的。

4. 这周有没有什么重要的事情发生并需要讨论？（1～3句话）

要会考了，总感觉自己因为有强迫症而没法尽力，总认为强迫症影响学习。无可否认，确实可能有影响，但是有谁又能在学习时没有干扰，况且其实强迫症的影响并不大，我越是在意影响越大，所以最好是不必理会，不必太过在意，尽力就好。

5. 你想要将什么问题列入日程？（1～3句话）

关于“顺其自然，为所当为”的正确理解，是要自己参悟，不去管他，做该做的事就好了。难受的时候会告诉自己“别纠结”，这时候就会想起网上的一种观点：“你越是想不纠结，就越要纠结”。于是我又开始纠结这句话，试图想说服自己，接着一堆思想就冒出来，形成了恶性循环。

6. 你做了或没做什么家庭作业？你体会到了什么？

做了人生金字塔，已完成，但需修改，下次再交。阅读练习，时间安排表是安排出来了，可是却难以施行，只能大概去做。

第六次咨询会谈连接作业表

1. 上次会谈我们讨论了哪些重要的问题？你从中体会到了什么？（1～3句话）

看了段视频，明白人要学会坚强。列出质问句，这个方法我用了，可是每当我出现强迫思维时，一用质问句，自己就会立刻反思："我是不是太在意症状了，太过在意症状是好不了的。"但之后又意识到我的这个反思其实就是太过在意了，遇事难受程度更进一步，难以停息。

2. 上次会谈有什么使你烦恼吗？你有什么事情不愿意讲吗？

没有。

3. 你这一周怎么样？与其他周相比，你这一周的心境如何？（1～3句话）

与其他周相比大同小异，并无很大区别，难受的时候还是很难受。

4. 这周有没有什么重要的事情发生并需要讨论？（1～3句话）

颇感压力，不知道对压力是该顺其自然还是要自我减压，纠结！自己想去自我控制一个坏毛病，又怕太过在意形成强迫，不去理睬，难道要坏毛病肆意妄为？纠结！

5. 你想要将什么问题列入日程？（1～3句话）

脑子很乱，不知道什么该思考，什么是不该纠结的，于是又落入了另一种形式的强迫，逢事会纠结该不该思考这件事，会纠结我是否顺其自然，会纠结怎样才能顺其自然，接着又会因为这些纠结而纠结。还有，现在症状越来越多，也很复杂，不过当我出现其中一个症状时，其他症状便会减弱。

6. 你做了或没做什么家庭作业？你体会到了什么？

坚持阅读，感觉没多大进展。看了很多关于强迫的资料，矛盾重重，疑虑太多，纠结，每个人都各执一词，甚至自相矛盾，什么乱七八糟！加强时间管理，加强自控力，但不知什么是好是坏，我害怕违背了顺其自然。

第七次咨询会谈连接作业表

1. 上次会谈我们讨论了哪些重要的问题？你从中体会到了什么？（1～3句话）

讲了一些在强迫思维出现时的应对方式以及设定了5个目标分数，分3个月完成。

2. 上次会谈有什么使你烦恼吗？你有什么事情不愿意讲吗？

不知道心中有何感想，但就是难受。

3. 你这一周怎么样？与其他周相比，你这一周的心境如何？（1～3句话）

这周心情很复杂，较烦躁，很烦。

4. 这周有没有什么重要的事情发生并需要讨论？（1～3句话）

会考成绩公布，蛮好的，满足了。腹内有股火，同时大腿就感觉不舒服，动也不是，静也不能，我不在意它的时候没什么，一想到它症状就开始来了。耳部、颌部及大腿总共出现4个淋巴结，刚开始会痛，慢慢不痛了，但是淋巴结可以滑动，同时不再消失。这几个问题不是同一时间出现的，最早的有半个月了，还有一个更早，是3年前的了。

5. 你想要将什么问题列入日程？（1～3句话）

对于上面的问题我该怎么办，这只是我的疑病症吗？我该不该去检查？我担心由于我自身的缘故,越检查越复杂,可是又怕真有病,怎么办?老师可以给点建议吗?

6. 你做了或没做什么家庭作业?你体会到了什么?

听英文歌,阅读。

第八次咨询会谈连接作业表

1. 上次会谈我们讨论了哪些重要的问题?你从中体会到了什么?(1～3 句话)

妈妈对我过度关爱。我要独立面对生活,虽然现在依然需要父母帮助,但尽量做好自己力所能及的事情。

2. 上次会谈有什么使你烦恼吗?你有什么事情不愿意讲吗?

没有。

3. 你这一周怎么样?与其他周相比,你这一周的心境如何?(1～3 句话)

强迫思维的影响力减弱,但心中的结依然未解,所以还会时常感觉不舒服,但基本可以正常作息。心境就是好无聊,但又不想学习。

4. 这周有没有什么重要的事情发生并需要讨论?(1～3 句话)

上星期强迫问题频频出现。

5. 你想要将什么问题列入日程?(1～3 句话)

感觉大部分问题我都知道该如何应对与解决,但就是难以做到不在意强迫思维,因为每次强迫出现不是心慌就是烦躁,还是放不下。

6. 你做了或没做什么家庭作业?你体会到了什么?

列了表格,可是数据不是十分精确,因为很多情况下无法记录到,过后又忘记了,虽然如此,但还可以说明问题。

刘义林博士点评:

“我妈妈对我关爱过度,她温柔又坚强,唠叨却充满爱,我离不开这唠叨。”“我希望减少恐惧、担忧、焦虑、迷茫、纠结、自责、心理不平衡、内疚、矛盾、心慌、紧张;增加满足感、快乐、轻松、愉快、放松、欣慰、安心。”这对于一个“乖孩子”和自己认为具有“胆小、多虑、想太多、缺乏自信心、缺乏独立性、自我要求过高、心理矛盾突出”等缺点的未成年人来说,不难看出问题是由于家庭环境因素和自身性格特征而产生的。

避免把问题复杂化,避免揭伤疤造成二次伤害,避免寻根究底和追究责任,通过认知疗法、行为疗法、阅读疗法、音乐疗法、运动疗法、芳香疗法、脱敏疗法等方法和技术,可以不同程度上帮助来访者达到调整认知偏差、改善适应性不良思维模式的目的。森田疗法的不问症状、不纠结过去,活在当下、为所当为,也是帮助来访者缓解和调适强迫思维的有效方法,在来访者的积极努力配合下,逐渐产生了良好的效果。

阅读练习、简单算数练习、愿望清单、问题清单、幽默短信、提问自动化思维练习、人生金字塔作业、情绪强度记录、解决灾难化思维的三分法练习等作业,在来访者的积极配合和尝试下,在不同程度上帮助来访者克服强迫思维,改善和调整认知偏差,起到了一定的辅助作用,起到了缓解焦虑抑郁、专注于当下的学习和高考、避免胡思乱想、增加积极情绪和积极的自我暗示的效果。

来访者认真填写每一次咨询会谈连接作业表,在认知→反省→调适方面做的努力和尝试，产生了比较有益的作用。“我发现当我不胡思乱想地认真做一件事，我就会舒服多了。”“我认为积极、当为、放松，是我成功的关键，我正在努力尝试。”改善的过程，就是一个学习的过程。天下事有难易乎？为之则易，不为之则难。激活来访者的改善愿望，最终让来访者自己给自己更多地积极的自我暗示，用自身具有的能量和免疫力来埋葬强迫思维。

第三阶段：发现优势亮点，养成积极情绪，确定有无进步，归纳评估总结

我现在基本上已经恢复正常了，我现在的好转度可以评到90%。还有一些消极情绪需要克服。特别担心高考发挥失常，最近对学习缺乏热情与力量。最近有点波动，当初的强迫思维难受度为10分，现在的难受度为1～3分。上次短信告诉刘老师，我报了某大学，一本重点，我觉得成功的概率为40%～50%，关键在于争取，在于去创造不可能。

刘老师建议我不给自己贴标签，不让自己难受。笑对人生，笑对高考，重视每一次模拟考试，正常发挥。当我不舒服时，我就给刘老师发短信或更快乐一些。我体会到：人生其实有许多快乐面被我忽略了。我可以生活学习得更快乐一些。过去的不良情绪和强迫思维，已经不能再对我构成威胁了，我的自我免疫力提高了。

贝克抑郁量表（BDI）4分正常，简明精神问题量表（BPRS）27＜35正常。初次测评BPRS是72＞35，现在正好反过来。说明通过这段时间的心理疏导，精神问题指数恢复了正常。我很感谢刘老师，同时我也是非常努力配合的。不过我还要继续坚持，避免反弹。我认为我的付出是值得的，我的家人对此也有同感。刘老师观察到我的精神面貌也比以前好多了。

贝克抑郁量表（BDI）测试结果比较

次数	第一次	第二次	第三次	第四次	第五次	第六次	第七次	第八次	第九次	第十次
日期	1112	1127	1212	1227	0112	0127	0212	0312	0412	0512
分数	24	16	14	13	14	10	9	8	4	3

最近这三四次月考都是全年级的前三名（文理科共24个班，1 200多人）。如果维持现状，我考上某大学的可能是很大的。我还可以适当进步，我不骄傲，我要自信。从此以后，我再也不需要胡思乱想了。人有一些奇怪的想法是偶尔的，正常的，没有必要去纠结它，我要憧憬也许会有比预期更好的结果。

最近压力倍增，高考越来越近了。有些焦虑，不过都困不住我，我可以应付。我最近总是担心我会因为强迫症而以后不适合做医生，我害怕我承受不了医生太大的压力，这会让我感到一种理想被灭的失落和恐惧，我有让自己很忙，让自己作为，效果很不错。但强迫是无法消失殆尽的。比较测试结果，第五次月考是全年级第二名。

通过分析咨询记录和数据对比，我着实有了进步，我很满意。现在即使强迫不断来袭，我也可以毫不在意。唯一的困扰就是担心高考当天，会因为强迫思维影响状态。就算如此，我也可以应付。“认真学习是对抗强迫的灵丹妙药。”刘老师建议我试一试芳香疗法，使用芦荟精油、柠檬精油、檀香精油配制的芳香精油来改善心情。改善强迫的同时，注意不要加重抑郁。按照要领认真练习马步冲拳，从60次开始，终极目标是600次，培养阳刚之气。阅读

练习要继续，磨刀不误砍柴工。

目前我的焦虑、抑郁、紧张、困扰，都基本上恢复正常了。第六次月考是全年级第四名，我要争取保持状态，挑战第一名。我要牢记永不言弃，竭力争取。心态决定命运，知识改变命运。敢问路在何方？路在脚下。每天保持饮水量 3 000 毫升，多吃蔬菜水果，顺其自然，为所当为。

最近情绪起伏比较大，强迫思维经常发作，这几天每晚都会大发作一次，7～8 分严重，我觉得跟学习压力大有关系。我觉得如果我心机一转，像幻灯片切换那样，美好的未来一个接一个地出现，心情越来越好，新的情景画面越来越让人感到高兴和鼓舞，心里便充满了愉快、兴奋和能量。

用这个能量来更好地克服当前的困难，提高学习效率，这就叫幸福联想。自己设定几组联想，让这些联想足以消除强迫思维带来的负面情绪。使用柠檬空气清新剂，调整心情。试一试乾坤大挪移，就是用一种意念，把强迫思维象征性地全部搬走。用愚公移山的精神来战胜强迫，重树信念。海边的水母，我会反复被它刺吗？看见它我该怎么办？离它远点。

在强迫思维出现时，也离它远点。在强迫多发时段，晚饭后，睡觉前，在手上套上橡皮筋。当强迫出现时，根据强迫程度改变力度，拉弹橡皮筋 3～5 次，用疼痛来赶走强迫。多练习深呼吸，尽量让自己放松，什么都不想。然后给自己下命令，数一、二、三，立即投入高效学习。常常对自己暗示："我快乐，我阳光！"把精神垃圾统统扔掉。多用三个穴位：合谷、天灵盖、足三里。活在当下，保持愉悦的心情很重要。

只要心情保持放松的话，我强迫的程度就没有那么严重。问题就是要保持放松，我买了柠檬空气清新剂用，有效果。最近总体上还是有进步的，强迫思维反复出现，到了最后我都能够战胜它，看来我的能量比它强大。用这种思维方式，今后不管它何时出现，我都是胜利者。尽量减少一环扣一环的胡思乱想。用高考的紧迫感来让自己集中精力，冲刺高考。还有 60 多天了，我要加油，我必须战胜强迫，才能实现我的愿望。

练习马步冲拳的时候，是肯定没有强迫的，多想象自己在做马步冲拳。每节课给自己一分钟的开心时光，大声吼叫，学唱英语歌。注意力不集中的时候，反复刺激三个穴位。早上洗一次冷水澡，要坚持培养好的习惯。我一定要做到！我一定要成功！一天三次冷水澡，可以提高学习效率，让自己精力充沛，让强迫减少。这一次月考又恢复到年级第三名了。保持状态，保持好心情。

近期联考取得了年级第二名，成绩不错。但随之而来的这些坏状态让我为之担忧，纠结"顺其自然"。多看到自己的优势，避免灾难化，不必人为地把问题夸大了。试过弹橡皮筋，有效果。可以继续使用这个方法来减少胡思乱想。我的学习能力是没有问题的。

这一年多来，强迫思维都存在，没有连根除掉。但是学习成绩是稳步上升的，现在的联考年级第二名说明我上一本重点是有希望的。如果我保持目前状态，不求第一，但求稳定，不退步，我就没有什么可担忧的了。走过来的路，证明我是能够做到的。

今后不谈纠结与顺其自然，想办法让自己开心愉快就行，多给自己一些奖励，多写一些鼓励自己的短句。反复强化、认同、坚决、大无畏、无所谓，天塌下来有个高的先顶着呢。一有纠结就跳绳 300 下，用运动和躯体的疲劳来使纠结无法继续。自己想办法战胜纠结，多换办法，我不能让纠结来战胜我，我一定能战胜纠结。

我要寻求自己的利益最大化，对自己不利的事情尽量不要去做，多喝水、多吃蔬菜水果，努力保障睡眠时间。注意临场发挥，不必紧张，保持思路清晰，大脑不要缺氧。常常嚼口香糖，多练习大张口，缓解思维疲劳。多做上肢活动，肩颈多活动，多让肩上的肌肉放松。要相信自己的能力(免疫力、抵抗力)。想办法去收拾纠结，比如让它喝醉，把它从山顶上推到海里去等，还有很多收拾它的办法，我应该可以想到。

近来不算太坏，也不算太好，经常会难受，但我依然可以正常生活。学习成绩也没有下降。还是保持全校前2～3名这个状态，全年级有1 200多人，我的成绩是令人满意的。我只需要保持，不大起大落就够了。还有20多天就高考了，高考前再来一次减压。记得第一次来见刘老师的时候，有痛不欲生、不知所措的感觉。通过多次心理辅导，我感到自己的心理素质提高了，强迫症状明显减轻了。

我感到我现在的好转度是88%，刘老师建议我要注意反弹，避免复发，不要得意忘形。刘老师说自己每天从早到晚也有多次胡思乱想，所有正常人都会有许多胡思乱想。我需要把自己的强迫思维标签拿掉。

一般早上起床和午休时间，强迫思维会多一些。运用条件反射原理，驱除强迫思维。行动上采取三多一少，多听、多看、多做，少说。百病从口入，百祸从口出。人生总有不如意的地方，忍一忍就过去了。人不可能完美，有缺点也会有优点。学会扬长避短，学会热爱生活，学会感恩。

我身上有多疑的气质，我要学会信任他人。我切实行动了，就可以引发出积极的东西，唤醒我的抵抗力、免疫力。扫描自己的身体，给各部位命名或替换成学科知识，反复扫描等于反复复习。多一点户外活动、有氧运动，多亲近大自然，触发灵感。学如逆水行舟，不进则退。我给刘老师发了好多短信，前面紧张难受，后面渐渐就没事了。我可以把强迫搞定，我目前基本接近正常了。

今天下午一出家门状态就很好了，太奇怪了，前几天一直状态不好，很难受。有时候学习受影响，情绪低落，很纠结，胡思乱想严重，现在见到刘老师心情很放松，什么胡思乱想都没有。奇怪！难道强迫思维害怕刘老师，知道我要去见刘老师，逃走啦?

刘老师建议我暗示自己在未来的十多天里，多想高考的超常发挥。把胡思乱想变成知识扫描，变个戏法或者魔术。或者使用哈利·波特的魔法棒来帮你复习，来帮你高考。用想象、意念来增强高考的信心。用空椅子技术给自己做高考前的心灵对话。注意进入和出来，进入时打招呼，出来时告别。陈友斌你好，其实你很有天赋，只要高考有一个好状态，就可以正常发挥，你一定要努力，一定可以让所有人都大吃一惊！你的未来充满光明，充满希望。虽然你现在很痛苦！但相信终有一天可以超越痛苦，化茧成蝶。你会成功的，下次再见。

刘老师建议我安排强迫思维出国旅游一段时间，我觉得这个方法很好，我要多试试，我觉得一定会管用的。我的情绪我做主，我是可以调节和控制我的情绪的。不开夜车，不打疲劳战，轻松愉快，兴奋点低一些。没必要给自己找麻烦。

刘老师建议我搞个简单仪式，让自己在某年某月某日某时某地，把强迫思维埋葬了。我一狠心，也没必要安排你出国旅游了。期待着高考成功，理想实现，今天的状态是不错的，等考完之后再来做一次评估测试。

上次从刘老师那里一回家，我就把负面思维埋葬了，这几天感觉自己强大了，和强迫思维斗争的能量增加了，它变成幽灵，不堪一击了，这个方法很好。这一周基本可以维持稳定情绪，有进步，离高考还剩10天了。没有什么特别行动，还是顺其自然，水到渠成。下周上两三天课就不上了，在家复习。考场在本校，可以提前看考场，熟悉环境，避免紧张。

刘老师建议我提前半小时到达考场，不开夜车，不打疲劳战，放松扫描，坦然面对。不急于交卷，先把姓名准考证号等基本信息填好。先做有把握的、容易做好的题，然后回过头来做有难度的题，不要抱着一个题想半天。七分饱，不喝太多水，保持沉默低调。不起哄，不争论，考过就放一边。不纠结，不回忆，准备下一科。一直到考完都认真严肃，决不轻敌。早上适当运动，注意安全。不匆忙，不慌张，自信满满，相信自己是最棒的。

我一直习惯考试前，在草稿纸上写一两句鼓励自己的话。这次写什么还没想好，我会在前一天想好的。所有问题维持现状，等考完之后再收拾它们。去考试时把柠檬、檀香精油喷洒一些在衣服上，让芳香的气味使头脑保持清晰状态。

只要正常发挥前11次模拟考试的水平，高考也不过是一个严肃一点的模拟考试罢了，没有必要有太多的焦虑和紧张。注意饮食睡眠，不太刺激，不太激动，多放松，多一些积极的自我暗示。多洗澡，勤换衣，多呼吸新鲜空气，保持头脑清醒，听听音乐，多想一些愉快的事情，多准备一些鼓励自己的话。

不要去问太多的为什么，很多事情，只有现象，没有结果。现实一些，聚焦一些，盯住一个点，认准一条路。埋头苦干，奋勇直前，莫回头，莫等闲。可以用这两首诗词转移一下注意力，李白的《将进酒》，岳飞的《满江红》。读一读"够你用一辈子的话"，发一点感慨，自我对话一番，不用负面情绪来陪伴自己。

人逢喜事精神爽，对我来说高考是人生一大喜事，是一个重要的机会，不是革命烈士奔赴刑场就义。我是有斗志的，我是不怕高考的，我是有拼搏精神的。我一定能够取得高考好成绩。反复强化，不断给自己信心和勇气。一切正常化，和平时没两样。

高考只是人生的一部分，不是全部。紧张也没用。吃得也别太油腻，早点睡。比平时早睡早起，适当运动放松。多看绿色植物，多远眺，保持心情愉悦和舒畅。偶尔大声吼叫几声，每天音量开到8，大声用力说：我快乐！我阳光！刚才我做到了，这些事都很简单。

只要我想做，没有做不到的。天下事有难易乎？为之则易，不为之则难。在这个节骨眼上，不必去关注别人只需要关注自己就行了。这几天我就豁出去，啥也不想，啥也不管。只管放松，只管保持良好的记忆状态。

只要不短路就行了，我一定会超常发挥，如果超常发挥有困难，我就正常发挥吧。来的时候心情有点沉重，有点负担，有点焦虑和纠结，现在心情好多了。负面情绪一抬头，就立刻用一个魔法棒把它们统统打走，体会身体每一个部位的放松。

咨询结束后的回访信息：

高考结束后的情况都不错，高考700多分，成绩是优秀的，一本重点是没问题的。考前压力比较大，有一点扛不住，考前的几次心理疏导有比较大的作用。特别是积极的自我暗示，把负面情绪埋葬的方式，让自己有更多的勇气去战胜强迫思维。当初的症状与现在的情况相比，改善度达到了93%，我和妈妈都觉得很满意。

现在的问题是有时候还存在不安和恐惧，偶尔会想没有意义的为什么，奇怪的为什么，然后就有2～3分的恐惧。刘老师建议我大学期间把精力多投入学习，多培养兴趣爱好，多参加社团活动,不要死读书,不做书呆子。要关心时事政治,争取入党。

回顾整理了一下咨询记录,我对刘老师这个阶段的服务感到满意。上大学后,我尽量每月一次电子邮件与刘老师保持沟通交流,做自己的精神分析和情绪调控,坚持长期地做,这样就可以避免强迫思维复发。当初在我症状严重的时候,有过休学和复读的想法。

值得一提的是,我被某一流大学录取了。在此,特别感谢刘老师对我的帮助,我同意刘老师使用化名将我的案例用于教学,用来帮助其他受强迫思维困扰的人。

以下是我的第九次至第十二次咨询会谈连接作业表。

第九次咨询会谈连接作业表

1. 上次会谈我们讨论了哪些重要的问题?你从中体会到了什么?(1～3句话)

开发潜意识,冷冻问题,专心高考。

2. 上次会谈有什么使你烦恼吗?你有什么事情不愿意讲吗?

没有。

3. 你这一周怎么样?与其他周相比,你这一周的心境如何?(1～3句话)

这一周时好时坏,心里很是郁闷,一股说不出的难受。

4. 这周有没有什么重要的事情发生并需要讨论?(1～3句话)

有,总是太过执着思考难以解答,没有必要的为什么,纵使知道没有必要,得不出答案,心里就总会怪怪的,去思考又会头痛,而且大多数问题等于钻牛角尖,得不出答案的。以至于基本上现在做任何事都会产生如此的为什么,扰乱心境,无法一笑而过。

5. 你想要将什么问题列入日程?(1～3句话)

没有必要的问题可以一笑而过,那是否先要让自己清楚这个问题有无必要呢?可是我一去弄清楚有无必要,在这个过程中心里就会进行辩驳,而且通常是不分上下,十分矛盾,没有答案,我该怎么办?

6. 你做了或没做什么家庭作业?你体会到了什么?

做了表格,可是每次强迫出现时我便会提醒自己"顺其自然,为所当为"便尽快去做事,很多时候会忘了做记录,不知道这样做出的表格有没有效果。

第十次咨询会谈连接作业表

1. 上次会谈我们讨论了哪些重要的问题?你从中体会到了什么?(1～3句话)

讲了一些我的变化,确实我有进步哦。

2. 上次会谈有什么使你烦恼吗?你有什么事情不愿意讲吗?

无。

3. 你这一周怎么样?与其他周相比,你这一周的心境如何?(1～3句话)

好的时候似乎什么事都没有,但只是暂时的,糟的时候就什么事都做不了。

4. 这周有没有什么重要的事情发生并需要讨论?(1～3句话)

强迫症大发作了三次,就只是因为心里有个冲突无法解决。

5. 你想要将什么问题列入日程?(1～3句话)

原本出现了强迫时我会进行积极的心理暗示,可是我通常暗示之后都要经过一番分析来验证我的暗示是正确的。如暗示自己当为,我不会马上去当为,而是会思考当为的好处,这样一来心里固然舒坦。可是这与“多做少想”相违背，不知为什么这两个想法起了矛盾，我又不知该如何解决。结果再次暗示时会纠结良久，以至于一学习就会纠结暗示这东西，而且停不下来，提醒自己当为又会陷入开始时的泥潭，什么都做不了。

6. 你做了或没做什么家庭作业？你体会到了什么？

想冲刺一下，所以关于这方面的作业都没做。

第十一次咨询会谈连接作业表

1. 上次会谈我们讨论了哪些重要的问题？你从中体会到了什么？(1～3句话)

唤起免疫力，让自己忙一点，投入学习。

2. 上次会谈有什么使你烦恼吗？你有什么事情不愿意讲吗？

没有。

3. 你这一周怎么样？与其他周相比，你这一周的心境如何？(1～3句话)

半个月来，强迫是比较频繁的，心理冲突较多，可是我还是坚持了过来，心境浮躁，消极暗示无法控制。

4. 这周有没有什么重要的事情发生并需要讨论？(1～3句话)

感觉脑中懂得道理太多就容易产生心理矛盾，当我想去解决这矛盾时，又会因为消极的暗示及思维陷入强迫的泥潭。

5. 你想要将什么问题列入日程？(1～3句话)

问题就不谈了，不想给自己太多负面信息，而且这些问题也得不到解决，想想如何更好当为。

6. 你做了或没做什么家庭作业？你体会到了什么？

做了录制自我宣言，感觉录音机里我的声音很怪，所以才听了几次，打算这周日再录一次，还有我录音的时候总是放不开，听的时候更不好意思了，感觉有点傻傻的，呵呵，脸皮太薄。高考，我来了，高考，我爱你！

第十二次咨询会谈连接作业表

1. 上次会谈我们讨论了哪些重要的问题？你从中体会到了什么？(1～3句话)

去大学后尽量一周发一次邮件与刘老师沟通交流。

2. 上次会谈有什么使你烦恼吗？你有什么事情不愿意讲吗？

上次老师让我整理问题清单，可我总是毫无头绪，因为我的问题实在太乱、太多了。根本来说，这些问题都是我的胡思乱想以及抵抗性思维(自己折磨自己)的产物，无法用几句话来总结所有问题，而且每当我总结时心里会很纠结，强迫会犯。

3. 你这一周怎么样？与其他周相比，你这一周的心境如何？(1～3句话)

可能因为忙了，很难受的情况没有出现，只是每次在学习时都会出现小强迫，我总要先坚定决心后才能学习，而且还是放不下那些没有必要的为什么。

4. 这周有没有什么重要的事情发生并需要讨论？(1～3句话)

我发现我和同学老师之间的交流越来越少，而且遇事总会冒出一个想法来束缚自己，只不过我无视这些，即使无视的过程也要进行心理斗争，不过我相信慢慢会好起来的。

5. 你想要将什么问题列入日程？(1～3句话)

我举个例子：我在做事，这时有音乐响起，我就会想如果在音乐停止前做完事，我就会成功。反之,我就会失败。这样一来,心态会起变化,但我不知道这是好是坏。我觉得,适度的话,这是一个督促自己的好方法,过度的话,只会让我疑神疑鬼,希望老师给出建议。

6. 你做了或没做什么家庭作业?你体会到了什么?

上次没有告诉刘老师,高考结束后不久我就向喜欢的女生表白了,所以现在已经有女朋友了,不过希望刘老师不要告诉我的父母。有一点点纠结,因为强迫的对象开始转移到女朋友身上了,总是猜疑和胡思乱想。

刘义林博士点评:

来访者善于思考、善于学习,具有懂事、善解人意、聪明、可爱、谦虚、比较坚强、平易近人、严谨、忍耐力强等优点,按时来访从不迟到爽约,有自己的追求和理想,比较容易接受引导和暗示。来访者积极配合咨询疏导、认真努力完成作业,一直保持比较优秀的信任度、配合度、作业完成度,值得肯定和表扬。

引导来访者学会使用三分法做选择,养成积极情绪,减少负面能量,用自己取得的成绩和进步来强化自己的自信心。让来访者及时和家人分享自己的进步和喜悦,保持良好的心态和家庭氛围。提供比较丰富的关于高考的相关信息和注意事项,让来访者对自己的学习能力和高考成绩充满信心。

通过复习和回顾咨询记录,对主要问题使用1~10的数字来表述和评估,让数据对比和数据变化来说话,让作业和记录呈现出转变轨迹,证明自己强迫思维的好转和改变。来访者自我感觉改善和好转度由50%逐渐提高到75%,再由75%提高到80%,进而提高到88%,这就确定了来访者的进步是明显的。

整个咨询过程,顺流而下,顺水推舟,没有大起大落,没有高难度或高深莫测的心理技术和心理疗法。一切的改变,都是在不断的纠结和不停的矛盾中,循序渐进、无声无息地进行。整个咨询过程中,强迫不仅不是困扰来访者学习进步的问题,反而在一定程度上成为来访者克服困扰、战胜困难的动力,最终帮助来访者在强迫的改善过程中考上了重点大学。

第十四章　强迫休学宅男　复读高考成功

第一阶段：建立咨询关系，陈述澄清问题，测量评估分析，确定咨询目标

我叫徐家宝(化名)，男，今年18岁，休学在家。我在学校时与同学关系紧张，从初二开始人际关系不好，高二退学留级一年，去年5月从某中学休学，三个月后在某中学复读，今年4月又休学，主要原因是人际关系紧张。

我哥哥小时候经常欺负我，我和父母关系不好，他们对我不民主，常常骂我。我从高中开始更加敏感，今年9月去某医院看过，被诊断为中度抑郁，我认同医院诊断，但是吃药反应太大，我吃了几天药就停了，不想吃了。我在家里情况就好些，不出门就没事，一出门就觉得别人在看我，注意我。

这是我提交给刘老师的生活史调查表。

生活史调查表

这张调查表的目的是对你的生活经历和背景获得全面的了解。请你尽可能完整和准确地回答这些问题，这将有利于制订一个适合于你的特定需求的咨询方案。当你填完之后，或者在预约时间，请交回此表。此表和咨询档案同样会高度保密。

请完整填写以下内容：

姓名：徐家宝(化名)　性别：男　日期：2010年**月**日

地址：省略

电话号码：(座机)********　(手机)***********

出生年月日：****年**月**日　年龄：18岁　职业学生

你现在同谁一起生活？(列举是哪些人)爸爸、妈妈、哥哥

你居住在哪里？家庭住宅☑　旅馆□　宿舍□　公寓□　其他□

重要关系状况(勾出一个)

单身☑　订婚□　已婚□　分居□　离婚□　再婚□　托付关系□　寡居□

如果已婚，丈夫的(或者妻子的)姓名、年龄、职业是什么？

姓名：________　年龄：______岁　职业：________

1. 宗教或精神信仰在你生活中所扮演的角色：

　A. 童年时：________________________________

　B. 成年后：________________________________

2. 临床情况

　A. 用你自己的话陈述你的主要问题的性质，以及问题存在多长时间了：

与同学关系紧张，总觉得有别人在说我议论我，有四五年了。

B. 简要陈述你的主要问题的发展经过(从发作到现在)：

C. 以下列等级检查你病情的严重情况：

轻度不适□ 中度严重☑ 非常严重□ 极其严重□ 全部丧失能力□

D. 就你目前的病情，你以前在哪里治疗过或咨询过？

某医院、某附属医院、某省安宁医院。

E. 你在采用药物治疗吗？如果是，那么是什么、用了多少、结果如何？

奋乃静片，盐酸苯海索片，阿立哌唑口腔崩解片，地西泮片。

3. 个人资料

A. 出生地：某县

B. 怀孕期间母亲的情况(据你所知) ________

C. 标出符合你的童年期情况的下列任何情形：

夜惊☑ 吸拇指□ 恐惧□ 尿床□ 咬指甲□ 快乐的童年□

梦游□ 口吃□ 不快乐的童年□ 任何其他情况：________

D. 童年期健康吗？

列举所患过的疾病：________

E. 青春期健康吗？

列举所患过的疾病：________

F. 你的身高：***厘米 你的体重：**公斤

G. 做过外科手术吗？(请列举并且给出手术时的年龄)

H. 是否发生过什么意外事故：

I. 列举5项你最担心的事情：

1. 害怕别人在说我、议论我。
2. 害怕回到读过书的学校遇到原来的同学。
3. 害怕遇到有矛盾或被我麻烦过的人。
4. 害怕别人不相信我说的话。
5. 害怕别人误会我。

J. 在下列任何符合你的情况下打钩：

头痛☑ 头晕☑ 晕厥发作□ 心悸☑ 腹部不适□ 焦虑☑ 疲劳☑

肠功能紊乱□ 食欲低下□ 愤怒☑ 服镇静药☑ 失眠□ 噩梦□

感到惊恐☑ 酒精中毒□ 沮丧☑ 自杀意念□ 震颤□ 不能放松☑

性问题☑ 过敏性反应□ 不喜欢周末和假期□ 雄心勃勃□ 自卑感☑

羞于见人☑ 不能交朋友☑ 不能做决定☑ 不能坚持一项工作□

记忆问题□ 家庭条件差□ 财务问题□ 孤独☑ 难以愉快☑

过度出汗□ 经常使用阿司匹林或止痛药□ 注意力难以集中☑

请在这里列举其他的问题或者困难：

K. 在下列任何适用于你的词后的□内打钩：

无价值□、无用□、一个无名小卒□、生活空虚☑

不适当□、愚蠢□、不能胜任☑、天真□、不能正确完成任何事情□

内疚☑、邪恶□、有道德问题□、恐怖想法□、敌对□、充满仇恨□

焦虑☑、激动不安□、胆怯☑、谦逊☑、惊恐☑、好斗□

丑陋□、残废□、不引人注目□、令人厌恶□

沮丧☑、孤单☑、不被喜欢☑、被误解☑、厌烦☑、不安宁☑

困惑☑、不自信☑、矛盾☑、充满悔意☑

有意义□、同情□、聪明□、有吸引力□、自信□、考虑周到□

请列举任何其他的词：

L. 目前的兴趣、爱好和活动：

观看电视直播的足球比赛，手机上网看新闻，打篮球。

M. 你业余时间大多做什么？睡觉、手机上网、看店、电脑上网、看电视。

N. 你的学业最后达到什么程度？高中。

O. 学习能力：优势和弱势

优势：吸收快，理解能力好。　弱势：不能坚持，受外界影响大。

P. 你曾被欺负或者被过分地取笑过吗？是，并且有很长一段时间。

Q. 你喜欢交朋友吗？喜欢。　保持交往吗？没有。

4. 职业资料

A. 你现在做何种工作？________________

B. 列举以前的工作：________________

C. 你对目前的工作满意吗？（如果不是，在什么方面不满意？）

D. 你的收入是多少？月________元。　你的生活花费是多少？月________元。

E. 抱负/目标

过去：________________

现在：________________

未来：________________

5. 性信息

A. 你父母对性的态度（例如，家里是否有性教育或者有关的讨论？）

没有性教育，也没有有关的讨论。

B. 你最初的性知识是何时以及如何获得的？小学，从同学的交谈中（五六年级）。

C. 你什么时候第一次意识到自己的性冲动？小学五六年级。

D. 你曾体验过因为性或手淫而带来的焦虑或者负罪感吗？如果有，请解释。

E. 请列举关于你第一次或者随后的性体验的有关细节。

F. 你对目前的性生活满意吗？（如果不，请解释。）

G. 提供任何重要的异性恋（和/或者同性恋）反映的相关信息。

H. 你以某种方式控制性欲吗？

6. 月经史

第一次来月经的年龄是多大？______岁。

你有这方面的知识，还是对其到来感到震惊？________________

有规律吗？________ 持续时间：________天

你感到疼痛吗？________ 上次的日期：______月______日至______月______日

你的月经周期影响你的心情吗？__________________________

7. 婚姻史

订婚之前你认识你的配偶多久？________________

你结婚多长时间了？________

丈夫或妻子的年龄：______岁。 丈夫或妻子的职业：________________

A. 描述你的丈夫或者妻子的人格特点(用你自己的话)。

B. 在哪些方面相互适应？

C. 在哪些方面相互不适应？

D. 你和你的姻亲们怎样相处？(包括配偶的兄弟姐妹)

你有多少个孩子？________________

请列举他们的性别和年龄：__________________________

E. 你的孩子中有谁存在特别问题吗？

F. 有无流产或堕胎的历史？ 有□ 无□

G. 如果之前有过婚姻，请对其做出评论并提供简要细节。

8. 家庭资料

父亲姓名：________ 年龄：________岁 职业：________ 电话：____________

母亲姓名：________ 年龄：________岁 职业：________ 电话：____________

A. 父亲：健在还是已故？已故□，健在☑。如果已故，在他去世时你的年龄是______岁。

死亡原因：____

如果健在，父亲现在的年龄是54岁，职业：________。 健康状况：良好。

B. 母亲：健在还是已故？已故□，健在☑。如果已故，在她去世时你的年龄是______岁。

死亡原因：____

如果健在，母亲现在的年龄是46岁，职业：________ 健康状况：良好

C. 兄弟姐妹：兄弟姐妹的人数和年龄 一个哥哥，26岁。

D. 与兄弟姐妹的关系：

过去：经常被哥哥欺负。 现在：友好。

E. 描述你父亲的人格以及他对你的态度(过去和现在)：

F. 描述你母亲的人格以及她对你的态度(过去和现在)：

G. 作为一个孩子，你的父亲曾用什么方式惩罚过你？抽打。

H. 你对家庭气氛有何种印象(指你的原生家庭，包括父母之间以及父母和孩子之间的包容性)。还算可以。

I. 你信任你的父母吗？基本信任。

J. 你的父母理解你吗？不是很理解，很多事情由他们决定。

K. 从根本上说，你感觉到父母对你的爱和尊重吗？感觉到，但方式不是很对。

如果你有继父母，父母再婚时你有多大？ ______岁。

L. 描述你的宗教信仰情况： 没有

M. 如果你不是被你的父母抚养，谁抚养的你，在哪几年之间抚养过你？

N. 曾有人（父母、亲戚、朋友）干涉过你的婚姻、职业等方面吗？

O. 谁是你生活中最重要的人？我自己。

P. 你的家庭成员中有没有人曾酒精中毒、癫痫或者被认为有“精神障碍”？没有。

Q. 其他家庭成员是否曾患过有关疾病？有，大伯，精神官能症。

R. 愿意叙述以前没有提及的可怕或者痛苦的经历吗？被人嘲笑。

S. 你希望通过咨询达到什么目的，你对咨询期盼了多久？达到完全治愈，有三四年。

T. 列举任何使你感到平静或者放松的情景。

骑摩托车慢速行驶在宁静的道路上呼吸新鲜空气。

U. 你曾失去控制吗？（例如，发脾气、哭泣或者攻击）如果是这样的话，请描述。

V. 请增加此调查表没有涉及的，但又对心理咨询师了解和帮助你有用的信息。

我在学校被人打过，高一第一学期的时候父母不让我转学，让我很生气，很抵触，想放弃学习。高一第二学期的时候转学没有达到我想要的效果，我很后悔，很生气，不甘心。

9. 自我描述（请完成如下内容）

A. 我是一个懦弱、优柔寡断的人。

B. 我的一生是________。

C. 在我还是一个孩子的时候，________。

D. 我感到骄傲的事情之一是初中数学成绩很优秀。

E. 我难以承认________。

F. 我不能原谅的事情之一是父亲高一的时候不让我转学。

G. 我感到内疚的事情之一是________。

H. 如果我不必担心我的形象________。

I. 人们伤害我的方式之一是嘲笑我。

J. 母亲总是唠叨与责骂。

K. 我需要从母亲那里得到但又没有得到的是理解与宽容。

L. 父亲总是沉默不回答问题。

M. 我需要从父亲那里得到但又没有得到的是支持、鼓励与肯定。

N. 如果我不害怕成为我自己，我可能会________。

O. 我感到生气的事情之一是父亲高一的时候不让我转学。

P. 我需要但又从未从一个女人（男人）那里得到的是________。

Q. 长大的坏处是________。

R. 我本可以帮助自己但又没有采取的方法之一是给自己机会去尝试。

10. A. 哪些是你目前想改变的行为？

不要整天注意别人有没有议论我，走出家门没有感到不自在与害羞。

B. 你希望改变哪些感受？（例如，增加或者减少）

增加快乐，减少与人相处的烦恼。

C. 哪些感受对你来说特别地：

(1) 令人愉快？______

(2) 令人不愉快？______

D. 描述一幅非常令人愉快的幻想场面。

E. 描述一幅非常令人不愉快的幻想场面。

F. 你认为你最不理性的想法或者观点是什么？

G. 描述何种人际关系能给你带来：

(1) 快乐友好，朋友多，有共同的语言，一起奋斗。

(2) 悲痛矛盾，相互对立与攻击。

H. 简而言之，你对心理咨询有什么看法？

能调整好我的心理状态，能让我走出阴影。

11. 在调查表的空白处及边缘处，写出你对下列人员的简短描述：

A. 你自己懦弱，优柔寡断，自卑不自信，忧郁，烦恼，没有朋友，孤独。

B. 你的配偶(如果已婚)______

C. 你最好的朋友______

D. 不喜欢你的人______

12. 我擅长：(1) 评论 (2) 发现 (3) 思考 (4) 美食 (5) 运动

不擅长：(1) 交友 (2) 发言 (3) 管理 (4) 策划 (5) 文案

13. 我的主要优缺点：

我的三大优点：(1) 诚实 (2) 善良 (3) 聪明

我的三大缺点：(1) 不自信 (2) 不合群 (3) 不勇敢

14. I、My、Me 自我描述：

I，别人眼里的我：沉默寡言、行为怪异、不易沟通。

My，内心里的我：思绪万千、激情似火、大智若愚。

Me，理想中的我：国企老板、出人头地、光宗耀祖。

15. 填写本调查表开始时间 ** 月 ** 日 20 时，完成时间 ** 月 ** 日 23 时。

我愿意配合做一组心理测试(SCL-90、16PF、MMPI)，下面是测评结果。

我的症状自评量表(SCL-90)测试结果：

编号	因　子	英　文	简称	原始分	因子分
1	躯体化	Somatization	SOM	19	1.58
2	强迫症状	Obsessive-Compulsive	O-C	24	2.40
3	人际关系敏感	Interpersonal Sensitivity	INT	21	2.33
4	抑郁	Depression	DEP	29	2.23

续表

编号	因子	英文	简称	原始分	因子分
5	焦虑	Anxiety	ANX	24	2.40
6	敌对	Hostility	HOS	15	2.50
7	恐怖	Phobic Anxiety	PHOB	18	2.57
8	偏执	Paranoid Ideation	PAR	13	2.17
9	精神病性	Psychoticism	PSY	19	1.90
10	其他	Additional Items	ADD	13	1.86
总分：195 分(168.72)，总均分：2.17 分(1.87) 阳性项目数：71 项(43.33)，阴性项目数：19 项 阳性项目均分：2.48 分(3.19) 注：括号内数字为划界标准。					

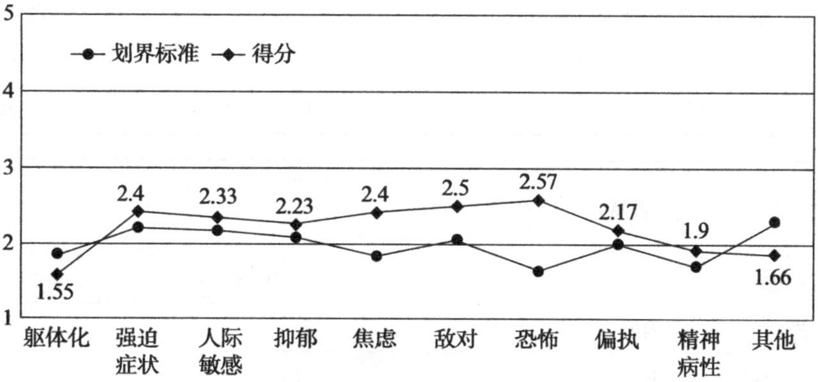

症状自评量表(SCL-90)剖析图

我的卡特尔 16 种人格因素问卷(16PF)测试结果：

因子	A	B	C	E	F	G	H	I	L	M	N	O	Q1	Q2	Q3	Q4	X1	X2	X3	X4	Y1	Y2	Y3	Y4
原始分	16	10	9	14	10	12	5	10	16	10	6	25	11	12	7	21	—	—	—	—	—	—	—	—
标准分	9	7	3	6	5	5	3	6	9	5	3	10	5	5	3	10	10.8	5	2.9	4.2	10	41	79	21

人格因素	低分者特征	低			平均				高			高分者特征
		1	2	3	4	5	6	7	8	9	10	
乐群(A)	缄默孤独						9					乐群外向
聪慧(B)	迟钝，知识面窄						7					聪慧，富有才识
稳定(C)	情绪激动					3						情绪稳定
恃强(E)	谦逊顺从						6					支配攻击

续表

人格因素	低分者特征	低			平均				高			高分者特征
		1	2	3	4	5	6	7	8	9	10	
兴奋(F)	严肃审慎					5						轻松兴奋
有恒(G)	权宜敷衍					5						有恒负责
敢为(H)	畏怯退缩					3						冒险敢为
敏感(I)	理智，着重实际						6					敏感，感情用事
怀疑(L)	信赖随和						9					怀疑刚愎
幻想(M)	现实，合乎常规					5						幻想，狂放不羁
世故(N)	坦白直率，天真					3						精明能干，世故
忧虑(O)	沉着，有自信心						10					忧虑抑郁，烦恼
实验(Q1)	保守，服从传统					5						自由，批评激进
独立(Q2)	依赖，随群附众					5						自立，当机立断
自律(Q3)	不拘小节					3						自律严谨
紧张(Q4)	心平气和						10					紧张困扰

次级人格因素	低分者特征	低				平均				高				高分者特征
		…	1	2	3	4	5	6	7	8	9	10	…	
适应与焦虑	适应							10.8						焦虑
内向与外向	内向						5							外向
感情用事与安详机警	冲动						2.9							安详
怯懦与果断	怯懦						4.2							果断

我的明尼苏达多项人格问卷(MMPI)测评数据：

量表项目	得分	结果	判断标准
Hs(hypochondriasis)疑病	72.04	高分	/
D(depression)抑郁	79.73	高分	/
Hy(hysteria)癔病	62.06	高分	/
Pd(psychopathec deviate)精神病态	67.28	高分	/
Mf(masculinity-femininity)男子气	63.37	高分	/
Mf(masculinity-femininity)女子气	66.84	高分	/
Pa(paranoia)妄想	60.16	高分	/
Pt(psychasthenia)精神衰弱	71.83	高分	/
Sc(schizophrenia)精神分裂症	75.71	高分	/

续表

量表项目	得分	结果	判断标准
Ma(hypomania)轻躁狂	64.32	高分	/
Si(social introversion)社会内向	69.62	高分	/
L(lie)说谎分数	29.24	正常	/
F(infrequency or fake bad)诈病分数	24.47	正常	/
K(defensiveness)校正分数	23.71	正常	/
Q(无法回答的量表数)	06.00	正常	/
外显性焦虑(MAS)	85.69	高分	/
依赖性(Dy)	64.34	高分	/
支配性(Do)	57.13	正常	/
社会责任(Re)	35.27	低分	/
控制力(Cn)	58.59	正常	/

这是我和刘老师签订的心理咨询协议书。

心理咨询协议书

甲方(咨询师)：三亚刘义林心理咨询保健所　刘义林

乙方(来访者)：徐家宝(化名)　性别：男　年龄：18周岁　联系电话：***********

按照《中华人民共和国心理咨询师职业标准》以及服务行业的通用法规规定，甲方与乙方本着平等、自愿、友好协商的原则，就甲方为乙方提供心理咨询达成如下协议：

一、关于保密原则：

甲方严格遵守心理咨询行业的保密原则，未经乙方允许，不得泄露乙方的个人资料或咨询内容。如确因学术交流或其他因素需要报告该案例，则需隐去来访者的个人信息。经过甲方观察，认为乙方有可能出现行为失控，并危及自身或其他人的人身安全的时候，甲方有权利通知乙方亲属或终止咨询。

二、关于咨询费用约定：

经双方协商，乙方同意接受1～2个阶段的心理疏导，1个阶段的咨询次数为12次，每次1小时。咨询费用合计为12次× *** 元＝ **** 元(大写：** 圆整)。咨询开始以后，乙方承诺不得半途而废，中途不得单方终止咨询，若因乙方原因终止，则甲方不退还已付咨询费用。

三、关于咨询时间的约定：

咨询时间从2010年 ** 月 ** 日到2011年 ** 月 ** 日，每周1次。每次的时间为：星期六11:00至12:00。甲乙双方均须遵守时间，准时在约定时间开始进行咨询。甲乙双方因故更改咨询时间需提前1天至2天通知对方。乙方承诺无故不到或临时违约，按照半价支付费用，并应及时预约下次咨询，乙方连续三次违约甲方可以单方面终止咨询，乙方不得提出退费等其他要求。

四、关于咨询终止：

达成咨询目标后，咨询自然终止。乙方不满意咨询师的咨询方法或其他不可抗原因，可以提出终止咨询。因为乙方不配合甲方的正常咨询或者不认真完成作业，甲方可以终止咨询。甲方认为无法继续帮助来访者时，征得来访者同意，可转介其他咨询机构或医院，并退还剩余费用。

五、关于咨询过程约定：

乙方在咨询时，有义务提供真实的个人资料，以保证良好的咨询效果。乙方须保证在接受心理咨询期间不发生任何故意伤害自己或故意危害他人人身安全的行为。乙方如患有自伤、自杀或伤害他人危险的心理障碍或心理疾病，甲方不对乙方可能产生的上述后果承担任何责任。有些不属于心理咨询范围的神经症或者精神分裂患者，为配合其他精神科的药物治疗，在其本人有能力可以接受心理咨询的情况下，如果家属或者本人希望进行心理咨询的，甲方也愿意为其咨询的，可以进行心理咨询。医嘱需要家属全程陪同的，家属必须认真陪同，防止出现意外事故。在每次咨询结束后，甲方根据需要，与来访者协商后为来访者布置家庭作业，来访者需要认真完成。

六、关于咨询后约定：

乙方同意甲方在咨询结束后可以继续跟踪回访，以促进咨询效果的巩固。

七、附则：

本协议一式两份，双方各执一份，双方签字后生效。来访者若是没满18岁的未成年人，同时需要监护人或者成年亲属的签字。如有未尽事宜，双方友好协商后补充。

甲方签字：刘义林　　　　乙方（来访者）签字：徐家宝（化名）

2010年**月**日

最近一周有两次睡眠不好，在家平时没事就每天看电视、玩电脑或手机上网，和妈妈一起帮家里看店。贝克抑郁量表(BDI)测试为24分重度。刘老师教我做深呼吸练习，气入丹田，让我多一些积极的自我暗示，要求我多喝水，饮水量每天3 000毫升以上，每天做一次出汗运动，每天写一篇日记，每天给刘老师发送一条幽默短信。我愿意配合刘老师，我要努力改善症状，我要坚持，绝不半途而废。

我的问题主要是人际关系敏感，主要是因为我有比较严重的认知偏差。我转了四个学校，都适应不了，主要是我太在乎同学们评论自己，总觉得同学和老师在背后说我。我成绩好他们说我作弊、说假话吹牛。他们不信任我，我就想证明给他们看。原来是一件小事，后来发展到越来越大。在班里我比较喜欢炫耀自己，同时我又有自卑心理，总担心别人在注视着我的言谈举止。

刘老师让我记住鲁迅的话："走自己的路，让别人去说吧！"为自己而活着。我做了情绪设定训练，设定许多个 if... then... 这样的程序，这个训练是近期的主要练习，要认真做，反复做。我需要提高认知水平，避免敏感，多一些积极的自我暗示。顺其自然，为所当为。配合音乐疗法，练习微笑。

刘老师表扬我了，说我每天坚持发幽默短信。我需要学会换位思考，学会和父母和谐相处，用智慧来解决问题而不是发脾气、指责、抱怨。我的烦恼是妈妈总是说到做不到，言行不一致，不诚信。

我第一次要求换学校是高一第一学期，因为和同学关系不好。如果把我自身的问题解决好了，换不换学校就不重要了。高中和同学关系就一直很僵硬，我的性格很张扬，这是导致人际关系紧张的主要原因。刘老师建议我思考一下，我今后能不能不张扬，低调一些呢？自己给自己一个合理的情绪变量。我做了 9 个 if... then... 的排列，我还要继续做，做好后用邮件方式发给刘老师。

我几乎每天都写心情日记，每周发送一次给刘老师。我喜欢刘老师送给我的这句话：语言是苍白的，行动才是有力的，心动不如行动。刘老师建议我订一个每周时间安排，每天有一个固定的作息时间表，努力开发自己的潜能，合理地分配使用每天的 24 小时。

以下是我提交的第一次至第四次的咨询会谈连接作业表。

第一次咨询会谈连接作业表

1. 上次会谈我们讨论了哪些重要的问题？你从中体会到了什么？（1～3 句话）

上次我们谈到做深呼吸练习，气入丹田，积极的自我暗示，每天喝 3 公升水，每天出一次汗，我从中体会到每天都要坚持做一些对我们身体有好处的事情，积极地去面对生活，生活才会变得更加美好。

2. 上次会谈有什么使你烦恼吗？你有什么事情不愿意讲吗？

没有。

3. 你这一周怎么样？与其他周相比，你这一周的心境如何？（1～3 句话）

自我感觉不错，与其他周相比，本周的生活有计划，有目标，心境比以前好点，但仍需改变。

4. 这周有没有什么重要的事情发生并需要讨论？（1～3 句话）

有，学校发来短信告知我配合高考资格审查，我感到很急，高考近在眼前，我一点都没复习，到时候怎么去考试？没考试怎么上大学？

5. 你想要将什么问题列入日程？（1～3 句话）

没有。

6. 你做了或没做什么家庭作业？你体会到了什么？

没有。

第二次咨询会谈连接作业表

1. 上次会谈我们讨论了哪些重要的问题？你从中体会到了什么？（1～3 句话）

我人际关系紧张的原因主要是认知有偏差，想太多，要根据这种情况进行情绪设定训练，要认真训练，反复改正和补充。我要努力提高自身的认知水平，避免敏感，多一些积极的自我暗示，要顺其自然，多练习幽默和微笑。

2. 上次会谈有什么使你烦恼吗？你有什么事情不愿意讲吗？

上次会谈时主要的烦恼是学校班主任发来要我回校配合学校高考资格审检的短信，让我感到很紧张，因为这暗示着高考离我越来越近，而我却连准备都没准备，我很担心，也很害怕，需要讲的我大多数都讲了。

3. 你这一周怎么样？与其他周相比，你这一周的心境如何？（1～3 句话）

自我感觉很好，比前段时间好，但还要改变许多不好的地方。有时说话做事时想起以前的事情就有点伤感。

4. 这周有没有什么重要的事情发生并需要讨论？（1～3 句话）

这周主要讨论的事情是关于去学校的问题，有时候我感觉到有点迷茫，因为读书的事情不知怎么办；有时候我感到悲伤，因为我想起来以前转学的事情。

5. 你想要将什么问题列入日程？（1～3 句话）

我现在最担心的就是高考的问题，没有复习怎么考试？甘心就这样颓废掉了吗？要不要明年再读一年考个二本甚至一本？初中成绩很好，高中却读不好，我该怎样面对这个事实？怎样面对别人看待，太多太多了。

6. 你做了或没做什么家庭作业？你体会到了什么？

做了家庭作业，让我体会到我的情况可以在表格上清晰地体现出来，知道了我现在的主要问题是什么，该朝哪方面去努力，规范系统地列举了我的情况。

第三次咨询会谈连接作业表

1. 上次会谈我们讨论了哪些重要的问题？你从中体会到了什么？（1～3 句话）

我的性格张扬是导致人际关系紧张的原因，思考一下我今后能不能不张扬，低调一些。语言是苍白的，行动才是有力的，要多行动，少说话，让实际行动证明一切，心动不如行动。安排自己的生活时间，生活要规律和高效。

2. 上次会谈有什么使你烦恼吗？你有什么事情不愿意讲吗？

关于学习和去学校的问题，是我过去、现在、将来都要去面对和解决的问题，如果把这个问题解决了，我几乎就没有什么问题，还有这些问题不及时解决，还会延伸出其他问题。

3. 你这一周怎么样？与其他周相比，你这一周的心境如何？（1～3 句话）

还可以，每天开始安静地看书，找回一些学习的感觉，但是这两天关于学校的问题还是让我有些烦恼。

4. 这周有没有什么重要的事情发生并需要讨论？（1～3 句话）

有，我去了解了两所高考复读学校，各有各的特点，我不知道选择哪一所，还有我现在的情况能去学校并且坚持读下来吗？现在去还是晚点去好？反正都是关于去学校的问题。

5. 你想要将什么问题列入日程？（1～3 句话）

还是关于那两所复读学校的问题，现在只剩下 6 个月了，我去哪一所，去了我该怎样适应，我能坚持下来吗？我该如何去行动起来？出现问题我该怎样解决？

6. 你做了或没做什么家庭作业？你体会到了什么？

做了，感觉到这样一来我的问题就一目了然了，我要解决问题是什么？解决问题的方向在哪？该如何去解决？非常有利于问题的快速解决。

第四次咨询会谈连接作业表

1. 上次会谈我们讨论了哪些重要的问题？你从中体会到了什么？（1～3 句话）

要尽早去学校，去学校是学习而不是搞人际关系，要尽量低调，少说话，少参与是非，努力地去做事情，不要同任何同学走得太亲密，要不断积极的自我暗示，多练习微笑，表情尽量不紧张……体会到做事情要注意细节，有针对性，有主次性。

2. 上次会谈有什么使你烦恼吗？你有什么事情不愿意讲吗？

担心学校遇到原来认识的同学,担心与同学相处不好。读不了几天又跑回家,都是关于在学校的问题,还有就是学习上的问题,比如学习跟不上,考试考不好……

3. 你这一周怎么样? 与其他周相比,你这一周的心境如何? (1~3 句话)

还可以,但不是很稳定。有时候觉得他们聊天的时候说到我的不好,就会想很多,闷闷不乐,有时候下课去外面跟他们说话又觉得其实没什么,反正就是有时候烦恼,有时候无所事事。

4. 这周有没有什么重要的事情发生并需要讨论? (1~3 句话)

来到学校跟同学住在一间宿舍,一两天后隔壁一同学叫我跟他换宿舍。他的宿舍也是两人的,他说他早就想换了,可我来之前一直没有床位。我换了,我觉得我又要适应新的宿友,又会遇到相处的问题。

5. 你想要将什么问题列入日程? (1~3 句话)

在教室里我选择坐在后面,对我心理有帮助,但我看不到黑板上的字,听课效果不是很好。前面有个靠前的位置,我不敢去坐,我现在还是怀疑我前排右边的那些人在说我。我觉得过一段时间后我适应了,我才可以到前面坐。

6. 你做了或没做什么家庭作业? 你体会到了什么?

做了作业,体会到了我这周主要的问题都列举了出来,那些需要打开的心结都等待着老师去指引我解决,觉得问题要得到及时的解决,要不就像回到过去一样,还是会跑回家的。

刘义林博士点评:

良好的口碑,有助于心理咨询师与来访者快速建立咨访关系。由于亲戚的介绍,来访者对心理咨询师的了解和信任有一定的基础,比较顺利地就签订了心理咨询协议书,提交了生活史调查表,做了一组心理测评。通过会谈和测评数据,澄清来访者的问题,是建立关系初期需要优先考虑的问题。

来访者高二退学,休学一年后复读,现在又一次休学在家。表面上看来,是人际关系紧张造成的厌学、休学和学校恐惧,其实通过咨询会谈和心理测评,我们看到了来访者人格上的问题,比如 16PF 指数中:稳定性、敢为性、世故性、自律性偏低;怀疑性、抑郁性、紧张性、焦虑性偏高。比如 MMPI 指数中:疑病、抑郁、反社会人格偏奇、焦虑强迫等指数明显偏高。这背后的重要因素,是家庭环境的因素,也是父母包括哥哥对来访者的态度所造成的影响。

心理咨询师对于来访者存在的认知偏差,不能一开始就直接向来访者指出来。对于来访者的问题或者症状,从心理咨询师嘴里说出来,有可能会被理解为说教、指责、批评,如果让来访者自己发现或者说出来,那就会成为来访者自己的觉察、进步、升华。测量评估要尽量去诊断化,要充分尊重来访者自己的意愿和想法。不能仅凭测评数据作为判断来访者问题的唯一依据。

咨询目标的合理设定,是衡量心理咨询师业务能力的一个重要途径。目标设置太高,难于实现,往往会半途而废。目标设置太低,轻而易举地就实现了,会让人质疑问题究竟是否存在,咨询是否真的有必要。本案例的来访者,从高三到大学毕业,连续保持了五年的咨询关系,每一个阶段的目标设定,都有比较明显的针对性。第一个阶段的目标,简而言之就是尽快克服学校恐惧,尽快通过补习复读,顺利参加高考,力求继续大学学业。

第二阶段：找到问题成因，选择方法技术，布置适当作业，认知反省调适

我联系并看了两所复读学校，一所有两个以前认识的同班同学，所以我决定去另一所。晚去不如早去，所以我决定明天就去，这样上学的问题就解决了。刘老师希望家人支持尽快到学校，在家里的学习效果、氛围、环境都不如在学校好。到学校的目的是学习，不是纠结人际关系，不是张扬自我。所以要低调，少说话，少参与是非。我要努力做到，不要和任何同学走得太近太亲密。

刘老师表扬我了，说我坚持写心情日记，坚持每天发出幽默短信。到了学校也要坚持多练习深呼吸和放松。要不断地对自己进行积极的自我暗示。我老是担心一个问题，怕碰到班上原来的同学。刘老师建议我平时面部表情尽量不显得那么紧张、焦虑、沉闷、严肃，尽量给人轻松、愉快、开心、阳光的感觉。努力追求与家庭的和谐、与社会的和谐、与人际关系的和谐，常常把忍字放在心里。

我感觉到这几次和刘老师交流自己有进步，没有以前那么纠结了，思维模式开始有了一些转变。我还是有点担心去学校读不了几天又想要回家，这次是换的第五所学校，我相信在刘老师的帮助下，再也不换学校了。刘老师建议我，当情绪不稳定的时候，先不要急于回家，先和刘老师沟通一下。我要记住：走自己的路，让别人说去吧。另外，我还需要多练习微笑。

我的心情整体是有很大进步的，感觉自己成熟多了，能一个人走去任何地方，可以自己做很多事情了。与当初的严重社交恐惧相比，现在基本恢复正常了。现在的心结和因此引起的情绪不稳定和愤怒，还是对高一转学家人不支持、不理解的纠结，家人也避免就此与我沟通。

刘老师建议我父母和哥哥同来一次，做一次家庭团体咨询。我不愿意回家，一回家就睡不好，压抑和胡思乱想就会增加。我应对陌生人没有任何问题，应对家人总是出问题。即便不出新问题，也会纠结老问题，具体表现为只记仇不记恩。同时，我感觉到我对手机网络依赖有点严重。我需要多做自我分析，多自我反省，找到解决问题的最佳答案。

最近我的情绪有些不稳定，经过刘老师辅导后有所好转。我在努力寻求慢慢改变自己，目前还没有突破性的进展。比起来访前，我有一些自信了，可以一个人做很多事情了。我纠结的问题往往与自身不太相关，我一直活在过去的阴影中。

我觉得自己一直有怒气和不满，又没法发泄出来。我说话离题太远，爱找措辞，善于辩解，我觉得自己一直得不到家人的肯定。我希望自己不要忽悠自己，一言九鼎，言必行，行必果。我想要少说废话，我想用行动来证明我的价值。

我填写了情绪强度记录表。

情绪/焦虑程度(%)	处境或状态简要描述
0	看球看入神的感觉很好，很兴奋，或者愿望得到满足。
10	开车的时候。
20	突破自己去做一些力所能及的事情。

续表

情绪/焦虑程度(%)	处境或状态简要描述
30	无所事事有点烦躁的时候。
40	在家没事干有点恐惧的时候。
50	有点害怕出门做事情。
60	感觉做事情有点跟正常人不一样。
70	做某些图片,自己固定思维模式的时候。
80	一个人感到无助的时候。
90	有强烈恐惧或刺激的时候。
100	一个人独处感到绝望,有自杀的念头,感觉心理崩溃。

我感到自己思路不清晰,目标不明确,语言不简练,不会使用关键词。我需要学会开门见山、一针见血地描述问题,我想把现状和未来分析得更清楚一点。我认为自己的学习能力比较缺乏,就应该脚踏实地走自己的路。我要努力寻找资源和相关信息,不打无准备之仗。刘老师建议我系统地复习一下以前的心理疏导内容。

刘老师表扬我,说我每次的会谈连接作业表都做得很认真。人际关系敏感导致学习效果不好,怕同学评论自己新买的衣服,以致冷得发抖都不敢穿自己新买的衣服。强迫思维总是循环往坏处想,知道自己的想法和做法不可理喻,总是控制不住自己要去想。做决定比较难,很难拒绝别人。贝克抑郁量表(BDI)14 分,下降了 10 分,重度改变为中度,抑郁程度有明显好转,心理疏导在心中渐渐有作用了。

我原来担心自己不能去上学,再过几天就上学一个月了。尽管遇到这样那样的麻烦,但我相信我还是会坚持下去的。刚进学校的时候,担心待不下去,中途也有情绪不稳定的时候,结果是我调整情绪,控制不良思维,坚持下来了,所以坚持就是胜利。

我还要进一步做深呼吸训练,认真领悟放松和入静,多给自己一些积极的自我暗示。实际情况并不像我想象的那么坏。今后我没有必要把任何问题想得那么坏。我每天都坚持发幽默短信,用这种方式改善自己的幽默和耐力。

月考成绩出来了,各科加起来有 290 多分,我比较满意。从去年休学在家闲着,将近有 8 个月没去学校学习,还能取得这个成绩,我觉得还是不错的。看来再加把劲的话,我的高考理想是完全有可能实现的。看来我采纳刘老师的建议,到学校去学习,还是有收获的。

家人都知道了我的改变,都在鼓励我。所以,我要继续坚持心理疏导,要保持配合度,调整心态,改善不良思维习惯,用最佳状态来迎接高考。等我高考完了,我一定要请刘老师吃饭表示感谢。我每次遇到紧急情况情绪不稳定时,就会给刘老师打个电话说说。打完电话听了刘老师的建议,心情就好多了,好几次都是这样。

我已经学会分析自己的问题和后果了,今后我要多分析,多整理,多反省,用智慧去处理尴尬。刘老师建议我双手握拳敲打双腿的足三里,足三里这个穴位是很有效的保健穴位,每秒敲打两下,早晚各敲打三分钟。困的时候,注意力不集中,走神,胡思乱想的时候,深呼吸不管用的时候,都可以做这个敲打足三里的练习来吸引注意力转移。

这是我的一周生活时间记录表。

徐家宝一周生活时间记录表

周一 11月15日	心情	起床	睡眠/小时	学习/小时	自习/小时	音乐/分
	一般	8:30	10	0.5		
	阅读/分	饮水/升	运动/分	休闲/分	饭量	水果
		3	30	180	八分饱	橘子
	蔬菜	事件	睡觉	今日一句话感想	即使向上走一步,也是新高度	
	萝卜叶	看国奥比赛	12:30			
周二 11月16日	心情	起床	睡眠/小时	学习/小时	自习/小时	音乐/分
	一般	8:00	7.5	0.5		30
	阅读/分	饮水/升	运动/分	休闲/分	饭量	水果
		3	30	120	八分饱	
	蔬菜	事件	睡觉	今日一句话感想	坚持就是胜利	
	青瓜	复印半天	12:30			
周三 11月17日	心情	起床	睡眠/小时	学习/小时	自习/小时	音乐/分
	一般	7:30	10	0.5		30
	阅读/分	饮水/升	运动/分	休闲/分	饭量	水果
		3	30	60	八分饱	
	蔬菜	事件	睡觉	今日一句话感想	会当凌绝顶,一览众山小	
	青菜	为高考烦恼	12:30			
周四 11月18日	心情	起床	睡眠/小时	学习/小时	自习/小时	音乐/分
	一般	6:30	8	0.5		30
	阅读/分	饮水/升	运动/分	休闲/分	饭量	水果
		3	50	30	八分饱	
	蔬菜	事件	睡觉	今日一句话感想	山高人为峰	
	青菜		12:30			
周五 11月19日	心情	起床	睡眠/小时	学习/小时	自习/小时	音乐/分
	一般	8:00	9	0.3		20
	阅读/分	饮水/升	运动/分	休闲/分	饭量	水果
		2.5			六分饱	
	蔬菜	事件	睡觉	今日一句话感想	走自己的路,让别人说去吧	
	冬瓜	到学校买东西	12:30			

续表

周六 11月20日	心情	起床	睡眠/小时	学习/小时	自习/小时	音乐/分
	不错	8:30	8	0.5		30
	阅读/分	饮水/升	运动/分	休闲/分	饭量	水果
		3		120	八分饱	
	蔬菜	事件	睡觉	今日一句话感想	一切皆有可能	
	地瓜叶	电脑下棋	12:30			
周日 11月21日	心情	起床	睡眠/小时	学习/小时	自习/小时	音乐/分
	一般	8:00	8	0.5		
	阅读/分	饮水/升	运动/分	休闲/分	饭量	水果
		3	20	120	很饱	
	蔬菜	事件	睡觉	今日一句话感想	相信自己,做最好的自己	
	南瓜	看店,上网	12:30			

以下是我的第五次至第八次咨询会谈连接作业表。

第五次咨询会谈连接作业表

1. 上次会谈我们讨论了哪些重要的问题？你从中体会到了什么？(1～3句话)

学校的环境比家里的环境有利于学习，要想考大学就必须在学校，要尽量多的在学校。任何事情都要顺其自然，为所当为，不要把事情灾难化。一百年不争论，你做你的，我做我的。尽量不浪费时间，不要把时间用在纠结人际关系上面……

2. 上次会谈有什么使你烦恼吗？你有什么事情不愿意讲吗？

上次会谈是关于请假的问题和配眼镜的问题，不过都已解决。眼镜配了，坐在后面可以看到黑板上的字。还有我觉得我来不来教室里，没有人会注意我去哪，教室里有很多人就是经常不来。

3. 你这一周怎么样？与其他周相比，你这一周的心境如何？(1～3句话)

一般般，自从请假从家到学校来，我又有其他的烦恼，就是怕别人知道我的过去，还有怀疑别人不相信我说的话。我感到有点担心，有点害怕，害怕像以前一样。

4. 这周有没有什么重要的事情发生并需要讨论？(1～3句话)

关于我读书的事情，当别人问起我以前是哪个学校时，我不知道怎样回答。还有我没有高考过，复读班里的人去年都是高考过的，当别人问起高考成绩时我无从回答。还有我爸把我具体的情况都跟校长说了，我怕他不相信。

5. 你想要将什么问题列入日程？(1～3句话)

就是在学校与同学相处时，怕同学不相信我所说的话，认为我在吹牛，所以我一直在怀疑别人是不是在说我。我说过的话我都记在心里，怕别人是不是拿我说的话来议论我。

6. 你做了或没做什么家庭作业？你体会到了什么？

做了家庭作业，希望刘老师能帮我解决这些问题，如果不能及时解决，我感到可能会很麻烦，可能像以前一样过不了几天又回家，然后自信心再一次被打击。

第六次咨询会谈连接作业表

1. 上次会谈我们讨论了哪些重要的问题？你从中体会到了什么？(1～3句话)

我现在满脑子都是现在的这些问题，刚才我还听到他们好像在说我装，现在的我不知道怎么去做才好？为什么会出现这种情况？

2. 上次会谈有什么使你烦恼吗？你有什么事情不愿意讲吗？

没有。

3. 你这一周怎么样？与其他周相比，你这一周的心境如何？(1～3句话)

过得不是很好，尤其是这几天，我觉得同学们都好像在说我，我的内心世界无法平静。我害怕再这样下去，我会待不下去，我怕会像以前一样又要回家，我感到很无奈，我该怎么办？

4. 这周有没有什么重要的事情发生并需要讨论？(1～3句话)

就是关于填表的那件事情，我的学籍不是在这里，然后老师规定要晚上交，最后只剩我一个没交，然后我就说明天再交，其实我是不用交的。还有就是关于穿衣服的问题，我有些衣服不敢穿，就算冷到发抖也不穿，然后他们可能觉得奇怪吧，说我傻之类的。

5. 你想要将什么问题列入日程？(1～3句话)

就是关于上面的问题，我觉得上面的问题没有解决，我可能又要回家了，还有我怎么才能在学校里一直待下去不受影响。这样的问题又一次来到我面前，我该怎么办？

6. 你做了或没做什么家庭作业？你体会到了什么？

做了，我感觉作业有利于刘老师了解我的情况，更能深入问题，解决问题。

第七次咨询会谈连接作业表

1. 上次会谈我们讨论了哪些重要的问题？你从中体会到了什么？(1～3句话)

练习深呼吸，情绪不稳定的时候马上用深呼吸放松，我的想法和做法有时候确实不可理喻，多把不可理喻的问题写下来分析，要尽量避免灾难化思维，每天做一个崭新的自我。

2. 上次会谈有什么使你烦恼吗？你有什么事情不愿意讲吗？

上次会谈是关于穿衣服的问题，冷到发抖都不敢穿衣服，是因为怕别人说，是自己对于这问题太敏感，不要太在乎别人说些什么，一切都是浮云。

3. 你这一周怎么样？与其他周相比，你这一周的心境如何？(1～3句话)

还可以，不过情绪不是很稳定，有时候会因为一些事情一直在心里想很久，把问题复杂化，会因为出现一些新的情况感到烦恼。

4. 这周有没有什么重要的事情发生并需要讨论？(1～3句话)

这周是关于坐不坐校车回家的问题让我有点烦恼，现在主要担心放完假回到学校后同学问起我在家里的情况。还有在学校怎样好好的待下去，把学习的态度和成绩提升上来。

5. 你想要将什么问题列入日程？(1～3句话)

怎样更好的在学校待下去，把学习状态提上去，不要因为人际关系的纠结而影响学习，整天想着那些与人相处的事情，而没有把心思放在学习上。

6. 你做了或没做什么家庭作业？你体会到了什么？

做了，体会：我现在有什么问题要解决；我以后遇到怎样的问题，又如何去解决，把问题的始终都写了出来。

第八次咨询会谈连接作业表

1. 上次会谈我们讨论了哪些重要的问题？你从中体会到了什么？(1～3 句话)

通过心理疏导，我的抑郁程度有好转。我还要进一步的做深呼吸的训练，认真领悟放松和入静，多给自己一些积极的自我暗示，困的时候，注意力不集中、走神、胡思乱想的时候，敲打足三里。

2. 上次会谈有什么使你烦恼吗？你有什么事情不愿意讲吗？

上次是关于回家的问题，还有高考报考的问题，过去了其实我觉得那是小事情，其实是我想太多了，把简单的事情弄复杂化了，回过头来想让它顺其自然就行了。

3. 你这一周怎么样？与其他周相比，你这一周的心境如何？(1～3 句话)

一般般，这一两天不是很好，主要是一个问题给我带来烦恼，就是高考体检的问题，我还没有确定我体检的时间，而他们已经知道了，他们问我的时候我无从回答，因为我是某地的，而我要到某中学去体检而不是某地。

4. 这周有没有什么重要的事情发生并需要讨论？(1～3 句话)

就是身份的问题，我说我是某地的，按道理我应该回某地去体检，但他们问我什么时候体检时，我回答不出来，我是怕他们怀疑我说我是某地的是在骗他们，我不知道我怎么去面对这样的问题。

5. 你想要将什么问题列入日程？(1～3 句话)

就是关于体检和放假的问题，还有我怎么度过现在这个艰难的时刻，我觉得如果度不过，我又要离开这个环境，我的内心无法平静，我感到有些不安，我希望最好能解决。

6. 你做了或没做什么家庭作业？你体会到了什么？

我做了家庭作业，我把我目前的问题和将要面对的问题，罗列出来了，让刘老师更加了解我现在的一些情况。

刘义林博士点评：

通过生活史调查表、会谈连接作业表、一周生活时间记录表和相关测评报告，与来访者共同分析应对自己存在的问题，并争取在这个过程中与来访者建立比较牢固的咨询同盟关系。依照来访者的表述，大多数问题往往是来访者自己人为加以复杂化而产生的，人际关系的敏感，源于来访者自己固有的灾难化思维和强迫思维。

在选择方法技术的过程中，来访者倾向于学习精神分析疗法、认知疗法、行为疗法、音乐疗法、运动疗法、幽默疗法。来访者对药物治疗比较抵触，某医院诊断为中度抑郁症后给来访者开的药，来访者吃了几天后认为该药的副作用太大，就自行停药不愿意吃了。这对于病情比较严重的来访者来说，是应该尽量避免的，药物治疗的原则是遵医嘱，一旦用药，不可以吃吃停停，擅自减药或者停药。

来访者通过做深呼吸练习、敲打足三里、写心情日记、一周生活时间记录表，学习和理解森田疗法关于顺其自然活在当下的理念，用解决灾难化思维的三分法，积极努力配合完成心理咨询师布置的作业，不顾路途遥远，坚持不断地保持咨询关系，学会使用关键词和 1～10 的数字来表述问题的严重程度，对来访者有比较明显的帮助效果。

思维过程中最常见的十二项错误，来访者有其中灾难化、使不合格或打折扣、贴标签、最大化/最小化、精神过虑、度人之心、个性化、“应该”和“必须”陈述、管状视力九项。来访者对于自己存在的问题，往往通过合理化推断，想当然地认为人际关系敏感是由于家人和同学强加给自己的。在认知→反省→调适的过程中，来访者始终着眼于过去，始终把责任推给他人，或者把矛头对着他人，很少从自己的身上去找原因。

第三阶段：发现优势亮点，养成积极情绪，确定有无进步，归纳评估总结

信任度 90 分；配合度 70 分；作业完成 70 分；稳定性 80 分；自信 60 分；希望 60 分；情绪 60 分。贝克抑郁量表(BDI)4 分正常，简明精神问题量表(BPRS)34＜35。我总是有不少负面的消极的想法，不是自我肯定，而是自我否定，不阳光不自信。

我觉得我哥总说我一些不好的地方，总让我产生一些负面情绪。刘老师建议我给哥哥写封信，希望他配合刘老师的治疗，在高考前对我多鼓励、少打击，配合全家营造一个和谐、轻松、友好的家庭氛围。

我每次咨询会谈都有提交咨询会谈连接作业表，我也一直坚持填写一周生活时间记录表。这次放假回家，家人也感觉到自己是在进步。我想讨论一下上大学后怎样过才能达到我想要的效果，就是在学校能好好待下去，并且学习成绩可以提升上来，不会因为与别人相处带来麻烦，变回正常的我。

自我感觉最近的进步是明显的，不是很敏感了、出门也没那么害怕、比较有自信了、少胡思乱想了、情绪好一些了。以前一个人逛街是不可能的，现在可以了。通过努力尝试，改变不可能的想法，减少负面情绪。我做了这些练习：深呼吸，情绪设定，敲打足三里，马步冲拳，改变环境，积极的自我暗示，发出幽默短信，写心情日记，抄写日常五心，阅读练习。刘老师建议我写一个总结，下次提交。

上次回去给家人说了我近期的进步，我在家里的表现他们也看到了，他们都支持我来找刘老师。阅读练习的声音变得大一些，流畅一些了，有进步。每天都有发幽默短信，比以前有信心了。简明精神问题量表(BPRS)从最初的 80＞35 分，下降到 64＞35 分，再下降到 40＞35 分，最后下降到现在的 34＜35 分，这四次的测试数据表明了我的进步和好转。

如果我认真完成作业，努力配合的话，效果会更好一些的。总之，我要为我的进步感到高兴，我要把这些进步记录下来，总结，肯定，坚信，继续，高兴。我现在没有服用任何药物，感觉自己的心理素质有所提高了。刘老师建议我好好复习一下，反复看看咨询记录，注意饮食和睡眠，多吃蔬菜水果，多喝水。

刘老师给我布置的思考题：怎么才能不敏感？通过常听音乐，深呼吸放松，咬嚼口香糖，我已经没有以前那么多疑了，不会动不动就去猜疑了。我感觉自己有些无所事事，做事没有动机。刘老师建议我把时间表调整一下，把可支配的时间合理分配使用，暗示自己剩下的这些天来个冲刺。临近高考，我要有责任感、紧迫感。其实我辛苦了这么久，付出了这么多，不就是为了高考这两三天吗？这决定我将来上什么大学，能够享受哪些优质的教育资源。

我感到我的报复性心理没有了，心情平静了许多，那我就继续保持这样的良好的心态吧。家人忙于工作，很少管我的事情，比较顺着我，没有给我添加负担或刺激，我对家人发自

内心地感激。勿以小人之心，度君子之腹，即便他人是小人，我也不愿做小人。以前有些自卑，现在有些自负，我要变自负为自尊。我要学会尊重周围的人，对大家心存感激。

刘老师建议我不要给自己贴负面标签，不杞人忧天。我按照刘老师的要求，认真复习和整理了前面的心理疏导记录。我需要搞清楚自己的愿望是什么？我需要明确自己的近期目标。我现在的主要问题，是担心入学后新的人际关系。我的敏感度是降低了不少，可是到了大学与人相处，就会增加敏感度。刘老师建议我顺其自然，学会分析，给自己一个比较满意的答案，设定好 if... then... 程序，多写心情日记，合理安排时间，适当参加社团活动，培养良好的兴趣爱好，多一些积极的自我暗示。我十分期待大学生活像平常人一样，能过正常的生活。那么首先我需要明白，设定什么样的生活对自己来说是正常的，设定好了后要坚决去执行。

离开学校后，感觉人际关系敏感的问题已不复存在，感觉好多了，自信了一些。可以去面对一些事件，跟以前在家的感觉完全不一样，不会感到迷茫，因为我有目标，有事情去做。调整心态，过几天参加高考。刘老师送给我一些学习资料，其中有高考十大技巧。这几天我要静下来，尽量减少烦恼，避免情绪化和激动。

平心静气地回忆扫描各科知识，包括打算放弃的英语。不做不必要的解释，越解释越复杂、越麻烦。我习惯了平时一张口说出来的话，基本上都是消极的负面的、否定或不看好自己的语言。我要注意培养积极的情绪，要有自信，要给自己机会。我做阅读练习比较少，没有认真领悟“够你用一辈子的话”。刘老师希望我每天读一次，用愉悦的心情去读。

我这几天早上犯困，晚上睡不着，昨晚看电视足球比赛到四点才睡。我打算这几天不纠结其他任何问题，一心只想把高考考好，高效、顺利、正常发挥。注意饮食和睡眠，避免节外生枝，多一些积极的自我暗示。顺其自然，不给自己设限，努力争取。

高考结束了，492 分，能上三本。近来没什么焦虑，很晚睡，上网玩手机，都是半夜 1～2 点才睡。脸色焦黄，想玩游戏，认知有些偏差。父母想让我学医，因为家人都学医。我填写了来访者满意度调查表。

贝克抑郁量表(BDI)测试结果比较

次数	第一次	第二次	第三次	第四次	第五次	第六次	第七次	第八次	第九次	第十次
日期	11月12日	11月27日	12月12日	12月27日	1月12日	1月27日	2月12日	3月12日	4月12日	5月12日
分数	24	16	14	13	14	10	9	8	4	3

稳定性 70 分；自信心 70 分；希望 70 分；情绪 70 分；强迫思维现在 2～3 分；人际关系敏感现在 2 分。有好转，还存在一点症状。今天是空手来的，没做作业。我觉得自己不合群，存在自我认知偏差，我喜欢人少的地方。敢于尝试，挑战自我。我想交女友，目前还没找到。

我在家一般晚上 10 点上网到凌晨 1～2 点钟睡觉，9 点起床，除了偶尔有人来跟我坐坐，其他时间都在家。时间安排不算充实，没什么紧迫感，有点无所事事的感觉。很少有人打电话给我，我只有经常打电话给我爸。别人都有同学，我没有同学，也没有往来。我敏感，自我戒备，不主动接纳他人，有时候很矛盾。

刘老师建议不急于解决人际问题，顺其自然就好，学会思考，成熟一点，别太小孩子气，多写心情日记。多给刘老师发邮件,争取一周一次。从当初的休学状态,到现在高考顺利结束考上三本,已经证明了我当初的担忧是没有必要的。为了避免复发,巩固心理疏导的效果,我和刘老师签订了第二个阶段的咨询协议书。

对于改善幽默练习和继续发幽默短信,我觉得没必要,觉得自己幽默多了,别人就会把我当成小丑来看待。阅读练习自评 60 分,建议继续练习阅读,争取早日达到 90 分。我愿意用 6 个月的时间来达到,每个月进步 5 分,我能做到。我要提高心理上的免疫力和抗受挫折的能力。我在练滑冰和学弹吉他时,脑海里总是会浮现父母严格管教我的阴影。今后,我希望自己的人生能够自己做主。我需要强化自己的想法、决心、勇气、毅力。我需要好好地规划设计一下自己的人生。我需要和刘老师保持联系,保持愉悦的心情。

我的总结

我小学三年级就被送去贵族学校读书,那时候的我天真无邪。回想我这 18 年走过的人生道路,有酸、有甜、有苦、有辣,可谓五味杂陈。每一个人都有着不一样的人生经历,即使同一个家庭也有着千差万别。我和我哥哥就截然不同,他大我 8 岁,有着很大的年龄差距。因为哥哥小时候书读得不是很好,父母就把希望寄托在我的身上。从小我就觉得自己很懦弱,被人欺负,打架也打不过人家。

这几个月来,我改变了许多,从一个接近在家里废掉的人到重新回归到学校复习高考并且坚持了 2 个多月,在以前的我看来在学校待上几天都是不可能的事,但是现在我做到了,并且还会做下去,做得并不是最好的,但坚持就是胜利。

为何我有这么大的改变呢?因为刘老师帮助了我,在他的帮助下,我一步一步坚持下来直到今天。认识刘老师之前,我在家里待了半年多,情况并没有好转,而且有加重的趋势。半年多可是宝贵的高三复习时间,接下来还要面临高考,难道我就这样放弃吗?读了十几年书了,花了父母不少钱,并因为读书失去了一些东西,为的就是能有好的成绩,能上好的大学,我的人生道路就可以自然向上走了一个台阶。然而现在的我却截然相反,连学校都不敢进,更不用说考大学了。

回到家里,经常有人问我怎么不去学校?以前我给别人的形象是学习成绩不错,但现在怎么面对这巨大的落差呢?我肯定是改变不了,也面对不了。我只有找心理老师来指导,在一次饭局上,一位亲戚介绍我去找刘老师。从此我就把希望寄托在刘老师身上,因为我已经没有选择了。

从此我就开始改变了。以前在家里很少出门,很怕见人,觉得别人都在说我。而刘老师先是让我认识到我之所以这样是因何而起,学会分析,情绪设定,反复地去做,多一些积极的自我暗示,都是一些可操作性的练习,这让我原本无聊的生活有些改变。因为我在有目标、有行动地往好的方面去改善。

经过差不多一个月,我做出了一个重要的决定,去学校。因为所剩的时间不多了,这次跟前几次不同,我不知道在刘老师的帮助与指导下,我能否坚持下去,事实告诉我,我是能坚持的。虽然在这期间有几次出现情况,但在刘老师的帮助下,我都能度过去。如果能进一步提高自己的配合度,我将恢复得更好、更快。

走自己的路,让别人说去吧!做自己!相信自己,做最好的自己!

以下是我的第九次至第十二次咨询会谈连接作业表。

第九次咨询会谈连接作业表

1. 上次会谈我们讨论了哪些重要的问题？你从中体会到了什么？（1～3 句话）

遇到任何问题，情绪不好的时候，就换一个环境，用自己的意志力战胜胡思乱想，激活自己的潜意识，我能够平静地对待别人对我的议论，我做的事情不管对错，别人说什么都不用去理会。

2. 上次会谈有什么使你烦恼吗？你有什么事情不愿意讲吗？

就是别人问我体检日期的时候，还有关于我是哪里人的问题，让我感到有点烦恼。不过我也学会了一种有效地转移自己注意力的方法，就是看手机，看一些有趣的事情。

3. 你这一周怎么样？与其他周相比，你这一周的心境如何？（1～3 句话）

这周心情一般，起伏不定，不过现在好了一些，主要是自我的调节。感觉情绪不好的时候就换一个环境，对我的帮助有效，我晚休就经常请假出去放松。

4. 这周有没有什么重要的事情发生并需要讨论？（1～3 句话）

就是关于体检的事情，明天是 7：15 到某市医院，而刚好明天某地的那些学生就开始回家体检，我早上早早地起床外出，会让别人有很多怀疑，比如我的宿友，每天都是 8 点左右起床。

5. 你想要将什么问题列入日程？（1～3 句话）

因为我现在的身份问题就是我是哪里人，还有体检的问题，比较敏感，还有别人在议论，我就想尽量低调，避开他们，想到了今晚不归校，在体检医院旁边待到明天体检完才归校。

6. 你做了或没做什么家庭作业？你体会到了什么？

我做了家庭作业，让我明确我现在所面临的问题，让刘老师更好地帮我去解决这些问题，让我平稳地过完这个学期的最后几天。

第十次咨询会谈连接作业表

1. 上次会谈我们讨论了哪些重要的问题？你从中体会到了什么？（1～3 句话）

加强阅读训练，继续配合老师的治疗，保持现在这种状态，尽量去改善，尽量让自己愉快起来，坚持运动。

2. 上次会谈有什么使你烦恼吗？你有什么事情不愿意讲吗？

就是关于体检的问题，不过已经过去，有些同学已回家，感觉我处理得还不错，没有引起更多的问题，最主要还是自我的调节起到很好的作用。

3. 你这一周怎么样？与其他周相比，你这一周的心境如何？（1～3 句话）

这周一般般，不过有时有些烦恼，我都度过去了，都是那种消极的状态，心里想着忍一下就放假了，大多数时间在教室里听不进课，而是在发呆。

4. 这周有没有什么重要的事情发生并需要讨论？（1～3 句话）

还是原来那个问题，他们还是对我说我是哪里人这个问题，抓着不放，有时可能说到我的一些问题，觉得有时候做一件正常的事情还是被他们关注，然后传给其他人。

5. 你想要将什么问题列入日程？（1～3 句话）

关于回家的问题，我在考虑明天回家还是后天回家，然后回家的时候尽量不让他们看到吧，但同时又想我回家的时候让他们知道我是哪里的，就不会有我是哪里人那个问题纠结着我。

6. 你做了或没做什么家庭作业？你体会到了什么？

做了，体会到可以把我现在遇到的问题和想要面临的问题列举出来，让我更清楚我的问题出现在哪？让刘老师更好地帮我去解决。

第十一次咨询会谈连接作业表

1. 上次会谈我们讨论了哪些重要的问题？你从中体会到了什么？(1～3 句话)

我需要积极的情绪，不需要消极的情绪。从咨询记录中去找练习，不打折扣地去完成。做熟做到不抵触，没有反感，要熟练，领悟到效果来。不要老是万一，有时出现万一的情况，先用九千九百九十九去搞定它。

2. 上次会谈有什么使你烦恼吗？你有什么事情不愿意讲吗？

就是回家和别人说我是哪里人的问题，随着我回家这些问题已不是问题，因为我不在学校里，心思还放在怎么度过周末上，所以过去的东西把它忘掉就没有烦恼。

3. 你这一周怎么样？与其他周相比，你这一周的心境如何？(1～3 句话)

还可以，但有些时候会为一些事情慢一两天去做而烦恼，不过都是些小问题，我想如何把没有烦恼的状态保持下去。

4. 这周有没有什么重要的事情发生并需要讨论？(1～3 句话)

我觉得我哥总说我一些不好的地方，并且把他的想法强加到我的身上。如果做事情不合他的想法，他总是爱指手画脚的，似乎我做什么都是错的。

5. 你想要将什么问题列入日程？(1～3 句话)

怎样过才能达到我想要的学习效果，就是在学校待下去，并且把学习成绩提升上来，不会因为与别人相处带来烦恼，就是变回正常的我。

6. 你做了或没做什么家庭作业？你体会到了什么？

做了，感觉还可以。

第十二次咨询会谈连接作业表

1. 上次会谈我们讨论了哪些重要的问题？你从中体会到了什么？(1～3 句话)

回到家里与家人相处的问题，不过平时我们都比较忙，也没有时间去说这说那的，过几天要去学校了，也不存在这些问题。

2. 上次会谈有什么使你烦恼吗？你有什么事情不愿意讲吗？

基本没有什么烦恼，就是觉得哥哥他会把他的想法强加到我的身上，会对我的事情指手画脚，不过这段时间没什么，因为大家都很忙，我们有很多事情去做。

3. 你这一周怎么样？与其他周相比，你这一周的心境如何？(1～3 句话)

还可以，不过有时候有些事情想得太多和不自信，还有就是有点难拒绝别人，下不了决定，做这觉得不好，做那也不好。

4. 这周有没有什么重要的事情发生并需要讨论？(1～3 句话)

这周我很多时间都在上网，看一些电视剧，基本没有什么事情，有时觉得父母回家过年，我没回去，这样一直以来分开的春节很无聊，没有气氛。

5. 你想要将什么问题列入日程？(1～3 句话)

就是关于今后去学校的问题，我还是有点担心，我会像上个学期那样的情况，有点担心待不了多久和学习状态方面再出现问题。

6. 你做了或没做什么家庭作业？你体会到了什么？

做了，可以把我最近的情况描述得很清楚。

刘义林博士点评：

来访者有比较强烈的求助愿望，积极努力配合完成作业，对于自己存在的问题和现实的状况有比较清楚的认识。在来访的过程中，诚信守时，尽管路途比较远，可是几乎从来没有迟到过。来访者有比较明显的家庭责任感和荣誉感，期待着能够考上好的大学，以不辜负父母对自己的希望和寄托。来访者有比较好的自律和毅力，能在矛盾和纠结的漩涡中不断地鼓励和要求自己积极加以改善应对，而不是逃避推诿和半途而废。

坚持发送幽默短信，认真地做自我觉察和分析，认真填写提交会谈连接作业表，努力做微笑和深呼吸练习，尽管遇到了这样那样的困难和麻烦，但是最终还是坚持下来了，"我相信，我还会坚持下去的，坚持就是胜利。""我一共换了五所学校，我相信在刘老师的帮助下，我今后再也不用换学校了。"这些积极情绪的养成，都为来访者克服人际关系敏感，坚持到学校学习，最终参加高考并取得了自己认为比较满意的成绩，提供了有力的支撑。

通过咨询记录、咨询会谈连接作业表和来访者的总结回顾，通过贝克抑郁量表(BDI)和简明精神问题量表(BPRS)的指数对比，通过来访者一步一步艰难、纠结、矛盾的咨询经历，让来访者的家人和自身，都发现了这种改变和进步。这样的进步，犹如逆水行舟，不进则退，来之不易。这也是来访者后来长期与心理咨询师保持联系，继续寻求帮助的主要原因。来访者最终从休学、厌学、恐学的状态，实现了超越和突破，考上了大学。

在一个阶段咨询快要结束的时候，来访者以"相信自己！做最好的自己！走自己的路，让别人说去吧！"这样的心态，与心理咨询师一起努力，如愿以偿地实现了咨询目标。虽然来访者的问题，并没有在这一个阶段里得到全方位的彻底解决，但是看到了希望，尝到了甜头，开始有了积极的情绪和敢于面对问题的勇气。来访者体会到，这对于自己坚持走完今后四年的大学生涯之路，是十分有用的。这一点，来访者的父母也十分认同。

第十五章　看似躯体病变　实为学校恐惧

第一阶段：建立咨询关系，陈述澄清问题，测量评估分析，确定咨询目标

我叫李小花(化名)，女，今年16岁，高一学生，父母健在。我由于初中的紧张学习、老师的压力、高中时的同学交往关系、考试分班压力、分文理班压力、班级人际关系压力等原因，曾在某市人民医院做心电图、彩超检查，3年前在某部队医院做心电图检查，今年1月在某市医院检查治疗，去年7月去北京某大医院住院治疗了7天。吃过的药有洛马酸比索洛尔片、倍他洛克、富马酸比索洛尔片，现在都停药了。前不久病情复发到某医院检查治疗，是这个医院的一位医生介绍我们来见刘老师的。

我2～10岁跟奶奶一起生活在郊区，在某小上学到三年级后，转到另外一所小学，中学在学校住校。我平时很少跟父母交流，父母工作都很忙，很少管我的事情。我比较听话，就是有些挑食，不喜欢吃海鱼。我哥哥不这样，他比我大两岁半，读高三，兄妹关系较好。

我动作比较缓慢，善良。今天是爸爸陪我一起来的。我在初一开始有一点心跳快(3年前)、胸闷，偶尔有点痛。去年1月(初三)开始变得严重起来，痛得很难受。学校要求我父母晚上把我接回家住，让我好好休息。

我去年从北京看病回来，吃了药以后症状有些好转。去年10月又开始有症状，休息好一点症状就有所减轻，去到学校又会加重。医院的医生建议我做心理咨询和疏导。我跟同学的关系有些紧张。

爸爸希望心理咨询不影响学习，来咨询的时间尽量错开，尽量安排到周末我没有课的时候。爸爸说我的性格有点好强，不想落后于人。我和爸爸一致同意从明天开始心理辅导，每周1次，3个月一个阶段，大约要做两个阶段。我们约好明天上午9点来访。

这是刘老师让我配合填写的生活史调查表。

生活史调查表

这张调查表的目的是对你的生活经历和背景获得全面的了解。请你尽可能完整和准确地回答这些问题，这将有利于制订一个适合于你的特定需求的咨询方案。当你填完之后，或者在预约时间，请交回此表。此表和咨询档案同样会高度保密。

请完整填写以下内容：

姓名：李小花(化名)　性别：女　日期：2010年**月**日

地址：省略

电话号码：(座机)********　(手机)***********

出生年月日：****年**月**日　年龄：16岁　职业：学生。

你现在同谁一起生活？(列举是哪些人)奶奶、爸爸、妈妈、哥哥。

你居住在哪里？家庭住宅☑　旅馆□　宿舍□　公寓□　其他□

重要关系状况(勾出一个)

单身□　订婚□　已婚□　分居□　离婚□　再婚□　托付关系□　寡居□

如果已婚，丈夫的(或者妻子的)姓名、年龄、职业是什么？

姓名：________　年龄：______岁　职业：________

1. 宗教或精神信仰在你生活中所扮演的角色：

   A. 童年时：是我的精神寄托。

   B. 成年后：________________

2. 临床情况

   A. 用你自己的话陈述你的主要问题的性质，以及问题存在多长时间了：

   性质：心跳快，胸口闷，存在有4年了。

   B. 简要陈述你的主要问题的发展经过(从发作到现在)：

   发作时期是从初一到现在，一般是紧张、慌张，爬楼梯的时候心跳较快。

   C. 以下列等级检查你病情的严重情况：

   轻度不适☑　中度严重□　非常严重□　极其严重□　全部丧失能力□

   D. 就你目前的病情，你以前在哪里治疗过或咨询过？

   某市人民医院，某部队医院，某市某医院。

   E. 你在采用药物治疗吗？如果是，那么是什么、用了多少、结果如何？

   以前有过，用的是富马酸比索洛尔片、倍他洛克，富马酸比索洛尔片从原来的每天半片升为每天一片，效果不怎么样，和没吃差不多。

3. 个人资料

   A. 出生地：某省某市。

   B. 怀孕期间母亲的情况(据你所知)以前家里的条件不太好，吃得也就不怎么样了。

   C. 标出符合你的童年期情况的下列任何情形：

   夜惊□　吸拇指□　恐惧□　尿床☑　咬指甲□　快乐的童年□

   梦游□　口吃☑　不快乐的童年☑　任何其他情况：________

   D. 童年期健康吗？

   列举所患过的疾病：没有过任何疾病，只有过些小感冒、发烧。

   E. 青春期健康吗？

   列举所患过的疾病：没有患过疾病。

   F. 你的身高：***厘米　你的体重：**公斤

   G. 做过外科手术吗？(请列举并且给出手术时的年龄)未做过手术。

   H. 是否发生过什么意外事故：

   I. 列举5项你最担心的事情：

      1. 能不能进文科尖子班？
      2. 文科生毕业后职业只限定于教师、律师？
      3. 害怕进入尖子班跟不上别人，压力大。
      4. 别人说文科不进尖子班是上不了好的大学的。

5. 想去外国留学，又怕语言不通，自己生存问题。

J. 在下列任何符合你的情况下打钩：

头痛☐ 头晕☐ 晕厥发作☐ 心悸☑ 腹部不适☐ 焦虑☑ 疲劳☑

肠功能紊乱☐ 食欲低下☐ 愤怒☑ 服镇静药☐ 失眠☑ 噩梦☐

感到惊恐☐ 酒精中毒☐ 沮丧☑ 自杀意念☐ 震颤☐ 不能放松☐

性问题☐ 过敏性反应☐ 不喜欢周末和假期☐ 雄心勃勃☐ 自卑感☐

羞于见人☐ 不能交朋友☐ 不能做决定☐ 不能坚持一项工作☐

记忆问题☑ 家庭条件差☐ 财务问题☐ 孤独☑ 难以愉快☐

过度出汗☐ 经常使用阿司匹林或止痛药☐ 注意力难以集中☐

请在这里列举其他的问题或者困难：易紧张，易慌张。

K. 在下列任何适用于你的词后的☐内打钩：

无价值☐、无用☐、一个无名小卒☐、生活空虚☐

不适当☐、愚蠢☐、不能胜任☐、天真☑、不能正确完成任何事情☐

内疚☐、邪恶☐、有道德问题☐、恐怖想法☐、敌对☐、充满仇恨☐

焦虑☑、激动不安☐、胆怯☐、谦逊☑、惊恐☐、好斗☐

丑陋☐、残废☐、不引人注目☐、令人厌恶☐

沮丧☐、孤单☑、不被喜欢☐、被误解☑、厌烦☑、不安宁☐

困惑☑、不自信☐、矛盾☐、充满悔意☐

有意义☐、同情☑、聪明☐、有吸引力☐、自信☐、考虑周到☐

请列举任何其他的词：善良、好心、热心肠、善于帮助他人。

L. 目前的兴趣、爱好和活动：兴趣爱好：看电视、看电影。活动：哈哈大笑(面部运动)。

M. 你业余时间大多做什么？看电视或看电影。

N. 你的学业最后达到什么程度？________

O. 学习能力：优势和弱势 弱势

P. 你曾被欺负或者被过分地取笑过吗？有过。

Q. 你喜欢交朋友吗？喜欢。 保持交往吗？是的。

4. 职业资料

A. 你现在做何种工作？________

B. 列举以前的工作：________

C. 你对目前的工作满意吗？(如果不是，在什么方面不满意？)

D. 你的收入是多少？月________元。 你的生活花费是多少？月________元。

E. 抱负/目标

过去：________

现在：________

未来：________

5. 性信息

A. 你父母对性的态度(例如，家里是否有性教育或者有关的讨论？)

B. 你最初的性知识是何时以及如何获得的？
C. 你什么时候第一次意识到自己的性冲动？
D. 你曾体验过因为性或手淫而带来的焦虑或者负罪感吗？如果有，请解释。
E. 请列举关于你第一次或者随后的性体验的有关细节。
F. 你对目前的性生活满意吗？（如果不，请解释。）
G. 提供任何重要的异性恋（和/或者同性恋）反映的相关信息。
H. 你以某种方式控制性欲吗？

6. 月经史

第一次来月经的年龄是多大？13 岁。
你有这方面的知识，还是对其到来感到震惊？有。
有规律吗？没有　持续时间：6 天。
你感到疼痛吗？没有　上次的日期：** 月 ** 日至 ** 月 ** 日。
你的月经周期影响你的心情吗？有。

7. 婚姻史

订婚之前你认识你的配偶多久？________
你结婚多长时间了？________
丈夫或妻子的年龄：______岁　丈夫或妻子的职业：________
A. 描述你的丈夫或者妻子的人格特点（用你自己的话）。
B. 在哪些方面相互适应？
C. 在哪些方面相互不适应？
D. 你和你的姻亲们怎样相处？（包括配偶的兄弟姐妹）
　你有多少个孩子？________
　请列举他们的性别和年龄：________
E. 你的孩子中有谁存在特别问题吗？
F. 有无流产或堕胎的历史？　有□　无□
G. 如果之前有过婚姻，请对其做出评论并提供简要细节。

8. 家庭资料

父亲姓名：________　年龄：________　职业：________　电话：________
母亲姓名：________　年龄：________　职业：________　电话：________
A. 父亲：健在还是已故？已故□，健在☑。如果已故，在他去世时你的年龄是______岁。
　死亡原因：________
　如果健在，父亲现在的年龄是51 岁，职业：工程师　健康状况：良好
B. 母亲：健在还是已故？已故□，健在☑。如果已故，在她去世时你的年龄是______岁。
　死亡原因：________
　如果健在，母亲现在的年龄是44 岁，职业：酒店职工　健康状况：良好
C. 兄弟姐妹：兄弟姐妹的人数和年龄

哥哥18岁，堂弟5个月大，表弟13岁，这些是与我最亲近的兄弟。

D. 与兄弟姐妹的关系：

过去：很好。　现在：比以前更好。

E. 描述你父亲的人格以及他对你的态度（过去和现在）：

父亲是个好人，有事业心和责任心。态度：从以前的家长制到现在的讲道理、互相体谅制度。

F. 描述你母亲的人格以及她对你的态度（过去和现在）：同上。

G. 作为一个孩子，你的父亲曾用什么方式惩罚过你？

责骂。小时候不爱学习爸爸曾用木棍追着我跑。

H. 你对家庭气氛有何种印象（指你的原生家庭，包括父母之间以及父母和孩子之间的包容性）。大家都相互理解。

I. 你信任你的父母吗？信任。

J. 你的父母理解你吗？理解。

K. 从根本上说，你感觉到父母对你的爱和尊重吗？有感觉到。

如果你有继父母，父母再婚时你有多大？______岁。

L. 描述你的宗教信仰情况：　无宗教信仰，只相信自己。

M. 如果你不是被你的父母抚养，谁抚养的你，在哪几年之间抚养过你？

爷爷奶奶从出生时就抚养我，直到上初一的时候搬到爸爸妈妈那儿去住，有时间回来看奶奶。

N. 曾有人（父母、亲戚、朋友）干涉过你的婚姻、职业等方面吗？

O. 谁是你生活中最重要的人？父母、家人、朋友。

P. 你的家庭成员中有没有人曾酒精中毒、癫痫或者被认为有"精神障碍"？没有。

Q. 其他家庭成员是否曾患过有关疾病？

R. 愿意叙述以前没有提及的可怕或者痛苦的经历吗？被老师打，责骂。

S. 你希望通过咨询达到什么目的，你对咨询期盼了多久？

能使我变得心胸开阔，开朗，优秀，从知道要去做心理咨询起就开始期盼。

T. 列举任何使你感到平静或者放松的情景。

周末背着书包离开学校回家，看到美丽的事物，蓝天，大海……

U. 你曾失去控制吗？（例如，发脾气、哭泣或者攻击）如果是这样的话，请描述。

有过，发脾气，哭泣时要等我把气撒过了，哭够了才能停止。

V. 请增加此调查表没有涉及的，但又对心理咨询师了解和帮助你有用的信息。

在"列举五项最担心的事情上"还有依赖性较强，害怕高考后哥哥去外地上大学，我一个人在家，一个人去上学，不会运用太多的电脑技术，害怕哥哥走后，不能操作的东西问谁？

9. 自我描述（请完成如下内容）

A. 我是一个善良、热心肠、有理想、有道德、品质高的人。

B. 我的一生是充满人生必备的酸甜苦辣。

C. 在我还是一个孩子的时候，希望不被欺负。

D. 我感到骄傲的事情之一是得奖。

E. 我难以承认我有敌对状况。

F. 我不能原谅的事情之一是在爷爷在世的时候没能好好听他的话。

G. 我感到内疚的事情之一是总在要分别时才想想我们的美好时光，没能把对她最好的状态呈现。

H. 如果我不必担心我的形象睡觉、在家的时候。

I. 人们伤害我的方式之一是责骂。

J. 母亲总是用爱来包容我。

K. 我需要从母亲那里得到但又没有得到的是妈妈不太放心我和朋友在外面玩耍、对家庭的责任感。

L. 父亲总是一如既往地爱护我。

M. 我需要从父亲那里得到但又没有得到的是学理科的技巧与智商。

N. 如果我不害怕成为我自己，我可能会________。

O. 我感到生气的事情之一是别人欺骗了我。

P. 我需要但又从未从一个女人(男人)那里得到的是稳重沉着。

Q. 长大的坏处是爸妈变老。

R. 我本可以帮助自己但又没有采取的方法之一是正确面对自己，正视困难。

10. A. 哪些是你目前想改变的行为？冲动、激动、对事物抱有不耐烦的行为。

B. 你希望改变哪些感受？(如增加或者减少)

减少激动、冲动，增加见识，沉着，遇事先考虑再三再做决定。

C. 哪些感受对你来说特别地：

(1) 令人愉快？高兴、兴奋、对某人某事某物感兴趣。

(2) 令人不愉快？冲动、悲伤、孤独、哭泣。

D. 描述一幅非常令人愉快的幻想场面。

E. 描述一幅非常令人不愉快的幻想场面。和同学吵架。

F. 你认为你最不理性的想法或者观点是什么？

如果对方实在是目中无人(在吵架时)，心里真想冲上去给他一拳。

G. 描述何种人际关系能给你带来：

(1) 快乐美好

(2) 悲痛绝望

H. 简而言之，你对心理咨询有什么看法？

更深处地去窥探到人们内心深处最不想让人知道的悲痛，从而去帮助他。

11. 在调查表的空白处及边缘处，写出你对下列人员的简短描述：

A. 你自己我相信努力就能成功。

B. 你的配偶(如果已婚)________

C. 你最好的朋友往往最能读懂我的人。

D. 不喜欢你的人往往对我是抱着怀疑、异样的目光看我的。

12. 自我评估你擅长的和不擅长的方面：

我擅长：(1) 学习　(2) 节俭　(3) 勤奋　(4) 团结　(5) 忍耐

不擅长：(1) 狡诈　(2) 撒谎　(3) 伪装　(4) 奉承　(5) 虚伪

13. 我的主要优缺点：

我的三大优点：(1) 好学　(2) 谦虚　(3) 温和

我的三大缺点：(1) 保守　(2) 自闭　(3) 猜疑

14. I、My、Me 自我描述：

I，别人眼里的我：礼貌文静、听话可爱、懂事大方。

My，内心里的我：激动易怒、小气孤独、胆小怯懦。

Me，理想中的我：高雅豁达、气质出众、受人尊敬。

15. 填写本调查表开始时间 ** 月 ** 日 20 时，完成时间 ** 月 ** 日 22 时。

在开始正式心理辅导之前，按照刘老师工作原则的要求，我爸爸代表我与刘老师签订了心理咨询协议书。

心理咨询协议书

甲方(咨询师)：三亚刘义林心理咨询保健所　刘义林

乙方(来访者)：李小花(化名)　性别：女　年龄：16 周岁　联系电话：***********

按照《中华人民共和国心理咨询师职业标准》以及服务行业的通用法规规定，甲方与乙方本着平等、自愿、友好协商的原则，就甲方为乙方提供心理咨询达成如下协议：

一、关于保密原则：

甲方严格遵守心理咨询行业的保密原则，未经乙方允许，不得泄露乙方的个人资料或咨询内容。如确因学术交流或其他因素需要报告该案例，则需隐去来访者的个人信息。经过甲方观察，认为乙方有可能出现行为失控，并危及自身或其他人的人身安全的时候，甲方有权利通知乙方亲属或终止咨询。

二、关于咨询费用约定：

经双方协商，乙方同意接受 1 个阶段的心理疏导，1 个阶段的咨询次数为 12 次，每次 1 小时。咨询费用合计为 12 次× *** 元＝ **** 元(大写：** 圆整)。咨询开始以后，乙方承诺不得半途而废，中途不得单方终止咨询，若因乙方原因终止，则甲方不退还已付咨询费用。

三、关于咨询时间的约定：

咨询时间从 2010 年 ** 月 ** 日到 2010 年 ** 月 ** 日，每周 1 次。每次的时间为：星期六 09:00 至 10:00。甲乙双方均须遵守时间，准时在约定时间开始进行咨询。甲乙双方因故更改咨询时间需提前 1 天至 2 天通知对方。乙方承诺无故不到或临时违约，按照半价支付费用，并应及时预约下次咨询，乙方连续三次违约甲方可以单方面终止咨询，乙方不得提出退费等其他要求。

四、关于咨询终止：

达成咨询目标后，咨询自然终止。乙方不满意咨询师的咨询方法或其他不可抗原因，可以提出终止咨询。因为乙方不配合甲方的正常咨询或者不认真完成作业，甲方可以终止咨询。甲方认为无法继续帮助来访者时，征得来访者同意，可转介其他咨询机构或医院，并退还剩余费用。

五、关于咨询过程约定：

乙方在咨询时，有义务提供真实的个人资料，以保证良好的咨询效果。乙方须保证在接受心理咨询期间不发生任何故意伤害自己或故意危害他人人身安全的行为。乙方如患有自伤、自杀或伤害他人危险的心理障碍或心理疾病，甲方不对乙方可能产生的上述后果承担任何责任。有些不属于心理咨询范围的神经症或者精神分裂患者，为配合其他精神科的药物治疗，在其本人有能力可以接受心理咨询的情况下，如果家属或者本人希望进行心理咨询的，甲方也愿意为其咨询的，可以进行心理咨询。医嘱需要家属全程陪同的，家属必须认真陪同，防止出现意外事故。在每次咨询结束后，甲方根据需要，与来访者协商后为来访者布置家庭作业，来访者需要认真完成。

六、关于咨询后约定：

乙方同意甲方在咨询结束后可以继续跟踪回访，以促进咨询效果的巩固。

七、附则：

本协议一式两份，双方各执一份，双方签字后生效。来访者若是没满 18 岁的未成年人，同时需要监护人或者成年亲属的签字。如有未尽事宜，双方友好协商后补充。

甲方签字：刘义林　　　　乙方（来访者）签字：李小花爸爸（化名）

2010 年 ** 月 ** 日

在我小时候，哥哥、父母以外的家人也常欺负我。同学经常欺负我，对人我是有求必应，别人打我，我也不敢反抗。我从上幼儿园开始就常常挨老师打，小学换了两个学校，也常常被老师打。可以说我从小就是被老师打大的，所以我看到老师就有恐惧感。

我记得小学四年级的时候被打得最惨，是被一位 50 多岁的女数学老师打的。挨打的原因是我成绩不好，数学考试我考得很烂，发试卷的时候，不及格的学生有 7～8 个人，都被叫上讲台，当着全班打脸。我挨了大约十个巴掌，很痛。有个同学耳朵还被打流血了。这件事我回家也不敢跟父母讲，觉得自己考不好，也没有理由讲。

最后一次挨打是初三，班主任用木板打手，木板是从椅子上拆下来的，大约打了有十多下，挨打的原因是数学证明题没写好。虽然学校的校长强调老师不该打学生，但是很多老师都打学生。我一看到数学老师就怕挨打，一上数学课就紧张，所以数学就一直不好。这些事情我跟医院的医生也没说过。

我超爱看电视剧，有个星期天，爸爸见我没做作业，拿个木棍追着我要打，这个事请刘老师不要告诉爸爸。我有时忍不住，会出口伤人，但我从来不骂脏话。初中同学没有欺负我，高中也没人打我，就是同学关系有些处不好。

我常与同学讨论我们学校有哪里不好，老师和有的学校相比完全不一样，感觉到老师没有责任心，很烂。班主任和其他老师总是上课晚来，早早下课。我最不能容忍上课时几乎一班人都在睡觉，老师也不管，自顾自地上课。我用手机把同学上课睡觉的场景拍下来。

我不玩电脑，也没有 QQ，最近老师要求用 QQ 交作业，我让同学帮我申请了一个，也不常用，只用过一两次来交作业。我觉得上 QQ 浪费时间，还不如看电视剧。我们高中就有电脑课了，我基本上不懂电脑。同学说我上电脑课不认真，对我冷言冷语。只要上电脑课我就会感到很紧张。

我父母工作很忙，平时在家时间很少。妈妈在家里做菜做家务，没有时间管我的学习。我哥哥电脑成绩很好，电脑考试总是满分，他高二功课很紧张，每周才回来一次，也没时间教我。我家里有电脑，但没有装上课用的软件，我也不会装，要用的时候我就请同学过来帮我装。

我愿意配合做一组心理测试（SCL－90、16PF、MMPI），下面是测评结果。

这是我的症状自评量表（SCL－90）测评数据：

编号	因　子	英　文	简称	原始分	因子分
1	躯体化	Somatization	SOM	33	2.75
2	强迫症状	Obsessive-Compulsive	O-C	37	3.70
3	人际关系敏感	Interpersonal Sensitivity	INT	30	3.33
4	抑郁	Depression	DEP	32	2.46
5	焦虑	Anxiety	ANX	34	3.40
6	敌对	Hostility	HOS	23	3.83
7	恐怖	Phobic Anxiety	PHOB	18	2.57
8	偏执	Paranoid Ideation	PAR	18	3.00
9	精神病性	Psychoticism	PSY	24	2.40
10	其他	Additional Items	ADD	19	2.71
总分：268 分（168.72），总均分：2.98 分（1.87） 阳性项目数：74 项（43.33），阴性项目数：16 项 阳性项目均分：3.41 分（3.19） 注：括号内数字为划界标准，正异常判断标准为任一因子分大于等于 2.5 分。					

这是我的卡特尔 16 种人格因素问卷（16PF）测评数据：

因子	A	B	C	E	F	G	H	I	L	M	N	O	Q1	Q2	Q3	Q4	X1	X2	X3	X4	Y1	Y2	Y3	Y4
原始分	16	5	13	11	9	15	14	16	6	14	6	15	10	3	8	20	—	—	—	—	—	—	—	—
标准分	8	2	5	5	4	7	7	9	3	6	3	8	5	1	4	9	7.2	7	1.3	2.4	14	36	75	20

人格因素	低分者特征	低			平均				高			高分者特征
		1	2	3	4	5	6	7	8	9	10	
乐群（A）	缄默孤独						8					乐群外向
聪慧（B）	迟钝，知识面窄					2						聪慧，富有才识
稳定（C）	情绪激动					5						情绪稳定
恃强（E）	谦逊顺从					5						支配攻击
兴奋（F）	严肃审慎					4						轻松兴奋
有恒（G）	权宜敷衍						7					有恒负责

续表

人格因素	低分者特征	低			平均				高			高分者特征
		1	2	3	4	5	6	7	8	9	10	
敢为(H)	畏怯退缩						7					冒险敢为
敏感(I)	理智,着重实际						9					敏感,感情用事
怀疑(L)	信赖随和					3						怀疑刚愎
幻想(M)	现实,合乎常规						6					幻想,狂放不羁
世故(N)	坦白直率,天真					3						精明能干,世故
忧虑(O)	沉着,有自信心						8					忧虑抑郁,烦恼
实验(Q1)	保守,服从传统					5						自由,批评激进
独立(Q2)	依赖,随群附众					1						自立,当机立断
自律(Q3)	不拘小节					4						自律严谨
紧张(Q4)	心平气和						9					紧张困扰

次级人格因素	低分者特征	低				平均				高				高分者特征
		…	1	2	3	4	5	6	7	8	9	10	…	
适应与焦虑	适应							7.2						焦虑
内向与外向	内向							7						外向
感情用事与安详机警	冲动						1.3							安详
怯懦与果断	怯懦						2.4							果断

这是我的明尼苏达多项人格问卷(MMPI)测评数据:

量表项目	得分	结果	判断标准
Hs(hypochondriasis)疑病	74.04	高分	/
D(depression)抑郁	55.73	正常	/
Hy(hysteria)癔病	63.06	高分	/
Pd(psychopathec deviate)精神病态	65.28	高分	/
Mf(masculinity-femininity)男子气	69.37	高分	/
Mf(masculinity-femininity)女子气	65.84	高分	/
Pa(paranoia)妄想	61.16	正常	/
Pt(psychasthenia)精神衰弱	76.83	高分	/
Sc(schizophrenia)精神分裂症	59.71	正常	/
Ma(hypomania)轻躁狂	70.32	高分	/
Si(social introversion)社会内向	36.62	低分	/

续表

量表项目	得分	结果	判断标准
L(lie)说谎分数	17.24	正常	/
F(infrequency or fake bad)诈病分数	23.47	正常	/
K(defensiveness)校正分数	29.71	正常	/
Q(无法回答的量表数)	00.00	正常	/
外显性焦虑(MAS)	60.69	高分	/
依赖性(Dy)	54.34	正常	/
支配性(Do)	50.13	正常	/
社会责任(Re)	35.27	低分	/
控制力(Cn)	69.59	正常	/

以下是我提交的第一次至第四次的咨询会谈连接作业表。

第一次咨询会谈连接作业表

1. 上次会谈我们讨论了哪些重要的问题？你从中体会到了什么？(1～3 句话)

是什么让我困扰？中国教育的严重缺陷，老师不同程度地对同学心理、身体造成伤害。

2. 上次会谈有什么使你烦恼吗？你有什么事情不愿意讲吗？

没有。

3. 你这一周怎么样？与其他周相比，你这一周的心境如何？(1～3 句话)

我这一周学习努力。与其他周相比，更知道学习的重要性了，也能自我安慰些了，深刻地了解到高中的学习生活。

4. 这周有没有什么重要的事情发生并需要讨论？(1～3 句话)

分班了，大多数人都不认识，也大多是女生，不想一个个在她们面前介绍自己，我该怎样处理好同学关系？

5. 你想要将什么问题列入日程？(1～3 句话)

目前还没有。

6. 你做了或没做什么家庭作业？你体会到了什么？

做了，体会到高中的压力较大，老师管得较严，正在为会考、高考做准备，不能上课不听讲，不然会落下功课的。

第二次咨询会谈连接作业表

1. 上次会谈我们讨论了哪些重要的问题？你从中体会到了什么？(1～3 句话)

处理人际关系的重要性，学会调整心态，运用积极的自我暗示。体会：学习是为了养成能力，而不是为了高考那几张试题去奋斗。处理好人际关系能使人变得更优秀，有涵养。

2. 上次会谈有什么使你烦恼吗？你有什么事情不愿意讲吗？

没有。

3. 你这一周怎么样？与其他周相比，你这一周的心境如何？（1～3 句话）

这一周和上一周差不多，大多都把时间放在学习上，不过稍微有些走神。

4. 这周有没有什么重要的事情发生并需要讨论？（1～3 句话）

如何应对各种考试测评？该怎样努力才能达到目标？怎么做？

5. 你想要将什么问题列入日程？（1～3 句话）

没有。

6. 你做了或没做什么家庭作业？你体会到了什么？

做了家庭作业。体会到了作业之繁多，老师、学生之辛苦，作业如山。

第三次咨询会谈连接作业表

1. 上次会谈我们讨论了哪些重要的问题？你从中体会到了什么？（1～3 句话）

心态能导致不同结果，训练深呼吸让自己放松。自我鼓励与积极自我暗示对身心的帮助。体会：凡事要往好处去想。

2. 上次会谈有什么使你烦恼吗？你有什么事情不愿意讲吗？

没有。

3. 你这一周怎么样？与其他周相比，你这一周的心境如何？（1～3 句话）

这一周比上一周要烦恼，烦躁得多。考试多了，听写、默写多了，压力大了，有些喘不过气来。

4. 这周有没有什么重要的事情发生并需要讨论？（1～3 句话）

还没有找到目标，仿佛学习又是一种压力。没有远大目标，足以让我坚持完成两年半的痛苦学业。

5. 你想要将什么问题列入日程？（1～3 句话）

没有。

6. 你做了或没做什么家庭作业？你体会到了什么？

做了，需要学习的还有很多，到头来发现自己有很多不足。

第四次咨询会谈连接作业表

1. 上次会谈我们讨论了哪些重要的问题？你从中体会到了什么？（1～3 句话）

尽量减少负面的消极的情绪，不让坏情绪恶性膨胀，我要明确目标。不要把学习当成一种压力，减轻压力，做最快乐的自己。

2. 上次会谈有什么使你烦恼吗？你有什么事情不愿意讲吗？

好像上课时间减少了，有时我的话还没讲完您就进入下一个话题了，时间过得真快，感觉我的话还没说完就下课了。

3. 你这一周怎么样？与其他周相比，你这一周的心境如何？（1～3 句话）

这一周的心情比上一周要糟糕，每星期都有 1～2 次听写或默写，都有 1～2 次考试，作业永远写不完，更糟糕的是我的化学要补考。

4. 这周有没有什么重要的事情发生并需要讨论？（1～3 句话）

化学补考要怎么补救？学习压力和学生竞争力大该怎么解决？考试技巧？

5. 你想要将什么问题列入日程？（1～3 句话）

无。

6. 你做了或没做什么家庭作业？你体会到了什么？

做了，学校作业之繁多，中国保守的教育事业远落后于西方民主的教育事业。

刘义林博士点评：

几家医院的诊断都是“神经性胸痛”，药物治疗包括住院治疗，都忽略了心理问题，这种由心理问题引起的躯体化现象导致的错误诊断，在不少医院都有类似情况发生。每次都是爸爸陪伴着女儿去医院，女儿不敢当着爸爸的面讲述自己的心理问题，医生基本上都是按照病人的主诉来分析和判断并做各种专业的检查。最后经过一位对心理健康比较重视的医生推荐，来访者才开始了心理疏导，才有机会揭开这个“神经性胸痛”的谜底。

心结打开后，表面上看是“学校恐惧症”导致的胸痛，实质上是家庭教育方式与学校教育方式缺失的体现。数学老师对来访者造成的伤害是起因，家长只顾学习成绩，而忽略了女儿的心理健康和快乐成长，父母都忙于工作和家务，平时很少有时间陪伴女儿，与女儿交流，这让来访者逐渐养成了敏感意气、忧虑抑郁、紧张困扰的性格特征。

来访者的陈述、有效的心理测评组合、心理咨询工具箱的常用工具的合理搭配使用，可以让来访者的问题比较客观准确地从三个方面投射出问题的焦点和范围所在。通过一目了然的图形和数字表示，替代模糊的描述和感受，是心理咨询规范化、标准化、专业化的一种必要措施，也是判断一个心理咨询师基本功素养的有效途径。

第一阶段的第一次咨询至第四次咨询，通过症状自评量表（SCL－90）、卡特尔16种人格因素问卷（16PF）、明尼苏达多项人格问卷（MMPI）、心理咨询协议书、咨询记录表、生活史调查表等相关量表和工具，让来访者和心理咨询师比较容易地达成了共识，确定了咨询目标和方向。在此基础上布置适当的作业，以及接下来选择的有效方法和技术，就相对比较容易为来访者接纳和配合使用，同时也促进了咨访关系的不断增进与巩固发展。

第二阶段：找到问题成因，选择方法技术，布置适当作业，认知反省调适

刘老师要求我饮水量逐渐达到每天2 000毫升，送给我音乐疗法的光盘，让我每天听30分钟。还要求我填写一周生活时间记录表，每天运动出汗一次，多吃蔬菜水果，练习深呼吸，认真做好咨询记录。我一般都是每周六上午9点准时来访。

这几天我的饮水量最多每天达到了1 700毫升，再多就有些困难了。我认真做了刘老师布置的作业，受到了刘老师的表扬。在人际关系上，我觉得自己有些问题需要改善。我要学会真诚地赞美别人，学会宽容、原谅、理解，少用攻击性的语言，少指责，少挑毛病。三个字“对不起”加一个微笑，多反省自己。

刘老师让我每天抄写一遍日常五心：感谢之心、坦率之心、反省之心、谦虚之心、奉献之心。等我完全领悟以后写个感想。现在我所在的学校没有老师打人，也没有同学欺负我。我希望自己不要读死书，不要死读书，不要成为书呆子。

我每天都认真抄写了日常五心，感觉很好。刘老师让我有空的时候，写一个感想。到目前为止，我都配合得很好。我觉得我有进步了，我确认自己比以前坦然一些了。我想要变得

更优秀,我需要心胸开阔,我需要多一些积极的自我暗示。

这是我提交的作业:我对日常五心的感悟。

对于谦虚的理解和态度,要说谦虚,对于以前的我是不难完成的。俗话说:"虚心使人进步,骄傲使人落后。"谦虚即指虚心,不自高自大。人要戒骄戒躁,方能进步。一定要做到谦虚,才能完善自己,做最好的自己。

谦虚乃是人的本能,也是中华民族的优秀传统道德之一。然而,经历了"辉煌"或取得了成就时便会骄傲起来,骄傲会使人浮躁起来,也会使人目无一切,让人产生距离感。多么可怕的词语啊!人要谦虚,才能进步,才能开朗、活泼,才能使自己能够成长起来。

我觉得即使我们是一支蜡烛,也应该蜡炬成灰泪始干。即使我们只是一根火柴,也要在关键时刻有一次闪耀。即使我们死后尸骨都腐烂了,也要变成磷火在荒野中燃烧。我记得艾青曾这样说过。可见奉献之情对于每个人都是崇高意识。

为他人而奉献,像蜡烛为人照明那样,有一分热,有一分光,忠诚而踏实地为人类伟大的事业贡献自己的力量。为他人而活自己才能更好地活,每一个人的生活所需都不是靠自己能够做到的。他人奉献于社会,我们从社会中索取,然而我们也将回报社会,奉献人类。我也要学会奉献,让奉献的心飞出万里,用奉献的心温暖整个世界。

如果说习惯是成功的基础,那就让优秀成为我的习惯。有泪水在,我感到自己仍然饱满。与感恩同在,以它清淡却足以令人动容的方式,诠释着人文的内涵。感恩是一种人文精神,是人与人之间心灵的共鸣。感恩每一个人,生活中缺少了他们中的任何一个,你是不可能成功和美好的。农民,是离你生活最相近的人,他们用辛勤的劳动与汗水来浇灌我们的粮食,从而铸就了我们的生活。裁缝,是与你生活息息相关的人,他们用精湛的技术缝制了美丽的衣服,丰富了我们的生活……大家都是与我们生活紧密相关的人,这些美好的事物都不是只凭自己的能力得到的,我们要感恩世界上的每一个人。

古人云:"智者乐水,仁者乐山;智者动,仁者静;智者乐,仁者寿。"人生中有许多事情往往是相对应而存在的,就像快与慢、胖与瘦、善良与邪恶、出生与死亡……而人的坦率与反省也是这样,没有反省也无所谓坦率。相反,有坦率才能衬托出反省。

所谓坦率,即坦诚,坦然之意。坦坦荡荡做事,心地平静做人。若能坦率地做人,将会问心无愧于自己、他人、社会。

何为反省?即反思,反思一天之中做过的任何事,时刻要求自己在反省中度过,才能从生活中激励自己。

另外,今天我向刘老师提交了我归纳的自己的优缺点,其中优点 20 个,缺点 10 个。

我有以下这些优点:

1. 能明白父母的心意,不叛逆,不和父母吵架,体谅父母的苦心。父母坚决反对的事情不会去做,如果必要会和父母商量,做父母想让我做的事情。

2. 很爱父母、家人、朋友。

3. 和朋友的感情越来越深厚。

4. 能记下关键的日子,并会在关键时刻给予祝福。例如,同学在今天过生日,我一定会在今天凌晨发短信过去,希望他(她)是第一个收到我祝福的人。

5. 爱花,爱一切美好的东西。

6. 喜欢看《读者》《青年文摘》，从而感悟人生，反思自己。

7. 认真记下朋友说得有道理和有意义的话，在必要时说出会有不一样的效果。

8. 从不骂脏话，不喜欢总是说脏话的人，在行为举止方面严格要求自己，礼仪、礼貌认真学习并做好。

9. 喜欢帮助他人，同情弱者。

10. 在马路上遇到卖艺的小孩，别人说这是有组织的，有预谋人，但我还是会捐的，并不是孩子的错，如果是有组织的更要捐了，不然幕后黑手会残害孩子的。

11. 长大后会回报父母、家人，让他们过上好日子，不用时时刻刻在担心我，希望大家都健康快乐。

12. 有爱国之心，中国人并不比哪一个民族差，我会尽力学好英语。少年强，则国强；少年智，则国智；少年雄于地球，则国雄于地球。

13. 想出国深造，但仍会保留中国国籍。

14. 不甘心落后，因为天道酬勤。

15. 想通过自己的努力来证明自己。

16. 看到同学奋斗努力的样子，也不禁想努力奋斗看看。

17. 当今世上，很少有人的偶像是周恩来，我就是其中之一。

18. 热爱文学。

19. 敢于理论，发现不平之事，一定要讨个说法。

20. 喜欢在辩论会上发表自己的观点，喜欢看大家积极讨论的样子。

我有以下这些缺点：

1. 同学说我会有意无意间透露我家有钱，显摆。

2. 易怒，易生气。

3. 说话前没想好就说，有时口无遮拦，但却造成了伤害。

4. 受不了同学的玩笑。

5. 自制力不够强，未能坚持到最后。

6. 如果在学校孤单一人我会很难过，看见认识的同学会刻意回避，生怕让人看见我是一个人，不想让人看见觉得我可怜。

7. 有时候某些话说得多了，会让人厌烦。例如，我的生日快到了，我一直念着日期，今天是几号？

8. 有时开玩笑的方式不对，别人心里可能会不高兴。

9. 有攀比心理，在某小学待久了，容易滋生攀比心理。

10. 不分场合说话。

我感到学习是为了养成能力，知识是可以改变命运的。刘老师建议我找语文老师帮助我做个一年的读书计划，建议我尽量去发现其他同学的优点，三人行必有我师也。把我忍不住变成我能忍得住。如果忍不住，脑海中就想象浮现出和刘老师的对话，暗示自己忍住。

我要抽点时间准备一下今后的人生目标问题，要立志，要有追求，要有奋斗目标。今后适当的时候拿出来和刘老师共同探讨。刘老师让我写出自己的优缺点，下周来时提交。目的是客观评价自己，增强自信心，不断完善自我。

我总是感到自己的时间比较紧张，我的动作比较缓慢，时间不够用，没有时间运动。我觉得提高自己的心理素质很重要，我要学会调整自己的心态，正确评估自己的能力，正确应对各种考试、批评、老师同学和家人之间的关系。由于我从小到大讨厌数学，刘老师建议我和自己做意向对话，对自己这样说：数学你虽然讨厌我，但是我会慢慢喜欢上你的。这就是积极的自我暗示。

今天刘老师表扬我了，说我认真完成作业，配合得很好。接下来我们要探讨换位思考这个问题，我感觉这个问题既熟悉又陌生。这个问题我能正确理解吗？这个问题在自己身上是怎么体现的呢？我的表达能力是很强的，但我有些胆小，在众人面前容易紧张。

我告诉刘老师，凡是打过我的老师，我都不会忘记。刘老师让我把这些老师的性别、年龄、特征和打人时的样子都写下来，列个清单，下次来提交。我不愿意写，写下来很痛苦，过去的就让它过去了。讲一讲还可以，写就不用写了。心态导致结果，刘老师给我讲了半杯水和秀才赶考的故事。

刘老师建议我练习做自我鼓励，多一些积极的自我暗示。查字典，分析I、My、Me，给自己做I、My、Me的描述。学习分析和了解自己，把握自己，战胜阴影，超越自我。训练深呼吸的要领是：慢吸气，长吸气，憋气2秒；慢吐气，长吐气，憋气2秒；反复10次至60次。躯体放松，精神放松，意识放松，专注于当下的呼吸。

今天刘老师又表扬我了，说我作业完成得很认真。这一周学习压力比较大，我认真地写出了自己的优缺点，优点20条，缺点10条。过几天是我的生日，我准备叫上同学一起看电影。思路决定出路，我觉得我的思维方式需要做一些调整和转变。我要把学习当成娱乐，我要快乐地学习。

我要暗示自己，千万不要把学习当成痛苦的事情。避免保存精神垃圾，努力培养正面的、积极的情绪，减少负面的、消极的情绪。如果学习压力大，一定要在课余时间发泄一下不良情绪，不当书呆子，不让坏情绪恶性膨胀。

我还没有找到明确的人生目标。刘老师布置给我的人生金字塔作业，我已经修改了三次，我想修改满意后再提交。我提交了我的I、My、Me描述。刘老师建议我思考：我活着为什么？我是谁？做自我精神分析，树立远大理想。我觉得我的理想很难达到，刘老师给了我这样一句话："天下事有难易乎？为之则易，不为之则难。"我需要积极的想法和行动，不需要消极的想法和行动。不让压力积累，下次讨论考试技巧。

最近考试，小测试，化学不及格。很多同学不及格、补考。我提交了优缺点和人生金字塔作业。刘老师说我做得很认真，是一个很好的范本，并征求我的意见，希望我同意使用化名公开这个作业，这样可以帮助到更多的人。

我喜欢和人说话，爱制造氛围，不喜欢太幽默。上帝给我两个眼睛、两个耳朵、一个嘴巴，意思是让我多看、多听、少说。今后我要多思考，考虑成熟以后再说出来，这样就不会显得肤浅，也不会因言语不慎伤害他人。

我的人生金字塔作业

应对不同群体人的迷茫、困惑、自卑、倦怠、立志、励志、人生规划问题，这个作业将帮助你对自己的人生有一个明确的规划和认识。三角形的最底部就是你的现状，包括你的年龄、特长、性格等基本因素，三角形的最顶部是你的人生观、价值观、世界观的最高体现，也是你人生的意义和境界。

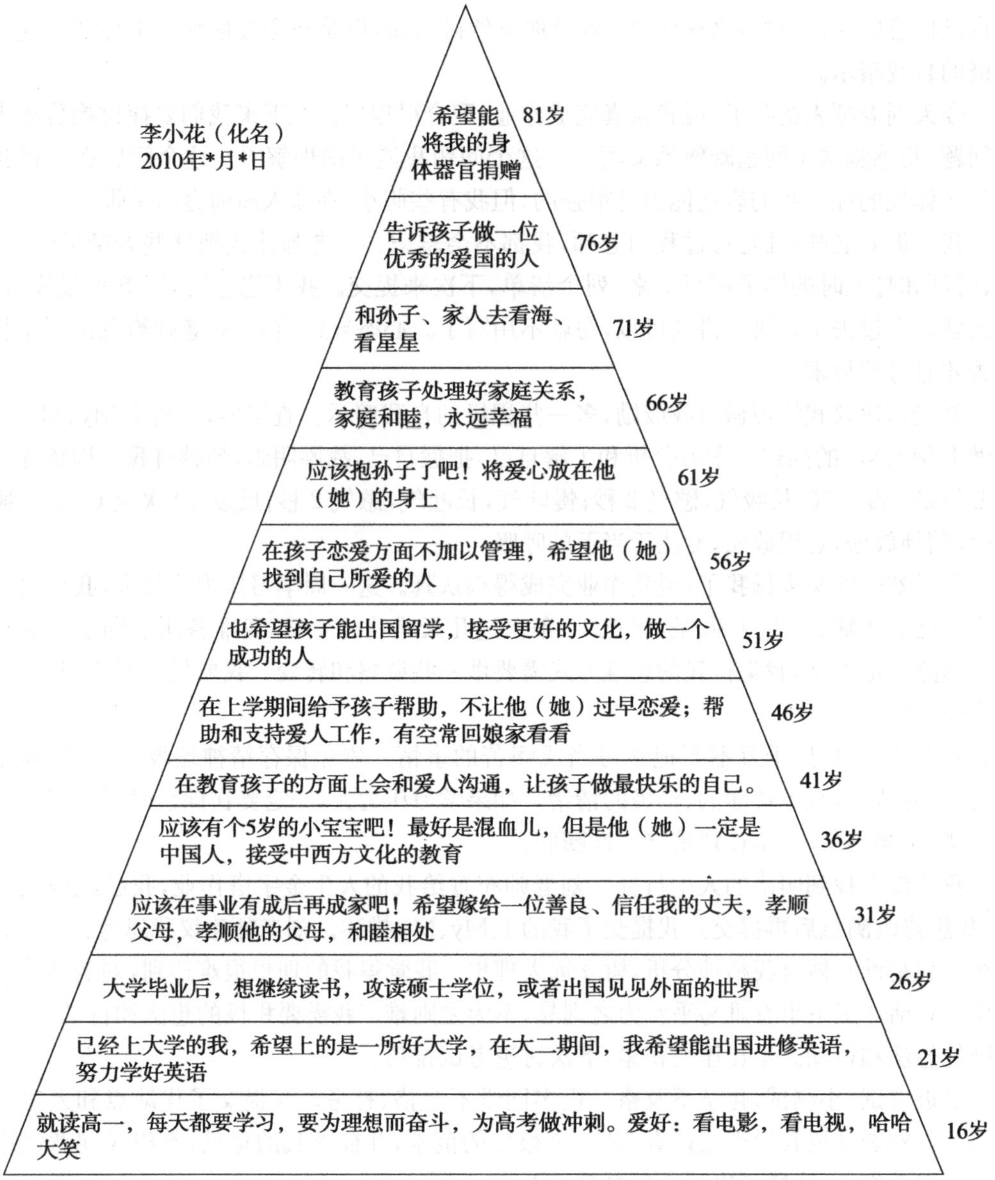
李小花（化名）
2010年*月*日
希望能将我的身体器官捐赠
81岁
告诉孩子做一位优秀的爱国的人
76岁
和孙子、家人去看海、看星星
71岁
教育孩子处理好家庭关系，家庭和睦，永远幸福
66岁
应该抱孙子了吧！将爱心放在他（她）的身上
61岁
在孩子恋爱方面不加以管理，希望他（她）找到自己所爱的人
56岁
也希望孩子能出国留学，接受更好的文化，做一个成功的人
51岁
在上学期间给予孩子帮助，不让他（她）过早恋爱；帮助和支持爱人工作，有空常回娘家看看
46岁
在教育孩子的方面上会和爱人沟通，让孩子做最快乐的自己。
41岁
应该有个5岁的小宝宝吧！最好是混血儿，但是他（她）一定是中国人，接受中西方文化的教育
36岁
应该在事业有成后再成家吧！希望嫁给一位善良、信任我的丈夫，孝顺父母，孝顺他的父母，和睦相处
31岁
大学毕业后，想继续读书，攻读硕士学位，或者出国见见外面的世界
26岁
已经上大学的我，希望上的是一所好大学，在大二期间，我希望能出国进修英语，努力学好英语
21岁
就读高一，每天都要学习，要为理想而奋斗，为高考做冲刺。爱好：看电影，看电视，哈哈大笑
16岁

下面这个“人生金字塔作业”，是我提交给刘老师的，我同意使用化名公开，希望能够起到“抛砖引玉”的作用，作为参考帮助大家顺利完成“人生金字塔作业”。

我要培养自己好的情绪，要尽量发现别人的优点和长处，而不可以用自己的优点和长处与别人的缺点和短处相比。多赞美，多宽容，多理解。时刻牢记：“己所不欲，勿施于人。”任何事情多换位思考，开开心心地过好每一天。

来刘老师这里之前，常有些担心、紧张和忧虑、阴影。现在已经坦率多了，很少胡思乱想了。我要坚持下去，言而有信，言而有行，不做行动的矮子，语言的巨人。语言是苍白的，行

动是有力的。事实证明我的心理问题吃药没有用，去哪个医院检查治疗也没有结果，只有我自己调整心态，改变认知。才能够阳光起来，才会避免由紧张和恐惧导致的胸闷心痛症状。如何对待考试？我存在什么问题？怎样克服？类似这样的问题先自己整理一下。身体性格因素、饮食睡眠因素、心理情绪因素、家庭环境因素，这是四大因素。

我每天教室、食堂、宿舍三点一线，枯燥、郁闷、紧张、有压力。我所在的班级是全校的快班，我是全班第三名，对此我有一点小小的骄傲。我要保持现在的良好心态，我不怕什么了，我要往好的方向努力，我要多一些积极的自我暗示。天道酬勤，勤能补拙，这是我的座右铭，思路决定出路，心态决定命运。

有些老师上课拖堂，课间时间超多人排队上厕所，我就不敢多喝水。我打扮比较男性化，要是让我选择的话，我愿意当男性。我们班的男生最活宝，全班 56 人，10 个男生，46 个女生。这学期开学，我发现我前后左右的女生都有男朋友了，她们家长都不知道。我没有交男朋友，所以我觉得自己是个好女孩。

刘老师建议我有空的时候，把自己近期需要改善克服的问题整理一下。让自己知道哪些问题是让自己变优秀的绊脚石。对人多一些微笑，友善一些。我不想输给别人，无论如何都想赢，到尖子班以前我都没这样想过。自从来到刘老师这里之后，我就好像变得更加优秀了。我不断地暗示自己：我行！我能行！我一定能变得更优秀！

学校要在每个班级设置心理委员，我想当心理委员，担心有更优秀的同学竞争，使自己当不上。刘老师建议我用策略向班主任事先争取，说明自己的优势和信心。刘老师建议我保持平常心，遇到任何问题尽量不往消极的方向去想，要尽量避免灾难化思维。

我感觉有一个同学老是对我有敌对情绪，我不知道该怎么和她相处。我没有做什么对不起她的事情，可是她总是攻击我，打压我。我喜欢争强好胜，前天晚上 12 点做完作业后，感到胸口莫名的痛，心跳有些加快，我不想叫父母，怕吵着他们，怕他们叫医生打扰别人。我就在床上静坐，按刘老师教的方法做深呼吸，几分钟后就忍住了。

我要快乐地学习，我的口头表达能力很强，我喜欢参加辩论赛，喜欢看到争论得面红耳赤的场面。我需要多一些幽默感，我想知道怎样才能培养自己的幽默感。刘老师要求我从下次来开始，每次讲三个幽默笑话。

以下是我的第五次至第八次咨询会谈连接作业表。

第五次咨询会谈连接作业表

1. 上次会谈我们讨论了哪些重要的问题？你从中体会到了什么？（1～3 句话）

心态，思路。保持良好心态，凡事要往好处去想。多一些积极的自我暗示。

2. 上次会谈有什么使你烦恼吗？你有什么事情不愿意讲吗？

没有。

3. 你这一周怎么样？与其他周相比，你这一周的心境如何？（1～3 句话）

还好，考试多了，想弥补以前没听懂、不会做的题，正在努力当中。

4. 这周有没有什么重要的事情发生并需要讨论？（1～3 句话）

不想输给别人，想赢过他们。就是考试差 1 分就可以赢得老师的表扬也会懊悔、生气，想下次超过他们，但分数相差得很近，甚至是一两分，学生之间的竞争压力过大。

5. 你想要将什么问题列入日程?(1～3 句话)

没有。

6. 你做了或没做什么家庭作业?你体会到了什么?

做了家庭作业。体会:科目繁多,作业工作量大,学生中无形形成的竞争使我劳累,心力交瘁。

第六次咨询会谈连接作业表

1. 上次会谈我们讨论了哪些重要的问题?你从中体会到了什么?(1～3 句话)

心理委员以及培养自己的幽默感。多一些幽默感,丰富生活。

2. 上次会谈有什么使你烦恼吗?你有什么事情不愿意讲吗?

没有。

3. 你这一周怎么样?与其他周相比,你这一周的心境如何?(1～3 句话)

没什么变化,与其他周一样。

4. 这周有没有什么重要的事情发生并需要讨论?(1～3 句话)

暂时没有想到。

5. 你想要将什么问题列入日程?(1～3 句话)

没有。

6. 你做了或没做什么家庭作业?你体会到了什么?

做了。中国学生压力大,作业之繁多,竞争压力大。

第七次咨询会谈连接作业表

1. 上次会谈我们讨论了哪些重要的问题?你从中体会到了什么?(1～3 句话)

训练微笑。时常对他人微笑可以改善人际关系。

2. 上次会谈有什么使你烦恼吗?你有什么事情不愿意讲吗?

没有。

3. 你这一周怎么样?与其他周相比,你这一周的心境如何?(1～3 句话)

与上周一样。心境:向着优秀前进。

4. 这周有没有什么重要的事情发生并需要讨论?(1～3 句话)

如何让自己变得更优秀?从学习上,生活习惯上,言谈举止上,从小事上。

5. 你想要将什么问题列入日程?(1～3 句话)

没有。

6. 你做了或没做什么家庭作业?你体会到了什么?

做了,中考临近,挺紧张的。

第八次咨询会谈连接作业表

1. 上次会谈我们讨论了哪些重要的问题?你从中体会到了什么?(1～3 句话)

户外活动,心态。多给自己一些积极的自我暗示。

2. 上次会谈有什么使你烦恼吗?你有什么事情不愿意讲吗?

没有。

3. 你这一周怎么样?与其他周相比,你这一周的心境如何?(1～3 句话)

想忘记悲伤,全身心地投入学习。

4. 这周有没有什么重要的事情发生并需要讨论？（1～3句话）

没有。

5. 你想要将什么问题列入日程？（1～3句话）

没有。

6. 你做了或没做什么家庭作业？你体会到了什么？

做了。想拥有自己美好的人生。

刘义林博士点评：

来访者通过提交作业，提高了配合度，明确了自己可以配合做的事情。通过对测评数据和常用工具问卷量表的分析，让来访者清楚了自己的问题，看到了平时看不到的自己。唤起来访者的求助和改善愿望，激活来访者的免疫力和潜意识能量，在众多心理疗法和技术流派中，让来访者选择适合自己的方法来配合学习，寻求达到认知→反省→调适的目的。

来访者发现，自己问题的四大因素是：身体性格因素、家庭环境因素、饮食睡眠因素、心理情绪因素，这就等于找到了解决问题的突破口。围绕这些因素，综合积极情绪疗法的程序就比较容易启动并发挥作用。帮助来访者发现和认识到自己的认知偏差并乐意予以调整，是心理咨询师需要注意的细节。比如，"我觉得我的理想很难达到"。"我有攀比心理。""我容易怒，容易发脾气。""我容易产生骄傲情绪。"

人生金字塔作业、我的优缺点作业、抄写日常五心作业、深呼吸练习、幽默笑话练习，加上积极的自我暗示训练，对于来访者的自我认知和心理素质提升有比较明显的帮助。一位年仅16岁的女生，能够规划出自己未来的学业、职业、家庭，是值得欣慰的。她能够明确自己要出国留学读研究生，要嫁给一位孝顺自己父母的外国人，生一个混血儿，并教育自己的孩子做一个优秀的爱国的人，这在一般的同龄人中是比较少见的，是值得肯定和支持的。

通过来访者的自我质问，I、My、Me自我描述，人生金字塔作业，认识到自己的所谓"神经性胸痛"其实是自己的认知偏差和心理素质所造成的，是通过学习、训练、调整、适应可以得到改善和康复的。类似于"我觉得我的理想很难达到"这样的消极否定思维模式，被"高考不是很难的，我要尽早进入学习状态"这样的积极肯定思维模式替代了。心态的改变，有力促进了思维模式的改变，逐渐消除了躯体化的不良反应。

第三阶段：发现优势亮点，养成积极情绪，确定有无进步，归纳评估总结

今天我给刘老师讲了三个幽默笑话，刘老师听了很开心。期中考试快到了，我会努力的。我有负面思维，不愉快的时候，眉毛总是习惯地往中间挤，额头起皱纹。刘老师说这个习惯如果能调整过来，心态就会变得开朗。我的喜怒哀乐都会表现在脸上，我不会隐藏，也不会把痛苦往肚子里吞，该说就说，该释放就释放。我在刘老师这里很活跃，讲话很多，很开心，在家里没人跟我讲这些。班上男女比例不平衡，我们是文科尖子班，学习压力很大，班里数学最高的69分，72分才及格。

我从小学六年级开始存红包钱，已经存了5年有1万多元了，存折交给父母保管，我不

知道怎么把它取出来。我住校每个月向父母要一次生活费，父母给的800元每个月都花不完。我烦的时候喜欢听很吵的音乐。老师给的心理疏导音乐太轻柔了，我喜欢用手机听，用耳麦。老师同意我当心理委员了，我想和同学公平竞争。

我容易失眠，刘老师说下次让我做10分钟的体验催眠。我要常常训练自己的微笑，目的是为了增强自信，改善人际关系。回忆一下前面辅导的内容，感觉到我的嘴巴都没有停过，都是我在说，上课也忍不住想要说话，不说觉得无聊。

这是我的一周生活时间记录表。

李小花一周生活时间记录表

周一 3月1日	心情	起床	睡眠/小时	学习/小时	自习/小时	音乐/分
	忧郁	6：05	8	4. 25	3	30
	阅读/分	饮水/升	运动/分	休闲/分	饭量	水果
	15	1.7		60	中午饭量大，下午适当	龙眼、苹果
	蔬菜	事件	睡觉	今日一句话感想	希望每天都开开心心，凡事都往好处去想	
	茄子	早上因换位置而担心，但我找到了个好同桌	11点以后			
周二 3月2日	心情	起床	睡眠/小时	学习/小时	自习/小时	音乐/分
	紧张	6：10	6～7	4. 67	3	15
	阅读/分	饮水/升	运动/分	休闲/分	饭量	水果
	15	1.4			中午饭量大，下午适当	龙眼、苹果
	蔬菜	事件	睡觉	今日一句话感想	希望不要因为老师教你题时嗓门大而惧怕问问题	
	空心菜、土豆、红萝卜	怕因值日我和舍友不能住同一个宿舍	11点以后			
周三 3月3日	心情	起床	睡眠/小时	学习/小时	自习/小时	音乐/分
	良好	6：08	6～7	4. 67	3	15
	阅读/分	饮水/升	运动/分	休闲/分	饭量	水果
	15	1.4			适量	苹果
	蔬菜	事件	睡觉	今日一句话感想	想好好学习英语音标	
	玉米、青菜	事件：写了一份申请书	11点以后			

续表

<table>
<tr><td rowspan="6">周四
3月4日</td><td>心情</td><td>起床</td><td>睡眠/小时</td><td>学习/小时</td><td>自习/小时</td><td>音乐/分</td></tr>
<tr><td>愤怒</td><td>6点以前</td><td>6～7</td><td>4. 5</td><td>3</td><td>30</td></tr>
<tr><td>阅读/分</td><td>饮水/升</td><td>运动/分</td><td>休闲/分</td><td>饭量</td><td>水果</td></tr>
<tr><td>20</td><td>1. 6</td><td></td><td></td><td>适量</td><td>苹果</td></tr>
<tr><td>蔬菜</td><td>事件</td><td>睡觉</td><td rowspan="2">今日一句话感想</td><td rowspan="2" colspan="2">明天最早和同学说生日快乐</td></tr>
<tr><td>丝瓜</td><td>早上吃早餐的时候凳子没擦，衣服上都是油</td><td>11点以后</td></tr>
<tr><td rowspan="6">周五
3月5日</td><td>心情</td><td>起床</td><td>睡眠/小时</td><td>学习/小时</td><td>自习/小时</td><td>音乐/分</td></tr>
<tr><td>良好</td><td>6:30</td><td></td><td>4. 5</td><td>3</td><td>20</td></tr>
<tr><td>阅读/分</td><td>饮水/升</td><td>运动/分</td><td>休闲/分</td><td>饭量</td><td>水果</td></tr>
<tr><td>15</td><td>1. 5</td><td></td><td></td><td>适量</td><td>苹果</td></tr>
<tr><td>蔬菜</td><td>事件</td><td>睡觉</td><td rowspan="2">今日一句话感想</td><td rowspan="2" colspan="2">我也想过生日了，还差2个月</td></tr>
<tr><td>西红柿、白菜</td><td>同学过生日</td><td>11：40</td></tr>
<tr><td rowspan="6">周六
3月6日</td><td>心情</td><td>起床</td><td>睡眠/小时</td><td>学习/小时</td><td>自习/小时</td><td>音乐/分</td></tr>
<tr><td>良好</td><td>7:00</td><td>7</td><td>4</td><td>2</td><td>20</td></tr>
<tr><td>阅读/分</td><td>饮水/升</td><td>运动/分</td><td>休闲/分</td><td>饭量</td><td>水果</td></tr>
<tr><td></td><td>1. 5</td><td></td><td></td><td>适量</td><td></td></tr>
<tr><td>蔬菜</td><td>事件</td><td>睡觉</td><td rowspan="2">今日一句话感想</td><td rowspan="2" colspan="2">受到老师表扬很高兴，继续努力</td></tr>
<tr><td>红萝卜</td><td>哥哥回家吃饭</td><td>11点以后</td></tr>
<tr><td rowspan="6">周日
3月7日</td><td>心情</td><td>起床</td><td>睡眠/小时</td><td>学习/小时</td><td>自习/小时</td><td>音乐/分</td></tr>
<tr><td>良好</td><td>7：22</td><td>7</td><td></td><td>2</td><td>30</td></tr>
<tr><td>阅读/分</td><td>饮水/升</td><td>运动/分</td><td>休闲/分</td><td>饭量</td><td>水果</td></tr>
<tr><td>5</td><td>1. 3</td><td>60</td><td></td><td>适量</td><td></td></tr>
<tr><td>蔬菜</td><td>事件</td><td>睡觉</td><td rowspan="2">今日一句话感想</td><td rowspan="2" colspan="2">过生日的时候也想有人给我送娃娃</td></tr>
<tr><td>白菜</td><td>买了3个礼物</td><td>11点30以后</td></tr>
</table>

这周心跳恐惧问题有些反弹，一般发生在下午时间，很累、很烦的时候。有一天我爬4楼都感到有些吃力，也记不清是哪一天了。我很困，很想睡，每天平均睡眠时间只有5～6个小时。临近期中考试，学习压力大，我的好胜心强，对自己要求很高，有完美主义倾向。我自己也觉得，我做事情总希望得到表扬。

我说话时眼睛半虚着，睁不开，困。我平时思维容易疲劳，上课经常注意力不集中。我不想调去慢班，慢班里没有学习氛围。我不想和那些打牌、吸烟、谈恋爱的人在一起，看都不想看他们一眼，我很看不起他们。

我意识到我的心痛是生理加心理原因。生理是身体各器官觉得痛，心跳就会剧烈，就会感觉很累。我平时缺少锻炼，最近每天上下 4 楼 8 趟。当我觉得自己有病时，我会大口大口地喘气，以此让大家不敢惹我。我一般周末在家足不出户，刘老师建议我多给自己一些积极的自我暗示，增加一些户外活动。我最近不想讲幽默笑话，因为学习太紧张。我想要尽快进入高考学习状态，高考对我来说已经不是很难的事情了。

今天我又讲了 3 个幽默笑话，下周要考试了，今天我想和刘老师讨论一下学习方法，如何养成良好的习惯。我想把注意力集中一点，目标盯紧一点，时间少浪费一点，任务多细化一点。我想当心理委员，但是我们班里有 7 个人竞争，我没有选上。我希望自己珍惜时间，不唱明日歌，活在当下。

最近心口痛比以前明显减少了，我需要继续努力，要有危机意识，因为我在尖子班继续努力的话就可以进入实验班，而不努力则会被踢出尖子班，我的愿望是一直保持尖子班中上游的水平。

我要快乐地学习，课堂上避免说闲话。我有个不愿承认的缺点，就是想到什么说什么，口无遮拦。我的特点是想到什么说什么，心直口快。我比较在意别人对我的看法，我的胸口痛是由于郁闷、不开心和紧张引起的，所以我要保持愉快的心情。

期中考试成绩还没有出来，自己觉得考得不好。我缺少积极的自我暗示，这对我很重要。今天做了一次催眠体验，最近没有胸口痛的现象，催眠过程中我配合很好，在潜意识中我回到了初三，谈到了在北京住院的事情，感觉还有一些阴影。催眠感觉很好，很放松，很安全，下次还愿意做催眠。

贝克抑郁量表(BDI)测试结果比较

次数	第一次	第二次	第三次	第四次	第五次	第六次	第七次	第八次	第九次	第十次
日期	2 月 29 日	2 月 27 日	2 月 12 日	3 月 6 日	3 月 13 日	3 月 20 日	3 月 27 日	4 月 3 日	4 月 10 日	4 月 17 日
分数	18	14	10	8	6	2	6	4	2	2

我感觉自己已经恢复了很多，胸口痛的症状明显减轻了。但是学习压力大，特别是在发试卷的时候会感到压力大，很焦虑，很紧张，偶尔还会有些轻微的胸口痛。我相信，只要我多一些积极的自我暗示，通过深呼吸放松练习、自我催眠练习、三分法和五步脱困法练习，我的心理问题导致的躯体化反应，就会逐渐消除掉的。

今天我和爸爸一起来见刘老师，我们都确定第一个阶段的心理辅导达到了预期的效果和目标。我的不良感觉和心口痛的症状已经基本上消除了，刘老师说根据我现在的情况来看，不需要再进行第二个阶段了。爸爸也认为我已经有了明显的好转。我们约定了接下来的一个月期间，每周短信或者电话与刘老师联络一次，如有症状复发或者反弹，及时联系刘老师。

以下是我的第九次至第十二次咨询会谈连接作业表。

第九次咨询会谈连接作业表

1. 上次会谈我们讨论了哪些重要的问题？你从中体会到了什么？(1～3句话)
积极的自我暗示对我很重要，催眠。催眠感觉真好，感觉很放松，安全。
2. 上次会谈有什么使你烦恼吗？你有什么事情不愿意讲吗？
没有。
3. 你这一周怎么样？与其他周相比，你这一周的心境如何？(1～3句话)
考试试卷发下来了，有些紧张和担心。担心排名，压力大。
4. 这周有没有什么重要的事情发生并需要讨论？(1～3句话)
没有。
5. 你想要将什么问题列入日程？(1～3句话)没有。
6. 你做了或没做什么家庭作业？你体会到了什么？
没有。压力大，要减轻压力。

第十次咨询会谈连接作业表

1. 上次会谈我们讨论了哪些重要的问题？你从中体会到了什么？(1～3句话)
我的口无遮拦，表达方式问题。体会到多听、多看、多做、少说对我很重要。
2. 上次会谈有什么使你烦恼吗？你有什么事情不愿意讲吗？(1～3句话)
没有。
3. 你这一周怎么样？与其他周相比，你这一周的心境如何？(1～3句话)
挺好的。听心理疏导音乐很愉快。
4. 这周有没有什么重要的事情发生并需要讨论？(1～3句话)
不说话就会感觉无聊，如何才能改变这样的状态呢？
5. 你想要将什么问题列入日程？(1～3句话)
过生日邀请哪些同学比较合适呢？
6. 你做了或没做什么家庭作业？你体会到了什么？(1～3句话)
做了。感觉我比以前有幽默感一些了。

第十一次咨询会谈连接作业表

1. 上次会谈我们讨论了哪些重要的问题？你从中体会到了什么？(1～3句话)
我的好胜心强，对自己要求很高，有完美主义倾向。
2. 上次会谈有什么使你烦恼吗？你有什么事情不愿意讲吗？(1～3句话)
没有。
3. 你这一周怎么样？与其他周相比，你这一周的心境如何？(1～3句话)
正常。平静。
4. 这周有没有什么重要的事情发生并需要讨论？(1～3句话)
学习太紧张，幽默笑话可以暂时停下来吗？
5. 你想要将什么问题列入日程？(1～3句话)
如何才能多一些积极的自我暗示呢？
6. 你做了或没做什么家庭作业？你体会到了什么？(1～3句话)
深呼吸可以让我缓解焦虑和紧张。

第十二次咨询会谈连接作业表

1. 上次会谈我们讨论了哪些重要的问题？你从中体会到了什么？(1～3 句话)

讨论了学习方法，再次学习了自我催眠，原来催眠并不神秘，很容易就学会了。

2. 上次会谈有什么使你烦恼吗？你有什么事情不愿意讲吗？(1～3 句话)

没有。

3. 你这一周怎么样？与其他周相比，你这一周的心境如何？(1～3 句话)

感觉期中考试成绩不理想，心情比较沉重。

4. 这周有没有什么重要的事情发生并需要讨论？(1～3 句话)

还想学习催眠放松，真的不需要继续第二阶段的心理辅导了吗？

5. 你想要将什么问题列入日程？(1～3 句话)

今后如何自己调整心理状态，情绪不稳定的时候还可以再来老师这里寻求帮助吗？

6. 你做了或没做什么家庭作业？你体会到了什么？(1～3 句话)

基本上都做了，感觉很有意义，有些已经形成了习惯，挺受益的。

刘义林博士点评：

来访者通过梳理自己的里程碑事件，发现了自己许多优点和亮点，例如，能明白父母的心意，不叛逆，不和父母吵架，能体谅父母的苦心，父母坚决反对的事情不会去做，如果有必要会和父母商量，做父母想让自己做的事情。如，善良、友爱、文明、礼貌、爱国、聪明、刻苦、努力、向上、公平、积极、正义，这些都是自己比较喜欢并拥有的品质，这就产生了积极的自我暗示，有了明显的动力和进步。心理咨询不仅仅针对来访者的某一些具体问题，而是通过认知→反省→调适的循环，让来访者变得更加优秀。

根据来访者发现的四大因素：身体性格因素、家庭环境因素、饮食睡眠因素、心理情绪因素，配合卡特尔 16 种人格因素问卷(16PF)测评数据的分析，让父母知晓“神经性胸痛”背后的心理因素，在家庭教育方式和亲子沟通模式上有良好的配合应对，通过改善饮食结构、提高饮水量、缓解压力调节睡眠状态，保持日常五心，养成积极情绪，使来访者的心态快乐阳光起来。

从来访者提交的会谈连接作业表、人生金字塔作业、日常五心感悟、一周生活时间记录表、贝克抑郁量表(BDI)等互动工具可以得到的数据进行对比和分析，可以看出来访者是否有进步或改善。幽默笑话和自我催眠，让来访者找到了释放压力的途径。保持尖子班中的中上游水平，让来访者增加了自信心。清晰的人生目标，让来访者增加了学习的动力。

分阶段的回顾、归纳、评估、总结，可以帮助来访者消化复习咨询过程中的学习内容，把整个心理辅导过程完整地记录下来，可以通过整理呈现出来的记录再次学习，起到温故而知新的作用。促使来访者养成良好的习惯，注意力集中一点，目标方向盯紧一点，时间少浪费一点，任务细化一点。通过咨询记录中的要点和数字，让咨询流程科学化、可视化、可操作化、可复制化，这些有力的、值得信赖的、日积月累的记录，可以让来访者产生坚定的信念。

第十六章　克服严重抑郁　重返高中校园

第一部分：建立咨询关系，陈述澄清问题，测量评估分析，确定咨询目标

我叫王小芳(化名)，女，今年 15 周岁，学生(现在应该上初三，曾休学 1 年)。父亲 42 岁，工程师；母亲 38 岁，家庭主妇。我于 2009 年 8 月底在某医院被查出有抑郁症，住院 40 天未能痊愈，现仍吃药，无法上学。

2010 年 1 月下旬，我和妈妈一起来到三亚见刘老师。我告诉刘老师我于 2009 年 10 月初去北京某医院检查，做了两次心理治疗，我感觉没有什么效果就不愿意再去了。我有一两个同学往来，近来联系比较少。我不怎么爱运动，不太爱喝水。

为了节省询问时间，刘老师让我配合填写了生活史调查表。

生活史调查表

这张调查表的目的是对你的生活经历和背景获得全面的了解。请你尽可能完整和准确地回答这些问题，这将有利于制订一个适合于你的特定需求的咨询方案。当你填完之后，或者在预约时间，请交回此表。此表和咨询档案同样会高度保密。

请完整填写以下内容：

姓名：王小芳(化名)　性别：女　日期：2010 年 ** 月 ** 日

地址：省略

电话号码：(座机) *********　(手机) ************

出生年月日：**** 年 ** 月 ** 日　年龄：15 岁　职业：学生

你现在同谁一起生活？(列举是哪些人) 爸爸(经常不在家)、妈妈。

你居住在哪里？家庭住宅☑　旅馆☐　宿舍☐　公寓☐　其他☐

重要关系状况(勾出一个)

单身☑　订婚☐　已婚☐　分居☐　离婚☐　再婚☐　托付关系☐　寡居☐

如果已婚，丈夫的(或者妻子的)姓名、年龄、职业是什么？

姓名：________　年龄：______岁　职业：________

1. 宗教或精神信仰在你生活中所扮演的角色：

   A. 童年时：______________________________

   B. 成年后：无宗教信仰。

2. 临床情况

   A. 用你自己的话陈述你的主要问题的性质，以及问题存在多长时间了：

   B. 简要陈述你的主要问题的发展经过(从发作到现在)：

   C. 以下列等级检查你病情的严重情况：

轻度不适□ 中度严重☑ 非常严重□ 极其严重□ 全部丧失能力□

D. 就你目前的病情，你以前在哪里治疗过或咨询过？

某省心理医院、北京某心理医院。

E. 你在采用药物治疗吗？如果是，那么是什么、用了多少、结果如何？

3. 个人资料

A. 出生地：________

B. 怀孕期间母亲的情况(据你所知)顺产

C. 标出符合你的童年期情况的下列任何情形：

夜惊□ 吸拇指□ 恐惧□ 尿床□ 咬指甲☑ 快乐的童年☑

梦游□ 口吃□ 不快乐的童年□ 任何其他情况：________

D. 童年期健康吗？

列举所患过的疾病：多次发烧感冒，体弱多病。

E. 青春期健康吗？基本健康

列举所患过的疾病：胃肠功能紊乱。

F. 你的身高：***厘米 你的体重：**公斤

G. 做过外科手术吗？(请列举并且给出手术时的年龄)无

H. 是否发生过什么意外事故：无

I. 列举5项你最担心的事情：

1. 关于学校的所有。
2. 失去亲人。
3. 战争、瘟疫、自然灾害。
4. 没有钱。
5. 不会说话。

J. 在下列任何符合你的情况下打钩：

头痛☑ 头晕☑ 晕厥发作□ 心悸☑ 腹部不适☑ 焦虑☑ 疲劳☑

肠功能紊乱☑ 食欲低下☑ 愤怒□ 服镇静药☑ 失眠☑ 噩梦☑

感到惊恐☑ 酒精中毒□ 沮丧☑ 自杀意念☑ 震颤□ 不能放松□

性问题□ 过敏性反应☑ 不喜欢周末和假期□ 雄心勃勃□ 自卑感☑

羞于见人□ 不能交朋友□ 不能做决定□ 不能坚持一项工作□

记忆问题□ 家庭条件差□ 财务问题□ 孤独☑ 难以愉快☑

过度出汗☑ 经常使用阿司匹林或止痛药□ 注意力难以集中□

请在这里列举其他的问题或者困难：

K. 在下列任何适用于你的词后的□内打钩：

无价值☑、无用□、一个无名小卒□、生活空虚□

不适当☑、愚蠢□、不能胜任□、天真□、不能正确完成任何事情□

内疚☑、邪恶□、有道德问题□、恐怖想法□、敌对□、充满仇恨☑

焦虑☑、激动不安□、胆怯□、谦逊□、惊恐□、好斗□

丑陋□、残废□、不引人注目□、令人厌恶□

沮丧□、孤单☑、不被喜欢□、被误解☑、厌烦☑、不安宁□

困惑□、不自信□、矛盾□、充满悔意□

有意义□、同情□、聪明☑、有吸引力□、自信□、考虑周到□

请列举任何其他的词：

L. 目前的兴趣、爱好和活动：躺在床上、看电影。

M. 你业余时间大多做什么？看电影、购物、吃东西。

N. 你的学业最后达到什么程度？初中二年级。

O. 学习能力：优势和弱势　不偏科，比较稳定，中上等，物理理解慢，体育差。

P. 你曾被欺负或者被过分地取笑过吗？有被男生开过玩笑。

Q. 你喜欢交朋友吗？一般。　保持交往吗？是。

4. 职业资料

A. 你现在做何种工作？学生。

B. 列举以前的工作：学生。

C. 你对目前的工作满意吗？（如果不是，在什么方面不满意？）

不满意，因为我无法进入学校，对以前的校园生活也充满恐惧和仇恨。

D. 你的收入是多少？月0元　你的生活花费是多少？月1 500元。

E. 抱负/目标

过去：汽车设计师

现在：大隐隐于市

未来：无

5. 性信息

A. 你父母对性的态度（如家里是否有性教育或者有关的讨论？）

有科学教育，正确对待。

B. 你最初的性知识是何时以及如何获得的？妈妈教育的。

C. 你什么时候第一次意识到自己的性冲动？无。

D. 你曾体验过因为性或手淫而带来的焦虑或者负罪感吗？如果有，请解释。无。

E. 请列举关于你第一次或者随后的性体验的有关细节。无。

F. 你对目前的性生活满意吗？（如果不，请解释。）无。

G. 提供任何重要的异性恋（和/或者同性恋）反映的相关信息。无。

H. 你以某种方式控制性欲吗？不。

6. 月经史

第一次来月经的年龄是多大？12岁。

你有这方面的知识，还是对其到来感到震惊？有知识。

有规律吗？规律　持续时间：7～10天。

你感到疼痛吗？第1天　上次的日期：忘了月________日至________月________日

你的月经周期影响你的心情吗？不。

7. 婚姻史

订婚之前你认识你的配偶多久？________________

你结婚多长时间了？________

丈夫或妻子的年龄：______岁　丈夫或妻子的职业：________________

A. 描述你的丈夫或者妻子的人格特点(用你自己的话)

B. 在哪些方面相互适应？

C. 在哪些方面相互不适应？

D. 你和你的姻亲们怎样相处？(包括配偶的兄弟姐妹)

你有多少个孩子？____________

请列举他们的性别和年龄：________________________

E. 你的孩子中有谁存在特别问题吗？

F. 有无流产或堕胎的历史？　有□　无□

G. 如果之前有过婚姻，请对其做出评论并提供简要细节。

8. 家庭资料

父亲姓名：________　年龄：________　职业：________　电话：____________

母亲姓名：________　年龄：________　职业：________　电话：____________

A. 父亲：健在还是已故？已故□，健在☑。如果已故，在他去世时你的年龄是______岁。

死亡原因：____

如果健在，父亲现在的年龄是42岁，职业：工程师　健康状况：良好

B. 母亲：健在还是已故？已故□，健在☑。如果已故，在她去世时你的年龄是______岁。

死亡原因：____

如果健在，母亲现在的年龄是______岁，职业：________　健康状况：________

C. 兄弟姐妹：兄弟姐妹的人数和年龄无。

D. 与兄弟姐妹的关系：

过去：____

现在：____

E. 描述你父亲的人格以及他对你的态度(过去和现在)：

脾气急躁，经常食言，善良；要求高，经济大方，有求必应。

F. 描述你母亲的人格以及她对你的态度(过去和现在)：

偶尔歇斯底里，基本开朗温和；无微不至，有原则。

G. 作为一个孩子，你的父亲曾用什么方式惩罚过你？无。

H. 你对家庭气氛有何种印象(指你的原生家庭，包括父母之间以及父母和孩子之间的包容性)。和妈妈两个人时是温馨的，加上爸爸三个人时80%是恐怖的。

I. 你信任你的父母吗？是。

J. 你的父母理解你吗？很少。

K. 从根本上说，你感觉到父母对你的爱和尊重吗？爱很多，尊重少。

如果你有继父母，父母再婚时你有多大？________岁。

L. 描述你的宗教信仰情况：无。

M. 如果你不是被你的父母抚养，谁抚养的你，在哪几年之间抚养过你？
8岁前由奶奶抚养。

N. 曾有人(父母、亲戚、朋友)干涉过你的婚姻、职业等方面吗？无。

O. 谁是你生活中最重要的人？家人。

P. 你的家庭成员中有没有人曾酒精中毒、癫痫或者被认为有“精神障碍”？
奶奶患过抑郁症，妈妈曾酒精中毒。

Q. 其他家庭成员是否曾患过有关疾病？无。

R. 愿意叙述以前没有提及的可怕或者痛苦的经历吗？不。

S. 你希望通过咨询达到什么目的，你对咨询期盼了多久？没目的，随缘。

T. 列举任何使你感到平静或者放松的情景。睡觉。

U. 你曾失去控制吗？(如发脾气、哭泣或者攻击)如果是这样的话，请描述。
当我最渴望的东西被别人轻而易举地得到了。

V. 请增加此调查表没有涉及的，但又对心理咨询师了解和帮助你有用的信息。

9. 自我描述(请完成如下内容)

A. 我是一个容易投入感情的人。

B. 我的一生是________________。

C. 在我还是一个孩子的时候，我基本很 happy。

D. 我感到骄傲的事情之一是________________。

E. 我难以承认________________。

F. 我不能原谅的事情之一是侮骂过老师。

G. 我感到内疚的事情之一是杀死了两只小鸡，一只麻雀。

H. 如果我不必担心我的形象________________。

I. 人们伤害我的方式之一是对我开过分的玩笑。

J. 母亲总是慈爱的。

K. 我需要从母亲那里得到但又没有得到的是尊重。

L. 父亲总是睡觉。

M. 我需要从父亲那里得到但又没有得到的是尊重。

N. 如果我不害怕成为我自己，我可能会________________。

O. 我感到生气的事情之一是无。

P. 我需要但又从未从一个女人(男人)那里得到的是________________。

Q. 长大的坏处是要承担责任。

R. 我本可以帮助自己但又没有采取的方法之一是________________。

10. A. 哪些是你目前想改变的行为？

B. 你希望改变哪些感受(例如，增加或者减少)　失眠、头晕。

C. 哪些感受对你来说特别地：

(1) 令人愉快？____________________

(2) 令人不愉快？____________________

D. 描述一幅非常令人愉快的幻想场面。

在风景秀丽的地方，有一座小木屋，一只狗，一只猫，一群小鸭子……

E. 描述一幅非常令人不愉快的幻想场面。一座学校。

F. 你认为你最不理性的想法或者观点是什么？杀死大部分人。

G. 描述何种人际关系能给你带来：

(1) 快乐理解我的朋友。

(2) 悲痛无

H. 简而言之，你对心理咨询有什么看法？让人倾吐心里话。

11. 在调查表的空白处及边缘处，写出你对下列人员的简短描述：

A. 你自己__________

B. 你的配偶(如果已婚)__________

C. 你最好的朋友有能力，聪明漂亮，有自己的主见，略偏激。

D. 不喜欢你的人流氓

12. 自我评估你擅长的和不擅长的方面：

我擅长：(1) 没有　(2) 没有　(3) 没有　(4) 没有　(5) 没有

不擅长：(1) 没有　(2) 没有　(3) 没有　(4) 没有　(5) 没有

13. 我的主要优缺点：

我的三大优点：(1) 没有　(2) 没有　(3) 没有

我的三大缺点：(1) 没有　(2) 没有　(3) 没有

14. I、My、Me 自我描述：

I，别人眼里的我：霸气十足、大姐大、能说会道。

My，内心里的我：危机四伏、没有安全感、被人陷害。

Me，理想中的我：不被误会、不被怀疑、不再孤独。

15. 填写本调查表开始时间 ** 月 ** 日 19 时，完成时间 ** 月 ** 日 21 时。

我的父母性情比较急躁，常常当着我的面拌嘴吵架。父亲因工作常在外，我有可能比较缺失父爱。我的思想比较早熟，妈妈说我 5 岁时说话就像小大人似的。我比较有礼貌，与人沟通比较容易。我愿意配合刘老师，按照刘老师的建议，暂时不谈过去的症状，尽量先建立互相信任的友好咨询关系。

我会游泳，会打乒乓球，学习成绩较好，有幽默感，表达和阅读能力也比较好。当我听说有一位博士跳海自杀时，我说："他的选择方式很好。"随后听说他被人救起来时，我说："没死成太可惜了。"刘老师建议妈妈近期多陪伴我，尽量少让我一个人单独活动。估计是我流露出的自杀意念，让刘老师担心我会出现意外。

妈妈说我奶奶曾得过抑郁症，估计可能有遗传基因。我目前仍服用两种抗抑郁药，每天各一粒。刘老师让我下次来把病历和药的说明书带来。我妈妈说我服用的药有副作用，她是前几天通过别人的介绍带我来找刘老师的。

妈妈和刘老师沟通后，与刘老师签订了咨询协议书，同意我在刘老师这里做一个阶段 12 次的心理辅导。我也觉得自己有心理问题，而且以前也寻求过心理咨询帮助。我表示愿意配合刘老师。

在刘老师的指导下，我做了明尼苏达多项人格问卷(MMPI)、卡特尔16种人格因素问卷(16PF)和症状自评量表(SCL－90)测评。刘老师建议我每天买香蕉吃，睡前一小时吃点宵夜甜品或八宝粥之类。我们约定每周五上午来访一次，每天听一个小时心理疏导音乐，按时提交刘老师给我布置的作业。

按照刘老师的咨询惯例，妈妈作为监护人，代表我与刘老师签订了心理咨询协议书。

心理咨询协议书

甲方(咨询师)：三亚刘义林心理咨询保健所　刘义林

乙方(来访者)：王小芳(化名)　性别：女　年龄：15周岁　联系电话：***********

按照《中华人民共和国心理咨询师职业标准》以及服务行业的通用法规规定，甲方与乙方本着平等、自愿、友好协商的原则，就甲方为乙方提供心理咨询达成如下协议：

一、关于保密原则：

甲方严格遵守心理咨询行业的保密原则，未经乙方允许，不得泄露乙方的个人资料或咨询内容。如确因学术交流或其他因素需要报告该案例，则需隐去来访者的个人信息。经过甲方观察，认为乙方有可能出现行为失控，并危及自身或其他人的人身安全的时候，甲方有权利通知乙方亲属或终止咨询。

二、关于咨询费用约定：

经双方协商，乙方同意接受1个阶段的心理疏导，1个阶段的咨询次数为12次，每次1小时。咨询费用合计为12次×***元＝****元(大写：**圆整)。咨询开始以后，乙方承诺不得半途而废，中途不得单方终止咨询，若因乙方原因终止，则甲方不退还已付咨询费用。

三、关于咨询时间的约定：

咨询时间从2010年**月**日到2010年**月**日，每周1次。时间为：星期五上午10:00至11:00。甲乙双方均须遵守时间，准时在约定时间开始进行咨询。甲乙双方因故更改咨询时间需提前1天至2天通知对方。乙方承诺无故不到或临时违约，按照半价支付费用，并应及时预约下次咨询，乙方连续三次违约甲方可以单方面终止咨询，乙方不得提出退费等其他要求。

四、关于咨询终止：

达成咨询目标后，咨询自然终止。乙方不满意咨询师的咨询方法或其他不可抗原因，可以提出终止咨询。因为乙方不配合甲方的正常咨询或者不认真完成作业，甲方可以终止咨询。甲方认为无法继续帮助来访者时，征得来访者同意，可转介其他咨询机构或医院，并退还剩余费用。

五、关于咨询过程约定：

乙方在咨询时，有义务提供真实的个人资料，以保证良好的咨询效果。乙方须保证在接受心理咨询期间不发生任何故意伤害自己或故意危害他人人身安全的行为。乙方如患有自伤、自杀或伤害他人危险的心理障碍或心理疾病，甲方不对乙方可能产生的上述后果承担任何责任。有些不属于心理咨询范围的神经症或者精神分裂患者，为配合其他精神科的药物治疗，在其本人有能力可以接受心理咨询的情况下，如果家属或者本人希望进行心理咨询的，甲方也愿意为其咨询的，可以进行心理咨询。医嘱需要家属全程陪同的，家属必须认真陪同，防止出现意外事故。在每次咨询结束后，甲方根据需要，与来访者协商后为来访者布置家庭作业，来访者需要认真完成。

六、关于咨询后约定：

乙方同意甲方在咨询结束后可以继续跟踪回访，以促进咨询效果的巩固。

七、附则：

本协议一式两份，双方各执一份，双方签字后生效。来访者若是没满18岁的未成年人，同时需要监护人或者成年亲属的签字。如有未尽事宜，双方友好协商后补充。

甲方签字：刘义林　　　　乙方(来访者)签字：王小芳妈妈(化名)

2010年**月**日

这是我的症状自评量表(SCL－90)测评数据。

编号	因　子	英　文	简称	原始分	因子分
1	躯体化	Somatization	SOM	31	2.58
2	强迫症状	Obsessive-Compulsive	O-C	37	3.70
3	人际关系敏感	Interpersonal Sensitivity	INT	34	3.78
4	抑郁	Depression	DEP	55	4.23
5	焦虑	Anxiety	ANX	43	4.30
6	敌对	Hostility	HOS	16	2.67
7	恐怖	Phobic Anxiety	PHOB	22	3.14
8	偏执	Paranoid Ideation	PAR	20	3.33
9	精神病性	Psychoticism	PSY	39	3.90
10	其他	Additional Items	ADD	21	3.00

总分：318分(168.72)，总均分：3.53分(1.87)
阳性项目数：79项(43.33)，阴性项目数：11项
阳性项目均分：3.89分(3.19)
注：括号内数字为划界标准，正异常判断标准为任一因子分大于等于2.5分。

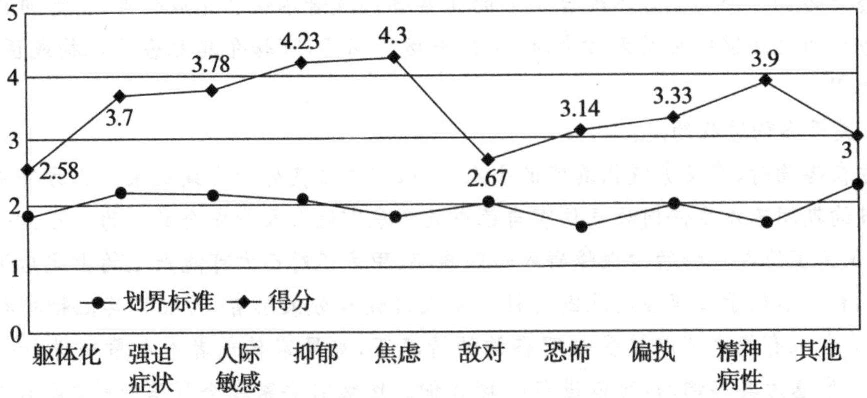

《症状自评量表(SCL-90)》结果剖析图

这是我的卡特尔16种人格因素问卷(16PF)测评数据。

因子	A	B	C	E	F	G	H	I	L	M	N	O	Q1	Q2	Q3	Q4	X1	X2	X3	X4	Y1	Y2	Y3	Y4
原始分	3	10	3	17	13	8	8	10	10	10	8	15	16	15	11	19	—	—	—	—	—	—	—	—
标准分	1	7	1	8	6	3	5	5	5	4	5	8	9	7	5	9	8.6	5.7	7.5	9.9	12	45	100	20

人格因素	低分者特征	低			平均				高			高分者特征
		1	2	3	4	5	6	7	8	9	10	
乐群(A)	缄默孤独					1						乐群外向
聪慧(B)	迟钝,知识面窄						7					聪慧,富有才识
稳定(C)	情绪激动					1						情绪稳定
恃强(E)	谦逊顺从						8					支配攻击
兴奋(F)	严肃审慎						6					轻松兴奋
有恒(G)	权宜敷衍					3						有恒负责
敢为(H)	畏怯退缩					5						冒险敢为
敏感(I)	理智,着重实际					5						敏感,感情用事
怀疑(L)	信赖随和					5						怀疑刚愎
幻想(M)	现实,合乎常规					4						幻想,狂放不羁
世故(N)	坦白直率,天真					5						精明能干,世故
忧虑(O)	沉着,有自信心						8					忧虑抑郁,烦恼
实验(Q1)	保守,服从传统						9					自由,批评激进
独立(Q2)	依赖,随群附众						7					自立,当机立断
自律(Q3)	不拘小节					5						自律严谨
紧张(Q4)	心平气和						9					紧张困扰

次级人格因素	低分者特征	低				平均			高				高分者特征
		…	1	2	3	4	5	6	7	8	9	10	…
适应与焦虑	适应							8.6						焦虑
内向与外向	内向							5.7						外向
感情用事与安详机警	冲动							7.5						安详
怯懦与果断	怯懦							9.9						果断

这是我的明尼苏达多项人格问卷(MMPI)测评数据。

量表项目	得分	结果	判断标准
Hs(hypochondriasis)疑病	74.04	高分	/
D(depression)抑郁	61.73	高分	/
Hy(hysteria)癔病	68.06	高分	/
Pd(psychopathec deviate)精神病态	79.28	高分	/
Mf(masculinity-femininity)男子气	63.37	高分	/
Mf(masculinity-femininity)女子气	65.84	高分	/
Pa(paranoia)妄想	59.16	正常	/
Pt(psychasthenia)精神衰弱	81.83	高分	/
Sc(schizophrenia)精神分裂症	69.71	高分	/
Ma(hypomania)轻躁狂	62.32	高分	/
Si(social introversion)社会内向	53.62	正常	/
L(lie)说谎分数	25.24	正常	/
F(infrequency or fake bad)诈病分数	26.47	低分	/
K(defensiveness)校正分数	25.71	正常	/
Q(无法回答的量表数)	23.59	低分	/
外显性焦虑(MAS)	64.69	高分	/
依赖性(Dy)	56.34	正常	/
支配性(Do)	50.13	低分	/
社会责任(Re)	21.27	低分	/
控制力(Cn)	56.59	正常	/

我每天的饮水量约500毫升，我喜欢挑食，不太喜欢吃蔬菜，自己也不太爱喝水和运动。我不想长大，因为我还没有能力承担成人所需要承担的责任。我尽量坚持每天吃1斤香蕉，实话说我不喜欢吃香蕉，但刘老师说香蕉含有抗抑郁成分，我要把香蕉当成药来吃，还要每天吃些生花生和核桃仁。

我和我的小学同学二年级时曾经想过自杀，好像当时我们很绝望，为什么绝望想不起来了。后来自杀的想法持续了好长时间，我的同学好友也有想自杀的，我们经常研究讨论要如何自杀，后来遇到开心的事就把自杀的事淡忘了，放下了。

我初二时又想自杀，上学期每周有两节体育课，感到很痛苦，考试又多，压力很大，就想一死了之。后来我在网上找到一种化学药品，说用这种药自杀痛苦最少。很可惜找不到办法得到这种药。我一直就把自己当成一个死亡的麻木的人，比较情绪化。

刘老师让我做了下面的自杀态度问卷。

自杀态度问卷(QSA)

姓名王小芳(化名)　性别女　年龄15岁　测评日期：2010年**月**日

联系电话：***********

指导语：本问卷旨在了解国人对自杀的态度，以期为我国的自杀预防工作提供资料与指导，在下列每个问题后面都标有1、2、3、4、5五个数字供你选择，数字1～5分别代表你对问题从完全赞同到完全不赞同的态度，请根据你的选择在方框里打钩。谢谢合作！

题　目	选　择
	完全赞同～～～～～～完全不赞同
1. 自杀是一种疯狂的行为。	1—　2—　3—　4—　5—√
2. 自杀死亡者应与自然死亡者享受同样的待遇。	1—√　2—　3—　4—　5—
3. 一般情况下，我不愿意和有过自杀行为的人深交。	1—　2—　3—√　4—　5—
4. 在整个自杀事件中，最痛苦的是自杀者的家属。	1—　2—√　3—　4—　5—
5. 对于身患绝症又极度痛苦的病人，可由医务人员在法律的支持下帮助病人结束生命(主动安乐死)。	1—√　2—　3—　4—　5—
6. 在处理自杀事件过程中，应该对其家属表示同情和关心并尽可能为他们提供帮助。	1—　2—　3—√　4—　5—
7. 自杀是对人生命尊严的践踏。	1—　2—　3—　4—　5—√
8. 不应为自杀死亡者开追悼会。	1—　2—　3—　4—　5—√
9. 如果我的朋友自杀未遂，我会比以前更关心他。	1—　2—　3—√　4—　5—
10. 如果邻居家里有人自杀，我会逐渐疏远和他们的关系。	1—√　2—　3—　4—　5—
11. 安乐死是对人生命尊严的践踏。	1—　2—　3—　4—　5—√
12. 自杀是对家庭和社会的一种不负责任的行为。	1—　2—　3—　4—√　5—
13. 人们不应该对自杀死亡者评头论足。	1—√　2—　3—　4—　5—
14. 我对那些反复自杀者很反感，因为他们常常将自杀作为一种控制别人的手段。	1—√　2—　3—　4—　5—
15. 对于自杀，自杀者的家属在不同程度上都应负有一定的责任。	1—√　2—　3—　4—　5—
16. 假如我自己身患绝症又处于极度痛苦之中，我希望医务人员能帮助我结束自己的生命。	1—　2—　3—　4—　5—√
17. 个体为某种伟大的、超过人生命价值的目的而自杀是值得赞许的。	1—　2—　3—　4—　5—√
18. 一般情况下，我不愿意去看望自杀未遂者，即使是亲人或好朋友也不例外。	1—　2—　3—√　4—　5—
19. 自杀只是一种生命现象，无所谓道德上的好和坏。	1—　2—√　3—　4—　5—
20. 自杀未遂者不值得同情。	1—√　2—　3—　4—　5—
21. 对于身患绝症又极度痛苦的病人，可不再为其进行维持生命的治疗(被动安乐死)。	1—　2—　3—　4—√　5—

22. 自杀是对亲人、朋友的背叛。 1— 2— 3— 4— 5—√
23. 人有时为了尊严和荣誉而不得不自杀。 1— 2—√ 3— 4— 5—
24. 在交友时，我不太介意对方是否有过自杀行为。 1— 2— 3— 4—√ 5—
25. 对自杀未遂者应给予更多的关心与帮助。 1— 2— 3—√ 4— 5—
26. 当生命已无欢乐可言时，自杀是可以理解的。 1— 2— 3— 4— 5—√
27. 假如我自己身患绝症又处于极度痛苦之中，我不愿意再接受维持生命的治疗。 1—√ 2— 3— 4— 5—
28. 一般情况下，我不会和家中有过自杀者的人结婚。 1— 2—√ 3— 4— 5—
29. 人应该有选择自杀的权力。 1—√ 2— 3— 4— 5—

刘老师建议我思考：我活着为什么？我将来干什么？我的理想是什么？今天的作业是：写自己的优缺点。我觉得人生的意义在于思考。我的优势是：无残疾、思维清晰、谈吐流利、性格随和、很少生气、阅历广泛、理性思考、不易惊慌、审美很好、有素描基础、喜欢电影和轻音乐、喜欢古诗词。我的劣势是：喜怒形于色、感情脆弱、运动、厨艺、完美主义、物理理解慢、声乐、舞蹈、语文考试。

对于填写一周生活时间记录表这个作业，我感到哭笑不得。我不喜欢这种刻板、单调、模式化的作业。我不想被妈妈叫醒，我喜欢自然醒。我的肢体语言很丰富，我希望刘老师慢慢地去体会。我有些健忘。今天开始有了一些微笑。今天感到很愉快。每周做一次贝克抑郁量表(BDI)测试。

从小学一年级开始，我有咬指甲的习惯，直到现在还有。我把指甲剪得很厉害，指甲长了我会很难受。晚上睡觉会无意识地去咬妈妈的指甲，妈妈因此很痛苦，我常和妈妈一起睡。在初二暑假放假前，我几乎天天盼望生病。因为平常很累，生病时这种累的感觉就会减少，躺在床上很虚弱就很轻松。我问自己：为什么我还没有生病呢？如果不生病我就很着急，有时就会想自杀。小学我们班一个同学挨老师骂，想自杀。另一个同学说我陪你，两人就真的拿刀割腕了。

妈妈说我看影视剧时会看得入神，对虚的东西投入得有点过了，情不自禁，老傻笑，魂飘没了。我觉得我的感情是单一的，一样的，没有不好的感觉。到目前为止，在感情上我很幸运，没受到过伤害。小学为什么曾想自杀，原因忘了。初三厌学也没有具体原因，只是觉得学校太恐怖了。我的厌学跟同学、老师都无关。

我讨厌瑜伽、围棋之类的活动，我不想费脑子，我能背下《长恨歌》，背得很流利。我对一些事情的兴趣，投入的时间很短，一般不超过两个月，个别的除外。比如看《终身制职业》《寻找前世之旅》。我喜欢看军事类和装帧设计类的书，言情的几乎没有。

我从来没有接到过情书纸条之类的，从未感觉到有男生喜欢过自己，谅他们也不敢来追我。他们要是来追我的话，是一种非常自私愚昧的表现。我在梦中追求的白马王子，定眼一看，原来是一头滑稽的蠢驴。

这是我提交给刘老师的情绪强度记录表：

情绪/焦虑程度	处境或状态简要描述
0%	① 别人请吃美食；② 看自己喜欢的电影
10%	① 买到低价的衣服；② 周围的家人一同大笑
20%	① 外出旅游；② 发现自己很好看
30%	得到一些钱
40%	① 讨厌的人受到挫折；② 看到有关国家的好消息
50%	① 看精彩的小说；② 安静地躺在床上胡思乱想
60%	① 被妈妈批评书写姿势；② 看到乞丐；③ 丢了钱
70%	发现周围的人做了不道德的事
80%	喝到难喝的矿泉水
90%	看到社会的阴暗面
100%	① 被重要的人批评；② 被人误解并遭到斥责；③ 上体育课之前

以下是我的第一次至第四次咨询会谈连接作业表。

第一次咨询会谈连接作业表

1. 上次会谈我们讨论了哪些重要的问题？你从中体会到了什么？（1～3 句话）

关于上次的作业，晚上在无意识的情况下咬指甲。每人对同一句话的理解是不一样的。

2. 上次会谈有什么使你烦恼吗？你有什么事情不愿意讲吗？

没有。

3. 你这一周怎么样？与其他周相比，你这一周的心境如何？（1～3 句话）

一般，没有明显变化。

4. 这周有没有什么重要的事情发生并需要讨论？（1～3 句话）

无。

5. 你想要将什么问题列入日程？（1～3 句话）

《增广贤文》。

6. 你做了或没做什么家庭作业？你体会到了什么？

做了“列出自身优缺点”，自己是不能全面看清自己的。

第三次咨询会谈连接作业表

1. 上次会谈我们讨论了哪些重要的问题？你从中体会到了什么？（1～3 句话）

感情、指甲。我很幸运。

2. 上次会谈有什么使你烦恼吗？你有什么事情不愿意讲吗？

无。

3. 你这一周怎么样？与其他周相比，你这一周的心境如何？（1～3 句话）

无。

4. 这周有没有什么重要的事情发生并需要讨论？（1～3 句话）

无。

5. 你想要将什么问题列入日程？（1～3 句话）

工作态度（一个平常人的工作态度）。

6. 你做了或没做什么家庭作业？你体会到了什么？

没有。“我绝对没有偷懒哦！”

第三次咨询会谈连接作业表

1. 上次会谈我们讨论了哪些重要的问题？你从中体会到了什么？（1～3 句话）

对待他人的态度及为人处世的方式。什么人都有属于自己的天地，没有生硬的对与错。

2. 上次会谈有什么使你烦恼吗？你有什么事情不愿意讲吗？

老师很像慢羊羊。

3. 你这一周怎么样？与其他周相比，你这一周的心境如何？（1～3 句话）

比较爱发火，有点极端。

4. 这周有没有什么重要的事情发生并需要讨论？（1～3 句话）

无。

5. 你想要将什么问题列入日程？（1～3 句话）

爸爸的正确与否。

6. 你做了或没做什么家庭作业？你体会到了什么？

填写表格很麻烦。

第四次咨询会谈连接作业表

1. 上次会谈我们讨论了哪些重要的问题？你从中体会到了什么？（1～3 句话）

尽快找小狗回家，不要太激动，避免刺激，下次由妈妈先试水催眠。

2. 上次会谈有什么使你烦恼吗？你有什么事情不愿意讲吗？

没有。

3. 你这一周怎么样？与其他周相比，你这一周的心境如何？（1～3 句话）

极其生气，快被气疯了；极其高兴，快晕过去了。

4. 这周有没有什么重要的事情发生并需要讨论？（1～3 句话）

爸爸是否精神不正常？问题不是我当初想象得那么严重，还是有一点，很偏执，有点不正常。

5. 想要将什么问题列入日程？（1～3 句话）

暂时想不到，事情有点多。

6. 你做了或没做什么家庭作业？你体会到了什么？

做了。体会：名人的故事好无聊。

刘义林博士点评：

来访者是未成年人，建立关系的主动权在家长手里，家长事先通过网络、口碑、熟人介绍等途径对心理咨询师有所了解，心理咨询师的个人信息、擅长领域、案例介绍、培训经历、工作方式等资料全面、真实、可信，对咨访关系的顺利建立有很大的帮助。该案例的来访者专程远道而来，母女两人的往返机票和食宿费用，远远超过了其支付的心理咨询费用，这充分说明了关系建立和信任度的重要性。

表面上看来医院诊断为抑郁症，抑郁的表象后面隐藏的是厌学，厌学的心态后面隐藏的是性格缺陷，性格缺陷的问题后面隐藏的是家庭教育的缺失、母亲自身的心理问题和心理障碍。来访者已经休学一年，住院治疗和药物治疗无效，有比较明显的自杀意念，存在明显的性取向问题，对母亲要生二胎具有强烈的抵触情绪。这些问题集中在一个15岁的未成年少女身上，对于一般的心理咨询师来说，明显是一个比较具有挑战性的棘手案例。

症状自评量表(SCL－90)、卡特尔16种人格因素问卷(16PF)、明尼苏达多项人格问卷(MMPI)、自杀态度问卷、生活史调查表、贝克抑郁量表的指数，都呈现出明显偏高的阳性。来访者以“我觉得自己还没有能力承担成人所需要承担的责任”为理由“不想长大”；信任度、配合度、作业完成度比较低，比较情绪化；认为自己的优势是：无残疾、思维清晰、谈吐流利、性格随和、很少生气、阅历广泛、理性思考、不易惊慌、审美很好、有素描基础、喜欢电影和轻音乐、喜欢古诗词；劣势是：喜怒形于色、感情脆弱、运动、厨艺、完美主义、物理理解慢、声乐、舞蹈、语文考试。表现出了明显的认知偏差。

通过沟通和协商，来访者认为自己需要解决的问题主要是如何早日回到学校恢复正常的学习，同时还有比如抑郁的问题、自杀意念的问题、一直困扰自己的咬指甲问题、父母想要生二胎的问题。这些看似孤立的问题，其实都有着内在的关联。母亲担心药物治疗的副作用，对心理辅导比较期待。减轻来访者的抵触情绪，恢复来访者的学习功能和动力，减轻抑郁症状，改善亲子关系，是这一阶段的主要咨询目标。

第二部分：找到问题成因，选择方法技术，布置适当作业，认知反省调适

刘老师要求我每次来访前填写咨询会谈连接作业表，这次我想要探讨情感方面的问题。我还提出想探讨一下增广贤文，就是刘老师前几天发给我的阅读作业。我重新写了自己的优缺点，比上次好些了。刘老师建议我回去看看帮我收集的一些关于咬指甲的资料，告诉我改变的过程是一个学习的过程，也是认知→反省→调适的循环过程。

我看了增广贤文，觉得这里面胡说八道的话比较多。姥爷、姥姥、表妹、堂妹、小姨、姨夫、爸爸下周都来三亚。今天来咨询，刚到就困乏，想睡觉，因为昨天和家人去玩累了。上次的咨询体会我忘了。刘老师建议我在和父母沟通表达的时候，多用“我……”，少用“你……”。“在你的无理狡辩之下，我实在不知道该怎么说。”我常常会对妈妈这么说。

关于和父母在一起时的恐怖情景，我觉得最好叫我妈妈给刘老师描述，我不愿意讲，不愿回忆。我不愿意做催眠体验，我想保护自己的知情权和选择权。我希望不要让我做什么动作，我不喜欢在别人面前展示别人教我的动作。我愿意配合做思考、运动、跑步、饮食调理，这些我都配合得很好，这起码可以证明我是一个讲信用的人。

我觉得心理咨询师会用某些手段控制来访者的思维走向，我觉得这样很恐怖。我觉得我的表达能力很好，我越玩越精神，越玩话越多。刘老师希望我言简意赅，重点谈中心思想或关键词。我希望每次咨询都把任务、目标明确下来。

我认为很多人对待工作的态度是很不认真的。当我说话逐渐投入时，我会精神激昂。我喜欢评论、评议，喜欢发表自己的见解，我爱维护自己的意见使之具有正确性。我的思维有些跳跃性，我喜欢低调的人。

我打算一周后停药，为避免停药后的抑郁反弹，要提前做好心理准备，要努力配合，认真做作业。我觉得妈妈看起来越来越不像好人了，越来越阴险了，越来越恐怖了，简直属于不可理喻的类型。

这次的作业不充分，没有事前做好，下次争取做好一点，争取有个好的评价。我对刘老师的信任度是82分，我的配合度是71分，我的作业完成度是63分。

我和父母三人同来刘老师这里学习沟通，讨论现状。刘老师建议爸爸也配合测试SCL－90、16PF、MMPI。我们讨论了家庭氛围的问题，我还觉得可以考虑请个家教为我补习功课。我还觉得可以先让妈妈体验催眠，听听妈妈的感受然后我再考虑是否接受催眠。贝克抑郁量表(BDI)25分重度，自杀意念仍然比较强烈。

我和爸爸妈妈思维过程中常见的错误比较

我	非此即彼	使不合格	度人之心	应该必须
爸爸	非此即彼	情绪推理	贴标签	应该必须
妈妈	非此即彼	情绪推理	最大最小	管状视力

我觉得我的错误不会对家庭造成影响。妈妈给我请了一位家教，是个大二的女生，先补物理。刘老师建议我们买两本幽默大全，每人每天贡献一个幽默给家庭。刘老师说我妈妈的配合度需要有所改善。

我感到从下周开始，有很多东西需要思考，目前还没有确定的目标。我爸爸的认知改善。我妈妈有所收获，改善了不少。我的认知改善，对爸妈的行为视而不见。请家教的事最好再过两天。感到非常无所事事的时候。请家教可以考虑。在开始学习之后，再定一个学习用的作息时间表。

爸爸来一起过年，这段时间大多数是很愉快的。爸爸妈妈同意按照刘老师的建议，给我买一只小狗。我发现自己确实没什么事情可干了，学习对我来说不算是什么任务，只算个调味品。我现在发现一个很好的职业，我特别想开一家奶茶店，我很喜欢奶茶的香味。我不愿意谈论理想的话题，谈论这个话题完全让我觉得处在一个很危险的状况当中。

最近爸爸妈妈的改变我有发觉到，他们的改变我是支持的，但是我不希望看到他们因我而改变。我最近看了一本心理方面的书《天才在左，疯子在右》，是爸爸买回来的，我觉得很有意思。我近来很少咬指甲，基本上对咬指甲没有印象。我希望我和刘老师的单独谈话的内容都不要告诉妈妈。

今天买了一只小狗，昨天看完《天才在左，疯子在右》，感触很深。我希望刘老师把妈妈的问题单独处理，不要和我的问题联系起来。我的咨询过程也不要每一次都告诉我妈妈，过一段时间后，达到了什么效果，再告诉妈妈。从这次开始，不和妈妈说我的咨询情况。

妈妈对我的期待值是很高的，她说你要从小是个傻子的话，我就对你没什么要求。今天做了20分钟的催眠，我现在发现了催眠的好处，躺着闭上眼睛比坐着舒服，我希望今后的每次谈话都用催眠的方式进行。这样好，不用太复杂地去思考。我今天给刘老师讲了一个幽默笑话。

今天我做了一次40分钟的催眠，回顾了一些过去令人难以忘怀的事情，效果很好。

配合得也很好。我已经把请家教的事情提到议事的日程上了。我说过我会考虑的，不需要别人提醒，开始实施后我会告诉刘老师。今天我想讨论多宇宙理论。在家里有和妈妈讲幽默笑话。前天表妹买了一张专辑，自己很想买，妈妈不给我买，因此我哭得很厉害。

今天刘老师让我做了一个绘画作业，画的是房、树、人、太阳、河流、草和蛇。

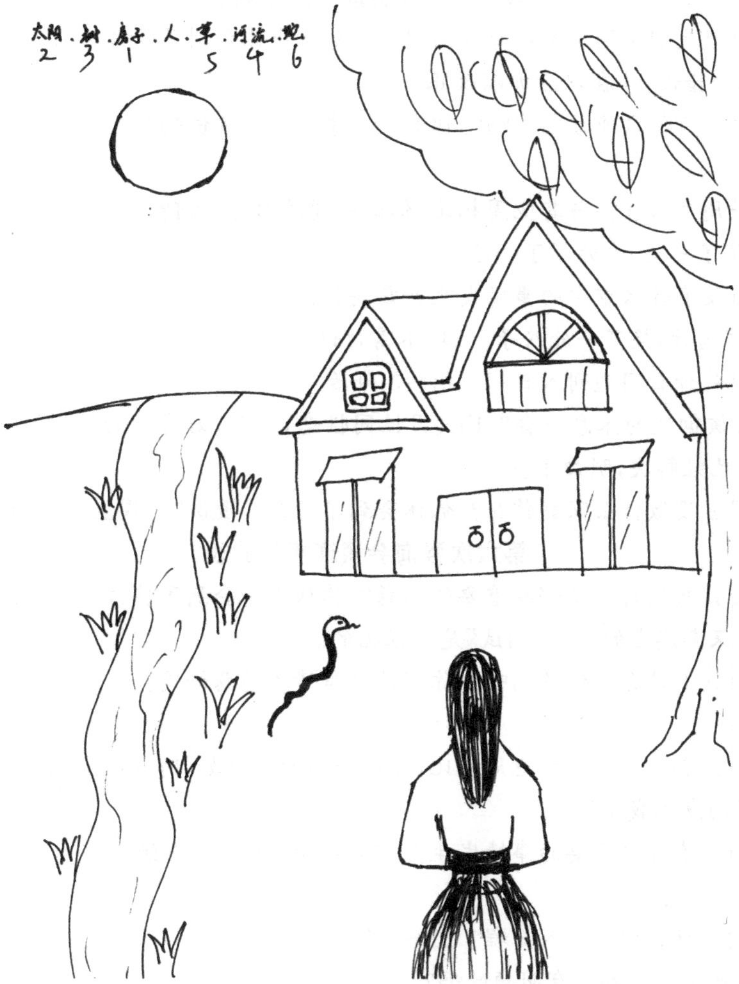

这两天妈妈异常暴躁，我不明原因。妈妈不认同，说自己没有觉得特别暴躁。旁观者清，妈妈有点烦，就是前两天小狗老跟着我，咬我，妈妈觉得狗脏。我觉得妈妈这是心理问题，妈妈说不是心理问题，只是自己不喜欢狗而已。妈妈觉得当时买狗欠考虑，是一时失误。妈妈在刘老师这里有发泄、吵架的表现。这样的母女关系你期待吗？“不！”妈妈的攻击意识比较强烈。我和刘老师都期待妈妈在认知方面做一些反省。

我需要一个安宁、和谐的环境。我们来三亚做什么？我需要做什么？妈妈的作业没完成，理由是她太忙了。妈妈希望和我协商一个合理的作息时间表，我不同意。今天又一次做了40分钟的催眠，刘老师说我有进步。所有接触过我的人评价我的想法，都是与常人不同，胆大。学习我不反对，学校的固定课程我不想学。我对 Photoshop 感兴趣，我在网上订了一套教材，有个设计师建议我学环艺设计。我不要老师教，反感计算机课老师。计算机这方面我很笨，我说跟妈妈一起学，她说她更不行。我想随心所欲，请家教的事这几天还在犹豫。再想一想，下周再探讨。妈妈说她能够意识到自己的问题，就是控制不住自己的情绪，自律相对差一点。

以下是我的第五次至第八次咨询会谈连接作业表。

第五次咨询会谈连接作业表

1. 上次会谈我们讨论了哪些重要的问题？你从中体会到了什么？（1～3句话）

分析自己的错误，并在以后加以改正。

2. 上次会谈有什么使你烦恼吗？你有什么事情不愿意讲吗？

没有。

3. 你这一周怎么样？与其他周相比，你这一周的心境如何？（1～3句话）

好，更淡然了一些，更开阔了一些。

4. 这周有没有什么重要的事情发生并需要讨论？（1～3句话）

旅行，表妹离开，换了一处房子。（均不需讨论）

5. 你想要将什么问题列入日程？（1～3句话）

我应不应该彻底的休息一会？BL（男性同性恋，男孩，好奇性的探讨）不是应该被理解和赞美的吗？已经解决，明白了。

6. 你做了或没做什么家庭作业？你体会到了什么？没做“一周生活时间记录表”。

第六次咨询会谈连接作业表

1. 上次会谈我们讨论了哪些重要的问题？你从中体会到了什么？（1～3句话）

催眠。原来杂志上的“性格测试”是有根据的。

2. 上次会谈有什么使你烦恼吗？你有什么事情不愿意讲吗？

没有。

3. 你这一周怎么样？与其他周相比，你这一周的心境如何？（1～3句话）

妈妈慢慢的急死我了！

4. 这周有没有什么重要的事情发生并需要讨论？（1～3句话）

小狗今天到家了。

5. 你想要将什么问题列入日程？（1～3句话）

精神病人的世界观都是有问题的吗？

6. 你做了或没做什么家庭作业？你体会到了什么？

无。

第七次咨询会谈连接作业表

1. 上次会谈我们讨论了哪些重要的问题？你从中体会到了什么？（1～3句话）

催眠。催眠是一种不用过大脑的说话方式。

2. 上次会谈有什么使你烦恼吗？你有什么事情不愿意讲吗？

没有。

3. 你这一周怎么样？与其他周相比，你这一周的心境如何？（1～3句话）

一般般，经常会不高兴。

4. 这周有没有什么重要的事情发生并需要讨论？（1～3 句话）

妈妈因小狗的事很烦恼。

5. 你想要将什么问题列入日程？（1～3 句话）

暂时没有，我想被动一点也好。

6. 你做了或没做什么家庭作业？你体会到了什么？

做了。

第八次咨询会谈连接作业表

1. 上次会谈我们讨论了哪些重要的问题？你从中体会到了什么？（1～3 句话）

催眠。梦要是永远不醒就好了。

2. 上次会谈有什么使你烦恼吗？你有什么事情不愿意讲吗？

没有。

3. 你这一周怎么样？与其他周相比，你这一周的心境如何？（1～3 句话）

严重失眠，基本上还可以，但细节处不尽如人意。

4. 这周有没有什么重要的事情发生并需要讨论？（1～3 句话）

我和妈妈之间的鸿沟太难逾越了，因为除了爸爸，她不听任何人的，除了家人，她没有感情。

5. 你想要将什么问题列入日程？（1～3 句话）

妈妈是否有间歇性歇斯底里或其他精神病症？

6. 你做了或没做什么家庭作业？你体会到了什么？

无。

刘义林博士点评：

父亲的积极配合参与，让母亲感到了希望。父亲反省了自己经常不在家，忽略了对女儿的陪伴，造成了女儿缺失父爱的状况。母亲反省了自己从小到大过于强势的管教方式，命令式和指责式的对话方式居多，造成了女儿的叛逆和敌对。亲子之间在沟通方式上存在问题，比如对待人际关系、对待学习、对待生二胎这些问题上，缺少换位思维和理性沟通，缺少和谐的氛围和耐心，问题没有及时得到梳理和解决，导致问题升级严重化。

通过饮食疗法如改善饮水量、吃香蕉、吃夜宵或八宝粥，多吃蔬菜水果，寻求改善抑郁状态。同时通过音乐疗法、运动疗法、认知疗法、行为疗法、阅读疗法、幽默疗法、宠物疗法、兴趣疗法、系统脱敏疗法、催眠疗法等方法来寻求缓解症状和解决问题。避免哪壶不开提哪壶，采用哪壶先开提哪壶，投其所好，因势利导，循序渐进。

每次来访讲幽默笑话、每天坚持吃一斤香蕉、坚持遛狗做户外运动、按照自己的意愿去学习动画设计制作、尝试请一位大二学生来做家教、来访者本人对催眠有抵触就让妈妈先体验催眠以引起来访者做催眠的兴趣、共同学习房、树、人绘画和做投射分析、鼓励来访者坚持游泳锻炼，这些适当的作业，帮助来访者改善了情绪和状态，体能增加了，心情变好了。

来访者关于父母的改变所持的态度是："他们的改变我是支持的，我发觉到了他们的改变，但是我不希望看到他们因我而改变。"通过几次家庭会议和三方巡回沟通，大家在一些原本有分歧的问题上达成了共识。来访者认识到自己的问题是可以通过非药物疗法来加以解决的，来访者认为妈妈的配合度还需要进一步改善。问题正在朝着咨询目标和方向有希望得到缓解和解决，来访者逐渐认同了自己的认知偏差，愿意配合加以改善。

第三部分：发现优势亮点，养成积极情绪，确定有无进步，归纳评估总结

最近我觉得自己很健谈，谈自己看的书，谈绝代双骄人物的坎坷经历，谈虚拟的人物。我感到我和妈妈之间的鸿沟太难逾越了，因为除了爸爸，她不听任何人的。除了家人她对任何人都没有感情。我觉得妈妈是否有间歇性歇斯底里或者其他精神病症？本周我失眠严重，常常做梦，感觉梦要是永远都不结束就好了。

贝克抑郁量表(BDI)选项关于自杀的选题，以往我全选“我想自杀”，这次我选了“我有自杀的想法，但我不会去做”。妈妈不太理解我，还老嫌我不理解她。两人之间相互不理解，很少能就某一事情达成共识。妈妈的语言行为总是带有挑衅的、攻击的、指责的成分。妈妈爱唠叨，会突然间爆发一下不良情绪，对他人冷漠、冷酷、冷淡，家人除外，感情淡化。妈妈铁石心肠，根本不会为外界共鸣的事情动心。妈妈的思维常有跳跃性，消极情绪特别多。很不愿意相信好的东西，和我姥姥一样偏激固执，总往坏处想，强词夺理自己还不承认，太严重了。必须得说说她。

妈妈最近大部分时间还是挺好的，问题是不时地爆炸一下，像个定时炸弹。希望妈妈像个正常人一样。请家教的事不是排斥，是忘了。想学室内装修设计，一点也不反对学习高中课程。我也比较爱学东西，不是我想学的，不是特别感兴趣的，我也必须学，我必须拥有这个知识。

希望刘老师就我的学籍问题与父母商量沟通一下。姥姥说我想要星星，父母就不会给我摘月亮，我不赞同。最近这一周我都在失眠，有些精神衰弱的感觉。去年秋天曾连续2周这样。一周生活时间记录表我填了，没有每天都填，每天瞎忙。

这是我的一周生活时间记录表。

王小芳一周生活时间记录表

周一 2月1日	心情	起床	睡眠/小时	学习/小时	自习/小时	音乐/分
	好	8：54	8	0	0.25	90
	阅读/分	饮水/升	运动/分	休闲/分	饭量	水果
	15	0.7	90	120	七	香蕉、西瓜
	蔬菜	事件	睡觉	今日一句话感想	晚上看到繁杂的人，有毁灭地球的冲动。和家人一起吃饭是美好的事	
	五	无	10:30			
周二 2月2日	心情	起床	睡眠/小时	学习/小时	自习/小时	音乐/分
	一般	8：10	8	0	0	0
	阅读/分	饮水/升	运动/分	休闲/分	饭量	水果
	0	0.9	180	80	七	同上
	蔬菜	事件	睡觉	今日一句话感想	想象比现实更美好	
	1	无	10:30			

续表

周三 2月3日	心情	起床	睡眠/小时	学习/小时	自习/小时	音乐/分
	不太好	9:00	10	0	0.5	70
	阅读/分	饮水/升	运动/分	休闲/分	饭量	水果
	30	0.9	30	120	七	香蕉
	蔬菜	事件	睡觉	今日一句话感想	运动后的累比休息好的运动好	
	3	无	10:00			
周四 2月4日	心情	起床	睡眠/小时	学习/小时	自习/小时	音乐/分
	一般	8：10	8	0	0.4	60
	阅读/分	饮水/升	运动/分	休闲/分	饭量	水果
	0	0.7	30	60	八	2
	蔬菜	事件	睡觉	今日一句话感想	有 Internet 的日子真好	
	5	治疗	10：40			
周五 2月5日	心情	起床	睡眠/小时	学习/小时	自习/小时	音乐/分
	好	7：37	7	0	0.3	40
	阅读/分	饮水/升	运动/分	休闲/分	饭量	水果
		0.8	10		八	2
	蔬菜	事件	睡觉	今日一句话感想	送别也很快乐	
	4	无	10:00			
周六 2月6日	心情	起床	睡眠/小时	学习/小时	自习/小时	音乐/分
	一般	9：50	10		0	20
	阅读/分	饮水/升	运动/分	休闲/分	饭量	水果
	0	0.9	60	60	七	2
	蔬菜	事件	睡觉	今日一句话感想	热闹的日子即将开始了	
	3	游槟榔河	1:30			
周日 2月7日	心情	起床	睡眠/小时	学习/小时	自习/小时	音乐/分
	差	8：10	6	0	0	30
	阅读/分	饮水/升	运动/分	休闲/分	饭量	水果
	0	1.1	50	60	七	3
	蔬菜	事件	睡觉	今日一句话感想	短暂的离别后再重逢是很激动的一件事	
	3	无	9：50			

今天我主动提出请家教的问题。我想讨论如何把有限的精力投入无限的学习当中去，我今天忘记带咨询记录本了，刘老师希望我下次带来做好的记录。我认为我现在没有多余

的精力了，我本来就觉得脑子特别累，已经在学一样东西 3DMax（动画设计）。我这段时间觉得身体很不好，消化系统疾病反复发作，不舒服。这占用了我很多精力，怎么休息也不够。昨天下午 2 点到 6 点去学习了。学习时间是不固定的，我想去就去。

我每天至少有 6 小时处于灰色状态，如果少于 6 小时的灰色状态，我就没办法活下去了。灰色状态等于无所事事，我觉得身体不舒服，所以需要大量的灰色状态。我给老师推荐了一首歌曲，是电影《孔子》插曲幽兰操，很有古韵，我觉得这首曲子跟自己的思想有交汇的地方。只能以自己能听得到的声音来唱，一出声就不好听了。我妈喜欢唱歌，唱得一言难尽。

我虽然有一点不太正常，但我跟美术专业的学生相比就太正常了。心情不好的时候，我想维持在那个状态，不想转变。我可以肯定我现在的神经衰弱是中度，50%。我没看懂刘老师借给我的《抑郁情绪调节手册》。

当我觉得不舒服的时候，妈妈总是拉着我出去运动。今天就是妈妈要我走过来的，走了半个小时。这两天一直腰疼，跟例假没关系，背疼、肌肉酸痛。妈妈常帮我锤足三里。我的身体症状，包括心态，有些衰老的感觉。我今天讲了三个幽默笑话，一周生活时间记录表填了没带来。我让妈妈记着带来，她也忘记了。我希望刘老师把妈妈当作一个单独的来访者来对待，而不是配合我，是她有很多自身的问题需要应对和解决，不要跟我联系在一起。

我还想再做催眠式的自由联想。刘老师建议我多看点喜剧片，我觉得这应该告诉妈妈，因为她反对我看电影。我每周去学 3DMax 3～4 次，每次半天大约 4 小时。妈妈送我去，没有耐心跟我一起学，她也没那个资质。我妈说话别人听不懂，她经常问别人一些很幼稚的问题。妈妈有时对我的要求很无理，有时管制很严，让我很不适应，我们在审美上也有分歧。

妈妈认为自己比其他的家长做得要好很多，她脑子不太会转变，对于她的问题要直接说出例子来，不然她不承认。我希望妈妈不要把她自己的事情和我的事情扯在一起。妈妈在刘老师面前不会表示自己的真实想法，她很自我，又以为自己很无私，充满矛盾，没有原则，没有准则。妈妈想起什么就是什么，喜欢争论，总觉得自己有理。

本周没填生活时间记录表，晚上 10 点上床，就是不能很快入睡。不是失眠，是在遐想，没有睡意，思维清晰。有时候我也学习自我催眠，最近都没有记录。最近隔一天去学一次电脑 3Dmax，感觉有点难度，也许半年以后我可以做出一个作品。

我善于学习，我能找到最适合自己的学习方法。只愿谈论，不愿意动笔记录。我感觉最近的精神状态有些好转，小狗让我很开心愉悦，可是妈妈近来对小狗有些暴力倾向。我很讨厌小孩子，提倡大家都不生小孩。我觉得人类灭绝了也未尝不是一件好事。人人都单身最好。最好是柏拉图式恋爱，交男友的第一个条件最好是不要孩子，行不行？之前我听刘老师说起他孩子的事情，我就对刘老师曾这样吼道："天哪，你怎么能结婚生孩子呢！"现在讲明白，我就是觉得好的、优秀的所有男女都应该不结婚。我的父母在我眼里都算不上是优秀的人，主要是他们的行为表现低级庸俗。他们没有苦难生活的体验，不愿意去体验农村平民的生活。两年前我曾和妈妈到农村体验过一次生活，我很怕农村里的各种虫子。

最近我的生活很充实，一般是上午游泳，下午学习。不愿意做记录，幽默笑话想不起来了。妈妈觉得幽默没意思，她的真实内心没有表达出来，好像她自己不想配合咨询了，她要不说刘老师你也别问她。你把我上次说的话重复一下，注意和妈妈交流的要点。给她举例子，不然她听不懂，越直白越好。把她当成不识字的农村老妇就行了，我有时候就是这样对待她的。我的学习有进步，已经会做椅子、电视、化妆台、台灯等形状的3D设计了，我暂时不打算复习学校的课程。原因太复杂，目前还不能告诉你。

我从幼儿园到初中都上的是最好的学校，都在重点班。我感觉我的生活节奏有些快，有点累。实际上时间过得很慢，暂时可以这样维持下去。我觉得自己的智商很高，但是情商有些偏低。是不是智商高的人情商都很低呢？好像有个佛教大师也这么说过。

今天的贝克抑郁量表(BDI)分数是0分无抑郁，简明精神问题量表(BPRS)分数是29<35，正常。常见思维错误4项，非此即彼、使不合格、度人之心、个性化。今天的作业是如何“三省吾身”。“谋有忠乎？交有信乎？传有习乎？”

近来情况自觉非常好、特别好、极其好，莫名其妙地特别高兴，不管是遇到好事坏事都很高兴。忘记了去年这个时候是什么感觉了，因为现在太快乐，所以想不起来。今天带来的问题，就是刘老师说的，我觉得特别对，就是我的情商很低，我不知道是我的问题还是别人的问题，交流内容会出现很大偏差。

女同学之间常有叫老公老婆的，我很反感。她们聊男生、服装，我都不感兴趣，和她们没有共同语言，这样的感觉越来越强烈。我想说的她们不感兴趣，相互反感。我常保持现状，让我适应她们，等同于她们适应我的难度。我最不擅长和人打交道，我不喜欢被别人影响，也不喜欢去影响别人。我想学心理画，我意识到我的情商低了，没注意到智商高。我对目前现状非常满意。

今天可以说说妈妈要生一个弟弟的问题。他们过他们的，我一个人过得非常好。我的物质要求所有人都能满足，我上高中开始就住爷爷家，今后也是。我讨厌小孩，也讨厌小时候的我。那时我的思想过于偏激，现在有了改善。违法的事我不做，相安无事就好，前提是他们绝对不能干涉我的生活。

最近几个月来，我对张国荣的影视作品非常着迷，他的跳楼自杀，是一个非常完美的结局。我不会去自杀，别人自杀我也不会干涉。我特别希望我是一个男的，我希望世界上的每一个人都是男的。男的应该再找一个男朋友，不应该找女朋友。男女之间应该很纯洁，男男之间应该很暧昧，女女之间无所谓。这种想法是我在看了一本小说之后有的。张国荣长相是很出众，他气质好，淡淡地孤单、忧伤、落寞，我很喜欢他。我最近对繁体字很着迷，因为张国荣喜欢用繁体字。

最近我已经不咬手指，但仍用刀剪类搞得手指甲超短。我觉得我将来会有同性恋，但现在还没有。在不同的人面前，我会扮演不同的角色。我是个思想非常保守的人，我深受传统封建统治阶级思想影响，只许州官放火不许百姓点灯似的。我没有幻觉幻听，自评反社会人格倾向6～8分。妈妈要生二胎的事实我到现在也不能接受，冷处理，不需要面对。我喜欢谈判式的对话，正式一点的，商务型的。

贝克抑郁量表(BDI)测试结果比较

次数	第一次	第二次	第三次	第四次	第五次	第六次	第七次	第八次	第九次	第十次
日期	1月29日	2月4日	2月12日	2月19日	2月26日	3月5日	3月12日	3月19日	3月26日	4月2日
分数	26	25	22	21	19	16	12	9	6	2

我感觉自己基本上痊愈了。我的表现有些冷漠,缺少微笑,理智高于感情,我对自己很有信心。当我发现自己搞不定一件事情的时候,我会第一时间寻求帮助。“没有永远的朋友,也没有永远的敌人,只有永远的利益。”这是昨天我的一个闺蜜告诉我的,我的闺蜜很像我的一个复制品。

过几天我就要离开三亚,时间过得真快,咨询就要结束,学校恐惧症确实得到了缓解,咨询目标已经达到了,这是我之前没有预料到的。我想参加中考,得回去找老师复习,这是我自己想的。我得到了一个机会。我可以不用上初三了,回去参加中考可以直接上高中。

我仍然担心上高中的体育课,在初中就是第二天有体育课头一天就头痛。我不是讨厌体育而是讨厌体育课的检测考试,在众人面前展示体能很难受。爸爸今晚来三亚,回去以后还是愿意和刘老师保持联系,尽量每周一次电话联系,让妈妈监督。我回去之后,也确实需要进一步的心理调整。我对自己的心理和身体状况不是很有信心。当我有心理问题需要帮助的时候,我会再来找刘老师。

我让妈妈一起参与一下讨论、沟通,妈妈说去学校没问题,就是讨厌体育课。这个问题怎么解决,我认为这个问题和妈妈有关,是遗传基因问题。“你让我上体育课是万万不可能的!”我既不倔强,也不任性,更不是不可理喻,我会不惜一切代价不上体育课。刘老师你帮我给教育局长打个招呼,高中体育课选修,作为代价你可以给他的孩子免费心理咨询。学校强迫学生上体育课是令人难接受的,变相强迫也不行。

比如上体育课,查上网记录窥探我的隐私,在这些敏感的问题上,我的个人意愿非常强烈,这是原则性的问题,不要让我不开心,“犯我天威者,虽远必诛”。我妈特爱查我的上网记录,她不仅不尊重我,也不尊重她自己。第一,我作为受害者,我认为这是妈妈不尊重我的表现。第二,妈妈看我的上网隐私,把自己推到了犯罪边缘(说到这里,我和妈妈都忍不住哭了)。这一点都不是夸张,妈妈这样做是犯法的。我的法制意识很健全,妈妈认为父母有监护权,担心孩子上网看一些不健康的内容,担心孩子没有辨识能力。

妈妈的智商实在是太低了,跟我不在一个平台上,我得俯视才能看见她,任何问题和妈妈都谈不到一块。我妈她保守陈旧,她强调情商,我强调智商。我自己没看见自己情商欠缺的问题。思维误区人人都有,我觉得不应该调整,我是有道理的。思维没有对错之分,每个人的思维无法统一。妈妈照顾我还有些不够,不想具体说下去。

刘老师和我妈都认为我的表述有些霸道,我不这样认为。这段时间我咬指甲的毛病改了很多,还有一点点,但不厉害了。其实我也不愿意咬了,如果指甲不按照我的想法长,我就想把它剪掉。我每天看到妈妈的脚指甲就非常的痛苦,刘老师你来看我妈的脚指甲,大拇指有点长,我想把它剪短剪整齐,我一说起来情绪就很激动。

我在睡觉时就有过无意识地去咬妈妈的脚指甲的经历。我知道咬指甲是焦虑、紧张、缺乏安全感所致，我咬指甲的改善说明我的紧张焦虑情绪有所缓解。妈妈同意做适当调整，我和妈妈两人都同意回去后，继续和刘老师保持联系。

以下是我的第九次至第十二次咨询会谈连接作业表。

第九次咨询会谈连接作业表

1. 上次会谈我们讨论了哪些重要的问题？你从中体会到了什么？（1～3句话）

妈妈的情况，学习的科目。情况超乎了我的想象。

2. 上次会谈有什么使你烦恼吗？你有什么事情不愿意讲吗？

没有。

3. 你这一周怎么样？与其他周相比，你这一周的心境如何？（1～3句话）

一般般，有点提心吊胆。

4. 这周有没有什么重要的事情发生并需要讨论？（1～3句话）

学了一个上午的3Dmax，感觉还不错，回家练习发现不是很难。

5. 你想要将什么问题列入日程？（1～3句话）

如何把有限的精力投入无限的学习当中去？

6. 你做了或没做什么家庭作业？你体会到了什么？

无。

第十次咨询会谈连接作业表

1. 上次会谈我们讨论了哪些重要的问题？你从中体会到了什么？（1～3句话）

妈妈与小狗。人是复杂的，缺少同性的。

2. 上次会谈有什么使你烦恼吗？你有什么事情不愿意讲吗？

没有。

3. 你这一周怎么样？与其他周相比，你这一周的心境如何？（1～3句话）

我想睡觉，不要让我早点起。

4. 这周有没有什么重要的事情发生并需要讨论？（1～3句话）

我必须早起。

5. 你想要将什么问题列入日程？（1～3句话）

晚上难入睡。

6. 你做了或没做什么家庭作业？你体会到了什么？

无。

第十一次咨询会谈连接作业表

1. 上次会谈我们讨论了哪些重要的问题？你从中体会到了什么？（1～3句话）

妈妈的性格，行为，思想。我的任务很艰巨，仍需努力。

2. 上次会谈有什么使你烦恼吗？你有什么事情不愿意讲吗？

没有。

3. 你这一周怎么样？与其他周相比，你这一周的心境如何？（1～3句话）

一般。

4. 这周有没有什么重要的事情发生并需要讨论？（1～3句话）

无。

5. 你想要将什么问题列入日程？（1～3句话）

没想出来，现在生活很忙，没有时间去想了。

6. 你做了或没做什么家庭作业？你体会到了什么？

无。

第十二次咨询会谈连接作业表

1. 上次会谈我们讨论了哪些重要的问题？你从中体会到了什么？（1～3句话）

基本没有重要的问题，内容涉及与妈妈治疗时的要点，日常生活，智商情商。学习无止境，事情较复杂，智商受考验。

2. 上次会谈有什么使你烦恼吗？你有什么事情不愿意讲吗？

没有。

3. 你这一周怎么样？与其他周相比，你这一周的心境如何？（1～3句话）

一般。

4. 这周有没有什么重要的事情发生并需要讨论？（1～3句话）

要走了。没有什么遗憾，更多的是对未来的担忧。

5. 你想要将什么问题列入日程？（1～3句话）

高中体育课。

6. 你做了或没做什么家庭作业？你体会到了什么？

无。

刘义林博士点评：

充分发挥来访者的优势和兴趣爱好，对于改善来访者的症状是很有帮助的。比如她喜欢狗狗，我们就鼓励妈妈给她买一只小狗，这样的宠物疗法对于改善抑郁症状是有帮助的，在国外是很流行的。比如她喜欢绘画和动漫，就鼓励妈妈支持她去学习动漫制作，就和她一起做房、树、人投射分析。比如她喜欢音乐，就给她提供一些改善抑郁和令人感到轻松愉快的音乐。思维清晰、谈吐流利、性格随和、很少生气、阅历广泛、理性思考、不易惊慌、审美很好，这些来访者自己认为的优势，都会是咨询过程中比较好的助推话题和交谈亮点。

通过沟通和交流，妈妈知道了自己的语言行为总是带有挑衅、攻击、指责的成分，会突然间爆发一些不良情绪来影响母女关系。以至让来访者感到："我和妈妈之间的鸿沟太难以逾越了，因为除了爸爸她不听任何人的。妈妈是否有间歇性歇斯底里或者其他精神问题？"通过学习和疏导，来访者从请家教开始到关心自己的学籍，再到获得机会直接上高中，与父母协商自己一个人去奶奶那里住，不干涉妈妈生二胎，这些都是来访前无法具有的接纳、包容、开朗和积极的情绪。

妈妈的问题，需要区别对待，不宜和来访者的问题混在一起。一个阶段12次的心理疏导，签订咨询协议书时存在的问题和症状，有了明显的改善和好转，亲子关系也有了明显的改善，家庭氛围出现了和谐包容的局面。休学这个当初最为严重的问题，现在已经不是问题了。抑郁这个标签，也被来访者的努力配合揭掉了。对于当初的狠话"你生吧，小心哪天我趁你不注意的时候把他给掐死!”来访者已经放弃了,表态说:“就当我没有说过吧。”

从归纳总结的角度上来看,主要问题已经得到了比较满意的疏导和应对,令人担心的自杀意念和动机,也由“我要自杀”选项,变成了“我有自杀的想法,但我不会去做”。来访者及其父母在整个咨询过程中,都积极参与和配合,为实现咨询目标提供了有力的支持。咨询结束后的回访和联系也一直保持到大学毕业,期间没有出现异常情况。最后一次回访时,妈妈的二胎也安全健康地成长,已经上幼儿园了,妈妈说一切都很好,非常感谢。

第十七章　消除恐惧心理　认识强迫思维

第一部分：建立咨询关系，陈述澄清问题，测量评估分析，确定咨询目标

我叫胡晶晶(化名)，女，今年16岁，再过两个月开学就是高三学生，学习成绩优秀。去年在某市医院就医，诊断为严重的恐惧症和轻度抑郁，那时候我休学在家，到另外一个城市去疗养，请家教补习功课。之后看过多次心理医生，也做过心理咨询。医院开的药吃了我觉得都有很大的副作用，我不希望再吃药了。

我不想待在学校，不厌学，想在家里学习。我非常害怕恐怖事件，常常幻想自己是当事人，幻想我自己犯罪了。我自尊心强，爱面子，从小胆小怕事，怕看恐怖片。我在高一(去年5月)的时候，用我自己的存款给我姐姐买了一件300多元的衣服，我讲给同学听了，正巧有个同学丢了钱，我就怕被别人误解是自己偷了同学的钱，用这个钱来买的衣服。于是我就不能安心学习，总是怕被人误解。

我做了症状自评量表(SCL－90)测试，焦虑、抑郁、恐怖异常。卡特尔16种人格因素问卷(16PF)测试紧张高、焦虑高。明尼苏达多项人格问卷(MMPI)测试疑病68分，癔病63分，精神病态67分，妄想64分，精神衰弱86分，精神分裂症72分，轻躁狂62分，外显性焦虑66分，依赖性64分。

我的症状自评量表(SCL－90)测试结果总分255分，总均分2.83分，抑郁3.15分，焦虑2.8分，恐怖2.86分。

编号	因　子	英　文	简称	原始分	因子分
1	躯体化	Somatization	SOM	/	0.42
2	强迫症状	Obsessive-Compulsive	O-C	/	1.5
3	人际关系敏感	Interpersonal Sensitivity	INT	/	1.56
4	抑郁	Depression	DEP	/	3.15
5	焦虑	Anxiety	ANX	/	2.8
6	敌对	Hostility	HOS	/	1.5
7	恐怖	Phobic Anxiety	PHOB	/	2.86
8	偏执	Paranoid Ideation	PAR	/	1.5
9	精神病性	Psychoticism	PSY	/	1.2
10	其他	Additional Items	ADD	/	1.71

总分：255分(168.72)，总均分：2.83分(1.87)
阳性项目数:30项(43.33)，阴性项目数：60项
阳性项目均分：6.5分(3.19)　注：括号内数字为划界标准。

下面是我的卡特尔16种人格因素问卷(16PF)测试结果。

中国科学院心理研究所卡特尔人格测验(16PF)个人报告(2008年**月**日)

心理测验报告说明

欢迎您参加本次心理测评，我们根据您的回答，做出了相应的测评报告。

本报告将提供您本人测量的原始结果和相应的心理学解释，在您阅读报告之前，请您注意以下几点说明：

1. 本测验报告是根据您对16PF问卷的回答而写的，报告的准确性取决于您在填写16PF问卷时的诚实性，以及您对自己的了解程度。

2. 我们对您的心理测评结果将严格保密，除了本项目中的心理学专家以外，其他任何人不得随意翻阅。

3. 心理测评结果仅供参考，主要是帮助您理解、认识自己。具体评价应结合自己情况来解释，测评结果一定要在心理学专家的指导下应用。

4. 在本次心理测评期间，如果您有任何疑问，欢迎随时和我们联系。

****

姓名：胡晶晶(化名)　　性别：女　　年龄：16岁

文化程度：高中　　婚姻状况：未婚　　职业：学生

测查日期：2008年**月**日

****

注意：测查结果需要在心理专业人士的指导下使用

****

《卡特尔16种人格因素测验(简称16PF)》是由美国心理学家卡特尔经过多年的研究，运用一系列严密的科学手段研制出来的经典测验。他把对人类行为的1 800种描述称为人格的表面特质，并将这种描述通过因素分析统计合成16种因素，称这16种特性因素为根源特质。并认为只有根源特质才是人类潜在的、稳定的人格特征，是人格测验应把握的实质。这16种个性因素在任何一个人身上组合，就构成了个人独特的人格。本测验在国际上颇有影响，具有较高的效度和信度，广泛适用于教育辅导、企业管理和临床诊疗等，以针对个性特征和能力水平对学业进行预测；对职业适应度预测；对心理健康水平，自我整合水平测量。

本测验是测量人们16种基本的性格特质，这些特质是影响我们工作、生活和学习的最基本因素，这16种个性因素在任何一个人身上组合，就构成了个人独特的人格。但是每种因素分数高低的意义及重要性，有赖于其他各因素分数的高低，个人的人格、能力特点基于全体因素的组合方式。此外，个人的成长过程、学习机会、生活环境的变化等因素都会不断地影响一个人的特点，所以您需要客观、动态地看待测评报告。

本测验报告将从3个层面上分析你的人格特征：

16个根源特质——乐群、聪慧、稳定、恃强、兴奋、有恒、敢为、敏感、怀疑、幻想、世故、忧虑、实验、独立、自律、紧张。

二元维度——适应与焦虑性、内向与外向性、感情用事与安详机警性、怯懦与果断性；心理健康因素；专业成就人格；创造力；社会适应能力。

综合报告——人际关系、决策能力、工作风格、自我心理调节。

各项人格特质解释(请注意人格无好坏对错之分)

英文缩写	因子	低分者特征	高分者特征
A	乐群性	缄默孤独	乐群外向
B	聪慧性	迟钝、知识面窄	聪慧、富有才识
C	稳定性	情绪激动	情绪稳定
E	恃强性	谦逊顺从	支配、攻击
F	兴奋性	严肃审慎	轻松兴奋
G	有恒性	权宜敷衍	有恒负责
H	敢为性	畏怯退缩	冒险敢为
I	敏感性	理智、着重实际	敏感、感情用事
L	怀疑性	依赖随和	怀疑刚愎
M	幻想性	现实、合乎常规	幻想、狂放不羁
N	世故性	坦白直率、天真	精明能干、世故
0	忧虑性	安详沉着、有自信心	忧虑抑郁、烦恼多端
Q1	实验性	保守、服从传统	自由、批评激进
Q2	独立性	依赖、随群附众	自立、当机立断
Q3	自律性	矛盾冲突、不拘小节	知己知彼、自律严谨
Q4	紧张性	心平气和	紧张困扰

因子	A	B	C	E	F	G	H	I	L	M	N	O	Q1	Q2	Q3	Q4	X1	X2	X3	X4	Y1	Y2	Y3	Y4
原始分	/	/	/	/	/	/	/	/	/	/	/	/	/	/	/	/	/	/	/	/	/	/	/	/
标准分	3	7	4	2	5	5	1	6	6	6	6	10	5	5	5	10	10.0	1.6	5.1	4.7	11	46	83	23

人格因素	低分者特征	低			平均				高			高分者特征
		1	2	3	4	5	6	7	8	9	10	
乐群(A)	缄默孤独					3						乐群外向
聪慧(B)	迟钝,知识面窄						7					聪慧,富有才识
稳定(C)	情绪激动					4						情绪稳定
恃强(E)	谦逊顺从					2						支配攻击
兴奋(F)	严肃审慎					5						轻松兴奋
有恒(G)	权宜敷衍					5						有恒负责
敢为(H)	畏怯退缩					1						冒险敢为

续表

人格因素	低分者特征	低			平均				高			高分者特征
		1	2	3	4	5	6	7	8	9	10	
敏感(I)	理智，着重实际						6					敏感，感情用事
怀疑(L)	信赖随和						6					怀疑刚愎
幻想(M)	现实，合乎常规						6					幻想，狂放不羁
世故(N)	坦白直率，天真						6					精明能干，世故
忧虑(O)	沉着，有自信心						10					忧虑抑郁，烦恼
实验(Q1)	保守，服从传统					5						自由，批评激进
独立(Q2)	依赖，随群附众					5						自立，当机立断
自律(Q3)	不拘小节					5						自律严谨
紧张(Q4)	心平气和						10					紧张困扰

次级人格因素	低分者特征	低				平均				高				高分者特征
		…	1	2	3	4	5	6	7	8	9	10	…	
适应与焦虑	适应							10.0						焦虑
内向与外向	内向						1.6							外向
感情用事与安详机警	冲动						5.1							安详
怯懦与果断	怯懦						4.7							果断

标准分解释：

因为测验的原始分数的单位具有不等性和不确定性，测验的原始分数要转化为标准分数才有测量意义，也只有转化为标准分数才能够合成或者进行比较。标准分数是根据你的原始分数同你的相似群体的测验分数的平均分以及分数分布情况相比较，从而确定你在这个群体中的位置。在这个测验里，凡是上表中没有注明标准分范围的项目，我们使用1～10的标准分，其中1～3分为低分，4～7分为平均分，8～10分为高分。如果你在某个维度上的得分为低分，可以解释为低分特征，如果你的分数趋中，则可以解释为平均特征，如果你的得分为高分，则你在这个测验维度上解释为高分特征。分数越低越偏向低分特征，反过来分数越高越偏向于高分特征。

综合分析：

第一部分：在各维度上得分具体分析。

因素A——乐群性：表示对待他人的热情水平。

您在这个维度上的得分是：3分

特征：喜欢独自娱乐、工作，不喜欢参与群体活动，通常会觉得自己与之格格不入，甚至社交场合下会感到很拘束，融入不到群体活动中去，在与他人交往中通常会被认为是缄默、孤独、冷漠的，甚至有些固执，不轻易放弃一己之见，通常能够冷静与认真地完成工作任务；但由于性格较为孤僻人际关系一般。

因素 B——聪慧性：刺激寻求与表达的自发性。

您在这个维度上的得分是：7 分

特征：学习能力与对事情的反应速度都较好，可以胜任大多数工作。

因素 C——稳定性：对日常生活要求应付水平的知觉。

您在这个维度上的得分是：4 分

特征：和大多数人一样，可以平静地应付环境的变化，通常较为沉着冷静，有一定的自我控制、心态调整能力。

因素 E——恃强性：力图影响他人的倾向性水平。

您在这个维度上的得分是：2 分

特征：谦逊顺从，不经常主动表达自己的看法和观点，经常受别人的指挥。通常行为温顺，有时可能会放弃自己的观点，迎合别人的意愿；觉得自己受到生活变化的影响很大，难以像大多数人一样沉着应付这些生活要求。

因素 F——兴奋性：寻求娱乐的倾向和表达的自发性水平。

您在这个维度上的得分是：5 分

特征：心理能量处于中等水平，言行的自发性适中。

因素 G——有恒性：崇尚并遵从行为的社会化标准和外在强制性规则。

您在这个维度上的得分是：5 分

特征：愿意接受环境强制性标准和规则，但并不僵硬地遵从，认为制度是为人和事情服务的，能够适当情况下灵活运用，经常有效地解决实际问题，而不过多受规则限制浪费时间与精力。

因素 H——敢为性：在社会情境中感觉轻松的程度。

您在这个维度上的得分是：1 分

特征：畏怯退缩，缺乏自信心，通常在不熟悉的人群中羞怯、紧张，有不自然的姿态，凡事采取观望的态度；较为自卑，拙于发言，不愿和陌生人交谈，不愿被他人关注。

因素 I——敏感性：个体的主观情感影响对事物判断的程度。

您在这个维度上的得分是：6 分

特征：判断和决策时会考虑到事实和实用意义，也能意识到问题的情绪性后果，通常判断事情会在人和事之间、主客观之间寻找平衡。

因素 L——怀疑性：喜欢探究他人表面言行举止之后的动机倾向。

您在这个维度上的得分是：6 分

特征：通常认为他人是值得信任和真诚的，可能会对值得怀疑的目的较为警觉，但当完全了解他人后会乐于接受他们。

因素 M——幻想性：个体关注外在环境因素与关注内在思维过程两者之间寻求平衡的水平。

您在这个维度上的得分是：6 分

特征：在关注某一件事时，既能关注事物的事实和细节，又会从更广阔的思路去考虑。

因素 N——世故性：将个人信息私人化的倾向。

您在这个维度上的得分是：7 分

特征：和大多数人一样，较为愿意公开地展现自我，有天真、直率的一面，但很多情况可以表现或处理得精明、得体。

因素 O——忧虑性：自我批判的程度。

您在这个维度上的得分是：10 分

特征：忧虑抑郁，烦恼自扰，通常觉得世道艰辛，人生常有不如意之事，甚至沮丧悲观，时时有患得患失之感。

因素 Q1——实验性：对新观念与经验的开放性。

您在这个维度上的得分是：5 分

特征：对新观念和经验的开放程度与绝大多数人一样，在遵循常规的基础上保持一定的开放性。

因素 Q2——独立性：融合于周围群体及参加集体活动的倾向性。

您在这个维度上的得分是：5 分

特征：力求在融合于群体及独立于群体这两个极端中寻找平衡。

因素 Q3——自律性：认为以清晰的个人标准及良好的组织性对行为进行规划的重要性程度。

您在这个维度上的得分是：5 分

特征：对事情进行事先计划和组织的倾向同于多数人，通常可以较好地控制、安排事情，但有时也较为放任。

因素 Q4——紧张性：在和他人交往中的不稳定性、不耐心以及由此表现的躯体紧张水平。

您在这个维度上的得分是：10 分

特征：遇到问题容易感到高度紧张，通常缺乏耐心，经常感到不满和厌烦，容易兴奋也容易感到疲乏，不能在生活或职业中发挥才智潜能的人多具高紧张性。

第二部分：次级人格因素描述。

适应与焦虑性 X1：您的得分是 10.00 分，为高分水平。

特征：容易激动，对生活上所要求的和自己所达成的事情常感到不满意。高度焦虑可能会使工作受到破坏和影响身体健康。

内向型和外向型 X2：您的得分是 1.60 分，为低分水平。

特征：内倾，趋于胆小，自足，在与别人接触中拘谨不自然，采取克制态度，比较专心。

感情用事与安详机警 X3：您的得分是 5.10 分，为平均分水平。

特征：日常行事中兼有理性和感性的成分，一般问题都可以理性地思考和解决，但是在重大事件或紧急情况下，也难免表现得情绪化，过多考虑自己和他人的感受，不够理智、果断。

怯懦与果断型 X4：您的得分是 4.70 分，为平均分水平。

特征：在果断和优柔寡断中徘徊，对于有些事情很难下决心，但是在紧急的情境下还是能够表现出一定的果断。

以上是个次级的人格因素。根据试验，详细分析各个因素特征，16PF 还可以预测以下 4 个次级因素。

心理健康因素 Y1：您的得分是 11 分，说明您的心理健康状态较低。

心理健康状态几乎是一切职业及事业成功的基础，如果心理健康水平比较低，其学习及工作效率都会因之降低。心理健康的主要因素是：情绪稳定（高 C），轻松兴奋（高 F），有自信心（低 O），心平气和（低 Q4），担任艰巨工作的人都应有较高的心理健康标准分。

专业有成就者的人格因素 Y2：您的得分是 46 分，说明您在专业上能够取得的成就较低。

人格因素是取得专业成就的重要成分。这些因素主要有：知己知彼、自律严谨（高 Q3），有恒负责（高 G），情绪稳定（高 C），好强固执（高 F），精明能干而世故（高 N），自立、当机立断（高 Q2），自由、批评、激进（高 Q1）。

创造力强者的人格因素 Y3：您的得分是 83 分，说明您的创造力正常。

凡有较高创造力的人一般具有以下几个人格因素：缄默孤立（低 A），聪慧、富有才识（高 B），好强固执（高 E），严肃审慎（低 F），冒险敢为（高 H），敏感、感情用事（高 I），幻想、狂放不羁（高 M），坦白直率（低 N），自由、批评、激进（高 Q1），自立、当机立断（高 Q2）。

适应新环境的人格因素 Y4：您的得分是 23 分，说明您的社会适应性正常。

社会适应性高的人，一般是富有才识（高 B），有恒负责（高 G），自律严谨（高 Q3）的人。

第三部分　综合分析报告。

根据以上 16 个子维度和 8 个次级因素的结果，可以得到综合报告分析。

人际关系方面：缄默，较为独立，不合群，喜欢独自工作。对人对事的关心水平和大多数人一样。畏怯退缩，缺乏自信心，较害羞，不愿和陌生人交谈。对多数人能够较为公开展示自我，比较真诚。力求在融合于群体和独立于群体这两个极端寻找平衡。

决策能力方面：学习能力和思维水平比较好。对新观念和经验的开放程度与绝大多数人一样，比较遵循常规，又能保持一定的开放性。既关注事情的细节又会从广阔的思路去考虑问题。做判断和决策的时候，倾向于注意事实以及使用意义，能够在主观和客观之间找平衡。

工作风格：力求在融合于群体和独立于群体这两个极端寻找平衡。对新观念的接受程度和大多数人一样。倾向于接受外来强制标准和规则，但并不僵硬地去遵从，有时更倾向于灵活运用规则。比较能够克制自己，对事情能够进行事先计划和组织。

心理健康方面：容易激动，对生活上所要求的和自己所达成的事情常常感到不满意。通常较为沉着冷静。有一定的自我控制、心态调整能力。对刚认识的人比较警觉，但是完全了解他人以后，会乐于接受他们。忧虑抑郁，容易烦恼，自我批判意识较强，对现实中的失误倾向于承担太多的个人责任。遇到问题容易感到高度紧张，经常感受到不满和厌恶。

结　束　语

每个人的性格都是非常复杂的，无论多好的测验也无法非常全面的对你进行概括，仅仅靠一套测验来解释或归纳人的性格总会觉得单薄，但测验是深入客观了解自己或他人的一扇门，希望能够通过心理测验来帮助您更好的思考自我，了解自我。

如果你觉得测试结果与你的情况不太吻合，可能是以下几个原因：

考虑对你描述的相反方面，是否符合你的性格特点？回忆你做题时的情景，是凭自己第一感觉回答的吗？你是否受自己应该选择什么货别人希望选择什么的影响？

心理专家祝您心身健康。

下面是我的明尼苏达多项人格问卷(MMPI)测试结果。

序号	分量表名称	分量表	原始分	原始分加 K	标准分(T)
0	无法回答	Q	0	0	0
1	谎言	L	4	4	43
2	伪装	F	14	14	55
3	防御	K	11	11	47
4	疑病	Hs	13	19	68
5	抑郁	D	32	32	57
6	癔病	Hy	30	30	63
7	精神病态	Pd	22	26	67
8	女性男性化	Mf	36	36	61
9	妄想	Pa	18	18	64
10	精神衰弱	Pt	36	47	86
11	精神分裂症	Sc	33	44	72
12	轻躁狂	Ma	21	23	62
13	社会内向	Si	44	44	60
14	焦虑	A	31	31	31
15	压抑	R	18	18	18
16	外显性焦虑	MAS	32	32	66
17	自我力量	Es	24	24	24
18	依赖性	Dy	40	40	64
19	支配性	Do	12	12	39
20	社会责任感	Re	25	25	60
21	偏见	Pr	14	14	14
22	社会地位	St	14	14	14
23	控制力	Cn	19	19	34

【Pt】T 分：86

测试显示，被试容易表现出非常不安，心胸狭窄，缺乏判断力，爱紧张，易烦躁，对极细小的事情爱烦心，经常提心吊胆、神经过敏，心思不能集中。欠缺自信，自我意识强，爱自我批判，常被自我卑下和自我怀疑所束缚。被试是非常严格的道德主义者，不论是对自己还是对别人都有很高的规范，不达到自己的规范就有罪恶感；当目标不能达到时，有时就变得抑郁起来。被试是非常内省的，爱沉思，会陷入某个念头中而难以自拔，常重复某种刻板的动作。

被试通常是规规矩矩的，认真谨慎，有组织性，坚忍不拔，且可信赖，对名声和社会的承认很介意。在解决问题时缺乏好主意和创造性，决策非常困难，优柔寡断，有时对很小的事情也很难做出决定。比较腼腆，人际关系不佳，被认为是难以接近的。在别人看来，被试似乎是孤寂的、刻板的，看起来感情脆弱，老实本分，重感情，容易相信别人，依赖性强。被试有的时候可能会存在身体上的不适症状，可能集中于心脏、肠胃系统、泌尿生殖系统，可能身体乏力，容易疲劳、失眠。

【Sc】T 分：72

测试显示，被试可能存在一些类似精神分裂症的表现。被试往往感到自己不是社会环境的一员，很孤立、被疏远、被误解、不受伙伴们欢迎。有闭门不出、沉默寡言、行事隐秘、难以接近、躲避与人及新事情打交道的倾向。在别人看来，被试是腼腆的和不善交际的。

被试强烈地体验到非常广泛的焦虑，有时心里面充满了敌意和攻击性，但却又不能将这些情绪表现出来。对紧张刺激的典型反应是沉迷于白日梦和空想，有的人很难区分现实和空想。

被试容易自我怀疑，也常为此而苦恼，产生劣等、无能、不满足感。在别人看来，他们的行为特征是乱七八糟、异常、无规则、脱离常规的。会有一些身体方面模糊不清的不适感，多为慢性不适。

被试常常是固执己见的，也有时被认为是宽容、老实、易动感情的。通常不成熟、易冲动、爱冒险、紧张性强、兴趣广泛，在解决问题时独创和想象力丰富，但似乎缺乏必要的基本信息。被试的目标一般是抽象的、模糊的。

仅根据本量表的得分做出某被试是精神病的结论时，应该谨慎从事，T 得分在 80～90 的情况下，暗示着被试者可能具有精神病的条件，也可见到错乱、支离破碎、异常的思维和态度、妄想、幻觉、判断力极端低下等症状。几乎所有精神分裂症患者都有 80～90T 得分。本量表的极端高得分（$T>100$）通常在精神病患者那里不出现，而是在急性精神错乱的病例中出现，或在那些不太异常但为求助而哭泣的项目中得分高的人那里出现。

我填写了生活史调查表，刘老师送了音乐辅导光盘阳光精灵（sun spirit）给我。改善的过程是一个学习的过程，是认知→反省→调适的循环步骤，配合音乐疗法、阅读疗法、幽默疗法。今天的作业是：找出自己的优缺点，人生金字塔作业，填写一周生活时间记录表。

我提交了优缺点，人生金字塔需要重写。从现在开始，做改善记录，配合行为疗法和认知疗法。我在学校总会想要把同桌的同学杀掉，会想那些血流满面的情景，不知道是不是请家教留下的后遗症。我多愁善感，放不下心，敏感，易受刺激。我们班里人不够，我就一个一个地数，少了一个我就觉得是自己把他们杀掉了。我觉得没有必要待在学校，在家里一样也可以学习。

下面是我的生活史调查表。

生活史调查表

这张调查表的目的是对你的生活经历和背景获得全面的了解。请你尽可能完整和准确地回答这些问题，这将有利于制订一个适合于你的特定需求的咨询方案。当你填完之后，或者在预约时间，请交回此表。此表和咨询档案同样会高度保密。

请完整填写以下内容：

姓名：胡晶晶(化名) 性别：女 日期：2008年**月**日

地址：省略

电话号码：(座机)********* (手机)***********

出生年月日：****年**月**日 年龄：16岁 职业：学生

你现在同谁一起生活？(列举是哪些人)________

你居住在哪里？家庭住宅☐ 旅馆☐ 宿舍☑ 公寓☐ 其他☐

重要关系状况(勾出一个)

单身☑ 订婚☐ 已婚☐ 分居☐ 离婚☐ 再婚☐ 托付关系☐ 寡居☐

如果已婚，丈夫的(或者妻子的)姓名、年龄、职业是什么？

姓名：________ 年龄：________岁 职业：________

1. 宗教或精神信仰在你生活中所扮演的角色：

   A. 童年时：无宗教信仰。

   B. 成年后：偶尔信佛，但不是很虔诚。

2. 临床情况

   A. 用你自己的话陈述你的主要问题的性质，以及问题存在多长时间了：

   总是幻想自己会去伤害别人，比如杀人之类，不知道自己的未来，经常有轻生念头，时间有一个多月。

   B. 简要陈述你的主要问题的发展经过(从发作到现在)：

   一开始只是觉得我会伤害人→我会杀人→我会被抓走。

   C. 以下列等级检查你病情的严重情况：

   轻度不适☐ 中度严重☐ 非常严重☐ 极其严重☐ 全部丧失能力☐

   D. 就你目前的病情，你以前在哪里治疗过或咨询过？

   某市精神卫生中心→某市医院心理咨询室

   E. 你在采用药物治疗吗？如果是，那么是什么、用了多少、结果如何？

   曾经用过，是镇定、安眠一类药物，用了两个多月，有轻度依赖感。

3. 个人资料

   A. 出生地：某市。

   B. 怀孕期间母亲的情况(据你所知)

   我是早产，八个月左右母亲曾受过惊吓，之后我出生了。

   C. 标出符合你的童年期情况的下列任何情形：

   夜惊☐ 吸拇指☐ 恐惧☐ 尿床☐ 咬指甲☑ 快乐的童年☑

   梦游☐ 口吃☐ 不快乐的童年☐ 任何其他情况：________

   D. 童年期健康吗？

   列举所患过的疾病：气管炎、中耳炎。

   E. 青春期健康吗？列举所患过的疾病：无。

   F. 你的身高：***厘米 你的体重：**公斤

   G. 做过外科手术吗？(请列举并且给出手术时的年龄)

   H. 是否发生过什么意外事故：四年级的时候曾经溺水，三岁的时候手曾经骨折。

I. 列举5项你最担心的事情：

1. 父母死去。
2. 我会杀人，然后被枪毙。
3. 我被人带到精神病院，关起来。
4. 不能成为一个健康的人。
5. 我会死掉，在睡梦中毫无知觉地。

J. 在下列任何符合你的情况下打钩：

头痛☑ 头晕☐ 晕厥发作☐ 心悸☐ 腹部不适☐ 焦虑☑ 疲劳☐

肠功能紊乱☐ 食欲低下☑ 愤怒☑ 服镇静药☐ 失眠☐ 噩梦☐

感到惊恐☑ 酒精中毒☐ 沮丧☑ 自杀意念☑ 震颤☐ 不能放松☑

性问题☐ 过敏性反应☐ 不喜欢周末和假期☐ 雄心勃勃☐ 自卑感☑

羞于见人☐ 不能交朋友☐ 不能做决定☐ 不能坚持一项工作☐

记忆问题☐ 家庭条件差☐ 财务问题☐ 孤独☑ 难以愉快☑

过度出汗☐ 经常使用阿司匹林或止痛药☐ 注意力难以集中☑

请在这里列举其他的问题或者困难：

K. 在下列任何适用于你的词后的☐内打钩：

无价值☐、无用☑、一个无名小卒☐、生活空虚☐

不适当☐、愚蠢☐、不能胜任☐、天真☐、不能正确完成任何事情☑

内疚☑、邪恶☑、有道德问题☐、恐怖想法☑、敌对☐、充满仇恨☑

焦虑☑、激动不安☐、胆怯☐、谦逊☐、惊恐☑、好斗☐

丑陋☐、残废☐、不引人注目☐、令人厌恶☐

沮丧☑、孤单☑、不被喜欢☐、被误解☐、厌烦☑、不安宁☑

困惑☐、不自信☑、矛盾☐、充满悔意☑

有意义☐、同情☑、聪明☑、有吸引力☐、自信☐、考虑周到☐

请列举任何其他的词：

L. 目前的兴趣、爱好和活动：看电影，看喜欢的体育明星的比赛。

M. 你业余时间大多做什么？听音乐（古典CD）

N. 你的学业最后达到什么程度？不知道。

O. 学习能力：优势和弱势 优势：自学能力强。 弱势：容易分心。

P. 你曾被欺负或者被过分地取笑过吗？

初中的时候有，但现在已经释怀，觉得很值得怀念的经历。

Q. 你喜欢交朋友吗？喜欢，但不知道该怎么交。 保持交往吗？保持。

4. 职业资料

A. 你现在做何种工作？学生。

B. 列举以前的工作：__________

C. 你对目前的工作满意吗？（如果不是，在什么方面不满意？）

D. 你的收入是多少？月______元 你的生活花费是多少？月600元。

E. 抱负/目标

过去：想考政法大学，出来做律师，和父母在一起。

现在：很平安地走完一辈子。

未来：不敢想象。

5. 性信息

A. 你父母对性的态度(如家里是否有性教育或者有关的讨论?)　保守。

B. 你最初的性知识是何时以及如何获得的？上初一的时候，生理老师说的。

C. 你什么时候第一次意识到自己的性冲动？

D. 你曾体验过因为性或手淫而带来的焦虑或者负罪感吗？如果有，请解释。

E. 请列举关于你第一次或者随后的性体验的有关细节。

F. 你对目前的性生活满意吗？(如果不，请解释。)

G. 提供任何重要的异性恋(和/或者同性恋)反映的相关信息。

H. 你以某种方式控制性欲吗？

6. 月经史

第一次来月经的年龄是多大？12 岁。

你有这方面的知识，还是对其到来感到震惊？稍微了解。

有规律吗？有　持续时间：3～4 天。

你感到疼痛吗？偶尔，不严重。　上次的日期：**月**日至**月**日

你的月经周期影响你的心情吗？不影响。

7. 婚姻史

订婚之前你认识你的配偶多久？＿＿＿＿＿＿

你结婚多长时间了？＿＿＿＿

丈夫或妻子的年龄：＿＿＿岁。　丈夫或妻子的职业：＿＿＿＿＿＿

A. 描述你的丈夫或者妻子的人格特点(用你自己的话)。

B. 在哪些方面相互适应？

C. 在哪些方面相互不适应？

D. 你和你的姻亲们怎样相处？(包括配偶的兄弟姐妹)

你有多少个孩子？＿＿＿＿

请列举他们的性别和年龄：＿＿＿＿＿＿＿＿

E. 你的孩子中有谁存在特别问题吗？

F. 有无流产或堕胎的历史？　有□　无□

G. 如果之前有过婚姻，请对其做出评论并提供简要细节。

8. 家庭资料

父亲姓名：＿＿＿＿　年龄：＿＿＿＿　职业：＿＿＿＿　电话：＿＿＿＿＿

母亲姓名：＿＿＿＿　年龄：＿＿＿＿　职业：＿＿＿＿　电话：＿＿＿＿＿

A. 父亲：健在还是已故？已故□，健在☑。如果已故，在他去世时你的年龄是＿＿＿岁。

死亡原因：＿＿＿＿＿＿＿＿＿＿＿＿＿＿＿＿＿＿＿＿＿＿＿＿

如果健在，父亲现在的年龄是58 岁，职业：＿＿＿＿　健康状况：良好。

B. 母亲：健在还是已故？已故□，健在☑。如果已故，在她去世时你的年龄是______岁。

死亡原因：______

如果健在，母亲现在的年龄是54岁，职业：______ 健康状况：一般，有高血压。

C. 兄弟姐妹：兄弟姐妹的人数和年龄一个姐姐，29岁。

D. 与兄弟姐妹的关系：

过去：很好。

现在：很好。

E. 描述你父亲的人格以及他对你的态度(过去和现在)：

父亲是一个正直的人，很疼我但不知道表达。

F. 描述你母亲的人格以及她对你的态度(过去和现在)：

母亲是一个温柔的人，对我很宽容。

G. 作为一个孩子，你的父亲曾用什么方式惩罚过你？

没有，但母亲曾经因为犯错误而打过我。

H. 你对家庭气氛有何种印象(指你的原生家庭，包括父母之间以及父母和孩子之间的包容性)。很和睦。

I. 你信任你的父母吗？十分信任，这世上我最信任的人就是我的父母。

J. 你的父母理解你吗？理解，但他们也不知道怎样帮我。

K. 从根本上说，你感觉到父母对你的爱和尊重吗？

感觉到父母的爱，很温暖，无处不在。

如果你有继父母，父母再婚时你有多大？______岁。

L. 描述你的宗教信仰情况：无宗教信仰。

M. 如果你不是被你的父母抚养，谁抚养的你，在哪几年之间抚养过你？

N. 曾有人(父母、亲戚、朋友)干涉过你的婚姻、职业等方面吗？没有。

O. 谁是你生活中最重要的人？父母，上海的表姐。

P. 你的家庭成员中有没有人曾酒精中毒、癫痫或者被认为有“精神障碍”？没有。

Q. 其他家庭成员是否曾患过有关疾病？无。

R. 愿意叙述以前没有提及的可怕或者痛苦的经历吗？

上高一的时候，晚上经常失眠，总担心自己会杀害宿舍的舍友。

S. 你希望通过咨询达到什么目的，你对咨询期盼了多久？

恢复到高一之前无忧无虑的状态，期盼了半个月。

T. 列举任何使你感到平静或者放松的情景。

我一个人在海边，或在草地上，夕阳洒在脸上，我静静地望着大海，听德彪西的钢琴。

U. 你曾失去控制吗？(如发脾气、哭泣或者攻击)如果是这样的话，请描述。

是，经常是一回到宿舍就忍不住大声哭泣。

V. 请增加此调查表没有涉及的，但又对心理咨询师了解和帮助你有用的信息。

我去看过两次心理医生,都是好了一阵后回到学校就复发。总是能把一些很美好的事情想得很糟糕,担心现在的幸福会流失,性格胆小而多疑。害怕自己会一时冲动杀人,害怕自己被人抓起来,害怕被人谋害,没有安全感。

9. 自我描述(请完成如下内容)

A. 我是一个自尊心很强、多疑、善良、胆小、很不坚定的人。

B. 我的一生是15岁前很快乐,15岁后很阴霾。

C. 在我还是一个孩子的时候,我很爱幻想,也很怕离开父母。

D. 我感到骄傲的事情之一是我有很多亲人朋友,他们都很支持我。

E. 我难以承认有时候我是个变态的人,我希望自虐。

F. 我不能原谅的事情之一是父母离婚(当然不会发生),一发生会无法接受。

G. 我感到内疚的事情之一是曾经误会过一个很要好的朋友,但现在已经和解。

H. 如果我不必担心我的形象我会在只要我难受的时候就大声哭泣。

I. 人们伤害我的方式之一是辱骂我的家人。

J. 母亲总是尽一切希望让我回复到之前开心的样子。

K. 我需要从母亲那里得到但又没有得到的是没有。

L. 父亲总是不擅长安慰人。

M. 我需要从父亲那里得到但又没有得到的是更多的安慰。

N. 如果我不害怕成为我自己,我可能会自杀。

O. 我感到生气的事情之一是很想恢复健康心态,但总是发作,我为这样的自己而生气。

P. 我需要但又从未从一个女人(男人)那里得到的是没有。

Q. 长大的坏处是知道成人的世界是复杂而肮脏的。

R. 我本可以帮助自己但又没有采取的方法之一是自我暗示。

10. A. 哪些是你目前想改变的行为?

不要老是数人头,也不要再去想什么杀人之类的荒唐事会发生在自己身上。

B. 你希望改变哪些感受(如增加或者减少)增加我的快乐和自我满足感。

C. 哪些感受对你来说特别地:

(1) 令人愉快?谈论自己喜欢的球星,和家人聊天。

(2) 令人不愉快?和别人争吵的时候。

D. 描述一幅非常令人愉快的幻想场面。

我和家人去旅游,在青藏高原上看布达拉宫经轮转动的样子。

E. 描述一幅非常令人不愉快的幻想场面。

我杀了人,很多警察冲过来把我带到刑场上枪毙。

F. 你认为你最不理性的想法或者观点是什么?一时冲动杀人。

G. 描述何种人际关系能给你带来:

(1) 快乐和宿舍班里的人关系良好,有固定的搭档。

(2) 悲痛我的好朋友或者我很欣赏的人不理解我了。

H. 简而言之,你对心理咨询有什么看法?相信它会使人由异常到正常。

11. 在调查表的空白处及边缘处，写出你对下列人员的简短描述：

A. 你自己性格既开朗又悲观，典型的两面派，只有和家人在一起，才有安全感。

B. 你的配偶(如果已婚)

C. 你最好的朋友和我一样短发，很乐观，经常会给我带来快乐，但现在不在一个学校。联系较少她是一个很有主见，很向上，跟我正好互补的人。

D. 不喜欢你的人似乎没有，我不犯病的时候，大家都很喜欢我，因为我最有活力，犯病的时候大家又都很同情我。

12. 自我评估你擅长的和不擅长的方面：

我擅长：(1) 思考　(2) 学习　(3) 规划　(4) 反省　(5) 外语

不擅长：(1) 数学　(2) 吵架　(3) 异性交往　(4) 演讲　(5) 说谎

13. 我的主要优缺点：

我的三大优点：(1) 善良　(2) 正直　(3) 大方

我的三大缺点：(1) 敏感　(2) 多疑　(3) 胆小

14. I、My、Me 自我描述：

I，别人眼里的我：为人随和，乐观大方，笑容满面。

My，内心里的我：娇气任性，不肯吃苦，依赖性强，不够独立。

Me，理想中的我：成绩优秀，生活富裕，孝敬父母，被人羡慕。

15. 填写本调查表开始时间 ** 月 ** 日 15 时，完成时间 ** 月 ** 日 18 时。

以下是我的第一次至第四次咨询会谈连接作业表。

第一次咨询会谈连接作业表

1. 上次会谈我们讨论了哪些重要的问题？你从中体会到了什么？(1～3 句话)

不想在学校里，想在家里学习，非常害怕恐怖事件，幻想自己是犯罪的当事人。

2. 上次会谈有什么使你烦恼吗？你有什么事情不愿意讲吗？

没有。

3. 你这一周怎么样？与其他周相比，你这一周的心境如何？(1～3 句话)

情绪不稳定，不能安心学习，感觉被人误解心里很难过。

4. 这周有没有什么重要的事情发生并需要讨论？(1～3 句话)

了解认知→反省→调适的过程。

5. 你想要将什么问题列入日程？(1～3 句话)

希望平时可以用电话及时咨询遇到的困惑。

6. 你做了或没做什么家庭作业？你体会到了什么？

配合音乐疗法、阅读疗法、系统脱敏疗法，消化和体会学习的内容。

第二次咨询会谈连接作业表

1. 上次会谈我们讨论了哪些重要的问题？你从中体会到了什么？(1～3 句话)

我的优缺点、人生金字塔作业、一周生活时间记录表。

2. 上次会谈有什么使你烦恼吗？你有什么事情不愿意讲吗？

没有。

3. 你这一周怎么样？与其他周相比，你这一周的心境如何？（1～3句话）

听到警车或救护车的叫声，就会害怕自己会被带走，再也见不到父母家人了。

4. 这周有没有什么重要的事情发生并需要讨论？（1～3句话）

我的敏感、多愁善感、放心不下。

5. 你想要将什么问题列入日程？（1～3句话）

如何进行时间管理？如何克服自卑？如何不想充满血腥的场景？

6. 你做了或没做什么家庭作业？你体会到了什么？

深呼吸放松、积极的自我暗示、把自己的愿望写下来。

第三次咨询会谈连接作业表

1. 上次会谈我们讨论了哪些重要的问题？你从中体会到了什么？（1～3句话）

自己的理想是否无法实现，改变需要一段时间的过程。

2. 上次会谈有什么使你烦恼吗？你有什么事情不愿意讲吗？

没有。

3. 你这一周怎么样？与其他周相比，你这一周的心境如何？（1～3句话）

自控能力有所提高，有一些关于杀人的“神神经经”的想法。

4. 这周有没有什么重要的事情发生并需要讨论？（1～3句话）

如何提高信任度、配合度、作业完成度？

5. 你想要将什么问题列入日程？（1～3句话）

心情不好时，我总是向妈妈发泄，把妈妈当成自己的出气筒了。

6. 你做了或没做什么家庭作业？你体会到了什么？

刘老师布置的作业都认真地做了，体会到认真做作业才会有进步。

第四次咨询会谈连接作业表

1. 上次会谈我们讨论了哪些重要的问题？你从中体会到了什么？（1～3句话）

换座位的事，同桌女生和前排男生谈恋爱影响我学习的事，我很容易受影响。

2. 上次会谈有什么使你烦恼吗？你有什么事情不愿意讲吗？

没有。

3. 你这一周怎么样？与其他周相比，你这一周的心境如何？（1～3句话）

总是会想到我把一个女生的眼睛扎伤了，我要养她一辈子。

4. 这周有没有什么重要的事情发生并需要讨论？（1～3句话）

这一学期如何避免座位调换不了的不良影响？

5. 想要将什么问题列入日程？（1～3句话）

如何减少幻想？如何减少依赖心理？如何培养独立能力？

6. 你做了或没做什么家庭作业？你体会到了什么？

都做了，给母亲打电话的次数减少了，照镜子对话自我感觉良好了。

刘义林博士点评：

来访者曾在某医院就医，诊断为重度恐惧症和轻度抑郁症，休学在家到另外一个城市去疗养，请家教补习功课。之后看过多次心理医生，也做过心理咨询。医院开的药吃了觉得有很大的副作用，不希望再吃药了。家长通过邻居的介绍带来访者前来寻求帮助，邻居的家人曾经与心理咨询师建立过良好的咨询关系，这就形成了良好的口碑。口碑，是建立咨询关系的桥梁和润滑剂，是心理咨询师业务能力的体现。

医院的诊断和来访者的主诉，重点聚焦在恐惧和抑郁，并围绕这两个方面采取了药物治疗和心理治疗。由于来访者对药物副作用的担忧，不想继续服药，心理治疗也没有明显的效果。通过生活史调查表和来访者的回忆交谈，最终发现恐惧和抑郁背后隐藏的是强迫思维，是源于来访者对自己伤害他人和担忧猜疑而产生的胡思乱想。抑郁、焦虑、恐惧、强迫这一组神经症状，往往是相互包裹、相互交叉、相互助长的。

通过症状自评量表(SCL－90)、卡特尔16种人格因素问卷(16PF)、明尼苏达多项人格问卷(MMPI)测试，可以看出来访者的疑病68分，癔病63分，精神病态67分，妄想64分，精神衰弱86分，精神分裂症72分，轻躁狂62分，外显性焦虑66分，依赖性64分；症状自评量表(SCL－90)测试结果总分255分，总均分2.83分，抑郁3.15分，焦虑2.8分，恐怖2.86分。通过对生活史调查表的澄清质问和测评分数分析，心理咨询师可以比较客观快捷地了解来访者需要帮助和解决的问题。

确定咨询目标，一般尽量在第一次咨询会谈的时候，由心理咨询师介绍可供选择的方法和技术，引导来访者来做出决定。应对来访者的抑郁、恐惧、强迫，综合积极情绪疗法的音乐疗法、阅读疗法、饮食疗法、运动疗法、认知疗法、行为疗法，是可供来访者优先选择的方法。系统脱敏疗法和森田疗法，也值得参考使用。激活来访者的求助愿望，提高来访者的配合度，是保证心理咨询得以顺利进行和避免脱落的重要途径。

第二部分：找到问题成因，选择方法技术，布置适当作业，认知反省调适

我有比较严重的负罪感，觉得自己现在太幸福了，父母对我太好了，我又那么不知足，要得太多太贪心，会受到上天的惩罚。我听到警车、救护车叫，就会怕自己被带走，以至于见不到父母亲人。

刘老师建议我要把自己目前的愿望详细写下来，对自己的时间管理以表格形式把目标细化到每月、每周，每天照镜子3分钟，对着镜子说10句鼓励自己的话。我怕在学校被同学们误以为精神病，我想要克服自卑心态。

刚到学校那几天由于换了宿舍心情不好，跟妈妈大发泄了一通，这几天平静下来了。刘老师布置的作业我都能按要求去做，填写认真，自控能力有所提高。期末考试成绩公布，自己有些退步，降到40多名(共有70多人)。

我感觉自己的理想无法实现，有些沮丧。我每天早上都练习深呼吸，我和刘老师谈话的内容也会记在专用的本子上。学习上我不用很担心，就是关于想到杀人等“神神经经”的想法就会有些不安，觉得自己不正常。

我领会到改变需要一段时间，不可心太急，要相信自己，鼓励自己。每天一句鼓励自己的话也写了，感觉自己也好像到了要往好的方向转变的时间，我会努力配合刘老师的。

同桌的女生与前排的男生谈恋爱，我容易受他们影响。两月前曾不小心用笔撞到一个女生的眼睛，自那以来我就一直怕与该女生接触，总会想到不可能发生的伤害情景。刘老师

建议我找班主任老师，在下学期开学调整座位时，尽量不与该女生坐在一起，以减少幻想。要求换座位的理由不是自己的心理障碍，而是该女生谈恋爱影响自己学习。我给母亲打电话的次数比以前减少了，由原来的每天一次减少到两三天一次，以后逐渐减少到每周一次。这样可以逐步减少我对母亲的依赖心理，培养独立思考和应对事件的能力。

结果我没有换成座位，我没有找到合适的方法去换座位。我也不想把他们俩拆开，我一时没有办法所以情绪激动哭了。刘老师建议我做深呼吸，想一休的故事，把问题放一放，不要急于去解决。经过刘老师的开导，我的情绪稳定下来了，今后我要努力往好的方向去想问题。

我讲了一个同学买电脑的事，他原本只有5%的希望，后来通过努力争取买到了电脑。我觉得很多问题不是别人的事，是自己心态的问题。最近我天天做照镜子对话练习，心情比前段时间好了许多，不过我总是担心自己的成绩会滑坡。

最近有个同学愿意和我换座位，座位换成了我的心情也好了许多。前天晚上因为被同学无故骂了，心情不好，四处发短信求助。刘老师当时正在咨询，没有及时回复我的短信，后来是我自己调整了情绪。今天班里有一个成绩好的女生，我经过她座位请她让一让时，忘了她叫什么名字，让她不高兴了，她态度较生硬地向我叫“谁让一让？”我有些怕她。

我要坚持自己鼓励自己，做照镜子对话练习说鼓励自己的话，常背诵鼓励自己的绕口令，常听音乐。我觉得自己越来越信任刘老师了，我现在上课能集中精力听讲，睡觉比以前安稳了，不过有时还是会有胡思乱想的杀人场面。别人说我的笑容很吸引人，如果没有那些负面情绪，我还是比较乐观向上的人。

我们每天早上和晚上要集体跑步锻炼，座位的事也平静下来了，每天饮水量有2 000毫升左右，一周生活时间记录表和咨询记录都在认真做。我感到这段时间我的自控能力有所增加，心情也好多了。每次和刘老师谈话时都很开心，但是谈话结束回去后有时又感到寂寞和不开心，我的人生观负面情绪比较多，还把自己当成小孩子。配合还是积极努力的。

今天情绪不稳定，给妈妈打电话的时候哭了。我担心今后需要妈妈陪读，觉得班里很多人不喜欢自己，觉得人际关系不好处，和刘老师谈话后心情好了许多。饮水量在2 000毫升以上了，刘老师布置的作业我都在认真做，我自己也不想让父母担心，对于我的有些转变自己也感到很高兴，也告诉了父母。感觉现在比刚认识刘老师的时候转变了不少，愿意继续配合，努力完善自我，不要太在乎别人的评价，要多肯定和鼓励自己。

近来每天跑步，早上6点半就起来跑。常常在第一节课的时候感到疲倦，精力不集中。数学在第一节课时多，很烦，这两天因此有些不开心。我每天都在认真填写记录，饮水量也在保持，和刘老师的谈话都做了记录，我在不断鼓励自己，我觉得自己有不少改善。近来妈妈来电话也少了，还有不到十个月就高考了，时间安排还没有细化。

我有时还会胡思乱想，我要学会放松。每次和刘老师谈话时都有一些情绪，但谈话几分钟后，经过刘老师的一番开导和安慰，我的情绪基本上都能很快就平静下来，没有偏执和逆反心理，能很快地接受引导，配合良好。

我觉得现在的心态已经好多了，我在假期的作业很多，我显得有些急躁，我要注意克服轻敌和浮躁情绪，认真配合，保证效果，以免症状反弹复发。

下面是我的一周生活时间记录表。

胡晶晶一周生活时间记录表

周一 7月14日	心情	起床	睡眠/小时	学习/小时	自习/小时	音乐/分
	一般	6:00	7	7	3	40
	阅读/分	饮水/升	运动/分	休闲/分	饭量	水果
	0	2.1	15	0	一般	李子
	蔬菜	事件	睡觉	今日一句话感想	知道期末考试的成绩，莫名的难受，也许是因为换了宿舍。	
	4种	换宿舍	11:00			
周二 7月15日	心情	起床	睡眠/小时	学习/小时	自习/小时	音乐/分
	好	5:50	7.5	8	2	20
	阅读/分	饮水/升	运动/分	休闲/分	饭量	水果
	30	2	15	0	一般	
	蔬菜	事件	睡觉	今日一句话感想	不知道为什么越来越烦，加油！恢复正常心态。	
	3	无	11:30			
周三 7月16日	心情	起床	睡眠/小时	学习/小时	自习/小时	音乐/分
	好	6:00	7	8	2	25
	阅读/分	饮水/升	运动/分	休闲/分	饭量	水果
	25	2	15	0	一般	
	蔬菜	事件	睡觉	今日一句话感想	好像越来越好了	
	4	聊天	11:20			
周四 7月17日	心情	起床	睡眠/小时	学习/小时	自习/小时	音乐/分
	差	6:00	7	8	2	45
	阅读/分	饮水/升	运动/分	休闲/分	饭量	水果
		1.5			少	
	蔬菜	事件	睡觉	今日一句话感想	我要努力适应	
	4	聊天	11:20			
周五 7月18日	心情	起床	睡眠/小时	学习/小时	自习/小时	音乐/分
	一般	6:00	7	8	2	45
	阅读/分	饮水/升	运动/分	休闲/分	饭量	水果
		2			少	
	蔬菜	事件	睡觉	今日一句话感想	如果痛苦能结束，我什么都能承受。	
	4	换位置	11:20			

续表

周六 7月19日	心情	起床	睡眠/小时	学习/小时	自习/小时	音乐/分
	好	6:30	7	8		40
	阅读/分	饮水/升	运动/分	休闲/分	饭量	水果
		2				苹果
	蔬菜	事件	睡觉	今日一句话感想	生活于我，光鲜而美好，但并不遥远。	
	6	换位置	1:00			
周日 7月20日	心情	起床	睡眠/小时	学习/小时	自习/小时	音乐/分
	一般	6:20	7	2		45
	阅读/分	饮水/升	运动/分	休闲/分	饭量	水果
	30	1				苹果、橘子
	蔬菜	事件	睡觉	今日一句话感想	我感受到你们的爱，不会放弃。	
	2	沉思	11:46			

我的部分今日一句话感想汇集如下：加油！恢复正常心态。好像越来越好了。我要努力适应。如果痛苦能结束，我什么都能承受。生活于我，光辉而美好，但并不遥远。我感受到你们的爱，不会放弃。只要坚持住，一定会有希望的。生命如此脆弱，却也如此美好，成功的花是泪水和汗水浇出来的。一步一步走下去，无论如何我不会放弃。一切都会过去。一切都会好起来的。永不言弃。最可怕的失败，是被自己打败。你说你行，你就行，一定行。加油，你就会得到你想要的。上帝对每一个人都是公平的，你也有你的闪光点。已经恢复得不错，再加油！生活就像海洋，只有意志坚强的人才能达到彼岸。我的使命还没有结束，所以不要轻言放弃。即便跌倒一百次，也要一百次地站起来。凡是要胜利的人，不会说不可能。要奋斗，要探索，要有所发现，而不要屈服。想看到海，就要翻过高山。坚持是胜利的保障。要相信希望和爱，会创造奇迹。只有咬紧牙，才会坚持下去。把逝去的昨天交给死神，今天属于我。要感恩，才会进步。放不下过去，就走不向未来。生活总会有烦恼，不能太在意。生命长短无法控制，但我能控制自己。只要有勇气，生活就会变得美好。逆境不是痛苦，顺境不是幸福。难过是暂时的，幸福是追求的。心里的不开心不会长久，因为我会笑看人生。

以下是我的第五次至第八次咨询会谈连接作业表。

第五次咨询会谈连接作业表

1. 上次会谈我们讨论了哪些重要的问题？你从中体会到了什么？（1～3句话）

因为调换座位的问题，情绪激动而哭了。经过疏导后，情绪稳定下来了。

2. 上次会谈有什么使你烦恼吗？你有什么事情不愿意讲吗？

没有。

3. 你这一周怎么样？与其他周相比，你这一周的心境如何？（1～3句话）

最近天天照镜子，心情比以前好了许多。

4. 这周有没有什么重要的事情发生并需要讨论？（1～3句话）

被同学无故责骂我该如何应对？

5. 你想要将什么问题列入日程？（1～3句话）

没有换成座位，找不到合适的理由要求换座位，也不想把他们俩拆开，我该怎么办？

6. 你做了或没做什么家庭作业？你体会到了什么？

都做了，体会到只要有一点希望，也要努力争取，不可轻言放弃。

第六次咨询会谈连接作业表

1. 上次会谈我们讨论了哪些重要的问题？你从中体会到了什么？（1～3句话）

换座位的问题，照镜子对话练习，对提高我的自信心很有帮助。

2. 上次会谈有什么使你烦恼吗？你有什么事情不愿意讲吗？

没有。

3. 你这一周怎么样？与其他周相比，你这一周的心境如何？（1～3句话）

换座位了，情绪稳定下来了，觉得越来越信任刘老师了。

4. 这周有没有什么重要的事情发生并需要讨论？（1～3句话）

鼓励自己的绕口令、调整心情的音乐、如何面对成绩比自己好的同学？

5. 你想要将什么问题列入日程？（1～3句话）

担心自己的成绩滑坡，在成绩好的同学面前不自卑。

6. 你做了或没做什么家庭作业？你体会到了什么？

积极的自我暗示是有用的，照镜子对话练习、听心理疏导音乐能调节我的情绪。

第七次咨询会谈连接作业表

1. 上次会谈我们讨论了哪些重要的问题？你从中体会到了什么？（1～3句话）

上课能集中精力听讲，睡眠比以前安稳了，我是一个比较乐观向上的人。

2. 上次会谈有什么使你烦恼吗？你有什么事情不愿意讲吗？

没有。

3. 你这一周怎么样？与其他周相比，你这一周的心境如何？（1～3句话）

时不时还会想到杀人的场面，一想到杀人的场面就会有负面情绪产生。

4. 这周有没有什么重要的事情发生并需要讨论？（1～3句话）

如何进一步提高自己的自控能力？

5. 你想要将什么问题列入日程？（1～3句话）

很多时候我还把自己当成一个小孩子，不想长大，我该如何让自己长大？

6. 你做了或没做什么家庭作业？你体会到了什么？

饮水量有提高，每天达到了2 000毫升。认真坚持填写提交一周生活时间记录表。每次和刘老师交谈以后，心情都会好很多，过几天又会感到寂寞和不开心。

第八次咨询会谈连接作业表

1. 上次会谈我们讨论了哪些重要的问题？你从中体会到了什么？（1～3句话）

担心自己的情绪不稳定，今后上学需要妈妈陪读，班里有许多人不喜欢自己。

2. 上次会谈有什么使你烦恼吗？你有什么事情不愿意讲吗？

没有。

3. 你这一周怎么样？与其他周相比，你这一周的心境如何？（1～3 句话）

为自己的转变感到高兴，也把自己的转变告诉了父母，感觉比刚认识刘老师的时候转变了不少。

4. 这周有没有什么重要的事情发生并需要讨论？（1～3 句话）

不想让父母担心，想要继续努力完善自我。

5. 你想要将什么问题列入日程？（1～3 句话）

如何才能不在意别人的评价？如何才能改善人际关系？

6. 你做了或没做什么家庭作业？你体会到了什么？

要多多肯定和鼓励自己，要多一些积极的自我暗示。

刘义林博士点评：

来访者胆小而多疑的性格，丰富而频繁的幻想，消极而过度的担忧，是问题的主要成因。来访者对于自己问题的成因，往往说不清楚，往往只能看到表象，往往给心理咨询师一些误导的表述和信息。通过生活史调查表和关键词描述，配合症状自评量表（SCL－90）、卡特尔16 种人格因素问卷（16PF）、明尼苏达多项人格问卷（MMPI）这一组心理测评，就可以比较快捷地找到来访者问题的成因。

在选择方法技术的时候，要注意到来访者的适应度和接受度。国内外流行的 460 余种心理疗法，心理咨询师不可能每一种都熟悉和精通，来访者也不可能每一种都了解和接受。把综合积极情绪疗法推荐使用的 12 种经典疗法加以灵活地组合使用，就可以达到比较理想的效果。要避免单眼望穿世界，一招打遍天下。任何一种心理疗法都不是万能的，心理咨询师不是救世主，也不是万能的。只有江湖郎中和游医，才会说“药到病除，包治百病”。

来访者认真完成心理咨询师布置的各项作业，这本身就是信任和配合的表现。从填写生活史调查表开始，信任度就会随即开始提升。填写一周生活时间记录表、提交问题清单和愿望清单、完成人生金字塔作业梳理自己的人生规划、记录饮水量和运动量、认真做咨询记录、填写咨询会谈连接作业表，这些作业既是心理咨询的外延和持续，又是来访者和心理咨询师互动的依据，对作业中的数据进行分析和对比，就可以看出来访者的问题有无改善。

心理咨询师需要提醒来访者，不必把自己当成病人或患者，来访者存在的心理问题和心理障碍乃至心理疾病，其康复的过程就是一个学习的过程。只要不排斥学习，在认知→反省→调适的循环过程中，积极努力地配合心理咨询师，来访者的问题和症状就会得到不同程度的缓解和改善。不怕不懂，就怕不学。来访者认识和知道自己存在的问题（关键词→认知），了解这些问题产生的成因（病程病因→反省），采用合适自己的方法和技术来加以调整（自我疗愈→调适），这样就可以达到“久病成良医”的效果。

第三部分：发现优势亮点，养成积极情绪，确定有无进步，归纳评估总结

我提交了优缺点、人生规划和近几周的一周生活时间记录，饮水量每日有 2 000 毫升左右。我的同学们都知道我有心理老师在辅导我，也感到了我的变化很大，我妈妈对我的变化也看得出来，要求我好好配合，快些好。

我的睡眠时间难以保证，学习压力大。我要注意培养正面积极情绪，不要培养负面消极

情绪。我愿意保证继续努力配合刘老师。妈妈和我一起来与刘老师进行了沟通，我们大家都认为近来我有了很大的改变。

在做深呼吸5次时，我花了50秒时间，紧张的时候会有一些心痛，不紧张的时候整个人很正常，笑容也很灿烂。我要注意自己的身体语言，课外看一本关于演讲的书。我在陌生人面前能出口成章，我的自我感觉非常良好。我总是把万一想得太多，出了一点事就会害怕、会多疑。我相信在刘老师的帮助下能够解决问题，没有必要心急。

我的语文不是很好，心里明明想好的但又写不出来。我觉得每个人的成长都与父母家庭教育有关，我需要培养避免依赖的思想，我有点情商上的弱智，刘老师建议我看一些伟人传记。我想过得快乐点，不要像伟人那么累。

我在认知层面反应很灵敏，但在行动上有些迟缓。我有点任性，在遇到"万一"的情况下，我需要勇敢去面对，而我给自己的勇气评分为30～40分，我要想办法培养自己的勇气。例如，自己从家里坐车来不要害怕，一个人坐车不要觉得孤单、无聊、害怕，不要妈妈陪着。当我得到鼓励时就会有勇气，潜意识地为自己打气，我需要抑制消极情绪。

我觉得积极情绪难培养，当我情绪不良时，人为地去努力培养良好情绪。一个人想要变得更优秀，就需要学会吸纳东西。我是一个正直、善良、有爱心的人，只是缺乏点勇气，有人际关系障碍。"换座位"显示了我的思维里有阴影，我提交的人生规划比我表述得更优秀。我需要做一些放弃，放弃害怕、依赖、惊吓和任性，经常提醒自己做这些，平时多吃些水果，吸收维生素，补钙。

我喜欢看美国男篮，老师建议我每天多鼓励自己，不需要过多的天真，不能再以小孩的标准来衡量自己。我应该做到更成熟，更有知识，不要只把眼光放在狭小的空间里。我觉得男生很脏，打完球臭臭的，我对男生很冷淡。老师建议我对待男女生要中庸一些，妈妈说经过和老师沟通后，我变了很多，但就是"怕"这个问题仍然存在，遇事就说"万一"。刘老师建议妈妈平时少给我打电话，最好一周只通1～2次电话，开学后就争取每周只通一次电话，如果有什么不方便说的可以发短信。我的内心有刚毅坚强的特质，要充分发挥利用。

本周心情很好，因为看奥运会中国获得了135枚金牌。我这一周的感想是"努力不一定成功，放弃一定失败"。老师说前一句很消极，可以改为努力就会成功。我感到看奥运会增加了我的竞争意识，我比较喜欢庄子不喜欢孔子，我应该把现代思想领悟了，认为庄子志在高远，而孔子活得太累，总是在跑，他比较适合当夫子。

老师讲了一个小品，说人是会有偏见的。"一叶障目，不见泰山"，越是这样的人越容易情绪化。我对自己的评价是：热爱学习、聪明、有自信、有追求、不早恋。我觉得早恋要把握一个度，把握得好会促进学习，反之会影响学习。我评价自己的缺点是：娇气、任性、自私、胆小、偶尔会自卑、敏感、物欲很高、好强过度(考试不理想会很难过，然后会非常努力地去弥补)、自我矛盾。

我认识到我是一个有志向的人，我不喜欢引人注目，但这不是我的真实想法，只是我的一个策略，我感觉自己有时候爱出风头(爱秀)。我的抑郁症状有了很大的改善，基本上没有了抑郁的现象。我要保持现在的心情，不让抑郁的种子发芽。

我想对自己做一个明确的判断：我现在已经不是抑郁症状了，我要善于处理自己的精神垃圾。去学校之前我会再来见刘老师一次，现在的我已经有了明显的好转。我的思想感情比较复杂，刘老师建议我保持一颗平常心。我的物欲强，不要过多地满足自己的欲望，留下一点空间，保持心理平衡。把自己要放弃的事和不要放弃的事搞清楚，“努力不一定成功”是错误的，我应该想“努力一定成功”。时间、距离和目标的关系要明确化。

一个多月前我做了症状自评量表（SCL－90）测试，结果是抑郁、焦虑和恐怖分值高，分别是3.15分、2.83分和2.86分。今天刘老师又让我做了一次SCL－90，测评结果比上次好很多，没有异常的项目。还做了抑郁自评量表（SDS），测试结果是43分，正常。刘老师说我容易被引导，进步很大，需稳固，保持现状。

今天我在来的时候乘车很挤，自己就想到自己万一被挤死了怎么办？后来就想到刘老师万一之外还有九千九百九十九的话，心情就好转了。刘老师说这种情况是正常的，一般人都有可能有一些奇怪的想法，不要太在意它。今天我想谈今后下一步的事，我在学校没人监督自己，就比较懒惰，我该怎么办？我父母很勤劳，他们把该干的事都干完了，我没事干，所以就懒惰，是我没事干才造成了我的懒惰，逐渐发展到有事也不想干。

其实我自己已经把不想做的作业放在最前面做了，这样就逼着自己去先做不想不愿做的事情。我回到学校后就会很容易受别人情绪的影响，比较胆小怕事，宿舍里的矛盾比以前多，我怕与同学关系处不好。刘老师说吃亏是好事，建议我记住：你现在吃亏，将来就会少吃亏；你现在占便宜，你将来就不会有便宜。

下面是我的人生金字塔作业。

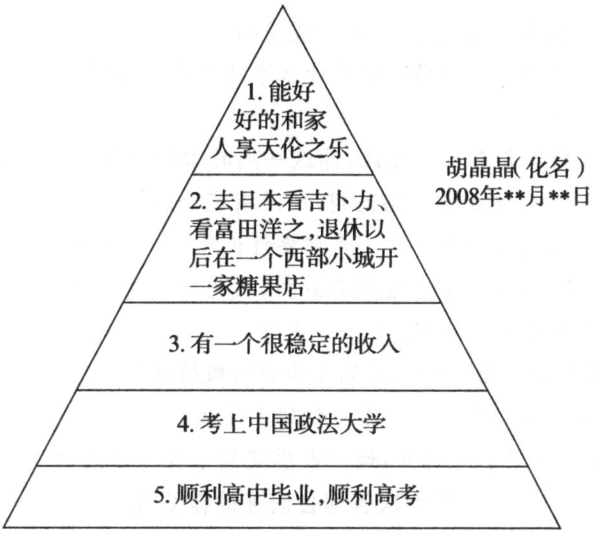

我需要锻炼自己，经受刺激而不产生强烈反应，要训练自己的忍耐力，遇事要学会忍耐。“事缓则圆”，尽量把困惑自己的事情记录下来，努力去做到减少困惑，就能避免情绪不良化。我要学会适当的冷漠和沉默，不要嘻嘻哈哈笑得太烂。我从来没有和人吵过架，缺乏和人吵的勇气和胆量。我需要思考：如何训练自己的勇气？培养自己的胆量？

近来我的情况一直很好，学习生活很充实。回忆起来，开始接受心理辅导快到一个阶段，已有显著好转。去年我在上海接受心理辅导好像一直是治标不治本，而在刘老师这里就得到了很好的效果，我现在遇到事情已经不再害怕了。

我现在觉得自己春风得意、心态平和,可以平淡地看待一切事情。母亲说自从来刘老师这里之后,我的情况好多了,比原来独立了很多,心态也好多了,不像以前那样遇事打电话哭哭泣泣了。总的来说我已经恢复正常了,眼神也比以前正常了。刘老师建议我适当巩固一段时间,避免受刺激,预防高考挫折及今后大一新生环境人际关系出现刺激导致复发。

我的总结

Life is always hard。米兰·昆德拉说过:生命没有不能承受之重,只有不能承受之轻。所以我们所尽的最大努力就是:尽可能不让自己被自己打倒。

所幸的是,现在的我,已经离这个目标越来越近。失败的时候,我学会了用左手温暖右手。应该说,这是三个月里,我得到的最大收获吧!我获得了梦寐以求的心灵上的平静,伴之而来的,是成功的喜悦和心灵上的平和。

我想每个人都会有破茧成蝶的痛快吧!又痛苦又快乐。所以,当我们有成为蝴蝶的渴望后,经历的痛苦,便也不算痛苦了吧!只是希望自己能够铭记这份痛苦,因为它是我的财富。

以下是我的第九次至第十二次咨询会谈连接作业表。

第十次咨询会谈连接作业表

1. 上次会谈我们讨论了哪些重要的问题?你从中体会到了什么?(1～3句话)

坚持跑步锻炼,坚持认真完成作业,配合度良好。

2. 上次会谈有什么使你烦恼吗?你有什么事情不愿意讲吗?

没有。

3. 你这一周怎么样?与其他周相比,你这一周的心境如何?(1～3句话)

最近心情好多了,有时候还会胡思乱想,还没有完全放松。

4. 这周有没有什么重要的事情发生并需要讨论?(1～3句话)

我的优缺点分析,我的人生金字塔作业分析,我想快一些好起来。

5. 你想要将什么问题列入日程?(1～3句话)

如何培养正面的积极情绪?如何避免负面的消极情绪?

6. 你做了或没做什么家庭作业?你体会到了什么?

我确定自己认真完成了各项作业,妈妈也感觉到了我有很大的改变和进步。

第十次咨询会谈连接作业表

1. 上次会谈我们讨论了哪些重要的问题?你从中体会到了什么?(1～3句话)

领悟深呼吸练习带来的放松和愉悦,阅读练习让我的口头表达能力有所提高。

2. 上次会谈有什么使你烦恼吗?你有什么事情不愿意讲吗?

没有。

3. 你这一周怎么样?与其他周相比,你这一周的心境如何?(1～3句话)

我的内心有刚毅坚强的特质,我会越来越坚定,我会越来越优秀。

4. 这周有没有什么重要的事情发生并需要讨论?(1～3句话)

如何让自己更加有勇气?如何改善类似于“换座位”这样的人际关系障碍?

5. 你想要将什么问题列入日程？（1～3句话）

我过于天真了，我该如何让自己不要在别人面前显得过于天真？

6. 你做了或没做什么家庭作业？你体会到了什么？

妈妈说我经过刘老师的辅导，变了很多，担心和害怕万一的情况有了明显的好转。

第十一次咨询会谈连接作业表

1. 上次会谈我们讨论了哪些重要的问题？你从中体会到了什么？（1～3句话）

吃亏是福，不要太计较。学会忍耐，学会包容，少占别人的便宜。

2. 上次会谈有什么使你烦恼吗？你有什么事情不愿意讲吗？

没有。

3. 你这一周怎么样？与其他周相比，你这一周的心境如何？（1～3句话）

本周心情很好，这一周的感想是"努力不一定成功，放弃一定会失败"。

4. 这周有没有什么重要的事情发生并需要讨论？（1～3句话）

改善自己的娇气、任性、自私、胆小、自卑、敏感。

5. 你想要将什么问题列入日程？（1～3句话）

对比分析心理咨询记录和数据，确认自己的好转和改善的状态，今后如何避免复发和反弹？保持平常心，明确自己的志向，为我自己而活着。

6. 你做了或没做什么家庭作业？你体会到了什么？

我的信任度、配合度、作业完成度都很高。我的进步很大，我容易被引导。我需要稳定和巩固现在的状态，保持良好的心情，避免灾难化思维。

第十二次咨询会谈连接作业表

1. 上次会谈我们讨论了哪些重要的问题？你从中体会到了什么？（1～3句话）

我的"万一"思维模式和老师的"九千九百九十九"相比之下，我把事情想得太糟糕了，事实证明很多问题其实并没有我想得那么糟糕。

2. 上次会谈有什么使你烦恼吗？你有什么事情不愿意讲吗？

没有。

3. 你这一周怎么样？与其他周相比，你这一周的心境如何？（1～3句话）

情况一直很好，我感到自己的情况已经有了显著的好转，我为此感到很开心。

4. 这周有没有什么重要的事情发生并需要讨论？（1～3句话）

如何训练自己的勇气、培养自己的胆量？

5. 你想要将什么问题列入日程？（1～3句话）

如何应对高考挫折？如何适应大一新的人际关系？

6. 你做了或没做什么家庭作业？你体会到了什么？

作业完成得很好，本人觉得春风得意，情况好多了，心态也好多了，不像以前那样动不动就哭哭啼啼，看人的眼神也比以前正常了，我可以申请结束心理辅导了。

刘义林博士点评：

来访者自学能力强、记忆力较好、为人随和善良大方、关心朋友有同情心、心思细腻、孝顺父母、容易接受引导和暗示、有出国留学读研究生的愿望、有破茧成蝶的勇气、能够用自己的左手去温暖自己的右手。这些优势和亮点,如果能够被心理咨询师发现并加以利用,就可以提高心理咨询的效果和速度,从而避免找不到切入点,让咨询夸夸其谈浮在半空中。把来访者打造成英雄,是每一位心理咨询师需要努力做到的基本功技术。

来访者通过深呼吸练习,可以让自己在不紧张的时候笑容很灿烂,能注意自己的身体语言,在陌生人面前出口成章,自我感觉非常良好。在认知层面上反应很灵敏,不断设法培养自己的勇气,避免依赖思想,相信自己能够在刘老师的帮助下解决自己存在的问题。来访者认识到自己是一个正直、善良、有爱心的人,需要人为地努力培养良好的情绪,要变得更优秀,要学会接纳自我。这些就是心理咨询师引导来访者养成的积极情绪。

来访者说:“我确定自己认真完成了各项作业,妈妈也感觉到了我有很大的改变和进步。”“妈妈说我经过刘老师的辅导,变了很多,担心和害怕万一的情况有了明显的好转。”“我的信任度、配合度、作业完成度都很高,我的进步很大,我容易被引导,我需要稳定和巩固现在的状态,保持良好的心情,避免灾难化思维。”“作业完成得很好,本人觉得春风得意,情况好多了,心态也好多了,不像以前那样动不动就哭哭啼啼,看人的眼神也比以前正常了,我可以申请结束心理辅导了。”这些就是来访者自己确认的进步表现。

通过来访者提交的总结,通过来访者和心理咨询师的咨询记录,通过测评数据的分析和对比,特别是一周生活时间记录表的今日一句话感想,表现出了来访者的积极情绪和进步。来访者希望尽可能不让自己被自己打倒,自己离目标越来越近。失败的时候,来访者学会了用左手温暖右手。在这三个月的心理辅导过程中,来访者得到的最大收获是成功的喜悦和心灵上的平和,获得了梦寐以求的心灵上的平静。伴之而来的,是破茧成蝶的痛快,又痛苦又快乐。当来访者有破茧成蝶的渴望后,经历的痛苦便也不算痛苦了,而是希望自己能够铭记这份痛苦,因为它是来访者的财富。

温馨提示:本书特意给各位读者准备了精美的演示文稿 PPT 课件和《2018 刘义林博士心理咨询工具箱》作为礼物答谢大家,有需要的读者请凭本书刮刮卡上的唯一编码和手机号,发送邮件至 995610610@qq.com 索取。

后　记

心理咨询的三个阶段和督导计划

综合积极情绪疗法的可参考借鉴之处，也是作为一个合格的心理咨询师，在做心理咨询的时候，一般都可以按照综合积极情绪疗法在心理咨询过程中的三个阶段来进行，心理咨询的案例分析和督导，也可以按照这三个阶段来进行。综合积极情绪疗法做心理咨询的三个阶段分为第一阶段：建立咨询关系，陈述澄清问题，测量评估分析，确定咨询目标。第二阶段：找到问题成因，选择方法技术，布置适当作业，认知反省调适。第三阶段：发现优势亮点，养成积极情绪，确定有无进步，归纳评估总结。为了更好地宣传推广综合积极情绪疗法，借此机会特向大家分享刘义林博士 300 小时专业督导研修计划。

第一阶段：建立咨询关系，陈述澄清问题，测量评估分析，确定咨询目标。

心理咨询师需要和来访者建立良好的咨询关系，首先需要通过和蔼的询问和友善的倾听，营造一种和谐、尊重、轻松、愉快的对话氛围，以真诚、期待、平静、耐心的态度，让来访者尽量表述自己的感受和有可能存在的问题。我们可以这样说：关系建立的失败就等于咨询失败。

在来访者说明和澄清问题的时候，心理咨询师应尽量避免时时插话和打断，尽量使用简短、清晰、鼓励、支持的语句，配合一定的身体语言，让来访者充分表述问题。心理咨询师应遵循无条件接纳原则，不给来访者贴标签，不批评、不指责、不说教。不用主观推断和模糊的语言来描述问题。

在建立了咨询关系和来访者陈述问题后，通过症状自评量表(SCL－90)、卡特尔 16 种人格因素问卷(16PF)、明尼苏达多项人格问卷(MMPI)、心理咨询协议书、咨询记录表、生活史调查表等相关量表和工具，可以帮助心理咨询师客观科学地分析评估问题，快速进入有效咨询的工作状态，降低来访者的脱落率。

通过科学有效的测评工具和问卷的沟通、分析、评估，让来访者看到平时看不到的自己，使问题比较清晰、客观、全面地呈现出来，让问题数据化、可视化、可操作化。根据来访者的意愿，确定咨询的目标和方向，达成一个共同的咨询同盟。明确的咨询目标和咨询方向，是咨询成功的第一步。

第二阶段：找到问题成因，选择方法技术，布置适当作业，认知反省调适。

心理咨询师通过倾听、观察、询问、测评，和来访者共同努力，尽快地找到来访者问题形成的原因，找到问题的症结所在，避免把心理咨询变成纯聊天，避免在问题堆里转来转去，避免给来访者贴标签，是一个心理咨询师专业水平和职业道德素养的重要体现。

单眼望穿世界，一招打遍天下，是心理咨询师需要忌讳的。目前世界上流行有 400 多种心理治疗的方法和技术，加上众多的流派和门户之争，使心理咨询行业良莠不齐、鱼龙混杂。综合积极情绪疗法推荐使用的 12 种经典疗法，包含精神分析疗法、认知疗法、行为疗法、合理情绪疗法、人际关系疗法、饮食疗法、幽默疗法、阅读疗法、音乐疗法、运动疗法、芳香疗法、催眠疗法，是中外结合、综合型的非药物疗法。

心理咨询师根据来访者的具体情况，为来访者适当布置作业，不仅可以提高配合度，达到咨询效果的体现和增进，还可以达到改善咨访关系和降低脱落率的效果。有针对性地布置作业，让咨询关系和咨询理念在咨询时间以外继续发挥主导作用。良好的作业完成度，也是咨询是否有效的检验标准之一。

认知→反省→调适的循环过程，不仅可以帮助来访者在一定程度上调整自己的认知偏差，让来访者看到平时看不见的自己，对来访者自我觉察和自我反省产生积极的作用，还可以对正强化的行为养成给予后续保障，让调试过程变得快捷和顺畅。

第三阶段：发现优势亮点，养成积极情绪，确定有无进步，归纳评估总结。

经验丰富的心理咨询师，不必向来访者炫耀自己有什么技术或多么厉害，不是把自己说成了不起的专家，把自己打造成英雄，而是要尽量发现来访者的优势和亮点，通过梳理来访者的里程碑事件、难以忘怀的往事、值得分享的经历，努力把来访者打造成英雄。心理咨询取得良好的效果，都是来访者积极配合的功劳。

对于许多来访者来说，问题的本身往往不是问题，对待问题的态度才是问题。优秀的心理咨询师，总是善于把来访者的消极情绪加以分化瓦解，通过各种途径置换成积极的情绪。心态决定一切，积极情绪的养成，对于改善来访者的心态和问题，起着至关重要的作用。

没有记录的咨询，是不负责任的咨询，也是不科学的咨询。在第九次至第十二次咨询的过程中，充分使用前面八次的咨询记录，从中提取来访者认同的数据，从中看出来访者的信任度、配合度、作业完成度，从中找到来访者有无进步的佐证材料，可以使我们的心理咨询更加规范化、标准化、科学化，可以避免主观的推断或经不起推敲的模糊表述。

在咨询快要结束的阶段，进行必要的测评，做系统的归纳总结和回顾，是巩固咨询效果，避免问题复发或反弹的有效措施。从来访者的总结中，可以看出咨询的过程和心理咨询师应对是否妥当、是否有效、是否有误。心理咨询师不是万能的，有所能有所不能，当发现来访者的问题不是自己力所能及的时候，就要敢于表明自己的态度，及时转介或终止咨询。

刘义林博士300小时专业督导研修计划

时间：2017年9月25日至2017年12月25日，地点：三亚市吉阳区迎宾路73号12栋303三亚刘博士心理咨询有限公司。三个月时间合计学习300个小时，平均每月100小时，每月学习25天，每天4小时，周一至周六8:00—12:00或14:00—18:00，周日休息（其他时间督导安排需要提前三个月申请预约）。

第一阶段（第一个月）001～100学时：

1. 咨询方案与督导计划

咨询方案的设计原理、设计标准；寻找他人的咨询方案，进行比较和对照参考；督导计划的分析与修订确认；三大优点、三大缺点、三大愿望、三大困惑；信任度、配合度、作业完成度评估，问题清单和应对方法探讨。

2. 自我认知与情绪洞察

自我认知和数据收集，16PF、MMPI-399、SCL-90，分析结果；生活史调查表分析、个人优劣势评估表、积极情绪与消极情绪自我评估表；思维过程中常见的错误、25 种常见的消极情绪、全面认识自己的 20 个问题；《社区心理咨询》第四章第一节，社区心理咨询的洞察分析技术。

3. 语言表达与沟通技巧

24 种沟通方式：肯定式、支持式、比较式、假设式、条件式、共情式、启发式、联想式、时间式、提升式、挖掘式、接纳式、开放式、封闭式、思考式、选择式、赞扬式、幽默式、理解式、平等式、舒缓式、渐进式、体验式、简洁式。

24 种沟通技巧：训练有素，让表达有吸引力；察言观色，让表达恰到好处；通俗易懂，让表达适合对象；谈吐不凡，让表达机智幽默；含蓄委婉，让表达留有余地；因人而异，让表达话随人变；自我推销，做一个自信开朗的人；学会做人，使你更有魅力；能力提升，成为生活的强者；积极做事，处理好工作中的问题；受人欢迎，处理好自己的人际关系；坚定执着，做事坚强果断；仪容仪表，穿出你的风采与个性；行为举止，大方得体温文尔雅；社交礼仪，学会与人友好相处；言谈沟通，做一个会说话的人；品德修养，良好的修养使你更受欢迎；处事原则，学会为人处世；克服胆怯，敢于表达交流情感；吐词清晰，勇于话语传情达意；举止优雅，善于说话声情并茂；不同情境，易于唤起同感共情；不同对象，乐于寻求亮点机会；不同问题，勤于引导探索发现。《社区心理咨询》第三章第六节，社区心理咨询的沟通表达技术。

4. 咨询环境与设置方案

咨询环境、咨询设备、标准配置；因人而异、因地制宜、我的咨询室布置；资金储备、资源储备、动力储备；我的咨询环境与市场前景分析。

5. 咨询伦理与法律常识

咨询伦理、职业道德、法律常识、参考资料(文件包、工具箱)。

6. 咨询流程与收费标准

咨询流程，前期：澄清问题(引蛇出洞)→关键词→量化评估→中期：学习方法(解决问题)→认知→反省→调适→，后期：总结复习(巩固预防)→评估效果→归纳总结→避免复发。收费标准、市场考察、阶段性价格体系、我的收费表制定。

7. 建立关系与接待营销

《社区心理咨询》第三章第一节，社区心理咨询的关系建立洞察分析技术；第二节，社区心理咨询的接待营销技术。

8. 综合积极情绪技术 1～3

(1) 精神分析法；(2) 自我认知法；(3) 意识行为法。

9. 综合积极情绪技术 4～6

(4) 人本人际法；(5) 自然催眠法；(6) 合理情绪法。

10. 综合积极情绪技术 7～9

(7) 饮食调理法；(8) 音乐调适法；(9) 幽默宣笑法。

11. 综合积极情绪技术 10～12

(10) 阅读领悟法；(11) 芳香精油法；(12) 适量运动法。

12. 阶段评估与总结考核 1

综合以上内容，提前准备，完成提交 4 个小时书面报告。

每一部分平均八小时，2 天时间学习和消化复习记录整理，合计 96 小时，4 小时机动和复习。

第二阶段(第二个月)101～200 学时：

1. 刘博士案例分析 1～2

(1) 综合积极情绪疗法案例集第一章。

(2) 综合积极情绪疗法案例集第二章。

2. 刘博士案例分析 3～4

(3) 综合积极情绪疗法案例集第三章。

(4) 综合积极情绪疗法案例集第四章。

3. 刘博士案例分析 5～6

(5) 综合积极情绪疗法案例集第五章。

(6) 综合积极情绪疗法案例集第六章。

4. 刘博士案例分析 7～8

(7) 综合积极情绪疗法案例集第七章。

(8) 综合积极情绪疗法案例集第八章。

5. 刘博士案例分析 9～10

(9) 综合积极情绪疗法案例集第九章。

(10) 综合积极情绪疗法案例集第十章。课外练习案例参阅第十一章、第十二章。

6. 案例观摩与实践分析 1

做 4 个小时的咨询记录和观察，对咨询进行归纳小结和点评。

7. 案例观摩与实践分析 2

做 4 个小时的咨询记录和观察，对咨询进行归纳小结和点评。

8. 综合积极情绪技术 13～15

(13) 正念定观法；(14) 意向对话法；(15) 沙盘分析法。

9. 综合积极情绪技术 16～18

(16) 塔罗分析法；(17) 绘画分析法；(18) 人生教练法。

10. 综合积极情绪技术 19～21

(19) 家庭排列法；(20) 叙事梳理法；(21) 园艺养心法。

11. 综合积极情绪技术 22～24

(22) 舞动放松法；(23) 舞台剧情法；(24) 元认知方法。

12. 阶段评估与总结考核 2

综合以上内容，提前准备，完成提交 4 个小时书面报告。

每一部分平均 8 小时，2 天时间学习和消化复习记录整理，合计 96 小时，4 小时机动和复习。

第三阶段(第三个月)201～300 学时：

1. 案例观摩与实践分析 3

做 4 个小时的咨询记录和观察，对咨询进行归纳小结和点评。

2. 案例观摩与实践分析 4

做 4 个小时的咨询记录和观察，对咨询进行归纳小结和点评。

3. 案例观摩与实践分析 5

做 4 个小时的咨询记录和观察，对咨询进行归纳小结和点评。

4. 案例观摩与实践分析 6

做 4 个小时的咨询记录和观察，对咨询进行归纳小结和点评。

5. 进阶技术与拓展技术 1

认知重构技术、行为重塑技术、释梦共解技术、深度共情技术、催眠对话技术、投射分析技术。

6. 进阶技术与拓展技术 2

主流核心技术、快速成长技术、沙盘心理技术、系统脱敏技术、精神分析技术、危机干预技术。

7. 进阶技术与拓展技术 3

精神分析法、自我认知法、意识行为法、人本人际法、情商提升法、正念静观法。

8. 进阶技术与拓展技术 4

意象对话法、元认知方法、适量运动法、音乐调适法、饮食调养法、芳香精油法。

9. 开业准备与平台搭建(心理咨询师创业指导课 1～12)

第一部分：艰苦创业　(1) 心理咨询师如何开业？(2) 心理咨询师如何与来访者快速建立关系？(3) 心理咨询师开业的尴尬如何应对？(4) 选择心理咨询行业的代价。

第二部分：塑造口碑　(5) 心理咨询师如何打造口碑？(6) 心理咨询师如何赶上互联网＋时代？(7) 心理咨询如何提高好转率、降低脱落率？(8) 来访者是心理咨询师最好的宣传渠道。

第三部分：品牌特色　(9) 心理咨询师如何打造特色品牌？(10) 心理咨询师的品牌意识与自我成长。(11) 我们的国情需要什么样品牌的心理咨询师？(12) 心理咨询师创业之路。

10. 网络营销与客源开拓、我的市场、我的潜在客户

11. 自我觉察与继续成长

12. 阶段评估与总结考核 3

综合以上内容，提前准备，完成提交 4 个小时书面报告。

每一部分平均 8 小时，2 天时间学习和消化复习记录整理，合计 96 小时，4 小时机动和复习。

欢迎大家与我一起探讨和补充完善本督导计划，为快速提升心理咨询师和社区心理援助师的业务水平，为共同促进社会和谐与心理健康而贡献我们的专业知识，我的微信号：xinlidudaoshi，意见反馈邮箱 995610610@qq.com。

作者：刘义林

2017 年 4 月 19 日

参 考 文 献

[1] 张伯源. 变态心理学[M]. 北京：北京大学出版社，2005.
[2] 张伯源. 医学心理学[M]. 北京：北京大学出版社，2010.
[3] 刘义林. 社区心理援助师[M]. 北京：军事医学科学出版社，2015.
[4] 刘义林. 神经症的心理咨询与干预[D]. 2013.
[5] 岳晓东，刘义林. 社区心理咨询[M]. 北京：清华大学出版社，2017.
[6] 岳晓东. 心理咨询基本功技术[M]. 北京：清华大学出版社，2015.
[7] 岳晓东. 登天的感觉[M]. 北京：北京联合出版公司，2016.
[8] 岳晓东. 下一个高考奇迹会是你吗[M]. 北京：中国法制出版社，2015.
[9] 岳晓东. 少年我心[M]. 合肥：安徽人民出版社，2011.
[10] 岳晓东. 与真理为友[M]. 合肥：安徽人民出版社，2011.
[11] 岳晓东，应力，毛紫琼. 欣赏你的大脑[M]. 上海：上海书店出版社，2015.
[12] 岳晓东. 历史中的心理学[M]. 北京：机械工业出版社，2010.
[13] 岳晓东. 三国心理诊所[M]. 南京：江苏人民出版社，2010.
[14] 岳晓东. 爱情中的心理学[M]. 北京：机械工业出版社，2010.
[15] 李明，杨广学. 叙事心理治疗导论[M]. 济南：山东人民出版社，2005.
[16] 彭聃玲. 普通心理学[M]. 北京：北京师范大学出版社，2005.
[17] 郑日昌，蔡永红，周义群. 心理测量学[M]. 北京：人民教育出版社，1999.
[18] 章志光. 社会心理学[M]. 北京：人民教育出版社，2008.
[19] 叶浩生. 心理学通史[M]. 北京：北京师范大学出版社，2006.
[20] 俞国良. 社会心理学[M]. 北京：北京师范大学出版社，2011.
[21] 林崇德. 发展心理学[M]. 北京：人民教育出版社，2009.
[22] 陈琦，刘儒德. 当代教育心理学(第 2 版)[M]. 北京：北京师范大学出版社，2007.
[23] 郭念峰. 国家职业资格考试专用教材心理咨询师(3 级)[M]. 北京：民族出版社，2015.
[24] 车文博，张泊源，胡佩诚. 心理治疗手册[M]. 广州：广东教育出版社，2009.
[25] 刘建新，于晶. 沙盘师训练与成长[M]. 北京：化学工业出版社，2016.
[26] 张日昇. 箱庭疗法[M]. 北京：人民教育出版社，2006.
[27] 严由伟. 心理咨询与治疗流派体系[M]. 北京：人民卫生出版社，2011.
[28] 桑楚. 人际关系心理学：用心理学建立完美人际关系[M]. 银川：宁夏人民出版社，2014.
[29] 阳志平. 积极心理学团体活动课程操作指南[M]. 北京：机械工业出版社，2009.
[30] 童辉杰. 常见心理障碍评估与治疗手册[M]. 上海：上海教育出版社，2007.
[31] 汪向东，王希林，马弘. 心理卫生评定量表手册[M]. 北京：中国心理卫生杂志社，1999.

[32] 雷秀雅. 心理咨询与治疗[M]. 北京：清华大学出版社，2010.
[33] 张理义，严进，刘超. 临床心理学[M]. 北京：人民军医出版社，2012.
[34] 屈娴. 精油完全使用手册[M]. 南昌：江西科学技术出版社，2011.
[35] 金洪源，王云峰，魏晓旭. 元认知心理干预技术[M]. 沈阳：辽宁科学技术出版社，2013.
[36] 朱建军. 意象对话心理治疗[M]. 北京：人民卫生出版社，2015.
[37] 朱建军. 我是谁：心理咨询与意象对话技术[M]. 北京：中国城市出版社，2001.
[38] 高天. 音乐治疗导论[M]. 北京：世界图书出版公司，2008.
[39] 彭聃龄. 认知心理学[M]. 杭州：浙江教育出版社，2004.
[40] 许燕. 人格心理学[M]. 北京：北京师范大学出版社，2009.
[41] 中国法制出版社. 中华人民共和国精神卫生法[M]. 北京：中国法制出版社，2012.
[42] 陶玮玲. NLP 简快心理疗法[M]. 北京：经济科学出版社，2009.
[43] 陈琦，刘儒德. 当代教育心理学. 北京师范大学出版社，2007.
[44] 刘视湘. 社区心理学[M]. 北京：北京开明出版社，2013.
[45] 陆江，林琳. 社区健康教育[M]. 北京：北京大学医学出版社，2010.
[46] 姚蕴伍. 社区护理学[M]. 杭州：浙江大学出版社，2008.
[47] 许燕. 人格心理学[M]. 北京：北京师范大学出版社，2009.
[48] 侯玉波. 社会心理学[M]. 北京：北京大学出版社，2002.
[49] 彭聃龄. 认知心理学[M]. 杭州：浙江教育出版社，2004.
[50] 严文华. 做一名优秀的心理咨询师[M]. 上海：华东师范大学出版社，2008.
[51] [美]John Sommers - Flanagan & Rita Summers - Flanagani. 心理咨询面谈技术[M]. 陈祉妍，等，译. 北京：中国轻工业出版社，2001.
[52] [美]William J Doherty. 心术-心理治疗的道德责任[M]. 李淑珺，译. 上海：上海三联书店，2013.
[53] 李虹. 健康心理学[M]. 武汉：武汉大学出版社，2007.
[54] 郭念峰. 国家职业资格培训教程(心理咨询师)[M]. 北京：北京民族出版社，2005.
[55] 李跃儿. 自我评价[M]. 南宁：广西科学技术出版社，2009.
[56] 姚树桥. 心理评估[M]. 北京：人民卫生出版社，2013.
[57] 俞国良. 心理健康教育(学生用书)[M]. 北京：高等教育出版社，2005.
[58] 俞国良. 心理健康教育(教师用书)[M]. 北京：高等教育出版社，2005.
[59] 朱媛. 地方性心理援助工作的现状分析[J]. 现代交际，2014.
[60] 贾晓明. 地震灾后心理援助的新视角[J]. 中国健康心理学杂志，2009.
[61] 林坤辉. 家庭心理学[M]. 北京：电子工业出版社，2014.
[62] 赵敏，杨凤池. 中国社区心理疾病防治[M]. 上海：上海交通大学出版社，2013.
[63] 张伟. 社区精神卫生服务[M]. 成都：四川大学出版社，2010.
[64] 杨洋. 社区常见心理卫生问题[M]. 成都：四川大学出版社，2014.
[65] 王文忠，王世卿. 灾后社区心理援助手册[M]. 北京：科学出版社，2009.
[66] 黄铎香. 心理咨询 20 年：各种医学心理临床案例剖析[M]. 广州：广东科技出版社，2005.

[67] 严虎. 绘画分析与心理治疗实用手册[M]. 长沙：中南大学出版社，2014.

[68] 徐光兴主编. 西方心理咨询经典案例集[M]. 上海：上海教育出版社，2003.

[69] 张厚粲. 行为主义心理学[M]. 杭州：浙江教育出版社，2003.

[70] 曹子策. 催眠术与心理治疗[M]. 合肥：安徽人民出版社，2007.

[71] [美]Judith S. Beck. 认知疗法基础与应用[M]. 北京：中国轻工业出版社，2013.

[72] [美]Judith S. Beck. 认知疗法进阶与挑战[M]. 北京：中国轻工业出版社，2014.

[73] [美]Barbara Fredrickson. 积极情绪的力量[M]. 北京：中国人民大学出版社，2010.

[74] [美]Christopher Peterson. 打开积极心理学之门[M]. 北京：机械工业出版社，2010.

[75] [美]Sharon L. Johnson. 心理诊断和治疗手册：给心理治疗师的指南[M]. 北京：中国轻工业出版社，2008.

[76] [奥]弗洛伊德. 精神分析引论[M]. 谢敏敏，王春涛，译. 北京：中央编译出版社，2008.

[77] [德]海灵格. 谁在我家：海灵格家庭系统排列[M]. 张虹桥，译. 北京：世界图书出版公司，2003.

[78] [奥]弗洛伊德. 自我与本我[M]. 林尘，张唤民，陈伟奇，译. 上海：上海译文出版社，2015.

[79] 莫斯奇里. 绘画心理治疗[M]. 北京：中国轻工业出版社，2012.

[80] [美]阿洛伊，雷斯金德，玛格丽特. 变态心理学(第 9 版)[M]. 汤震宇，邱鹤飞，杨茜，译. 上海：上海社会科学院出版社，2005.

[81] [美]斯滕伯格，威廉姆斯. 教育心理学[M]. 张厚粲，译. 北京：中国轻工业出版社，2003.

[82] [美]泰勒，佩普劳，希尔斯. 社会心理学(第 10 版)[M]. 谢晓非，谢冬梅，张怡玲，郭铁元，陈曦，王丽，郑蕊，译. 北京：北京大学出版社，2004.

[83] [美]拉费朗科思. 孩子们：儿童发展心理学[M]. 王全志，等，译. 北京：北京大学出版社，2004.

[84] [美]科里. 心理咨询与治疗经典案例(第 6 版)[M]. 石林，等，译. 北京：中国轻工业出版社，2004.

[85] [美]卡特. 如何成为心理治疗师：成长的漫漫长路[M]. 胡玫，译. 上海：上海社会科学院出版社，2006.

[86] [美]科特勒. 心理治疗师之路[M]. 林石南，黄秀琴，黄思旅，译. 北京：中国轻工业出版社，2005.

[87] [美]贝克. 人格障碍的认知治疗[M]. 翟书涛，等，译. 北京：中国轻工业出版社，2004.

[88] [美]布莱克曼. 心灵的面具：101 种心理防御[M]. 郭道寰，译. 上海：华东师范大学出版社，2011.

[89] [澳]埃德尔曼. 思维改变生活：积极而实用的认知行为疗法[M]. 黄志强，译. 上海：华东师范大学出版社，2007.

[90] [奥]弗洛伊德. 弗洛伊德文集 2：释梦[M]. 孙名之，译. 北京：商务印书馆，2002.

[91] [美]麦吉尔. 催眠术圣经[M]. 严冬冬，译. 长春：吉林文史出版社，2010.

[92] [英]克里希・怀伍德. 芳疗百科[M]. 上海：上海世界图书出版公司，2010.

[93] [美]伯恩. 人间游戏：沟通分析入门手册[M]. 田国秀，曾静，译. 北京：中国轻工业出版社，2006.

[94] [美]麦凯，伍德，布兰特利. 辩证行为疗法：掌握正念、改善人际效能、调节情绪和承受痛苦的技能[M]. 王鹏飞，钟菲菲，李桃，译. 重庆：重庆大学出版社，2009.

[95] [德]海灵格. 爱的序位：家庭系统排列个案集[M]. 霍宝莲，译. 北京：世界图书出版公司，2005.

[96] [美]特鲁. 幽默就是力量[M]. 郑慧玲，译. 北京：中国轻工业出版社，1999.

[97] [美]马格丽特·布莱克. 弗洛伊德及其后继者：现代精神分析思想史[M]. 北京：商务印书馆，2007.

[98] [美]道尔顿，伊莱亚斯，万德斯曼. 社区心理学[M]. 王广新，译. 北京：中国人民大学出版社，2010.